Diversiteit in de verpleegkunde

Diversiteit in de verpleegkunde

Basiswerken Verpleging en Verzorging

Onder hoofdredactie van:
Drs. J.H.J. de Jong MHA
Drs. IJ.D. Jüngen
Drs. J.A.M. Kerstens
S. van der Meijden-Meijer
E.M. Sesink

Redactie
Dr. A. Kuckert
Dr. P. Esterhuizen

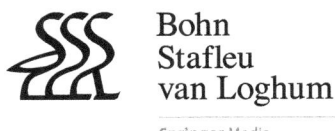

Houten 2010

© 2010 Bohn Stafleu van Loghum, onderdeel van Springer Media

Alle rechten voorbehouden. Niets uit deze uitgave mag worden verveelvoudigd, opgeslagen in een geautomatiseerd gegevensbestand, of openbaar gemaakt, in enige vorm of op enige wijze, hetzij elektronisch, mechanisch, door fotokopieën of opnamen, hetzij op enige andere manier, zonder voorafgaande schriftelijke toestemming van de uitgever.

Voor zover het maken van kopieën uit deze uitgave is toegestaan op grond van artikel 16b Auteurswet j° het Besluit van 20 juni 1974, Stb. 351, zoals gewijzigd bij het Besluit van 23 augustus 1985, Stb. 471 en artikel 17 Auteurswet, dient men de daarvoor wettelijk verschuldigde vergoedingen te voldoen aan de Stichting Reprorecht (Postbus 3051, 2130 KB Hoofddorp). Voor het overnemen van (een) gedeelte(n) uit deze uitgave in bloemlezingen, readers en andere compilatiewerken (artikel 16 Auteurswet) dient men zich tot de uitgever te wenden.

Samensteller(s) en uitgever zijn zich volledig bewust van hun taak een betrouwbare uitgave te verzorgen. Niettemin kunnen zij geen aansprakelijkheid aanvaarden voor drukfouten en andere onjuistheden die eventueel in deze uitgave voorkomen.

ISBN 978 90 313 6237 0
NUR 897

Ontwerp omslag: Bottenheft, Marijenkampen
Ontwerp binnenwerk: Studio Bassa, Culemborg
Automatische opmaak: Crest Premedia Solutions (P) Ltd, Pune, India

Bohn Stafleu van Loghum
Het Spoor 2
Postbus 246
3990 GA Houten

www.bsl.nl

Inhoud

	Voorwoord	7
	Preface	10
	Over de auteurs	12
	Leeswijzer	18
1	Diversiteit, meer dan culturele verscheidenheid?	22
2	The lived experience of difference	57
3	Verpleegkunde in een etnografische spiegel	75
4	Cultural rituals in health and nursing care	130
5	Het leveren van professionele zorg binnen de Nederlandse maatschappij	197
6	Gezondheidssystemen wereldwijd	238
7	Disease, sickness en illness in de context van cultuur – verschillende perspectieven op ziekte en gezondheid	290
8	Sickness: Narrative moments	324
9	Het patiëntverhaal – een narratief van 'illness' en hoop	357

Literatuur	368
Register	389
Dedicated notebook	393

Voorwoord

Hulpverleners in de gezondheidszorg staan dichtbij mensen. Inlevingsvermogen is onmisbaar voor goede observatie, klinisch redeneren of voor het kunnen geven van steun. Kennis over anatomie en pathofysiologie, training van verpleegtechnische en communicatieve vaardigheden, en begrip van gezondheidszorgsystemen zijn onderdelen die in de meeste curricula goed vertegenwoordigd zijn. Bovendien wordt momenteel steeds beter gelet op het up-to-date zijn van het curriculum. Evidence based richtlijnen vatten de laatste stand van wetenschappelijke kennis samen en ondersteunen zo professionele hulpverleners bij de beslissingen die zij maken. Dit is een goede ontwikkeling, mits ze niet doorschiet in kookboekhulpverlenen. Het toepassen van richtlijnen als hulpverlener vraagt meer dan kennis van evidence based richtlijnen en pathofysiologie. Een goede beslissing als hulpverlener is gebaseerd op richtlijnen en sluit tegelijkertijd aan bij de behoefte en doelen van de hulpvrager. Het is vrij gemakkelijk om uit te leggen dat stoppen met roken, afvallen of het innemen van medicijnen verstandig is, maar in hoeverre sluit dit aan bij wat iemand kan of wil? Een goede toepassing van richtlijnen betekent rekening houden met de wensen van een patiënt zelf. Er wordt weleens gezegd 'een goede hulpverlener heeft veel mensenkennis', maar tegelijkertijd wordt ook vaak gezegd 'geen mens is hetzelfde'. Met beide uitspraken ben ik het eens. Veralgemeniseerde kennis over bijvoorbeeld man-vrouwverschillen of van verschillende culturen is nodig om te kunnen herkennen en begrijpen. Belangrijk is wel dat deze veralgemeniseerde kennis niet gestandaardiseerd wordt toegepast, maar met oog voor verschillen tussen mensen. Niet het dogmatisch toepassen van richtlijnen op patiëntencategorieën, maar het rekening houden met de diversiteit van mensen maakt hulpverlenen mijn inziens een boeiend vak.
Hoe herken je als hulpverlener diversiteit en hoe geef je dat een goede plek in je handelen? Dit boek maakt de complexiteit van het onderwerp

'diversiteit' zichtbaar en biedt tegelijkertijd handvatten. Gaandeweg maakt het boek duidelijk dat we altijd en overal bezig zijn met het categoriseren van mensen. Ook wordt duidelijk hoe deze ordening ons helpt in ons dagelijks functioneren. Aan een groep worden kenmerken toegedicht en van een groepslid wordt verondersteld dat hij in opvattingen, normen en waarden of gedragspatronen overeenkomt met deze groepskenmerken. Tegelijkertijd doet het boek beseffen dat elk mens uniek is. Het laat zien hoe belangrijk de dialoog met patiënten is en hoe een hulpverlener kennis over groepskenmerken kan combineren met het oog hebben voor unieke eigenschappen.

De auteurs van dit boek benaderen het onderwerp 'diversiteit' vanuit verschillende perspectieven. De complexiteit van het onderwerp wordt hierdoor goed zichtbaar. Het laat ook zien dat de auteurs schreven vanuit hun eigen context en ontwikkeling. Theorieën en opvattingen veranderen in de loop van de tijd. Kennis hiervan vergroot het begrip over het hier en nu. Het is dus goed mogelijk dat de auteurs bij het ter perse gaan van dit boek een voorschrijdend inzicht hebben en de tekst vanuit hun perspectief alweer verouderd is. Dat maakt het boek juist boeiend. Het stimuleert de lezer zijn eigen gedachten te vormen. Om dat nog verder te prikkelen, wordt de lezer bij elk hoofdstuk uitgenodigd om vragen te beantwoorden en een kritische reflectie van een tweede auteur te lezen. Bovendien kan de lezer met behulp van een 'reflective diary' zijn gedachten bij eerste lezing van het hoofdstuk noteren, zodat bij een tweede lezing duidelijk wordt hoe het inzicht is veranderd. Het boek is geen kookboek, maar echt een leerboek voor studenten en ook docenten in de gezondheidszorg, en professionele hulpverleners of algemeen geïnteresseerden.

Dat diversiteit centraal staat in dit boek is niet alleen te zien aan de titel, maar ook aan de diversiteit in de opbouw van hoofdstukken. Voor een snel begrip is het gebruik van de leeswijzer handig. Het is geen boek om van voor naar achter te lezen. Elk hoofdstuk kan op zichzelf gelezen worden. Twee hoofdstukken zijn in de Engelse taal geschreven. Woorden hebben een specifieke betekenis in een bepaalde taal waaraan een vertaling vaak afbreuk doet. Niet alleen de opbouw en de taal van de hoofdstukken is divers, maar ook de auteurs zelf stralen diversiteit uit met hun verschillen in leeftijd, geslacht, gezinssituatie, opleiding (verpleegkunde, culturele antropologie, sociologie, enz.) en woonplaats (Nederland, Duitsland, Groot-Brittannië, Amerika). Kortom, het boek zelf is eigenlijk een symbool van diversiteit. De boodschap is dat het besef van wat een patiënt nodig heeft niet zo veel met 'transculturele verpleegkunde' te maken heeft, maar veel meer met het kunnen zien van een patiënt als individu.

Wilma Scholte op Reimer
Lector Verpleegkunde, Hogeschool van Amsterdam

Preface

The ability to provide excellent evidence based care for all clients is what all practising nurses should seek to achieve. Nurses are to be of help to people from a variety of cultural groups. This is because cultural differences and value systems influence the way acceptable care is defined by members of our societies. The increasing diversity of the world societies and health care moving to homes demand the need for all practicing nurses to be cognisant with culture-sensitive care. This does not imply that all the different cultures of the world are to be taught and mastered by graduating nurses. Only that the socialization process of the nursing graduates may require the selection of concepts, principles and knowledge that can be beneficial to clients' needs/problems in culturally congruent care.

The creative application of such insights to different and similar situations is a powerful element in the delivery of culturally congruent care. Caring acts are universal Their interpretation and importance vary from one culture to another and culturally diverse nursing care takes into account the six cultural phenomena that vary with application and use. These six phenomena are communication, space, time, environmental control and biological variations. Nursing as a caring practice profession must convey the idea that is concerned with the pursuit of knowledge for practical purposes, as sound nursing practices require critical thinking and being able to reason through things. Nurses are to discover the needs/problems of individuals, families of different cultures and environments.

Nurses may be empowered in the learning process so that they are able to help clients from a variety of settings. The education of nurses is a process which, when effective, increases the competence of student nurses in culture sensitivity. The education also enables them to use their critical, reflective, creative skills and benevolence for the promotion of human well-being and enables them to care for the people who are ill or dying. Meaningful knowledge involves conceptual change since the practice settings are unpredictable and have uncontrolled factors that need nurses to think and find ways of managing complex clients' problems/needs.

We hope that this book will serve its purpose in influencing culturally congruent care among the nurses from diverse backgrounds. The cultural congruency in care does not necessarily mean the isolation of specific cultural beliefs and values but the nurses' knowledge with its relevancy to the extent to which its manifestations in nursing skills shall make a difference in client care and client outcomes. The aim of transcultural nursing is to develop a set of principles that equip the nurses to care for people, and not just from one culture, but from different cultures. As it is believed that people who are aware of their own culture reflect on acceptable standards according to their own culture before any interventions are implemented.

Evelyn Chilemba
Dean of the faculty of Nursing, Kamuzu College of Nursing, Lilongwe/Malawi

Over de auteurs

Rumay Alexander is EdD, RN Clinical Professor and Director of the Office of Multicultural Affairs and leads the nationally ranked University of North Carolina at Chapel Hill School of Nursing's intentional efforts to resource the proper understanding and judicious application of equity and multicultural concepts for its students, faculty, personnel and the patients served by their graduates. This includes the facilitation of system-wide efforts for giving respect to the many dimensions of human qualities that distinguish students, faculty, and employees. Her contributions to the profession and society are derived from a sustained pattern of leadership in advocating for the elimination of entrenched patterns of inequality in health care. Her passion for reshaping stereotypical world-views and policies to reflect and positively impact changing patient and workforce demographics in America has helped align institutional policies with the new pluralism.
The application of her model 'Courageous Dialogues' augments at the system, organization, and provider levels the ability to understand, work and build consensus with individuals of different ethnic and cultural backgrounds. The model is based on mutual respect, freedom of expression and an informed Socratic exchange of ideas, beliefs, and evidence based practices to ultimately transform the environment.
It encourages the user to ask questions, share stories, and the establishment of safe environments for discussion are established. She draws upon her twenty-five years of public policy experience, her lived experience as the CEO of her own consulting firm, and her own experiences of growing up in rural Southeastern America, being a minority student, nurse educator, health-care association executive, and corporate executive in a majority culture. Dr. Alexander holds a BSN from the University of Tennessee, a MSN from Vanderbilt University and a doctoral degree in Educational Administration and Supervision from Tennessee State University.

Jane Cahill is Research Fellow at the School of Healthcare, University of Leeds. She has extensive experience of psychological therapy effectiveness research having worked for the Psychological Therapies Research Centre at the University of Leeds for nine years before being appointed to the School of Healthcare. Her current program of research supports the mental health research stream within the school and has a particular focus on the therapeutic alliance, practice-based evidence approaches, workforce mental health issues, and complementary and alternative approaches to mental health.
As a psychotherapy researcher, she is inherently interested in how people in any kind of distress make sense of their experience through communicating it through therapeutic collaboration: be it psychotherapist, practitioner or researcher.
Education and Titles: 1991-95, University of Cambridge: Social and Political Sciences MA (Hons); 2010, University of Leeds: Doctorate of Philosophy by Publication.

Rob van Dijk (1954) is medisch antropoloog en werkt momenteel in de geestelijke gezondheidszorg als consulent voor de Parnassia Bavo Groep. Sinds 1980 is hij als onderzoeker, beleidsmedewerker, projectleider en consulent betrokken bij vraagstukken op het gebied van cultuur, gezondheid en migratie. Hij is lid van de redactie van het vaktijdschrift Medische Antropologie en lid van het bestuur van het Platform Transculturele Psychiatrie van de Nederlandse Vereniging van Psychiatrie. Rob is getrouwd en heeft drie kinderen. Hij heeft zijn wortels in Brabant, waar zijn voorvaderen voor zover is na te gaan al sinds 1540 woonden. In 1972 verliet hij Brabant als eerste in zijn familie.

Jan Dimmers (1943) studeerde in 1974 af in de sociologie aan de Katholieke Universiteit Nijmegen. Vanaf 1972 was hij werkzaam bij de parttime opleiding Cultureel Werk in Amsterdam. In 1987 werd hij docent aan het Instituut Verpleegkunde van de Hogeschool van Amsterdam, waar hij tot zijn pensionering in 2008 werkzaam is geweest. In die hoedanigheid is hij jarenlang betrokken geweest bij de organisatie van uitwisselingsprojecten met de Metropolitan University Manchester en met het Lycée Rabelais in Parijs. Na 1990 nam hij als docent en ontwerper van curricula deel aan tal van projecten in Polen, Hongarije en Bulgarije. In 1993 werkte hij een halfjaar aan de Fachhochschule in Potsdam. Over het thema zorgsystemen heeft hij vele malen lesgegeven. Eerst binnen het keuzeprogramma voor verpleegkundige en paramedici, the Paramedic in Europe, later bij het minorprogramma Global Nursing van het Instituut Verpleegkunde. In het kader van het in 1995 door het RIAGG en het arbeidsbureau in Amsterdam georganiseerde project ter verbetering van de toeleiding naar de arbeidsmarkt van naar Nederland geïmmigreerde professionals in de geestelijke gezondheidszorg, gaf hij drie jaar les over het zorgsysteem in Nederland aan beroepskrachten uit allerlei landen. In 1999 evalueerde hij in opdracht van het Ziekenfonds Amsterdam de door deze organisatie in drie Amsterdamse wijken opgezette preventieprojecten. Na zijn pensioen was hij als docent nog enige tijd actief aan het *Institut für Fort- und Weiterbildung* van de *Kaiserswerther Diakonie* in Kaiserswerth in Duitsland. Ook geeft hij regelmatig lezingen over internationale zorgsystemen.

Philip Esterhuizen is RN, BA (Cur), DNEd, MScN, PhD (Senior Lecturer, Amsterdam School of Health Professions, Hogeschool van Amsterdam). Philip Esterhuizen heeft ruim dertig jaar internationale ervaring als verpleegkundige in verschillende werkvelden en als docent, facilitator en onderzoeker. Hij heeft veel ervaring in het begeleiden van buitenlandse studenten verpleegkunde en gediplomeerde verpleegkundigen uit andere landen. Hij heeft zelf werkervaring opgedaan in Zuid-Afrika, Engeland en Nederland. In zijn huidige positie als docent 1 is hij betrokken bij het ontwikkelen van internationalisering binnen de opleiding. Hij ontwikkelt en geeft lessen in de internationale minor, begeleidt buitenlandse studenten in Nederland en Nederlandse studenten die een buitenlandse stage volgen. Hij geeft supervisie aan internationale master- en PhD-studenten, en heeft workshops over verschillende gebieden verzorgd in de Verenigde Staten van Amerika, Estland, Zuid-Afrika, Ethiopië en Indonesië. Hij heeft een bijdrage geleverd aan de curriculumontwikkeling in Engeland, Ierland en Nederland. Ook werkt hij als board member voor de International Association for Human Caring en beoordeelt hij artikelen voor publicatie voor de volgende vakbladen: International Journal for Human Caring (USA), Journal of Research in Nursing (UK), Journal of Nursing Management (UK), Journal of Psychiatric and Mental Health Nursing (UK) and International Journal of Qualitative Methods (Canada). Hij heeft verschillende publicaties in internationale vakbladen en heeft bijdragen geleverd aan meerdere boeken.

Dawn Freshwater is PhD BA (Hons) RNT RN FRCN, Professor of Mental Health and Dean of School of Healthcare, University of Leeds. She qualified as a nurse 28 years ago and has worked across a number of practitioner, researcher and educational roles in her career to date. She completed her PhD at the University of Nottingham in 1998. Her interests are in applied research using reflexive, narrative and deconstructive approaches. She has authored and co-authored fifteen books and numerous research papers. She is currently the Editor of Journal Psychiatric and Mental Health Nursing and contributes widely to the field of psychological therapies research. She has a particular interest in the area of diversity and its relationship to the narration of self and identity, she is fascinated with the interface between the diverse self and its manifestation as a relational construct in our social world.

Anita Ham is Registered Nurse (RN), BA Cultural Anthropology, MSc in Medical Anthropology/Sociology en docente aan een hogeschool. Ze heeft jaren ervaring met verschillende gezondheidszorgsystemen, in zowel binnen- als buitenland, o.a. in Nederland, Afrika en de Verenigde Arabische Emiraten. Ze heeft zes jaar gewerkt aan de Amsterdam School of Health Professions, Hogeschool van Amsterdam (verpleegkunde). Aan deze hogeschool had ze het ontwikkelen, implementeren en verzorgen van (Engelstalig) onderwijs in haar takenpakket. Ze gaf les aan (inter)nationale studenten die de bacheloropleiding volgden met verschillende differentiaties, zoals algemene -, geestelijke - en maatschappelijke gezondheidszorg. Ook begeleidde ze groepen studenten bij projecten en individuele studenten tijdens hun (inter)nationale stage en bij (inter)nationaal toegepast onderzoek als afronding van de studie. Ze coördineerde zowel het *exchange program Global Nursing* (GN), alsook het minor programma Verpleegkundige Praktijkondersteuner/Verpleegkundige Public Health (VPH). Tevens was ze lid van het internationaliseringsteam, deed ze wetenschappelijk onderzoek en gaf ze advies met betrekking tot het curriculum, innovatieve onderwijsmodules, diversiteit en het (inter)nationale beleid. Per 1 september 2010 zal ze werkzaam zijn als Senior Lecturer aan de Haagse Hogeschool (HHS). Aan deze hogeschool gaat ze wetenschappelijk onderzoek en lesgeven combineren met het verder ontwikkelen van de curricula van de afdeling gezondheidszorg en het Haagse internationaliseringsbeleid. Haar affiniteit met dit boek is vooral vanwege haar interesse in wetenschappelijk onderzoek ten aanzien van de betekenisgeving van diversiteit, maar ook hoe (gezondheidszorg)problemen worden vormgegeven door sociale, culturele, economische en politieke processen. Anita Ham heeft altijd haar werk gecombineerd met haar gezin, haar studie en haar sociale en sportieve leven.

Andrea Kuckert is RGN, MA in Anthropology, PhD (Senior Lecturer, Amsterdam School of Health Professions, Hogeschool van Amsterdam en werkt als verpleegkundige in een ziekenhuis in Düsseldorf). Andrea Kuckert heeft ruim twintig jaar werkervaring, eerst als verpleegkundige, later als docent en onderzoeker in Europa en daarbuiten. Deze ervaring beleeft zij als een van de belangrijkste voorwaarden in het succesvol begeleiden van diverse studenten- en cliëntengroepen, ontwikkelen van geschikt lesmateriaal en creëren van een instituutscultuur die openstaat voor de behoeften en belangen van de leden van de hedendaagse maatschappij. Door het nog steeds werkzaam zijn in twee verschillende contexten met eigen talen, personen en culturen is de aandacht voor diversiteit een alledaagse begeleider, die in zekere zin ook haar privéleven op lange duur heeft en nog steeds beïnvloedt. Het luisteren naar de Nederlandse top 2000 in Duitsland, het koken van Nederlandse recepten en de liefde voor schaatsen zijn net zo vanzelfsprekend voor haar als de vaak omschreven 'Duitse Pünktlichkeit'.

Tessa Muncey progressed steadily up the academic ladder from a BA (Hons) in Psychology via an MA in Women's studies to satisfy a feminist itch in the 1990s culminating in a PhD examining the psychological characteristics of student nurses. Tessa's occupational life as a nurse has consisted of many happy years as a Community nurse, a spell as a Health Visitor, long enough to know she didn't want to be one, but which propelled her into higher education, first as a student and subsequently as a nurse educator. Having found that retirement consisted of working for very little remuneration, Tessa was tempted back into work as a Senior Lecturer in the School of Healthcare, University of Leeds. She participates in and writes about the development of both creative and mixed methods and is the conference organizer for the international Mixed Methods conference. Growing up in a multicultural environment, studying disciplines with diverse perspectives and the privilege of meeting many individuals in their own homes, Tessa has never lost her interest in the splendid diversity that accompanies working with people.

Larry Purnell is PhD, RN, FAAN and Professor Emeritus, University of Delaware, College of Health Sciences. He earned an Associate Degree in Nursing from Cuyahoga Community College, Cleveland, Ohio; a Baccalaureate Degree in nursing from Kent State University in Kent, Ohio; a Master's Degree in Nursing from Rush University in Chicago, Illinois; and a Doctorate in Health Services Administration from Columbia Pacific University, Mill Valley, California. Dr. Purnell has written thirteen textbooks, over fifty textbook chapters, and more than hundred refereed articles related to culture and nursing. He had made presentations in sixteen countries on four continents and has consulted at many universities on incorporating culture into the curriculum.

In 1998, he created the Purnell Model of Cultural Competence which has been used in research, administration, education, and clinical practice. Dr. Purnell's honors include the Luther Christman Award, a Transcultural Scholar in the Transcultural Nursing Society, the Transcultural Nursing Society International Leadership Award, and the Rosa Parks Wall of Teaching Tolerance. He is also the Associate Editor for the Journal of Transcultural Nursing. Although Dr. Purnell always had a keen interest in culture and diversity, his interest was heightened when he started teaching nursing students in the clinical arena and discovered the need for students and staff to be more knowledgeable about patients' and families' cultural beliefs, values, and practices.

Paul M.J. Vleugels is verpleegkundige AGZ, verpleegkundige IC, drs. Culturele Antropologie/M. Anthropology en VU-Masterregister (post graduate) eerstegraads deskundigheidsniveau docent. Door eerst jarenlang in de orthodoxe setting van de Tablighi Jamaat en de afgelopen decennia in enkele Tibetaanse kloosters in Tibet, India en Nepal, waaronder Sera Me (een kloosteruniversiteit van de Gelugpa), te wonen, studeren en een gedeeld leven te leiden, is hij tot de conclusie gekomen dat er geen diversiteit bestaat. Er bestaan enkel unieke individuen die hun zijn *leven*. Dit uit zich cultureel, maar is in essentie gelijk. Onzekerheden veroorzaken dat men denkt dit niet te kunnen delen met elkaar en men het 'be/grijpbaar' probeert te maken door het te standaardiseren. Paul Vleugels is alleen maar indrukwekkende inzichten en diepe bewogenheid tegengekomen. Zijn affiniteit met dit onderwerp als docent is zijn blijvende verbazing over het ontbrekend besef dat men ook gewoon iets kan vragen aan die 'andere' én het plezier dat studenten hebben als ze een antwoord krijgen waardoor je ziet dat ze veranderen.

Leeswijzer

Geachte lezer,

Voor u ligt het boek *Diversiteit in de verpleegkunde*. In de afgelopen decennia is er een heel discours ontstaan in én buiten Nederland rond het onderwerp 'cultuur en gezondheid' en de consequenties voor de hulpverlener. Veel literatuur is te vinden over de zorg voor patiënten met een ander culturele achtergrond. Maar of al de handvatten die binnen deze boeken zijn aangereikt succesvol waren, of überhaupt succesvol konden zijn, staat hier niet ter discussie. Met deze uitgave hebben wij tot doel een boek te publiceren dat het onderwerp 'cultuur en zorg' veel breder bekijkt dan tot op heden is gebeurd. Wij zijn ervan overtuigd dat diversiteit kan, en ook moet, losgekoppeld worden van het concept cultuur. Dit omdat – ook al beschouwen sommige groepen zich als homogeen – er alsnog sprake is van een aanwezige diversiteit binnen de groep die niet altijd meteen door een derde van buitenaf waargenomen kan worden.

In het toepassen van belevingsgerichte zorg moet de hulpverlener rekening houden met verschillende ideeën en concepten die de cliënt tot dan heeft ontwikkeld en beleefd met betrekking tot gezondheid en ziekte. Maar dat geldt even sterk voor de hulpverlener zelf, die óók opvattingen en ideeën met zich meedraagt. Vanuit deze invalshoek is dit boek tot stand gekomen.

Op welke manier kan dit boek worden gelezen? Ten eerste: alle hoofdstukken kunnen in principe los van elkaar worden gelezen, ten tweede is het niet nodig om het boek chronologisch, van de eerste tot de laatste bladzijde, te lezen. De lezer is vrij om de volgorde van het lezen zelf te bepalen, afhankelijk van de achterliggende vraag die beantwoord moet worden. Wel is er een aantal suggesties voor *die* lezers die met een bepaalde intentie, vanuit een bepaalde gedachtegang of vanuit een bepaalde doelgroep kennis willen maken of hun kennis willen verdiepen over dit onderwerp. Voor deze verschillende lezersgroepen willen wij het een en ander aan leesadviezen geven.

Verpleegkundige professionals die op zoek zijn naar praktische, gerichte oplossingen in hun alledaagse zorg kunnen het beste met hoofdstuk 4 van *Purnell* beginnen. Nadat hij een aantal belangrijke begrippen heeft verklaard rond het onderwerp diversiteit, geeft hij met behulp van een door hem ontwikkeld model een goed overzicht van verschillende bevolkingsgroepen. De verschillende bevolkingsgroepen zijn ontleend aan vier religies: christendom, islam, hindoeïsme en jodendom. Vanuit dit religieus perspectief schetst Purnell ideeën met betrekking tot communicatie, familierelaties, de arbeidswereld, zwangerschap en geboorte, en religie zelf. Daarna is het handig om met hoofdstuk 5 van *Vleugels* verder te gaan. Dit hoofdstuk focust op de Nederlandse gezondheidszorg en biedt een historisch overzicht ten aanzien van de ontwikkelingen van de eerste theorieën van Leininger rond transculturele verpleegkunde via Hofstede naar Pinto, Hoffman en Arts en de nieuwste, hedendaagse ontwikkelingen op het gebied van interculturele communicatie.

De lezer die geïnteresseerd is in de diversiteit binnen de verpleegkundige beroepsgroep zelf, kan het beste beginnen met hoofdstuk 3 van *Muncey*. Vaak is men in de veronderstelling dat het leveren van zorg universeel is en dat verpleegkundigen, die de verantwoordelijkheid voor deze zorg hebben, in grote lijnen vergelijkbare ideeën en gedachten over de zorg delen. In het werk van Muncey maakt de lezer kennis met een vaak ongekende diversiteit. Is de verloskundige ook een verpleegkundige, levert de verpleegkundige in de wijk minder goed werk dan haar collega's in het ziekenhuis, en kunnen in een zorginstelling de verpleegkundigen van de late of nachtdienst hun collega's van de vroege dienst verantwoordelijk stellen voor de discontinuïteit in de zorg? Deze diversiteit binnen het verpleegkundig beroep verklaart misschien ook waarom het dikwijls zo moeilijk is bepaalde concepten op een afdeling te implementeren. De diversiteit binnen ons eigen vakgroep is ontzettend groot.

Verpleegkundigen in managementposities die meer willen leren over de diversiteit binnen een groep kunnen het beste starten met de gedachten van *Alexander* (hoofdstuk 2). Dit hoofdstuk schetst, onder andere, een beeld van hoe wij ons kunnen verhouden naar de ander: *openminded*, nieuwsgierig, objectief, rustig de tijd nemend, luisterend naar verhalen, *life events* en ervaringen, kijkend naar de socialisatie, met oog voor ieders uniciteit en complexiteit. Vanuit dit holistische perspectief in de zorg kan worden gesteld dat de patiënt centraal staat.

Als men meer over de gezondheidssystemen wereldwijd wil weten en op welke manier het systeem invloed heeft op het leveren van zorg, of juiste andersom, zal *Dimmers* (hoofdstuk 6) een goed startpunt zijn voor de lezer. Hier wordt duidelijk hoe groot de invloed van een politiek systeem op het gezondheidszorgsysteem kan zijn en andersom. Dimmers begint met verschillende gezondheidssystemen in Europa en geeft dan aandacht aan de VS, Brazilië, India en Zuid-Afrika. Achtergrondinformatie ten aanzien van 'diversiteit' als concept kan de lezer die voor het eerst kennis wil maken met deze discussie, terugvinden in hoofdstuk 1 van Van Dijk. Zijn hoofdstuk vormt een paraplu voor alle hoofdstukken die in dit boek zijn opgenomen. Aandacht wordt geschonken aan het concept diversiteit, de constructie ervan, de consequenties en ten slotte mogelijke alternatieven voor het afnemen van een anamnese – het culturele interview – bij cliënten als een instrument in het leveren van diversiteitsbewuste zorg. Daarna kan de lezer eventueel verder gaan met hoofdstuk 5 van Vleugels.

Lezers die meer willen weten over de invloed van cultuur op gezondheid en ziekte, en de betekenis van ziekte en gezondheid voor het individu (illness), het biomedisch perspectief (disease) en het maatschappelijk perspectief (sickness) hierop, kunnen als uitgangspunt met hoofdstuk 7 van Kuckert en Esterhuizen beginnen en dan verdergaan met hoofdstuk 8 van Freshwater en Cahill. Hierin wordt duidelijk hoe waardevol verhalen kunnen zijn voor zowel de cliënt als de verpleegkundige professional, die vanuit de persoonlijke verhalen een goede indruk kan krijgen over het illness perspective van de cliënt.

Wie met een indrukwekkend voorbeeld van een verhaal wil beginnen, is het stuk van Van Dongen (hoofdstuk 9) aan te raden. Zij heeft als cultureel antropologe die plotseling in de rol van zieke met de diagnose kanker is terechtgekomen, op indrukwekkende wijze haar gedachten rond haar illnessperspectief beschreven. De lezer wordt hier met een perspectief geconfronteerd dat op een bepaalde wijze bijzonder is, voornamelijk omdat zij als auteur niet meer op reacties van de lezer zal reageren: zij is begin 2009 aan haar ziekte overleden.

Dit boek is geschreven om de lezer te stimuleren en te motiveren tot zelfreflectie, bewustwording en kritisch denken. Om de lezer hierin te helpen, is er vaak een aantal vragen aan het eind van ieder hoofdstuk opgenomen. Uiteraard hopen wij dat de lezer op bepaalde gedachten, meningen en ideeën komt tijdens het lezen van de hoofdstukken en het beantwoorden van de vragen. Hiervoor is er aan het einde van het boek een *dedicated notebook* toegevoegd. Deze bladzijden zijn juist voor u bedoeld. De discussie rond diversiteit is dynamisch en kan variëren afhankelijk van de context waarin die plaatsvindt. Wat wij vandaag als belangrijk beschouwen binnen dit discours, kan morgen al weer verouderd of misschien ook verkeerd zijn.

Belangrijk is dat bij u, geachte lezer, een leerproces ontstaat dat zich na het lezen van al de hoofdstukken verder ontwikkelt. Ter ondersteuning van dit leerproces presenteert de onafhankelijke auteur Anita Ham een aantal korte, kritische opmerkingen rondom de hoofdstukken die uit een niet-Nederlandstalige context komen. Hiermee proberen wij de gedachten van de Engelstalige auteurs te plaatsen in de Nederlandse context. Dit is niet om de integriteit van de afzonderlijke auteurs aan te vallen, maar liever om de complexiteit van het onderwerp te illustreren. Wij willen laten zien hoe complex het onderwerp 'diversiteit' is, dat er nooit kant-en-klare oplossingen bedacht kunnen worden en dat het onderwerp niet te veel gesimplificeerd moet worden.

Belevingsgerichte zorg voor de individuele cliënt staat centraal in dit betoog. De individuele cliënt met wie wij als verpleegkundigen een vertrouwensrelatie aangaan. En als aanduidingen van (nieuwe) inzichten en bewustzijn na afloop van het lezen in het *dedicated notebook* staan, is er veel geleerd.

Veel leesplezier,

Andrea Kuckert en Philip Esterhuizen

Wij willen een dankwoord richten aan de Hogeschool van Amsterdam voor de gelegenheid om dit boek te mogen coördineren en schrijven. Met een speciaal woord van dank en waardering aan Ruud Holstvoogd voor zijn inzet betreffende de vertaling van de Engelstalige hoofdstukken.

Diversiteit, meer dan culturele verscheidenheid?

Rob van Dijk

> *Alle mensen zijn anders, maar sommige mensen zijn meer anders dan anderen.*
>
> Vrij naar George Orwell, Animal farm

1.1 Introductie

Sinds de eeuwwisseling domineert in Nederland diversiteit meer en meer de discussie over cultuur en etniciteit. De term is razendsnel ingeburgerd in het beleid. Zo verschijnt in 2008 de beleidsnotitie *Diversiteit in het Jeugdbeleid* van de ministers Rouvoet en Vogelaar. Een jaar later publiceert de Sociaal-Economische Raad haar advies *Diversiteit in personeelsbeleid*. Ook op het terrein van zorg en welzijn is er een gestage opmars van het 'diversiteitsdenken'. Marleen Barth (2009), voorzitter van de koepelorganisatie GGZ Nederland, betoogt zelfs dat de geestelijke gezondheidszorg multiculturaliteit en interculturalisatie voorbij is. Gelet op het streven klantgericht te werken en zorg op maat te leveren, gaat het volgens haar nu om diversiteit. De verschillende etnische bevolkingsgroepen zijn niet meer de insteek, maar de grote verscheidenheid van patiënten met ieder hun eigen verhaal, geschiedenis en zorgbehoefte. Loopt het categoraal doelgroepenbeleid op zijn eind? Hoewel diversiteit betrekking heeft op vele vormen van verscheidenheid tussen en in groepen mensen, wordt de term vooral in verband gebracht met cultuur, etniciteit of herkomst. Als het gaat om de toenemende diversiteit in Nederland, wordt niet verwezen naar een grotere verscheidenheid wat betreft geslacht, leeftijd, seksuele oriëntatie, handicap of sociaaleconomische status, maar naar de zichtbare 'verkleuring' van de Nederlandse samenleving. Wat al deze diversiteitsfactoren evenwel verbindt, is dat ze grond vormen voor maatschappelijke uitsluiting en discriminatie. Opvallend is dat het diversiteitsdenken ons er niet van weerhoudt om indelingen van de bevolking naar herkomst of religie te hanteren: 'de' allochtonen, 'de' moslims, 'de' Marokkanen. In de recente discussie over nationale identiteit en inburgering van nieuwkomers verschijnt diversiteit als probleem. Een vraag die rijst is hoeveel diversiteit een land kan hebben. Managers daarentegen zien een divers samengesteld personeelsbestand vooral als een competitief voordeel voor hun organisatie in de concurrentie om schaars personeel en klanten. De hierboven genoemde uitspraak van Marleen Barth roept de vraag op wat de betekenis van diversiteit is in de gezondheidszorg. Moet in de gezondheidszorg interculturalisatie plaatsmaken voor 'diversificatie'?

Na een schets van de ontstaanscontext van het begrip diversiteit en van het diversiteitsvertoog in Nederland, volgt een kritische beschouwing van het concept in relatie tot de gezondheidszorg. Mijn stelling is tweeledig. Enerzijds heeft de interculturalisatie in de gezondheidszorg weinig oog gehad voor de intra- en interetnische diversiteit van de patiëntenpopulatie en heeft de aandacht voor cultuur de betekenis van vooral sociaaleconomische factoren en gender overschaduwd. Anderzijds is culturele diversiteit te veel vereenzelvigd met verscheidenheid in herkomst. Ik eindig met het pleidooi culturele diversiteit vooral te zien als de verscheidenheid in werkelijkheidsdefinities en niet zozeer als verscheidenheid in herkomst of etnische identiteit. De achterliggende gedachte is dat cultuur, etniciteit en herkomst niet zonder meer samenvallen en dat ook andere factoren van invloed zijn op het beeld dat mensen van de wereld hebben, zoals gender, leeftijd, levensbeschouwing, sociaaleconomische status en opleidingsniveau. Omdat mensen altijd deel uitmaken van sociale groepen, kunnen we niet volstaan alleen oog te hebben voor het individu; inzicht in de cultuur van die groepen blijft relevant. Uiteindelijk is alle gezondheidszorg interculturele gezondheidszorg, om Kortmann (2006) te parafraseren.

1.2 De opkomst van het diversiteitsdenken

GLOBALISERING EN DIVERSITEIT

Waarom is er zo veel aandacht voor diversiteit in een wereld waarin globalisering de toon zet? De gevolgen van de politieke, economische en sociale verstrengeling van landen en volken is het meest treffend verwoord door de communicatiewetenschapper Marshall McLuhan, die in 1959 de term 'the global village' introduceerde. In zijn visionaire wereldbeeld is elke wereldburger dankzij elektronische media voortdurend op de hoogte van wat er in de wereld gebeurt. De wereld is als een dorpsplein waar mensen dagelijks de laatste nieuwtjes uitwisselen. Deze ontwikkeling leidde tot kritische reacties van sociale wetenschappers. Cultureel antropoloog Lévi-Strauss (1961) voorzag een toenemende homogenisering van de sociale en materiële cultuur in de wereld, die zou leiden tot verlies van culturele diversiteit. Kritische communicatiewetenschappers duidden in de jaren zeventig de wereldwijde verspreiding van de Amerikaanse cultuur met zijn kapitalistische idealen als cultureel imperialisme.

Inmiddels is de wereld kleiner dan ooit. Er zijn wereldomvattende goederen-, informatie- en mensenstromen die niemand meer onberoerd laten. We zijn niet meer verbaasd om vertrouwde zaken als Pringles, iPods, en hamburgers van MacDonalds, maar ook televisieprogramma's als Sesamstraat, in verre oorden aan te treffen. Omgekeerd zijn die verre oorden door media, migratie en toerisme ook deel van onze wereld geworden. Moderne informatietechnologie maakt praktisch zonder tijdverlies communicatie tussen mensen waar ook ter wereld mogelijk. Het dorpsplein heet het *World Wide Web*. Marketing en de entertainmentindustrie werken in op de verwachtingen en dromen van mensen. De theoretici van de *global culture approach* wijzen op het ontstaan van een wereldwijde consumentencultuur die 'lokale' culturen doet verdwijnen (Sklair, 1999, p. 151). Ze spreken van veramerikaniseren en 'McDonaldization'. Tegen deze achtergrond lijken globalisering en diversiteit een onverwachte combinatie.

Globalisering leidt niet alleen tot homogenisering, maar ook tot het benadrukken van verschillen. In die zin brengt het evenzeer diversiteit voort. Globalisering gaat in de geïndustrialiseerde wereld gepaard met individualisering en modernisering. Individualisering wil zeggen dat er steeds minder sprake is van één samenhangende, gedeelde set van normen en zienswijzen, en dat mensen steeds meer zelf hun individuele levenspaden bedenken (Wetenschappelijke Raad voor het Regeringsbeleid (WRR), 2007, p. 141). Kenmerkend voor modernisering is de vermeerdering van de sociale leefwerelden (Berger et al., 1974). Een leefwereld is het geheel van betekenissen dat een individu deelt met anderen. In tegenstelling tot de premoderne samenleving zijn in de moderne samenleving het publieke en privédomein gescheiden, en is het dagelijks leven van individuen opgedeeld in verschillende segmenten met een eigen betekenis- en ervaringswereld: werk, vrije tijd, religie en sinds kort ook de virtuele ruimte van het internet. Daarnaast roept globalisering ook tegendraadse reacties op: regionalisering en fragmentering. De Ruijter (2000) stelt dat mensen in het contact met anderen, maar ook in hun relatie tot grootschaliger en anonieme organisatiestructuren, meer en meer refereren aan lokale identiteiten. Fragmentering en globalisering verwijzen niet naar verschillende visies op wat er in de wereld gebeurt, maar zijn keerzijden van hetzelfde proces.

DIVERSITEIT ALS MAATSCHAPPELIJK KAPITAAL

Van oudsher heeft diversiteit een positieve klank. Biodiversiteit verwijst naar het aantal soorten binnen het ecosysteem. De soortenrijkdom is ecologisch gezien een voorwaarde voor het leven. Het is een bron van veerkracht en aanpassingsvermogen in veranderende omstandigheden. Voor sociale wetenschappers is culturele diversiteit voor de mensheid even belangrijk als biodiversiteit voor de natuur. Anthony Marsella spreekt over diversiteit als 'a basic quality of human life' (1994, p. 348). Culturele diversiteit verruimt onze blik en voorziet ons van opvattingen en waarden die, als we op een andere plaats of in een andere tijd waren geboren, de onze hadden kunnen zijn (Geertz, 1985). De opstellers van het manifest *Interculturele geestelijke gezondheidszorg in de XXIe eeuw* (Van Dijk et al., 2000) sluiten daarbij aan:

> *De diversiteit die een multiculturele samenleving met zich mee brengt, is maatschappelijk kapitaal. Diversiteit vergroot het arsenaal van zienswijzen en oplossingsstrategieën, en daarmee de veerkracht van een samenleving. Diversiteit is geen beheersprobleem, maar een vindplaats van nieuwe inzichten en een ontwikkelingsruimte voor nieuwe methoden.*
>
> Van Dijk et al., 2000, p. 138

Toch constateert Shadid (2009, p. 5) dat etnoculturele diversiteit geproblematiseerd wordt. Dat hangt samen met een paradox: de etnoculturele diversiteit is zowel de belangrijkste bron van politieke spanningen als van overleving en groei van de menselijke soort (zie ook hoofdstuk 2 voor verdere discussie).

DIVERSITEIT: EEN GECONSTRUEERDE WERKELIJKHEID

Diversiteit is geen onveranderlijk gegeven, geen objectief en meetbaar feit. De invulling en de betekenis die het krijgt, is tijdsgebonden. De waargenomen verscheidenheid is een menselijk maaksel, een ordening die berust op conventies, op afspraken. Zo behoorden Chinese migranten niet tot de doelgroepen van het Nederlandse minderhedenbeleid van de jaren zeventig van de vorige eeuw en woonwagenbewoners wel. Ook de scheidslijnen tussen en duiding van leeftijdsgroepen veranderen door de tijd heen. Vijfenzestigplussers zijn geen bejaarden meer, maar senioren. Dergelijke ordeningen gebruiken mensen om de complexe werkelijkheid waarin ze leven, inzichtelijk te maken. Cultuur bestaat volgens De Ruijter (2000) bij de gratie van het construeren van overeenkomsten en verschillen tussen personen, objecten en gebeurtenissen. Mensen denken in opposities of tegenstellingen. Ze oriënteren zich in het dagelijks leven voortdurend aan de hand van tweedelingen: goed-kwaad, wij-zij, autochtoon-allochtoon. Dergelijke tweedelingen verwijzen niet naar gescheiden werelden, maar naar verbonden werelden. De ene antipode veronderstelt de ander. Zwart bestaat bij de gratie van wit en omgekeerd zijn er zonder allochtonen geen autochtonen. Of in de woorden van Van Waning (1999, p. 99): 'Wie zijn wij, als zij zij niet meer zijn?'

Dat de diversiteit die wij waarnemen geen natuurlijk gegeven is maar een geconstrueerde werkelijkheid, maakt die werkelijkheid niet minder wezenlijk. Interpretaties van de werkelijkheid hebben implicaties, want ze geeft richting aan ons handelen. Of zoals het theorema (Thomas & Thomas, 1928, p. 571-572) stelt: situaties die mensen als werkelijk definiëren, zijn werkelijk in hun gevolgen. Niet zozeer het feit dat we verschillen waarnemen is dan relevant, maar hoe we die verschillen duiden en hoe we ermee omgaan. Toegespitst op de gezondheidszorg is dan de vraag of we cultureel geduide verschillen zien als een uitdaging of als een onoverkomelijke barrière.

1.3 Het diversiteitsvertoog

De ontwikkeling van het diversiteitsvertoog – de wijze waarop gesproken wordt over diversiteit en hoe dit vorm geeft aan de werkelijkheid – wordt inzichtelijk als we naar Verenigde Staten kijken. Daar ging men er aanvankelijk van uit dat de migranten zouden assimileren. In de loop van de twintigste eeuw ontstond echter ruimte voor verschillen. De toenemende belangstelling voor culturele diversiteit hangt samen met veranderingen in de bevolkingssamenstelling, aanmerkelijke etnische verschillen in inkomen, opleiding en gezondheid, en toegenomen activisme van maatschappelijk achtergestelde groepen (Giachello, 1995, p. 10). Essentieel voor de erkenning van diversiteit was volgens Ghorashi (2006, p. 44) de constatering dat ook zonder aanpassing succes mogelijk was. Hoog opgeleide immigranten begonnen niet onderaan de sociale ladder. Burgerrechtenorganisaties eisten verder voor hun achterban een eigen plek op binnen de nationale Amerikaanse identiteit. Hieraan droeg het gegeven bij dat migratie en mobiliteit Amerika gemaakt heeft tot wat het is.

Diversiteit als verwijzing naar de verscheidenheid van bevolkingsgroepen is in de jaren tachtig van de vorige eeuw in de Verenigde Staten gemeengoed geworden. Het land kent inmiddels een veelkleurige baaierd van bevolkingsgroepen. De nationale census maakt onderscheid tussen African American, American Indian and Alaska Native, Asian and Pacific Islander, Caucasian en Hispanic. Achter elke categorie van deze vijfdeling gaat vervolgens een veelheid van bevolkingsgroepen schuil. Zo kent de categorie Asian and Pacific Islander 43 subgroepen en honderd verschillende talen, en vallen de American Indian and Alaska Native Americans uiteen in meer dan vijfhonderd stammen. De culturele diversiteit wordt als een groot goed gezien en behoort evenals gelijke kansen tot de *American way of life*. Het Amerikaanse ministerie voor volksgezondheid tekent daar evenwel bij aan:

> (..) the full potential of our diverse, multicultural society cannot be realized until all Americans, including racial and ethnic minorities, gain access to quality health care that meets their needs.
>
> US Department of Health and Human Services, 2001, p. 3.

In de gezondheidszorg staat diversiteitsbeleid in het teken van gelijke toegang tot voorzieningen voor etnische groepen, het verminderen van verschillen in gezondheid (*ethnic disparities*) en het bestrijden van uitsluiting.
De arbeidsmarkt is sinds de jaren negentig van de vorige eeuw een belangrijke motor voor het diversiteitsdenken in de Verenigde Staten (Hornikx & Joskin, 2002). Na de Tweede Wereldoorlog is door de groeiende werkgelegenheid de toenemende groep van allochtone werkkrachten niet meer te negeren, terwijl overheidsmaatregelen werkgevers verplichten werknemers uit etnische minderheden in dienst te nemen. Een dwingende economische, demografische en juridische context bevordert de acceptatie van diversiteitsmanagement. Beperkten diversiteitsprogramma's zich eerst tot etniciteit en geslacht, met de tijd ontwikkelt zich een bredere visie op diversiteit en verschuift de focus van specifieke doelgroepen naar de uitsluitingsmechanismen in de organisatie. Aan het begin van de 21e eeuw heeft driekwart van de vijfhonderd grootste Amerikaanse bedrijven een diversiteitsprogramma. Uiteindelijk zijn winst, concurrentiepositie en economische belangen in de Verenigde Staten voor bedrijven en organisaties de drijfveer voor diversiteitsmanagement, en niet integratie, antidiscriminatie, morele of maatschappelijke verantwoordelijkheid.

Als het ware in de slipstream van de Verenigde Staten heeft aan het eind van de vorige eeuw het diversiteitsdenken in Nederland voet aan de grond gekregen. Essed is een van de eersten in Nederland die de term diversiteit bezigt. In *Diversiteit. Vrouwen, kleur en cultuur* stelt ze dat Nederland definitief op weg is een samenleving te worden met een verscheidenheid aan kleur en etnische invloeden (1994, p. 9). Ook in Nederland wordt diversiteit in eerste instantie geïnterpreteerd als verscheidenheid in cultuur, etniciteit of herkomst. Shadid (2009, p. 5) constateert dat Nederland nooit eerder zo multicultureel is geweest en een land is geworden met honderden nationaliteiten en een veelvoud aan culturen en volksculturen. Met terugwerkende kracht wordt deze 'nieuwe verscheidenheid' (Ghorashi, 2006) tot de migratie van arbeidsmigranten in de jaren zestig van de vorige eeuw herleid.

> *Ondertussen wordt de Nederlandse samenleving ook steeds diverser. Tussen 1960 en 1974 kwamen bijvoorbeeld grote groepen gastarbeiders (..) naar Nederland.*
>
> *Cornelissen, 2002, p. 13.*

Enerzijds is deze koppeling niet vreemd. De instroom van nieuwkomers resulteerde immers in zichtbare veranderingen in de sociale werkelijkheid. Hun anders-zijn betreft opvattingen, gedrag en gewoonten, taal, religie, maar ook uiterlijk. Anderzijds is het ook arbitrair, omdat Nederland sinds het ontstaan van de nationale staat in de zestiende eeuw altijd perioden gekend heeft waarin grote groepen migranten zich binnen de landsgrenzen vestigden. Zo gaf de komst van een zeer omvangrijke groep Indische Nederlanders in de jaren veertig en vijftig van de vorige eeuw geen aanleiding tot een diversiteitsvertoog. Dat onderstreept de tijds- en contextgebondenheid van het diversiteitsdenken. Zoals in de Verenigde Staten zien we ook in Nederland het begrip diversiteit uitdijen. Sinds we over etniciteit en herkomst zijn gaan spreken in termen van diversiteit, zijn we dat ook gaan doen als het gaat om leeftijd, gender en handicap. Het diversiteitsconcept heeft met andere woorden het vertoog over het anders-zijn en uitsluiting gekoloniseerd.
De Wetenschappelijke Raad voor het Regeringsbeleid (WRR) ziet in haar advies *Identificatie met Nederland* migratie en diversiteit als een vorm van interne globalisering:

> ... de wereld dient zich – met al zijn rijkdom en al zijn problemen
> – aan binnen de grenzen van de Nederlandse natiestaat.
>
> WRR, 2007, p. 27.

De instroom van mensen uit alle windstreken leidde niet alleen tot vragen over de waardering van deze verscheidenheid, maar ook tot vragen over het wezen van de nationale gemeenschap en identiteit. De snelle toename van de culturele diversiteit kan volgens de WRR een ontwrichtende uitwerking hebben, namelijk een afname in het onderlinge vertrouwen tussen individuen en groepen, en in het vertrouwen in de samenleving als geheel (2007, p. 31). De discussie spitst zich daarbij toe op de verenigbaarheid van niet-westerse culturen met de Nederlandse en de integratie van 'allochtonen'. Diversiteit, met haar focus op het individu, biedt daarin een alternatief voor het bekritiseerde multiculturalisme van de twintigste eeuw, met zijn focus op groepen en ondertoon van cultuurrelativisme.

1.4 Diversiteit nader omschreven

Diversiteit verwijst naar alle aspecten waarop mensen van elkaar verschillen (Sociaal-Economische Raad (SER), 2009). Dat maakt diversiteit tot een diffuus begrip met een oneindig aantal dimensies of facetten. Niet alle verschillen tussen mensen leiden echter tot uitsluiting of in het geval van de gezondheidszorg tot verschillen in gezondheid. Roodharigen, blauwogigen of donkerhuidigen zullen hierin weinig verschillen van mensen met blond haar, bruine ogen of een blanke huid. Voor zover verschillen in gezondheid niet primair ingebed zijn in de genetische opmaak of de somatische of psychische conditie, is het afhankelijk van drie factoren of verschillen van invloed zijn op de gezondheid: de betekenis die het onderscheid in een specifieke maatschappelijke context krijgt, de gevolgen ervan voor de maatschappelijke positie en de invloed die het heeft op het contact met de gezondheidszorg. Geslacht, opleidingsniveau, vaardigheid in de Nederlandse taal, huidskleur en leefomstandigheden hebben zo bezien in de Nederlandse context een ander effect dan brildragend zijn, haarkleur of lichaamslengte.
Jeffreys (2008) geeft voor de Amerikaanse context een lange lijst van diversiteitskenmerken die van invloed zijn op gezondheid:

> birthplace, citizenship status, reason for migration, migration history, food, religion, ethnicity, race, language, kinship and family networks, educational background and opportunities, employment skills and opportunities, lifestyle, gender, socioeconomic status (class), politics, past discrimination and bias experiences, health status and health risk, age, insurance coverage and other variables that go well beyond the restrictive labels of a few ethnic and/or racial groups.
>
> Jeffreys, 2008, p. 37.

Om deze veelheid van diversiteitskenmerken hanteerbaarder te maken, worden ze vaak ingedeeld in zichtbare en minder of niet-zichtbare kenmerken, primaire en secundaire kenmerken, of veranderlijke en onveranderlijke kenmerken. Geslacht, uiterlijk en fysieke handicap zijn dan bijvoorbeeld zichtbaarder dan waarden, opleiding of vaardigheden; etniciteit, leeftijd en seksuele oriëntatie minder veranderlijk dan woonplaats, ouderschap of inkomen. Etniciteit verwijst naar de sociaal-culturele identiteit van een groep mensen die zich identificeert met gemeenschappelijke factoren, zoals nationaliteit, herkomst, stamverwantschap, religie, taal of geschiedenis. Het gaat om gemeenschappelijke factoren waarmee de groep zich onderscheidt of onderscheiden wordt van anderen. De Sociaal-Economische Raad (2009, p. 16) legt de nadruk op de zichtbaarheid en vergelijkt diversiteit met een ijsberg van verschillen. De raad benadrukt daarbij dat zichtbare verschillen (geslacht, etniciteit, leeftijd, taal) en minder zichtbare verschillen (zoals waarden, normen en kennis) niet los van elkaar gezien moeten worden, maar samenhangen.

Individuen verenigen meerdere diversiteitskenmerken in zich, die elkaar kunnen versterken. Als iemand zwart, vrouw, vluchteling, oud én laagopgeleid is, kunnen deze factoren elkaar versterken. Hoewel één factor dominant kan zijn, mogen de andere niet buiten beschouwing blijven. Vooral in de vrouwenstudies wordt hierop gewezen. Het intersectionele paradigma is een antwoord op de eenzijdige focus op één diversiteitsfactor. Het intersectioneel of kruispuntdenken gaat uit van de gelijktijdige werking van meerdere assen van verschil, zoals gender, etniciteit, seksuele voorkeur en klasse. Dergelijke kruispunten vormen specifieke culturele en sociale (levens)ruimten (Van Mens-Verhulst 2009, p. 56). De omschrijving die Cox (2001, p. 3) geeft van diversiteit sluit daarbij aan. Diversiteit is voor hem de verscheidenheid in sociale en culturele identiteiten van een groep mensen in een specifieke context. Sociale en culturele identiteiten verwijzen hierbij naar persoon-

lijke verbondenheid met een groep mensen. Vanzelfsprekend is deze
verscheidenheid aan voortdurende verandering onderhevig.

DIVERSITEIT EN UITSLUITING

In het Nederlandse diversiteitsdenken is diversiteit vooral verbonden
met een aantal non-discriminatiegronden: leeftijd, geslacht, etniciteit, seksuele voorkeur, functionele beperking, levensbeschouwing en
seksuele oriëntatie. In de praktijk wordt diversiteit vaak verder teruggebracht tot één dominant kenmerk, zoals geslacht of etniciteit (SER,
2009, p. 15). In het diversiteitsvertoog is een centraal thema het streven om uitsluiting, discriminatie en marginalisering van nieuwkomers
– migranten, allochtonen, cultureel anderen – uit de wereld te helpen.
Cornelissen (2002, p. 10) schetst vier min of meer opeenvolgende strategieën in de aanpak van uitsluiting en discriminatie, het:

- gebrekmodel;
- verschilmodel;
- discriminatiemodel;
- diversiteitsmodel.

Het gebrekmodel gaat ervan uit dat nieuwkomers een achterstand of
gebrek (*deficit*) hebben ten opzichte van de gevestigden. Zij vormen
een probleemgroep. De aanpak beoogt hen aan te passen aan de gevestigde maatschappelijke orde. Het verschilmodel legt de nadruk op
culturele verschillen (*difference*). Informatie en verbetering van de communicatie moet mensen in staat stellen met de ontstane spanningen
om te gaan. Het discriminatiemodel ziet vooral machtsverschillen als
oorzaak van uitsluiting en richt zich op het bestrijden van discriminatie en vooroordelen. Positieve actie, voorkeursbeleid, quota, gerichte
werving en selectie zijn maatregelen die ingezet worden. Het diversiteitsmodel ten slotte is voorlopig de laatste ontwikkeling. Dit model
gaat uit van de erkenning van de rijkdom van het verschil en vraagt om
een omslag in het denken. Essed (1994, p. 14) spreekt van culturele diversiteit als een rijke ervaring in plaats van een glibberig pad. Wie geen
oog heeft voor diversiteit, werkt volgens haar institutioneel racisme in
de hand. Er is een duidelijke breuk met het doelgroepenbeleid van de
voorgaande strategieën, die de nadruk legt op de verschillen met de
dominante groep. Uitgangspunt is het individu in zijn verscheidenheid, niet groepen met specifieke kenmerken. Immers, zo stelt Cornelissen (2002):

> *Mensen kunnen niet in groepen worden ingedeeld op basis van een vermeende eigenschap of sociale omstandigheid.*
>
> Cornelissen, 2002, p. 10.

Diversiteitsbeleid spreekt alle mensen aan op overeenkomsten in wensen en noden, en redeneert niet vanuit minderheidsgroepen, maar vanuit uitsluitingsmechanismen.

DE FOCUS OP CULTUUR

Evenals in de Verenigde Staten verwijst in Nederland diversiteit in eerste instantie naar cultuurverschillen, naar verschillen tussen etnische groepen en herkomstgroepen. Dat heeft allereerst van doen met veranderingen in de bevolkingssamenstelling. Met de komst van vluchtelingen sinds het midden van de jaren zeventig van de vorige eeuw is de (vermeende) overzichtelijkheid van de migrantenpopulatie – veelal teruggebracht tot de vierdeling Turken, Marokkanen, Surinamers en Antillianen – verdwenen. De verscheidenheid aan achtergronden en talen neemt dan snel toe. De klassieke migrantenpopulatie blijkt daarnaast ook minder homogeen te zijn dan voorheen; in opleidingsniveau en participatie in de arbeidsmarkt, door sociale stijging en emancipatie, en door het aantreden van de tweede generatie in Nederland geboren en getogen migranten.

De focus op cultuur hangt ook samen met de ontwikkelingen in het minderhedenbeleid, dat integratie, inburgering en actief burgerschap als speerpunten heeft. In het debat over de multiculturele samenleving, door Scheffer ontketent met de publicatie van *Het multiculturele drama* (2000), ontstaat het beeld dat de integratie van met name niet-westerse migranten mislukt is en dat dit meer te wijten is aan hun cultuur dan aan hun achterstand of achterstelling. Terugblikkend stelt Snel (2003, p. 5) dat rond de eeuwwisseling in het integratiedebat culturele verklaringen de sociaaleconomische hebben vervangen. Voortekenen van deze kentering zijn al eerder waar te nemen. Zo wijst Van Gemert (1998, p. 201) erop dat naast omgevingsfactoren ook cultuurfactoren betrokken moeten worden bij de verklaring van het criminele gedrag van bepaalde groepen Marokkaanse jongeren. Hij legt een verband tussen het leven in de Noord-Afrikaanse plattelandssamenleving, waar de meesten hun wortels hebben, en hun leefsituatie in Nederland. Wantrouwen en andere elementen van de Rifcultuur worden gereproduceerd in de Nederlandse context omdat ze daar een functie hebben. Niet alleen het vermeende negatieve effect van de cultuur van nieuwkomers op hun integratie leidt tot de focus op cultuur, maar ook daarmee samenhangend de eigen zoektocht naar nationale identiteit en wortels in een, zoals Pim Fortuijn dat omschreef, verweesde samenleving.

Wat ook bijdraagt aan de focus op cultuur in het diversiteitsvertoog is het feit dat bij herhaling uitgaande van herkomst verschillen zijn vastgesteld in onder meer inkomen, opleiding en gezondheid, zowel tussen nieuwkomers en gevestigden als tussen de verschillende groepen nieuwkomers. Alhoewel nieuwkomers in sommige opzichten een betere gezondheid hebben dan gevestigden, en verschillen afnemen naarmate de sociaaleconomische status in ogenschouw genomen wordt, is het algemene beeld dat het met hun gezondheid slechter gesteld is. Voorts zijn er verschillen vastgesteld in het gebruik van gezondheidszorgvoorzieningen ten nadele van nieuwkomers. Over de effectiviteit van de geboden zorg zijn praktisch geen statistische gegevens voorhanden, maar het vermoeden dat er verschillen bestaan, is door onderzoek nog niet weerlegd. Het gelijkheidsbeginsel, dat iedereen recht heeft op een gelijkwaardige en goede gezondheid, noodzaakt deze verschillen te verminderen.

CULTURELE DIVERSITEIT

Als gesproken wordt over culturele diversiteit, dan worden cultuur, etniciteit en herkomst min of meer als synoniemen gezien. In tegenstelling tot andere diversiteitsfactoren, zoals leeftijd of geslacht, is cultuur moeilijk te objectiveren of te operationaliseren. In de Verenigde Staten is gekozen voor zelfidentificatie op grond van *race* of *ethnicity*. In Nederland is geboorteplaats het criterium op grond waarvan iemand tot een etnische groep, of beter een herkomstgroep, gerekend wordt. Het hebben van één ouder die buiten Nederland geboren is en niet de Nederlandse nationaliteit heeft, is voldoende voor een classificatie als allochtoon. De geboorteplaats bepaalt of iemand in etnisch of cultureel opzicht Nederlands, Turks of Afghaans is. Onderscheid tussen mensen van Surinaams-creoolse en Surinaams-hindoestaanse herkomst is op deze wijze niet te maken, en Koerden worden afhankelijk van hun geboorteplaats Turk, Irakees of Iraniër. De gelijkstelling van herkomst, etniciteit en cultuur is wijdverbreid en vanzelfsprekend. Zo schrijft de Raad voor de Volksgezondheid (2000, p. 17):

> *Vooral in de grote steden is de toename in culturele diversiteit aanmerkelijk. Om een indruk te geven: in Amsterdam is nu 38% van de bevolking van (niet-westerse) allochtone herkomst, in Rotterdam is dit 31% en in Den Haag gaat het om 30%.*
>
> *Raad voor de Volksgezondheid, 2000, p. 17.*

Onderliggend is een territoriaal cultuurbegrip: cultuur verwijst naar het wereldbeeld, het denken en handelen van een duidelijk afgebakende bevolkingsgroep woonachtig in een specifiek territorium. Dit impliceert dat herkomst iets zegt over de identificatie met een specifieke bevolkingsgroep (etniciteit) en over opvattingen over opvoeding, gezondheid en ziekte (cultuur). Er is er altijd kritiek geweest op een dergelijk territoriaal en statisch cultuurbegrip, met name van de kant van antropologen (Van Dijk, 1989, 2004; Bartels, 2002; Gailly, 2008; Hoffer, 2009).

Door uit te gaan van een onveranderlijk demografisch gegeven als indelingscriterium – eens geboren in Turkije, altijd een Turk – lijkt culturele diversiteit te verwijzen naar een inherent en onveranderlijk anders-zijn van de allochtoon. Het dominante vertoog stelt etnische categorieën gelijk met sociale gemeenschappen en identificeert elke gemeenschap met een onveranderlijke, zichtbare en tastbare cultuur. Op basis van zijn studie in een multi-etnische wijk in Londen stelt Baumann echter vast dat cultuur en gemeenschap niet per se samenvallen. Mensen maken deel uit van wisselende allianties en trekken grenzen die soms dwars door gemeenschappen heen lopen.

> I did find a few people who said: "I am Muslim and nothing else" (..) the majority of all adult Southallians saw themselves as members of several communities, each with its own culture.
>
> Baumann, 1996, p. 5.

Een terugkerend punt van kritiek is dat culturele diversiteit vaak voorbijgaat aan het gegeven dat iedereen een culturele erfenis heeft. Andrews en Boyle (2000) wijzen erop dat culturele diversiteit zelf een etnocentrische term is:

> ... it focuses on how different the other person is from me rather than how different I am from the other.
>
> Andrews en Boyle, 2000, p. 14-15.

Daardoor verwordt de witte meerderheid tot de norm waartegen de verschillen met anderen worden afgezet. Omgaan met culturele diversiteit wordt zo gereduceerd tot het omgaan met etnische minderheidsgroepen, in het bijzonder die groepen bij wie men een 'culturele afstand' bemerkt.

Waar gaat het nu om als we spreken van culturele diversiteit? Voor Marsella (1994, p. 349-350) verwijst de term (etno)culturele diversiteit naar de vele variaties in de menselijke cultuur, die we associëren met de leefstijl van etnische groepen. Culturele diversiteit is echter niet synoniem aan etnische diversiteit. Omdat cultuur niet los gezien kan worden van menselijk handen, stelt Tennekes (1990) pragmatisch dat culturen samen met sociale groepen, die cultuur in hun onderlinge interactie voortbrengen, reproduceren en transformeren. Niet elke groep heeft echter een gedeelde etnische herkomst als grondslag, zoals onder andere bij de straatcultuur te zien is. Er zijn naast etniciteit vele aspecten die cultuur vormen, zoals geslacht, religie, seksuele oriëntatie, sociaaleconomische en beroepsgroepen (Graig, 1999). In het geval van *women of color* stelt Essed (1994) dat:

> ... ook de vaardigheden en knowhow die vrouwen kunnen hebben vanuit hun ervaring als vrouw, of die ouderen kunnen hebben vanuit hun leeftijdservaring, (..) beter tot hun recht (moeten) komen dan nu het geval is.
>
> Essed, 1994, p. 84.

Het is daarom van belang voor hulpverleners dat zij inzicht hebben in sociale groepen waarvan migranten deel uitmaken, zowel binnen als buiten hun herkomstgroep. Met andere woorden, ze dienen inzicht te krijgen in de culturele repertoires waarover patiënten beschikken. Er zijn derhalve meerdere niveaus als het gaat om culturele diversiteit. Enerzijds gaat het om een grote verscheidenheid van culturen, van werkelijkheidsdefinities die ieder in meer of mindere mate gedragen worden door groepen mensen en verankerd zijn in hun onderlinge interactie. Anderzijds beschikken mensen door hun verbondenheid met verschillende sociale groepen over meerdere culturele repertoires. In die zin is er ook sprake van culturele diversiteit op systeem- en individueel niveau. Graig (1999) wijst erop dat (zie ook hoofdstuk 7 voor verdere discussie):

> ...we are all part of many cultural heritages. Our values and belief systems make each of us diverse within our own culture and thus unique.
>
> Graig, 1999, p. 96.

HET VEELSTEMMIG VERHAAL VAN AHMED

In de verhalen van migranten over ziekten klinken soms meerdere culturele repertoires duidelijk door. Ze zijn daardoor niet eenduidig te classificeren als 'traditioneel' of 'modern', maar zijn eerder meerstemmig en gelaagd. Het verhaal van Ahmed, een dertigjarige Marokkaanse man die ik sprak in een sociaal pension, is hiervan een illustratie. Ahmed is gediagnosticeerd als schizofreen. Hij heeft al tien jaar contact met de ggz en is regelmatig opgenomen geweest. Doorgaans vertrekt hij na verloop van tijd op eigen initiatief. Het verblijf in de kliniek valt hem dan te zwaar. Maar liefst zeven medepatiënten hebben tijdens zijn klinische opnamen zelfmoord gepleegd. Eenmaal verbleef hij twee jaar in Marokko. Zijn oom, bij wie hij daar inwoonde, meent dat geesten (jnun, leryah) zijn klachten veroorzaken. In Marokko is hij eenmaal twee maanden opgenomen geweest en behandeld met medicijnen en elektroshock. Ahmed slikt trouw zijn pillen. Als je hem vraagt wat hem mankeert, spreekt hij van schizofrenie en psychose. Hij vertelt over zijn waanbeelden en de gekke dingen die hij dan doet. Zo is hij in Marokko ooit opgepakt terwijl hij in zijn onderbroek over straat liep.
Tot zover het klinisch beeld. Er lijkt weinig 'Marokkaans' aan het verhaal. Ahmed had ook Aart kunnen heten. Een patiënt die trouw zijn medicijnen slikt en – vanuit onze ogen – weet wat hem scheelt. In de loop van het gesprek wordt echter ook zichtbaar dat in zijn verhaal traditionele Marokkaanse denkbeelden doorspelen. Voor Ahmed is zijn ziekte plotseling begonnen. Hij legt een directe relatie met zijn samenleven met een Nederlandse vriendin en in mindere mate met het gebruik van hasj. Die Nederlandse vrouw was een verkeerde vrouw. 'Vanaf het moment dat ik haar leerde kennen, is het fout gegaan.' Zijn klachten hebben voor hem 'alles te maken met het contact met een andere cultuur'. Hij heeft 'van de Nederlandse cultuur een zware klap gekregen'. Het liefst wil hij daarom terug naar Marokko. Zijn ervaringen met de Marokkaanse ggz zijn weliswaar negatief, maar zijn oom daar begrijpt hem en behandelt hem als zieke.
In zijn verhaal verbindt Ahmed verschillende culturele verklaringen en geeft ze op een eigen wijze inhoud. Het weerspiegelt zowel continuïteit en verandering in het denken over gezondheid en ziekte als het unieke en persoonlijke van zijn opvattingen. Verschillende thema's uit het traditionele Marokkaanse denken over demonische bezetenheid zijn in het verhaal terug te vinden. Een djinn slaat vaak onverwacht toe op momenten van overgang, wanneer de persoon in kwestie kwetsbaar geacht wordt. Dat kan een levensfase zijn, zoals huwelijk of geboorte, maar ook andere ingrijpende veranderingen in het leven. Vrouwen spelen daarin vaak een centrale rol. De beruchtste vrouwelijke djinn,

Aisha Qandisha, verleidt mannen, neemt hen in haar macht en gaat soms zelfs een huwelijk met hen aan. Zij belemmert mannen zo in het uitvoeren van hun sociale taken en het nemen van hun verantwoordelijkheden. Het is in het geval van Ahmed de migratie en een vreemde Nederlandse vrouw die in de verklaring van zijn ziekte een belangrijke rol spelen.

Ahmed's oplossing voor zijn problemen is in het licht van zijn verhaal niet vreemd: terugkeer naar Marokko maakt de gevolgen van het cultuurcontact ongedaan. Daar komt bij dat in Marokko zijn klachten weliswaar niet verdwijnen, maar dat men daar wel weet hoe met zieken om te gaan. Zijn oom verzorgt hem, terwijl Nederlandse hulpverleners hameren op zelfredzaamheid en zelfwerkzaamheid.

Het verhaal van Ahmed is homogeen noch consistent en niet te reduceren tot de 'Nederlandse' of 'Marokkaanse cultuur'. Nieuwe en oude ervaringen zijn erin verwerkt. Het verhaal is ten dele tot stand gekomen in het contact met de geestelijke gezondheidszorg. Culturele en persoonlijke betekenissen komen daarin terug. Een voorbeeld van het laatste is Ahmed's associatie van de kliniek met de dood op grond van zijn ervaringen daar. Er is sprake van een geïndividualiseerde ervaring van cultuur.

> *What is different (...) is grounded in the everyday lives of people, not some presumed notion of race, ethnicity or cultural group.*
>
> *Lakes et al., 2006, p. 383.*

INTRA- EN INTERETNISCHE DIVERSITEIT

Culturen bestaan niet als dingen op zich, maar alleen in het handelen van mensen. We hebben gezien dat in de praktijk cultuur doorgaans verbonden wordt aan etnische of herkomstgroepen. We spreken over de Nederlandse, Marokkaanse of Surinaams-creoolse cultuur, zoals we ook spreken over de Nederlanders, Marokkanen of Surinamers als sociale groep. Dit doet cultuur als een interpersoonlijk fenomeen geen recht, maar om te kunnen communiceren, moeten we dingen afbakenen en benoemen. Een van de conventies is dat we veronderstellen dat mensen met dezelfde herkomst ook dezelfde cultuur hebben. Met als gevolg dat ze ons toeschijnen als onveranderlijke, homogene en op zichzelf staande dingen. Het is daarom van belang zicht te houden op de intra- en interetnische diversiteit. De veronderstelde homogeniteit van de migranten is al lang geen gegeven meer, voor zover er ooit sprake van is geweest. Het beeld van de migrant uit de jaren zestig en zeventig van de vorige eeuw (de slecht geschoren man, met mutsje en morsige jas en gehoofddoekte vrouw met Dirk-tas op de achtergrond) is desondanks steeds de icoon van de migrant, zoals ook de stoomlocomotief lang na zijn verdwijnen uit het Nederlandse landschap nog steeds de verkeersborden sierde. De werkelijkheid is evenwel anders. Het beeld van naast elkaar levende, scherp afgebakende groepen is niet meer te handhaven. Hier speelt niet alleen acculturatie een rol, migranten huwen in toenemende mate ook buiten de eigen herkomstgroep (Van Huis, 2007). Dat gaat op voor bijna de helft van de Antillianen, maar ook voor één op de tien Marokkanen. Het beeld ontstaat van overlappende en elkaar kruisende culturele verbondenheden (Baumann, 1996). Pinxten en De Munter (2006) spreken in dit verband van hybride of creoliserende culturen. (Zie ook hoofdstuk 7 voor verdere discussie.) Fayza Oum'Hamed verwoordt de gevolgen ervan in haar boek *De uitverkorene* (2009):

> Vandaag luister ik naar het lied 'Bloed, zweet en tranen' van André Hazes, en morgen geniet ik van het nieuwe album van de Arabische zangeres Elisse. Ik winkel net zo graag bij Ikea als bij een Arabische Bazaar. Ik gooi veel zout en Marokkaanse kruiden in mijn Nederlandse prakje, en als ik trek heb in couscous dan kook ik dat. Ik heb thuis een koran naast de bijbel staan. (...) Ik ben er trots op dat ik mijn eigen weg heb gevonden tussen al die geloven, culturen en talen. Als mensen me vragen: 'Wat ben jij, Nederlandse of Marokkaanse?' antwoord ik lachend: 'Ik ben een wereldburger.'
>
> Fayza Oum'Hamed, 2009, p. 9, p. 204.

Als het gaat om culturele diversiteit is in de Verenigde Staten de variatie binnen bevolkingsgroepen mogelijk groter dan ertussen (Alarcón et al., 2009). Ook uit kwantitatief en epidemiologisch onderzoek naar gezondheid en gezondheidszorg in Nederland komen verschillen tussen en binnen etnische groepen naar voren. Zo zijn er aanmerkelijke verschillen in het gebruik van de ggz-voorzieningen door Marokkaanse migranten naar leeftijd en sekse (Dieperink et al., 2007). Jonkers (2003) onderzocht de opvoedingsstijlen van Marokkaanse vrouwen. Ze merkt aanmerkelijke verschillen op in het sociale referentiekader van moeders van de eerste, tussen- en tweede generatie die van invloed zijn op hun oriëntatie op de opvoeding van kinderen. De sociale context blijkt een belangrijke invloed te hebben op de manier waarop Marokkaanse moeders het gedrag van hun peuters ervaren. Tussengeneratiemoeders geven vaker betekenis aan opvoedingskwesties aan de hand van etnische zelfdefinities waarin zij Marokkanen in negatieve zin vergelijken met autochtone gezinnen. Omdat hun overwegingen en handelen dynamisch en afhankelijk van de opvoedingsomstandigheden zijn, heeft het volgens Jonkers weinig zin uit te gaan van cultuurpatronen als objectiveerbare eenheden. Ze pleit voor een ecologisch perspectief op het sociale referentiekader: de dagelijkse beschikbaarheid van sociale hulpbronnen in de leefomgeving van de ouders. Culturele diversiteit heeft van doen met identificatie. Jonkers (2003) stelt vast dat de onderzochte Marokkaanse moeders niet één etnisch homogene identiteit hebben, maar meerdere sociale deelidentiteiten die veranderlijk en afhankelijk zijn van de sociale omstandigheden waarop ze betrekking hebben. Ook de Wetenschappelijke Raad voor het Regeringsbeleid gaat in haar advies *Identificatie met Nederland* uit van een dynamische en contextuele opvatting van identiteit en van meervoudige identificatie.

> *Mensen vormen groepen en verbindingen en die bepalen wie zij zijn, waar zij bij horen en met wie zij zich verbonden voelen. Nationale identiteit is dan één van de verbindingen die 'identiteitsbepalend' kunnen zijn. Een persoonlijke identiteit is echter altijd meervoudig. Die meervoudigheid betekent dat deelidentiteiten elkaar niet hoeven uit te sluiten, maar elkaar kunnen versterken en/of afhankelijk van de omstandigheden meer op de voorgrond of op de achtergrond kunnen raken.*
>
> WRR, 2007, p. 54.

Twee voorbeelden uit de praktijk illustreren deze complexe werkelijkheid: een hoogopgeleide therapeut, werkzaam in de ggz, is migrant, geboren in Turkije, waar hij behoorde tot een Arabischtalige minderheid, is opgevoed in een Alevitisch gezin en politiek links georiënteerd. Een aangemelde patiënte is een Surinaams-creoolse vrouw, met een Surinaams-hindoestaanse, islamitische moeder en een creoolse vader uit Brits Guyana, is in Nederland gehuwd met een Nederlandse man, met wie ze samen drie kinderen heeft. Welke identificatie dominant is in welke omstandigheden, is de cruciale vraag. De praktijk laat zien dat hoewel voor de therapeut in bovengenoemd voorbeeld meerdere identificaties mogelijk zijn, de buitenwereld hem vooral ziet als allochtoon, migrant of Turk. Identificatie is met andere woorden een zaak van rolverwerving en roltoewijzing. Hierin speelt de definitiemacht van de dominante bevolkingsgroep een rol, alsmede vooroordelen en stereotypen (culturele archetypen) die over de minderheidsgroep bestaan.

1.5 Diversiteit en organisatie: diversiteitsmanagement

Het diversiteitsvertoog in Nederland betreft tot nu toe vooral de arbeidsmarkt, ook in de gezondheidszorg. De vergrijzing van de bevolking resulteert niet alleen in een spanning tussen vraag en aanbod op de arbeidsmarkt, maar ook in een groter beroep op de gezondheidszorg. Tegelijkertijd bestaat onder niet-westerse allochtonen, in het bijzonder van Marokkaanse en Turkse afkomst, die vooral in de Randstad een steeds groter deel van de arbeidsmarkt vormen, minder belangstelling voor werken in de zorg dan onder autochtonen (Bloemendaal et al., 2008).
Diversiteitsmanagement richt zich op het bestrijden van uitsluiting op de arbeidsmarkt en in arbeidsorganisaties. Diversiteit heeft meerwaarde en biedt mogelijkheden om de kwaliteit van de organisatie te verbeteren door talenten te benutten en producten aantrekkelijk te maken in een uitdijende, diverse markt. Diversiteitsmanagement versterkt de marktpositie en houdt voor bedrijven een competitief voordeel in. De WRR (2007) legt uit waarom:

> *Grote bedrijven (..) willen graag mensen aantrekken die in de Nederlandse bedrijfscultuur kunnen functioneren, maar meer inlevingsgevoel hebben voor een divers klantenbestand. Zij realiseren zich dat Nederland is verkleurd en maken van diversiteit een businesscase.*
>
> WRR, 2007, p. 118.

Het is aan de managers om een cultuurverandering tot stand te brengen in organisaties. Diversiteitsmanagement reikt verder dan personeelsbeleid en betreft ook communicatie, kwaliteit van beleid, producten en diensten, en de toepassing van wet- en regelgeving. Het gaat uiteindelijk om niet meer en niet minder dan een insluitende of includerende (bedrijfs)cultuur.
Een divers samengesteld personeelsbestand is een tweesnijdend zwaard. Enerzijds kan het een negatief effect hebben op prestatie en welbevinden van teamleden door interne conflicten, communicatieproblemen en afnemende cohesie. Anderzijds kan het de innovatieve creativiteit en het probleemoplossend vermogen van een team vergroten. Succesvol diversiteitsbeleid behelst ook een verandering van

interne processen, regels en structuren die uitsluiting reproduceren, waardoor een discriminatievrij werkklimaat zich kan ontwikkelen dat ruimte biedt aan een diverse inbreng en talenten.

DRIE PERSPECTIEVEN OP DIVERSITEIT

Oerlemans (2009, p. 25-26) onderscheidt drie perspectieven op de omgang met diversiteit binnen organisaties:

- interaction-and-learning;
- access and legitimacy;
- discrimination-and-fairness.

Het *integration-and-learning* perspectief gaat ervan uit dat inzichten, vaardigheden en ervaringen die samenhangen met het lidmaatschap van een *cultural identity group* potentieel waardevolle bronnen zijn en in te zetten zijn om de doelstellingen van de organisatie beter te realiseren. Door medewerkers te stimuleren zich als zodanig te manifesteren, ontstaan mogelijkheden voor crosscultureel leren en het vergroten van het creatieve en probleemoplossende vermogen. In het *access and legitimacy* perspectie fis de toegang die een etnisch divers personeelsbestand potentieel biedt tot etnisch en cultureel diverse markten de legitimatie van het beleid. In beide gevallen geldt dat zolang etnische diversiteit zich niet uitstrekt tot de hogere functielagen, de aanpak de interetnische en interfunctionele spanningen vergroten. Het *discrimination-and-fairness* perspectief ziet het verwezenlijken van een etnisch divers personeelsbestand als morele opdracht. De inzet is een eerlijke en gelijke kans voor iedereen en het wegnemen van discriminatie. Voorkeursbeleid is daarbij een van de instrumenten. Deze benadering heeft minder oog voor crosscultureel leren en loopt het risico geen profijt te trekken van de potentiële grotere creativiteit door interne discussie over het maken van onderscheid en door interetnische spanningen.
Wat leert de praktijk? Van den Broek deed onderzoek naar etniciteit op de werkvloer. Ze spreekt over de paradox van de maatschappelijke ideologie van gelijkheid en de dagelijkse praktijk van maatschappelijke ongelijkheid in interetnische samenwerkingsverbanden.

> *Waar gelijkheid wordt nagestreefd, wordt ongelijkheid gecreëerd, omdat anders-zijn niet mag. (..) Als verschillen niet worden geaccepteerd, veroorzaakt de ideologie van gelijkheid een dagelijkse praktijk van ongelijkheid.*
>
> Van den Broek, 2009, p. 178-179.

Geen onderscheid maken leidt met andere woorden tot discriminatie. Onderzoek in de Verenigde Staten heeft aangetoond dat medewerkers die zich aanpassen, maar ook ruimte krijgen voor het uiten van hun culturele eigenheid tevredener zijn (Cox, 2001). In Nederland komt Oerlemans tot vergelijkbare conclusies. Etnische diversiteit leidt tot de meeste voordelen als er een balans is tussen het behoud van de eigen etnische identiteit en cultuur van werknemers, en aanpassing aan de dominante cultuur en identiteit binnen teams in Nederlandse organisaties.

> *Het waarderen en ruimte laten voor etnische diversiteit en culturele verschillen, gecombineerd met het gebruiken van deze verschillen om teams en organisaties beter te laten functioneren, leidt ertoe dat etnisch diverse organisaties maximaal kunnen profiteren van de voordelen die etnische diversiteit hen biedt.*
>
> *Oerlemans, 2009, p. 215-216.*

KRITISCHE GELUIDEN

In het diversiteitsvertoog zijn ook kritische geluiden te horen. Zo zijn evaluaties van de resultaten van diversiteitsprogramma's nog zeldzaam (Meißner, 2005). Vaak gaat het om intenties en zijn er geen concrete en toetsbare doelen geformuleerd. Er is verder nog weinig overeenstemming over de wijze van implementeren van diversiteitsmanagement. Of een programma dat geschikt is voor alle typen organisaties er komt, is de vraag. Diversiteitsmanagement veronderstelt immers aanpassing in specifieke situaties. Een ander punt van kritiek is dat het bij diversiteitsmanagement vaak nog alleen gaat om het omgaan met etnische verschillen, terwijl er toch sprake is van doelgroepenbeleid en de focus alleen op het personeelsbeleid ligt. De hamvraag is of diversiteit op de managementagenda blijft staan als de economische meerwaarde niet duidelijk is of daalt.

> *It is always connected to economic factors and success, diversity is always valued under this premises!*
>
> *Meißner, 2005.*

Diversiteitsmanagement zegt vooral iets over het managen van potentiële hulpbronnen binnen bedrijven, veel minder over het bieden van kwalitatief goede zorg aan een diverse patiëntenpopulatie. Toch worden dergelijke verbanden gelegd. Volgens Sbiti en anderen (2009, p. 26, 42) haalt een organisatie met een grotere diversiteit in het personeelsbestand ook meer specifieke kennis en vaardigheden in huis. Is een divers personeelsbestand voldoende voorwaarde voor een zorg die, zoals Van Mens-Verhulst (2009) het benoemt, te typeren is als diversiteitsbewust? (Zie ook hoofdstuk 2 voor verdere discussie.)

1.6   Naar een diversiteitsbewuste zorg

Spreken over cultuur en cultuurverschillen is een relatief recent verschijnsel in Nederland. In de gezondheidszorg verschijnt cultuur pas in de medische vakliteratuur met de komst van gastarbeiders uit Zuid-Europa, Turkije en Marokko in de jaren zestig van de vorige eeuw. Pas halverwege de jaren negentig van de vorige eeuw wordt voor het eerst gerefereerd aan etnische of culturele diversiteit.

Het denken in etnische groepen, onderscheiden op grond van herkomst en daarmee samenhangende culturele stereotypen, is meer en meer onder druk komen te staan. Essed (1994) constateerde al in het midden van de jaren negentig van de vorige eeuw dat:

> ... de eenzijdige nadruk op de cultuur van de 'Ander' (..) de neiging (versterkt) om etnische minderheden als 'afwijkend' te zien en als een 'probleem' te ervaren. Men raakt inmiddels verstrikt in een denkpatroon waarin de informatie over andere culturen als een rijtje stereotypen blijft hangen.
>
> Essed, 1994, p. 30.

Harmsen (2003) geeft aan dat huisartsen verhoudingsgewijs minder problemen hebben met 'moderne' en 'traditionele' migranten; ze ervaren vooral problemen met migranten die noch aan het ene noch aan het andere beeld voldoen. Daarnaast wordt ook gewezen op overeenkomsten tussen niet-westerse allochtonen en autochtonen met een lage sociaaleconomische status (Kamperman, 2005).

Het *Manifest Interculturele Geestelijke Gezondheidszorg in de XXIe eeuw* (Van Dijk et al., 2000, p. 138) pleit voor een ecologische benadering van geestelijke gezondheid(szorg) en voor een (re)humanisering van de gezondheidszorg, waarbij de mens in zijn biologische, sociale, etnische en culturele diversiteit weer centraal komt te staan. Diversiteit zien de auteurs daarbij breder dan alleen cultuur; zij waarschuwen dan ook voor culturalisering. Ook elders zijn vergelijkbare pleidooien te horen. Kleinman (1988) ziet de culturele betekenis als één van de betekenissen die voor het handelen in individuele ziekte-episoden relevant is. Voor hem is de wezenlijke vraag: 'What is at stake in the local social worlds?' Hij reduceert de menselijke diversiteit met andere woorden niet tot culturele of etnische verschillen. In Nederland waarschuwde Jonkers (2003) voor de gevaren van het cultuurdenken in het werk van wijkverpleegkundigen, dat zich kenmerkt door stereotyperende opvattingen over de Marokkaanse cultuur. Zij toetsen deze opvattingen nauwelijks aan de gezinspraktijken van Marokkaanse moeders. Hun opvattingen staan een onbevangen tegemoet treden in de weg. Cultuurdenken doet zo meer schade dan goed.

DIVERSITEITSBEWUSTE ZORG

Wat moeten we nu verstaan onder diversiteitsbewuste zorg? Allereerst is de vraag wat diversiteit betekent voor de gezondheidszorg. Voor de Nijmeegse huisarts Van den Muisenbergh is diversiteit:

> ... dat je in het hele geneeskundige proces, zowel in de diagnostische fase, behandeling, nazorg en begeleiding, rekening houdt met de specifieke kenmerken van die patiënt en dat betekent dat je dus ook kennis hebt daarvan.
>
> De Feijter, 2008, p. 49.

Dat lijkt op zich weinig bijzonder. Diversiteitsdenken – oog voor verscheidenheid en aandacht voor het unieke individu – sluit aan bij hoe hulpverleners denken over de patiëntenzorg. Hulpverleners willen recht doen aan het individu in al zijn bijzonderheid.

Donker (2009), chief science officer van de gemeente Rotterdam, schetst de tijdsgeest en vat de betekenis van diversiteit voor de (geestelijke) gezondheidszorg kort en bondig samen. Enerzijds kan kennis over etnische bevolkingsgroepen afkomstig uit epidemiologisch en sociaalwetenschappelijk onderzoek hulpverleners misleiden in de spreekkamer. Stereotyperingen gebaseerd op dergelijke kennis staat aandacht voor de eigen duiding van de patiënt in de weg. Anderzijds verschillen mensen onderling in meer opzichten dan alleen cultuur. Het gaat om een veel grotere verscheidenheid dan de simpele hokjes van cultuur, religie en etniciteit aankunnen. Ze schetst de situatie in Rotterdam, waar een clustering van armoede, slechte werkomstandigheden, werkloosheid, een onveilige leefomgeving, gebrekkige voorzieningen en taalachterstand zich mengen met cultuur en etnische elementen. De opdracht waar de gezondheidszorg zich volgens Donker voor geplaatst ziet, is om te leren gaan met een grote verscheidenheid in perceptie en presentatie van problemen onder patiënten.

> De opgave is niet multiculturaliteit of etniciteit, maar diversiteit. Hulpverleners moeten niet alleen leren omgaan met culturele verschillen, maar ook met verschillen tussen man en vrouw, jong en oud, arm en rijk, slim en dom, homo- en heteroseksueel.
>
> Donker, 2009.

Is interculturalisatie, ofwel het streven naar cultuursensitieve zorg, een gepasseerd station en gaat het nu om diversiteitsbewuste zorg? Essed (1994) verbindt haar omschrijving van interculturalisatie met diversiteit. Interculturalisatie is een proces waarbij een relatief monoculturele organisatie transformeert tot een organisatie met ruimte voor diversiteit. In de praktijk richt interculturalisatie zich vooral op etnische groepen. Diversiteitsbewuste zorg veronderstelt dat er rekening gehouden moet worden met verschillen in leeftijd, geslacht, sociaaleconomische situatie, maar ook culturele achtergrond. (Zie ook hoofdstuk 5 voor verdere discussie.)

KRITIEK OP DOELGROEPENBELEID

Donker verwoordt terechte kritiek op het multicultureel denken en de interculturalisatie in de gezondheidszorg. Culturele diversiteit opgevat als diversiteit in herkomst, gaat uit van een territoriaal en statisch cultuurconcept. Daarop gebaseerd doelgroepenbeleid maakt andere diversiteitsfactoren ondergeschikt aan herkomst. Een dergelijke insteek is contraproductief.

> Een zorg gebaseerd op oudere noties van cultuur als op zichzelf gesloten entiteiten en systemen (..) leidt tot het assimileren en incorporeren van etnisch/cultureel anderen binnen het westers-centristisch denken omtrent (geestelijk) onwel bevinden, normaliteit, abnormaliteit en genezen (worden).
>
> Gailly, 2008, p. 161.

Donker heeft echter geen gelijk als culturele diversiteit niet gezien wordt als diversiteit qua herkomst, maar als diversiteit in wereldbeelden tussen en in sociale groepen. In haar perspectief bestaat er slechts een conglomeraat van unieke individuen. De mens is echter een sociaal wezen. Individuen maken deel uit van sociale verbanden en delen opvattingen met anderen over gezondheid en ziekte, en daaraan gerelateerde handelswijzen. In deze betekenis gezien is culturele diversiteit nog steeds relevant voor de gezondheidszorg. Een wezenlijk probleem is de vertaling van sociaalwetenschappelijke, met name cultureel-antropologische, inzichten over de cultuur van sociale groepen naar de dagelijkse realiteit van de hulpverlening aan patiënten die zelden exemplarisch zijn voor de betreffende groep. De patronen die wetenschappers destilleren uit het gedrag van sociale groepen en te omschrijven is als cultuurinformatie, is hooguit een bron van hypothesen om het gedrag van individuen te interpreteren.

Drie kanttekeningen zijn verder te maken bij Donkers betoog. Allereerst, hoezeer hulpverleners het ook zouden willen, ontsnappen zij niet aan hokjesdenken. Hulpverleners hanteren in hun handelen routines en sjablonen. Ook de medische wetenschap kan de werkelijkheid niet beschrijven zonder te classificeren en te ordenen (Dehue, 2006, p. 55). Mol (2006, p. 87) stelt wel de vraag wat relevante ofwel productieve categorieën zijn. Duidelijk is dat herkomst als onderscheidend criterium mogelijk nog wel voor de epidemiologie, maar niet meer voor de zorg een productieve categorie is. Het is zaak groepen op meer dan één aspect te definiëren en in te zien dat individuen meerdere sociale deelidentiteiten hebben. Kamperman (2005) laat zien dat juist de combinatie van etniciteit, lage sociaaleconomische status en laag opleidingsniveau een negatieve invloed heeft op gezondheid en ziektegedrag. Het gaat er niet zozeer om het hokjesdenken te vermijden, maar om de hokjes anders te definiëren en de ordening steeds kritisch tegen het licht te houden. Het gaat immers om voorstellingen van de werkelijkheid en om de afspraken die wij daarover maken, en niet om een weergave van de werkelijkheid zelf. Het is ook niet verbazingwekkend dat Kleinman (2005, p. 22) van mening is dat elke hulpverlener zich het gebod 'Do not harm by stereotyping' in moet prenten.

Verabsoluteerde diversiteit en een focus op de uniciteit van individuen heeft verder weinig oog voor verschillen in (definitie)macht. Het oog voor het individuele kan ertoe leiden dat groepsgerelateerde verschillen en machtsverschillen onderschat of niet onderkend worden. Ondanks dat individuen deelnemen aan verschillende sociale groepen en hun sociale leefwerelden, zijn deze identificaties met groepen niet allen van hetzelfde gewicht vanwege de invloed van de definitiemacht van de dominante groepen en daarmee samenhangende roltoewijzingen. (Zie ook hoofdstuk 8 voor verdere discussie.) Deze maatschappelijke processen laten patiënten noch hulpverleners onberoerd. Ordenen is eigen aan mensen en daarin wordt de definitiemacht van sociale groepen zichtbaar. Mol (2006, p. 89) geeft aan dat categorieën als Hindoestanen of Turken vast verankerd zijn in andere maatschappelijke praktijken. Onderzoek en beleid bevestigen telkens weer de relevantie van herkomst als indelingscriterium en als adequate operationalisering van cultuur of etniciteit. Dehue (2006) stelt:

> Mensen kunnen labels tot onderdeel maken van hun identiteit en hun leven ernaar inrichten. Dan zijn deze labels harde feiten geworden tot op het meest intieme niveau.
>
> Dehue, 2006, p. 55.

Het zijn deze implicaties die labels hun betekenis geven. Oog voor het individuele neemt niet weg dat de stereotyperingen en het groepsdenken in het sociale verkeer zich niet onbetuigd laten binnen de gezondheidszorg.

Ten slotte is ook de gezondheidszorg een cultureel systeem. De onderliggende premissen zijn niet universeel, maar historisch gebonden. Gailly (2008) stelt dan ook:

> ... een cultuurgevoelige hulpverlening gebaseerd op het westerse mens- en wereldbeeld blijft steken in een westerse ik-psychologie.
>
> Gailly, 2008, p. 161.

Zien we de cultuurgebondenheid van het medisch denken over het hoofd, dan zijn we niet veel verder dan de jaren zestig van de vorige eeuw, toen de problemen in de gezondheidszorg aan migranten slechts gepareerd werden met het intensiveren van bestaande voorzieningen, ofwel met meer van hetzelfde.

Interculturalisatie legt het accent op de verscheidenheid van etnisch-culturele achtergronden van migranten en de erkenning daarvan in het aanbod van voorzieningen (RVZ 2000:10). Indien de culturele achtergrond breder gezien wordt dan herkomst en ook gerelateerd wordt aan andere diversiteitsfactoren, zoals sociaaleconomische status en gender, beoogt interculturalisatie diversiteitsbewuste zorg. De stap die gemaakt moet worden, is niet het onderschikken en devalueren van cultuur en etniciteit als factoren, maar het op waarde en gewicht schatten ervan, vooral in combinatie met andere factoren.

AANDACHT VOOR INDIVIDU, CULTUUR ÉN CONTEXT

Wat is nu nodig voor de gezondheidszorg en de daarin werkende professionals om rekening te houden met de meervoudige diversiteit die hun patiënten kenmerkt, en aandacht te hebben voor individu, context én cultuur? We hebben al eerder gezien dat ordeningen evenals etnocentrisme niet te vermijden zijn. Wezenlijk is dat professionals het eigen handelen als cultuurlijk onderkennen (etnocentrisme). Een positieve waardering van diversiteit houdt voor alle betrokkenen een evaluatie van de eigen culturele achtergrond in. Jeffreys (2008, p. 37) bepleit niet alleen *diversity awareness*, maar ook *diversity self-awareness*. *Diversity awareness* is een actief, bewust proces waarin hulpverleners overeenkomsten en verschillen binnen en tussen culturele groepen herkennen. *Diversity self-awareness* impliceert reflectie op de eigen culturele identiteit, bewust zijn van de eigen culturele waarden en opvattingen, en het herkennen van verschillen daarin binnen de eigen culturele groep(en). Het is met andere woorden van belang om oog te hebben voor de eigen ordeningen en vanzelfsprekendheden, die de Ander tot vreemde maken, en voor het culturele dat aan het medisch en verpleegkundig handelen in een specifieke maatschappelijke context ten grondslag ligt.

Volgens Ghorashi is culturele diversiteit in Nederland een onontkoombaar feit en zou als normaal gezien moeten worden. Zij noemt drie stappen die nodig zijn om adequaat met culturele diversiteit om te gaan: culturele diversiteit niet als probleem, maar als uitdaging zien, ruimte maken voor culturele diversiteit ook als deze bedreigend lijkt, en het ontwikkelen van diversiteitssensitieve competenties. Een belangrijke voorwaarde daarvoor is de bereidheid om de ander vanuit haar of zijn mogelijke anders-zijn te willen begrijpen.

> *Dit betekent absoluut niet dat we cultuurblind moeten worden, maar alleen dat we cultuurverschillen soms moeten kunnen loslaten om verder te kunnen komen. Wanneer de culturele ander niet per se als bedreiging wordt gezien, kan er ruimte komen voor rust en vertrouwen.*
>
> Ghorashi, 2006, p. 32.

Het staat niet onomstotelijk vast dat investeren in cultuurkennis leidt tot betere resultaten in de hulpverlening aan cultureel anderen (Kleinman, 2005, p. 24). Er is weinig bewijs voor de effectiviteit van zowel cultuursensitieve werkwijzen als van reguliere werkwijzen toegepast op cultureel anderen. Alhoewel Griner en Smith (2006) in een metaanalyse van 76 studies een positief verband aantoonden tussen cultureel aangepaste interventies in de geestelijke gezondheidszorg en effectiviteit van zorg, plaatsen ze hierbij ook de kanttekening dat het positieve effect mogelijk niet het gevolg is van de interventies, maar van het toegenomen gevoel van vertrouwen bij de patiënt en het verminderen van zorgen over institutioneel racisme en uitsluiting. (Zie ook hoofdstuk 8 voor verdere discussie.) Uit de Verenigde Staten, waar culturele competenties al veel langer speerpunt zijn, komen ook kritische geluiden over deze aanpak. Culturele competenties leggen vooral het accent op kennisaspecten en hebben verhoudingsgewijs weinig aandacht voor houdingsaspecten. Los van de vraag welke (cultuur)kennis overgedragen wordt, is het de vraag of training alleen voldoende is. Terhune betoogt dat als eerste stap zelfreflectie en dialoog vereist zijn. Daardoor kunnen de subtielere vormen van discriminatie en uitsluiting ontdekt en ontmanteld worden.

> This involves the examination and deconstruction of old paradigms, assumptions, and prejudices, individually and collectively held and the construction of space, respect, and humility to discuss self in relation to 'other'.
>
> Terhune, 2006, p. 141.

Sue (1988) specificeert de competenties die daarnaast nodig zijn: het kunnen werken met hypothesen (*scientific mindedness*), het vermogen in en uit te zoomen en de patiënt in een groter verband te zien (*dynamic sizing*), en een zekere mate van kennis van cultuur en achtergronden van patiënten. Over competenties wat betreft de omgang met cultuurverschillen, met cultureel andere patiënten, is inmiddels veel geschreven. Zo heeft Mikado, het kenniscentrum interculturele gezondheidszorg, interculturele competentieprofielen opgesteld voor psychiaters, psychologen en verpleegkundigen (Kramer, 2004). Culturele competenties als insteek legt in ieder geval de verantwoordelijkheid voor toegankelijke zorg bij de gezondheidszorgorganisaties.
Hulpverleners staan voor de opdracht tussen Scylla en Charibdis te manoeuvreren. Dat wil zeggen: ze moeten enerzijds oog hebben voor het individuele en anderzijds voor het groepsgebondene (collectivisme) van hun patiënten. Het gaat erom zowel de individuele omgang met culturele repertoires te zien, als het culturele in het individuele gedrag te onderkennen. Dat vraagt oog te hebben voor verschillen én overeenkomsten tussen individuen en groepen. Of, in de woorden van

Kluckhohn en Murray, lang voor diversiteit een issue werd, te realiseren dat:

> Every man is in certain respects like all other men, like some men and like no other man.
>
> Kluckhohn en Murray, 1953, p. 53.

PRAKTISCHE HANDVATTEN

Hoe kunnen professionals in de gezondheidszorg recht doen aan de culturele diversiteit en patiënten goede zorg bieden? Hoe kunnen we inzicht krijgen in de soms sterk uiteenlopende culturele repertoires en etnische identificaties van patiënten? Graig noemt voor verpleegkundigen een belangrijke basisvoorwaarde, die overigens zonder meer ook voor de andere professionals geldt:

> To be cultural competent with all clients, nurses must be prepared to dialogue and interact with all peoples.
>
> Graig, 1999, p. 97.

Dat veronderstelt dat zij daarvoor in tijd en procedures ook de gelegenheid en de middelen voor hebben. (Zie ook hoofdstuk 8 voor verdere discussie.)

Voor de verpleegkunde is baanbrekend werk verricht door Leininger. Haar Culture Care theory beoogt de diverse en universele culturele factoren die gezondheid, welbevinden, ziekte en dood van individuen en groepen te ontdekken en te verklaren. Haar uitgangspunt is dat cultuur individueel is en beïnvloed is door vele factoren. Per situatie en per patiënt moet nagegaan worden welke culturele processen en elementen een rol spelen. In het Sunrise-model heeft ze de factoren geordend die in onderlinge samenhang van invloed zijn op de verpleegkundige zorg. Transculturele verpleegkunde beoogt volgens Leininger (2002) het realiseren van cultureel-congruente zorg. Daarvan is sprake als:

> ... the nurse and the client creatively design a new or different care lifestyle for the health or well-being of the client. All care modalities require coparticipation of the nurse and clients (consumers) working together to identify, plan, implement, and evaluate each caring mode for culturally congruent nursing care.
>
> Sitzman en Wright Eicheloberger, 2004, p. 24.

In het kader van cultureel-congruente zorg kan sprake zijn van *culture care preservation* (het integreren van de voorkeuren van de patiënt in de geboden zorg), *culture care accomodation* (het recht doen aan de keuze van de patiënt, waarbij risico's geminimaliseerd worden en belemmeringen weggenomen worden) en *culture care re-patterning* (het ontwikkelen van een nieuwe kijk of handelswijze bij de patiënt). Culturele praktijken van de patiënt worden in deze benadering gehandhaafd, zijn onderwerp van onderhandeling of worden opnieuw vormgegeven. (Zie ook hoofdstuk Vleugels voor verdere discussie.)

In de geestelijke gezondheidszorg concentreert de aandacht zich op de *cultural formulation of diagnosis*. (Zie ook hoofdstuk 8 voor verdere discussie.) Deze culturele formulering of cultuur-psychiatrische diagnose is een stramien voor het verwerven en ordenen van informatie over de cultuur en de context van de patiënt. Het is ontwikkeld door transcultureel psychiaters en medisch antropologen als reactie op het ontbreken van aandacht voor cultuur in DSM-III-R (1987) en is opgenomen in DSM IV (1994). De *cultural formulation of diagnosis* vraagt aandacht voor de culturele identiteit van de patiënt, voor de culturele verklaringen van ziekte, de culturele factoren in de psychosociale omgeving, de werking van culturele factoren in de relatie tussen therapeut en patiënt, en de consequenties ervan voor diagnose en behandeling. In Nederland is de culturele formulering in 2002 onder de aandacht gebracht met de publicatie *Cultuur, classificatie en diagnose. Cultuursensitief werken met DSM-IV* (Borra et al., 2002). Kleinman (2005) werkte de *cultural formulation of diagnosis* praktisch uit tot een zesstappen-model:

1 erkennen van de etnische identiteit en vaststellen of daaraan gerelateerde factoren bij de patiënt een rol spelen;
2 vaststellen wat voor de patiënt en zijn systeem, die geconfronteerd worden met psychische problemen, het meest op het spel staat;
3 inzicht verwerven in de verklaring die patiënt en systeem geven van het probleem, en in de persoonlijke en collectieve betekenis die eraan gegeven wordt;
4 in ogenschouw nemen van stressfactoren en sociale steun in het leven van de patiënt;
5 onderzoeken van de invloed van culturele factoren op de relatie tussen therapeut en patiënt;
6 oog hebben voor negatieve effecten die de aandacht voor cultuur kan hebben op de patiënt (culturaliseren, stigmatiseren).

Inmiddels zijn uitgebreide handleidingen beschikbaar voor het opstellen van een culturele formulering (Lim et al., 2006; Mezzich, 2009). Verschillende instrumenten zijn ontwikkeld om informatie ten behoeve van het opstellen van een culturele formulering te verzamelen, zoals de Explanatory Interview Catalogue (EMIC, Weiss et al., 1992) en de McGill Illness Narravive (MINI, Grolleau et al., 2006). Beide instrumenten richten zich vooral op de verklaring van ziekte. Het Culturele Interview (Rohlof et al., 2002), dat in Nederland in eerste instantie ontwikkeld is voor de hulpverlening aan vluchtelingen en asielzoekers, heeft een bredere scope en gaat in op alle bovengenoemde elementen van de culturele formulering. Inmiddels zijn er meerdere versies van het Culturele Interview voor specifieke behandelcontexten of doelgroepen ontwikkeld. Zo ontwikkelde Groen (2008) een verkorte versie met dezelfde informatieopbrengst. (Zie bijlage 1.1 bij dit hoofdstuk.) Daarnaast zijn er versies voor de forensische psychiatrie en de kind- en jeugdpsychiatrie. Hulpverleners die het culturele interview in de kennismakings- en intakefase van de hulpverlening toepassen, noemen verschillende positieve effecten. Patiënten waarderen het afnemen van het interview en de aandacht voor hun culturele achtergrond. Daardoor draagt het afnemen van het interview bij aan het vestigen van een vertrouwensrelatie en bevordert het indirect de therapietrouw. Het interview biedt ten slotte relevante aanknopingspunten voor diagnostiek en behandeling. Essentieel is dat het culturele interview ruimte schept in een stoornisgerichte behandelomgeving, met aandacht voor persoon, context en cultuur, en de tijdsinvestering in het kader van de geprotocolleerde hulpverlening legitimeert. (Zie ook hoofdstuk 8 voor verdere discussie.)

Oog hebben voor de etnische en culturele diversiteit van het patiëntenbestand is bovenal oog hebben voor de patiënt, zijn persoonlijke geschiedenis, zijn lokale leefwereld, zijn groepsidentificaties en zijn omgang met culturele repertoires. Dat veronderstelt ook oog hebben voor de eigen cultuurlijkheid, die het contact met patiënten die dezelfde of vergelijkbare culturele repertoires delen zo vanzelfsprekend maakt en met patiënten met andere achtergronden zo vreemd. Alle mensen zijn anders, ofwel uniek, maar het feit dat mensen met sommige andere mensen opvattingen en gedragspatronen delen en met anderen niet, maakt sommige mensen meer anders dan anderen. Dat is de essentie van culturele diversiteit voor de hulpverlening.

1.7 Vragen

1 Welke sociale deelidentiteiten kun je bij jezelf onderscheiden? Welke plaats neemt etnische identiteit en herkomst daarbinnen in?
2 In welke situaties staat welke deelidentiteit op de voorgrond?
3 Neem een ziekte-episode die je hebt doorgemaakt in gedachten en ga na welke verklaringsmodellen in jouw overwegingen en hulpzoekgedrag een rol hebben gespeeld.
4 Geef drie voorbeelden uit jouw dagelijks handelen als verpleegkundige die als 'westers'-cultureel te duiden zijn.
5 Geef een voorbeeld waarin de gangbare cultuurinformatie over groepen migranten jou op het verkeerde been heeft gezet in het contact met een patiënt.

Bijlage 1.1 Beknopte vragenlijst Culturele Interview Groen (CI-G)[1]

Samenvatting anamnese en ziektegeschiedenis

Wordt uit het dossier ingevuld voorafgaand aan het gesprek.
1 Biografie (persoonlijke en sociale gegevens).
2 Geschiedenis van de huidige klachten.
3 Eerdere behandelingen.
4 Psychiatrische stoornissen in de familie.
5 Beloop van ziekte.

Introductie

Doel: Uitleg en toonzetting van het interview
"Naar onze kliniek/polikliniek komen mensen uit allerlei landen. In ieder land en in iedere cultuur heeft iemand zijn eigen manier van leven. Dit merk je eigenlijk pas echt als je je eigen land verlaat en in een ander, vreemd land gaat wonen. Mensen zien er anders uit, praten een andere taal, gedragen en uiten zich op een andere manier. Soms kunnen we het gevoel krijgen niet begrepen te worden. Heeft u dat gevoel weleens gehad?"
(Bij ja: kort laten vertellen. "De bedoeling is dat we het verder gaan bespreken in dit interview." Bij nee: "Misschien begrijpt u wat ik bedoel als we er straks over praten.")

"Communicatieproblemen ontstaan onder andere door gebrek aan kennis van culturele verschillen. Omdat we u hier zo goed mogelijk willen helpen, is het van belang dat wij iets te weten komen over uw eigen land of cultuur. Dus wat uw leefgewoontes zijn, hoe mensen met elkaar omgaan in uw cultuur, wat ziek-zijn voor u betekent..., enzovoort. Ik ga u nu een paar vragen stellen over uw cultuur en uw klachten."

---

[1] © 2009 GGZ Drenthe.

A. Culturele identiteit van het individu

TAAL

1 Wat is de taal waarmee u bent opgegroeid? Sprak u ook nog een andere taal?
2 Welke taal spreekt u nu thuis?
   [Indien van toepassing: Met uw vrouw? Met uw kinderen? Met uw vrienden?]
3 Hoe goed vindt u dat u Nederlands spreekt?
   [Als dat niet duidelijk is: als u dat op een schaal van 1 tot 10 aan zou moeten geven, welk cijfer geeft u zichzelf dan?]
4 Kunt u in het Nederlands goed uitleggen wat u bedoelt?

ETNICITEIT EN CULTUUR

1 Behoort u tot een bepaalde groep in uw land die anders is dan andere (etnische) groepen?
   Zijn uw ouders van dezelfde groep?
2 Wat maakt deze groep anders dan andere groepen? Welke gebruiken, opvattingen, positie in de samenleving?
3 Hoe belangrijk is het voor u dat u tot die groep behoort?
4 Heeft u nu contact met mensen uit die groep of uit uw cultuur?
   Zo ja: hoe belangrijk is dat voor u?
   Zo nee: zou u dat wel willen?
5 Wat vindt u het belangrijkste aan uw cultuur?
   [Bijvoorbeeld: eetgewoonten, respect, familie, feestdagen, eer]
6 Hoe vindt u dat uw cultuur verschilt van Nederlandse gewoontes en opvattingen?
   Is dat belangrijk voor u?
7 Vindt u zichzelf goed passen in Nederland? Gaat u met Nederlanders om? Heeft u Nederlandse vrienden of kennissen?

B. Culturele verklaringen voor de ziekte

KLACHTEN IN CULTUREEL PERSPECTIEF

1 U heeft over uw klachten verteld: hoe noem u die in uw eigen taal?
2 Hoe zouden mensen in uw land van herkomst uw klachten verklaren?
3 Hoe zouden mensen met uw klachten omgaan?
4 Voelt u zich begrepen door uw familie en omgeving?
5 Voelt u zich begrepen door hulpverleners hier?
6 Welk deel van de behandeling heeft tot nu toe volgens u het beste geholpen?

C. Culturele factoren in de psychosociale omgeving

FAMILIE
1 Hoe zou u de verhouding met uw partner omschrijven? Praat u met haar/hem over uw klachten?
2 Is er iemand in uw buurt of in uw familie aan wie u raad of advies vraagt?
3 Bij wie zocht u vroeger om raad of hulp?

GELOOF
1 Bent u gelovig?
2 Bidt u? Gaat u naar de kerk/moskee/synagoge?
3 Is dat anders dan in uw thuisland?
4 Haalt u steun uit uw geloof? Hoe was dat vroeger?

D. Culturele elementen tussen patiënt en hulpverlener

1 Is het voor u belangrijk dat uw hulpverlener een man of een vrouw is of dezelfde religie heeft als u?
2 Wat voor werk deed u?
3 Neemt u alles aan wat uw behandelaar u vertelt of stelt u daar ook vragen over?

E. Observaties

Wat was de stemming van de patiënt voorafgaand aan, tijdens en na afloop van het culturele interview? Hoe reageerde zij/hij op de vragen? Bij welke vragen speelden er meer emoties? Wat waren de belangrijke momenten tijdens het interview?

F. Samenvatting voor de bespreking van het behandelplan

2 The lived experience of difference

Rumay Alexander

> Ask not what disease the person has, but rather what person the disease has.
>
> William Osler, M.D.

2.1 Introduction

Finally cultural competency is getting the respect it deserves as an important concern, component and pillar of safe care for contemporary health care delivery. Culturally appropriate care is holistic patient centered care. So it is both a process and an outcome. It is inextricably linked to population diversity, the management of despair in health disparities and the acknowledgment of the lived experience and expectations of patients being cared for by nurses and others. Diversity is more than a word… it is an expression of our operations in every way. Diversity issues are complex because they encapsulate social, safety, economic, legislative, political, health care systems, patient driven and care provider concerns.

Is diversity a problem to be solved or a challenge to be embraced? For many, the jury is still out on this question because it is both compelling – and to be frank – terrifying. Diversity offers a chance at adaptation. It is a pragmatic survival strategy, a sensible response to dramatic change in a changing world. Yet, access to our own resources is often blocked by layers of inner 'stuff'… confusion, habitual thinking, fear, despair. Gripped in fear about having to confront the differences that diversity brings, society focuses on numbers and statistics to frame the ground sweeping changes rather than hold the courageous and robust dialogues that would truly bring transformative understandings of our different lived experiences and the subsequent impact. Data are important, but they are only one facet to promising resolves. Investing

in cultural competence is a small investment toward a more peaceful world that is grounded in science, education and practices that embrace diversity (Meleis, 2008). Social justice and scientific integrity can co-exist. Fear can stand in the way of wonderful, creative and innovative plans and actions. Mustering up the courage to begin the future work can begin with dialogue.
Philosophers, like Karl Jaspers and Martin Buber, devoted their works to the value of dialogue in human relationships. For example, Jaspers (1957) stated that:

> ... conversation, dialogue, is necessary for the truth itself which by its very nature opens to an individual only in dialogue with another individual.
>
> Halling, Leifer, Rowe, 2006.

In *The Idea of Dialogal Phenomenology*, Stephan Strasser (1969) points out in his third law of dialogue that:

> ... in knowing, evaluating, and striving I must approach the matter under discussion in a way that is formally the same as that of the 'you' with whom I am in dialogue.
>
> Stephan Strasser, 1969.

A just society brings issues out into the open. Framing our reality which, by the way, is invented not discovered means facing the complexities, challenges and opportunities of a global world, ready or not. In doing so, it would be wise to heed the warning provided by the comedienne Lily Tomlin, who reminds us that 'reality is the leading cause of stress' which can be manifested in a variety of forms. But once something happens the reality goes away, cautioning us to be careful of what we attribute to reality. It probably serves us well to also remember that stress has cognitive costs such as volume shrinkage of the pre-frontal cortex and hippocampus, the parts of the brain most associated with working memory. Cautiously consider that an unintended but beneficial consequence nevertheless of stress may be that it causes us to come to terms with deeper insights of what it means to be human.
History and circumstances are asking new things of us. One of the greatest requests is to embrace a deeper insight of the new norm of constant change. Constant change places you in a continual state of

transformation and is unsettling, unnerving, and intimidating (Rosen, 2008). Anxiety sets in and when differences enter the equation, anxiety takes on new proportions. Our ability to think and reason becomes diminished and emotions take charge of our actions and reactions. While many would like to believe that racism is no longer a major problem and that the good intentions of the helping professions have built safeguards against prejudice and discrimination, the reality is that they continue to be evident in the therapeutic process. Illusions become grandiose as we tell ourselves that in this new world order, racism, biases, prejudices and discrimination no longer exist. Unfortunately we are not living in a post racial world. While such noteworthy characteristics of a desired future are intoxicating, the sobering truth is that in terms of health care we are faced with a formidable dilemma. Do we want a health care or a health caring system? Truly there are distinctions which James Duffy, M.D. (2009) points out (table 2.1). Complexity and change offer all of us unprecedented opportunities. Answering the call to change takes courage.

Table 2.1 Distinctions between health care and health caring

Health care	Health caring
– describes an industry driven by the profit motive; – benefits from the presence of disease; – defines health in objective, measurable, biomedical outcomes; – is a hierarchical system controlled by experts; – focuses on the biomedical disease models of pathophysiology; – attempts to combat disease by subjugating nature; – experiences the world as a place of scarcity; – discounts spirituality and religion as irrelevant to health; – does not assume any responsibility for the ecology of the planet; – considers the health care profession as simply an expert who is trained to implement evidence-based protocols; – driven by the financial imperatives of profit-driven corporations; – has demonstrated that it is not financially sustainable; – driven by the fear of disease.	– describes a social contract motivated by community; – benefits from the presence of wellness; – defines health in qualitative outcomes, such as subjective suffering; – recognizes that each individual and community generates its own measures of health and happiness; – places an emphasis on the community and the person, not simply the disease; – recognizes that nature should be considered an ally in maintaining and restoring health; – experiences the universe as an abundant experience; – recognizes that the human spirit plays a central role in wellness and healing; – recognizes that the ecological well-being of our planet is central to the wellness of all species; – recognizes the critical personal role of the healer as journeyman to wellness; – seeks to answer research questions generated by the community; – models have demonstrated financial sustainability; – energized by the deep insight that the universe is ultimately compassionate.

2.2 Micro ethnic groups (MEGS)

By our value/attitude to the other person we help to determine the scope and hue of his/her world; we make it larger or smaller, bright or drab, rich or dull, threatening or secure. We help to shape the world, not by theories and views but by our very BEING and attitude toward them. Herein lies the unarticulated and one might say anonymous ethical demand that we take care of the life which trust has placed in our hands.

Knud Ejler Logstrup

Diversity is about the relationships between us. Diversity stripped of its cultural and political baggage, refers to any collective mixture (people, systems, functions, lines of business) characterized by similarities and differences. Multiple cultures in the same space brings multiple realities and perspectives which opens up an:

> ... uncountable number of relevant factors that may interact in complex ways.
>
> Paterson, 2001.

Historical patterns of gene flow and our defined opportunities for genetic drift have produced interesting human variations. For each of us, the number of direct ancestors increases exponentially with each generation (approximately every 20 years) as we go backward in time, while the number of humans alive on the planet decreases as we go backward in time. We each start off with two parents, then four grandparents, then eight great grandparents, then 16 great great grandparents, and so forth. The farther backward in time we travel, the greater the number of direct ancestors we have. However, the farther backward in time we go, the fewer the number of actual humans alive on the planet. Therefore, it becomes quite clear that the farther backward in time we go, increases the probability that we share ancestors in common. In other words, the farther backward in time we go, the more increased is the likelihood that we are all related in some way. Sobering thought isn't it? (See chapter 1 for further discussion.)

Even with this knowledge of existing biodiversity and human variation, a recurrent theme in the literature is to use racial designations to define individuals or groups. As of March 2007, over 113,000 articles were published in the scientific literature and reported by PubMed to have used the classical Linnaean racial categories to define the populations studied (Jackson, 2008). The unintended consequence of such habits is that erroneous conclusions which may have clinical relevancy can and probably do occur. The good news is that there is increasing acknowledgment of the difficulty to identify a clear link between existing biological diversity and these traditional racial classifications, especially as it pertains to health (Marks, 1994, 1995; Goodman, 1997; Keita et al. 2004).

Geography is destiny. This means that subgroups of larger groupings, such as race, geographically developed cultures and thus ways and rules that they abide by are based on their lived experiences. In the research literature these socially constructed geographical designations are referred to as local micro-ethnic groups (MEGs). A MEG is:

> ... a local constellation of genetically related biological lineages with shared cultural practices, environmental exposures, geographical residence, demographic status, and historical backgrounds.

Jackson, 2008.

MEGS are dynamic, transient and generational as well, which positions them to be vehicles for passing on cultural practices, dogma, traditions and rituals between members. Augmenting these similarities are often shared health-related exposures to environmental toxins and communicable disease agents. Since we are products of our environment, we all are impacted by the environments in which we live and move and have our being, not to mention influenced by the behaviors of those with whom we are in contact. The end result can be modifications of our genetic expression due to the sociocultural, abiotic and biotic filters we encounter as we are going about living our lives resulting in what, when and how genes may be expressed (figure 2.1). Remember, there are some variables which we have no control over (e.g. gender, race) because we are born with them and therefore cannot easily change.

2.3 The significance of family

The changing definition of family brings yet another change that impacts lived experience. No two are exactly alike. Family expectations and teachings shape health and caretaking practices, economic wealth, educational pursuits, communication patterns and social interactions across a broad spectrum. Increasingly today, the family configuration includes not only the traditional configuration of a heterosexual, legally linguistic or ethnic background – married couple with biological or adopted children of the same or a different race – but also same sex couples with biological children from previous heterosexual relationships or adopted children who may or may not be racially, ethnically or linguistically the same. There are single parent led families, blended families, extended families, dual career households and families whose members are non-blood related, but based on some common interests. In other words, the definition and configuration of families is widening.

Literature increasingly reflects the importance of family structure, gender roles, and beliefs and values as factors that families, clients, and providers bring to the service delivery encounter. They influence what is relevant or significant to the individual and their family unit,

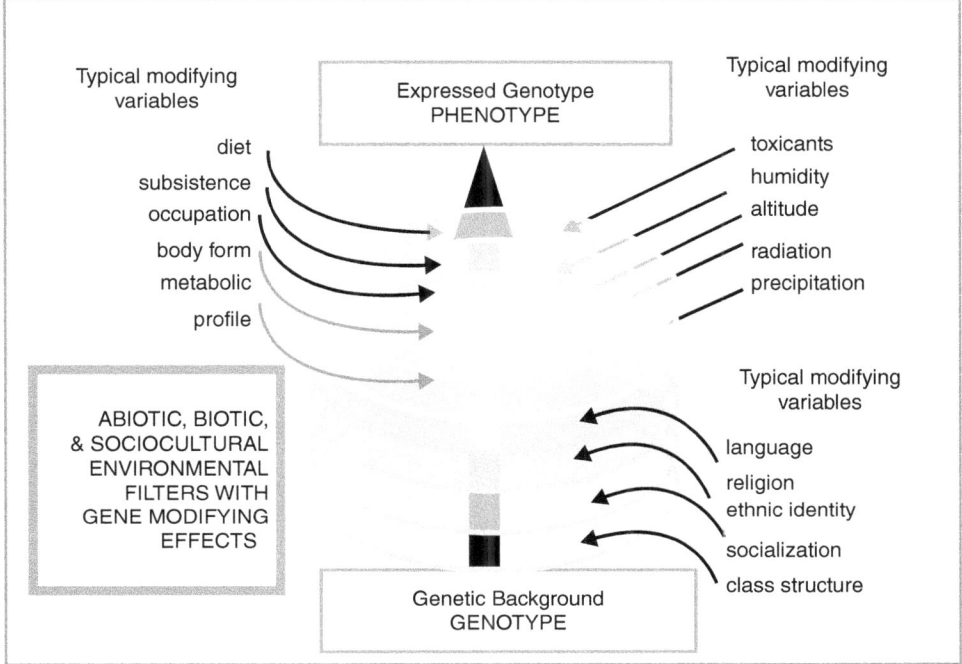

Figure 2.1 *Critical variables/Filters affecting groups*
The expression of the genetic background (=genome) is modified as it passes through the various filters resulting in an expressed genotype (=phenotype) that differs from that predicted solely by the genome. Redrawn from Jackson (2004).

interactions within and outside the family, and ultimately what resources are available to them. There is a ripple effect that each family characteristic, whether visible or invisible, sets into motion to form big waves of lived experience of an individual. For example, whether one is from a first generation family in a country where the parents or those functioning in that role were born in a different country from the current country of residence, has meaning which bears on the family's life decisions, joys, sorrows, struggles and opportunities. Likewise, being a member of a second generation family, meaning the parents or those assuming that role were born in the country of residence, matters. And so does difference because it is always in survival mode. The implications for the nurse are tremendous. Knowing who you are will help you to avoid bias and stereotyping, and bring your best to your patients and their families. When providers discuss treatment options, acknowledge and respect the opinions of non-majority patients and their families. Often the options given exclude those which do not mesh with the provider's values, particularly when cultural differences are involved. This can create the sense that patients are forced to choose from only the limited options put before them. Therefore, one size fits all approaches to providing family services should be re-worked so that stewardship of resources is responsible and relevant. By ignoring multicultural influences, nurses run the risk of judging ethnically unfamiliar families by their own standards of what 'objectively' constitutes a functional family life. (See chapter 4 for further discussion about family structures.)

2.4 What difference does difference make?

It's not differences that divide us. It's our judgments about each other that do.

Margaret Wheatley

The message to be engraved in the consciousness of all providers is that difference is neither good nor bad... it is just different. However, dealing with difference often shakes pillars of safety, control and approval of others triggering instinctive fight or flight reactions. The more differences between the client's and the provider's cultures, the greater the potential for crashes or culturally discordant service relationship incidents during the health care encounter. For assessment and documentation of the degree of complexity in a cultural dilemma and to help address the possible dynamics at work in an effective manner, Alexander developed a CRASH mnemonic to guide the provider in asking appropriate questions. (See chapter 1 for further discussion.) These components are in a dynamic interplay, which feeds off one another and are not neatly separated.

C-Cultural Dimensions: How do class, anger, race, ethnicity, generational differences, gender, education, sexual orientation, immigrant status, age, family/gender roles etc. impact the current situation? As the number of differences increase, so does the potential for collisions due to differences.

R-Resources and Strengths: Assess each individual's degree of personal self-awareness, exposure to information about those who differ from them culturally, the degree of cultural competence, coping skills, team building skills, etc.

A-Actions and Activities: What happened? What actions/activities are occurring that indicate there is a conflict? Words or language are to be noted here.

S-Stressors: Identify these which may fall into the following categories: economic, discrimination/racism, physical or mental status, major life transitions

H-Hegemony (measure of dominance): What is the level? Who has it? Is there a huge power differential between those who do have it and those who don't?

Alternatively, the CRASH mnemonic focusing on actions can be used to promote positive change.

C-Courageous Dialogue: The opportunity for conversation, communication and dialogue between those involved always brings insights. Effective communication is vital to working out solutions.

R-Rules of Engagement: should be established for safety, a level playing field for all and for establishing how the meeting will be conducted. They also establish trust. Involve meeting participants in the establishment of these rules.

Sample rules of engagement
- Defer judgment.
- Give the individual speaking your attention. No sidebar conversations.
- Attack issues not people.
- Build on ideas of others.
- Assume the intent of others is positive.

A-Aspirations: Seek to understand what those involved would like to see happen and what they feel would make the situation better… their hopes and dreams. Ask any or all of the following five useful questions:

- What do you think we should do?
- If you were in my position, what would you do now?
- If I could say exactly what you would like to hear, what would it be?
- What do you really want me to do?
- If you could project the best possible outcome, the outcome you would most like to see, what would it be?

S-Story Telling: Stories are not meant to just sit. Stories need to be told, for stories transform. Get all involved to share the stories of their experiences from their perspective to discover and identify the socio-cultural context (how dimensions of diversity impacted the situation). Elicit the emotions and underlying concerns. (See chapter 8 for further discussion.)

H-Hope: Forgiveness is a profound testimony to hope. Hope takes shape when we hold individuals accountable: develop a plan and hold those involved accountable for their behavior and for following the agreed upon direction from the current point forward.

2.5 The role of culture

Culture is a framework in which we live. Culture, like genetics, has a group definition but individual expression. Culture is an individual concept, a group phenomenon and an organizational reality. It is shared, learned, dynamic, and evolutionary. The construct of culture also implies a dynamic, nested systems perspective that goes beyond discussions of race and ethnicity to include diverse subcultures (Alexander, 2008). We are constantly working across culture because culture is always present. For the purposes of this discussion, culture is defined as a stable pattern of beliefs, attitudes and behaviors, transmitted from generation to generation for the purpose of successfully adapting and re-adapting socially and environmentally (AIA Resource Center, 1996). It provides tacit rules which guide our thoughts and actions, and we are the sum of our thoughts. We cannot operate for any length of time in a way that is inconsistent with our thinking. (See chapter 1 and 7 for further discussion.)

What has occurred is a growing realization that cultures are complex and dynamic. This definition provides a level playing field in society among diverse communities and is situated in a manner of appreciative inquiry. Appreciative inquiry is the process of affirming and appreciating the best in a given system, or situation, envisioning what could be, designing what should be and subsequently sustaining what will be, and then making enhancements through a process of dialogue, conversation and investigation. Appreciative inquiry creates positive change – choosing a positive topic for enhancement instead of identifying a problem to be solved. As such, human flourishing occurs and difference is not snuffed out in the name of conformity.

All encounters are cultural encounters. At a minimum, when a patient and a provider meet, four cultural encounters occur:

– the patient's culture;
– the provider's culture;

- the organizational culture;
- the country housing the organization's culture.

Each encounter is unique because the individuals involved are unique. If alliances are formed in a mutually respectful and healthy way, learning takes place in a bi-directional manner. Nevertheless, the uniqueness provides the context for care and this must never be considered insignificant. Phenomenology is, in a broad sense, a philosophy or theory of the unique. Hermeneutic phenomenology is a human science which studies persons. W.H. Auden once said, 'individual' is primarily a biological term to classify a tree, a horse, a man, a woman; while the term, 'person' refers to the uniqueness of each human being. From a human perspective, uniqueness is housed in many places. Perhaps acknowledging and exploring the lived experience holds the greatest potential for understanding and gaining insight about one's uniqueness and for maintaining the goal of doing no harm.

Lived experience is to question the way an individual knows and is familiar with the world based on being in the world. It necessitates that we hone the skills of an existential detective, including the ability to hold multiple perspectives without judgment. The methodology is premised on the belief that multiple realities can and do exist, creating a perspective that is reality for the holder of the reality. When the focus of health care is on disease without a context, there is distortion of the clinical reality (Engebretson et al., 2008). Experts tell us that although clinical reality is composed of social and symbolic reality, it also relates to psychobiological and physical reality. (See chapter 3 for further discussion.) It takes extra psychological work to manage in a world that cannot be seen as morally just and fair. The resultant stress has related costs. The paradox a provider faces is the need to deliver simultaneously equitable yet distinct care based on individual and cultural preferences. Our tendency, however, is to misinterpret behavior as pathological rather than a culturally adaptive response to stress. Simply stated, in order to help others to their optimum state of well-being it is helpful to understand how others experience life… their viewpoints and where the stress points exist. As Gendlin (1973) has written: 'If experience appears, it talks back' (p. 294). Every experience comes to us in one of four ways:

- a feeling;
- a thought;
- an action;
- a sense of being.

Every experience also brings along with it an attached emotion. The emotions typically come from five predictable care concerns (Shapiro, 2009):

- appreciation (recognition of value);
- affiliation (emotional connections to others);
- autonomy (freedom to feel, think, decide);
- status (standing compared to others);
- role (job label and related activities).

In the Lived Experience Model, each letter of the acronym 'LIVED' offers considerations that have the potential to provide a clearer view of the personal life concerns and situations, whether they are economic, environmental or social, of those we are in partnership within the health caring journey. It also reminds the provider that it is the reality of the patient, not our own, that should be front and center, and as such guides us towards the most effective and responsible stewardship of patient resources including their resiliency.

L is for language. Experiences leave their mark as they shape and mold us. We use language to describe how we feel as the marks are being carved or written or to draw mental pictures so the experience can transcend the superficial to the deeper parts of another human. Language is important in an effort of transformation. How we talk about our experience may be equally as important as what we 'do' about it. Language can serve as a vehicle of illumination. Often metaphors, poems and songs are used to describe the experience and to give the sense of what is being experienced from the inner being of the storyteller. Language provides a means of bearing witness with another. As we craft the language to encapsulate our experiences, we become engaged in reflection. The resulting consequence is self-awareness; 'the pillar of emotional competence' (Porter-O'Grady & Malloch, 2007) and 'a learning experience through a rational and intuitive process leading to positive change' (Horton-Deutsch and Sherwood, 2008).

Describing experience

Exercise: describing experience
Spend time thinking about an event you were recently involved in. Give a detailed and clear but concise description of what happened. Use any form of self-expression that can convey the experience:

- Where and when did it occur?
- Who was involved?
- What surprised you?
- What disturbed you?
- How did you feel about the event at the time?
- What were your actions in the event?
- What have you thought about and felt since the event?

(Adapted from Atkins 2000)

I is for inclusion, interactions and imagination. Inclusion is a climate issue and an emotional issue. Being an 'other status' can be demeaning and relegates those who are placed in this category as inferior. Typically other is defined by a certain lack of qualities. It places emphasis on what one is not rather than what one is from a human perspective. The world famous Disney complex's approach to inclusion is branded with the acronym RAVE: 'Respect, Appreciate and Value Everyone.' They suggest the following to implement genuine inclusion (adapted from Cockerell, 2009):

- treat everyone as an individual;
- give every person your complete and unconditional respect;
- spend time getting to know your customer, be it a co-worker or a patient;
- make yourself truly available to everyone on your team;
- give everyone, regardless of their position, the opportunity to be heard.

V is for values or that which an individual cares for, cherishes, appreciates, considers precious and thus gives special attention.
The Caritas Field is described as a field of consciousness created when the nurse focuses on love and caring as his or her way of being, and consciously manifests a healing presence with others. Values characterize us, define us and guide us. They differ between and amongst groups of individuals. Because of their profound influence on approaches to life, they color both the patient's and the provider's lived experience.
The Caritas Field profoundly changes the relational experience for nurse and patient alike. Halldorsdottir's research on nurse-patient relationships provides evidence of the effects of caring and non-caring behaviors. Five types of relationships were classified, ranging from

non-caring relationships with destructive overtones to caring relationships that create replenishing experiences:

- Biocidic, or life destroying (toxic, leading to anger, despair, decreased well-being);
- Biostatic, or life restraining (cold or treated as nuisance);
- Biopassive, or life neutral (apathetic or detached);
- Bioactive, or life sustaining (classic nurse-patient relationship as kind, concerned and benevolent);
- Biogenic, or life giving (mutuality and interconnectedness, openness to love, giving and receiving in the moment).

The caring and science of nursing are receiving more attention lately. Two very noteworthy researchers in the Caritas Field are Watson and Swanson. Watson (2005) has briefly summarized some of the findings in the following two tables. The outcomes for nurses and patients are quite remarkable and support the notion of the healing properties of the Caritas Field.

Tabel 2.2 Consequences of caring and non-caring for patients

Consequences of caring	Consequences of non-caring
emotional-spiritual well-being, dignity, self control, personhood	humiliation, fear, out of control, despair, helplessness, alienation, vulnerability, lingering bad memories
physical enhanced healing, saved lives, safety, energy, fewer costs, more comfort, less loss	decreased healing
trust relationships, decrease in alienation, closer family relations	

Adapted from Watson J. Caring science as sacred science: caritas/love and caring-healing. Program and abstracts of the American Holistic Nurses Association 25th Annual Conference; June 16-19, 2005; King of Prussia, Pennsylvania.

Table 2.3 Consequences of caring and non-caring for nurses

Consequences of caring	Consequences of non-caring
emotional-spiritual sense of accomplishment, satisfaction, purpose, gratitude	hardened
preserved integrity, fulfillment, wholeness, self-esteem	oblivious
living own philosophy	robot-like
respect for life and death	depressed
reflective	frightened
love of nursing, increased knowledge	worn down

Adapted from Watson J. Caring science as sacred science: caritas/love and caring-healing. Program and abstracts of the American Holistic Nurses Association 25th Annual Conference; June 16-19, 2005; King of Prussia, Pennsylvania.

E is for environment... the personal or shared spaces/places in which the experience(s) occurred and the experiential reality that is shared by the main character in the experience. Lived space is felt space. It can be created by our words, actions, behaviors and surroundings, which stick to us and leave their traces on our being. We often refer to them as memories (Manen, 1990). They can be positive or negative, and it seems humans are programmed in the name of safety to cling to the negatives ones. Researchers have noted that 24,000 neurons in the brain all light up with a negative thought. Micro inequities or aggressions, everyday slights and indignities, whether verbal, behavioral or visual and whether intentional or not, directed at others, for reasons like race, sexuality, physical size, appearance (tattoos), ability or socioeconomic status, can feel like the collective sting or even death from a thousand paper cuts. The cumulative effects and psychological toll can be devastating, resulting in emotions of self-doubt, frustration and isolation on the part of the victim. When someone indicates that they have been insulted or harmed by thoughts, words or deeds, it is not up for debate. A perspective is representative of beliefs, perceptions, expectation, attitudes and experience. It is at these various intersections that the challenge begins of both understanding and utilizing the understandings to bring about the results desired (Paterson, 2001). Perception is the reality to the holder because the preceptor holder is the expert on how (s)he felt. The medicine in this message is managing perceptions; this is not a luxury, it is a mandate for today's culturally relevant care provider.

D is for dialogue/storytelling of difference and a discussion about respect for human dignity. The feeling of 'let me tell you what happened to me' is not only cathartic, it is powerful and useful. Dialogue is simply thinking out loud and not only paying attention to what was said but utilizing the practice of reflection to truly examine our thoughts. To examine one's lived experience is to question the way an individual knows and is familiar with the world based on being in the world (Manen, 1990). A German hermeneutic philosopher Hans-George Gadamer (1975) portends that:

> ... *a conversation has a spirit of its own, and that the language used in it bears its own truth within it.*
>
> Hans-George Gadamer, 1975, p.345.

Diversity is yet another fundamental human experience that is always intruding itself into our lives. The fact of the matter is that who we are today is different from who we were yesterday. Learning is incremental and so is the life-giving dynamic of change. Change your thoughts and your actions and you change as well. (See chapter 8 for further discussion.)

2.6 Conclusion

There is nothing noble about being superior to some other man. The true nobility is in being superior to your precious self.

Hindu Proverb

Have you ever been in a meeting or activity which involved others, such as a family outing, a workshop, a religious service or a retreat with co-workers, where you discovered when during your moments of sharing that you had a different evaluation of the event than the others who attended? You all heard the same speakers, sat in the same room, had the same refreshments and yet what was good for some was awful for others. What was exciting to you, others found boring. The sum total of your experience was completely the opposite of your colleagues, friends or family members. Furthermore, the description of the experience seemed to morph and take on new characteristics as your sphere of queried contacts grew in number. Like snowflakes each of you who attended had a different feeling, recollection of the events that took place and compilation of the take-aways or learnings for future reference and use. You were in the same place at the same time but had vastly different lived experiences of the event.

Have you listened to someone share an account of an experience that seemed identical to one you have had and you could finish their sentences with precision because you shared the same responses? In fact there was an immediate sense of déjà vu and subsequent closeness because of the similar interpretation. (See chapter 9 as an example for a narrative.)

Do you have a friend or family member who you can communicate with without words but a mere glance because you see things the same way, have the same interpretations, approach life in the same way? How many times have you heard someone say 'you just don't get it and you never will because you can never know what it's like to be…'?

Have you heard a song, seen a movie, read a poem or written work speak your truth and put into words what you could not find or arrange the right words to convey to another? For example, this metaphor eloquently conveys the essence of this chapter. It is offered to you as a reminder of your impact on all those you meet.

> *If you touch a spider's web anywhere, you set the whole thing trembling. As we move through and around this world, and as we act with kindness, or indifference, or even hostility toward the people we meet, we too are setting the great spider web a-trembling. The life I touch will touch another life, and that, in turn another, until who knows where the trembling stops or in what far place and time my touch will be felt. You can't find a better way to quantify or qualify someone's legacy. Just think of the web you have set a-tremble.*
>
> Frederick Buechner

Your answer may be yes to any one or all of the questions I asked previously. There are many reasons for such occurrences including age, gender, race, sexual orientation, religious or political affiliation, prior exposure to the information, language spoken at the event, where you were seated, how far you had to travel to attend the event, your history of travelling our vast universe, your physical abilities, whether or not you were of the majority or the minority and so on and so on and so on. The same could be said when the subject is life itself. We are the sum total of our experiences both past and present. Their push and pull on us are operating all the time, including times when the need to access the health care system are necessary. In our assessments, we must ask more questions. Asking questions is a fateful act. They are more important than answers. Questions teach, inform and bring understandings. When it comes to the lived experience of difference, they help us to know and be familiar with the world of others both personally and organizationally based on their being in the world. Maximize curiosity and minimize certainty with everyone you encounter. Today's answers will not work for tomorrow's questions. Patterned responses have no place in a global society and offer very little to the work that presents itself to the nurse of today.

2.7 Anita Ham: Reflectie op Alexander

Dit hoofdstuk schetst, onder andere, een beeld hoe wij ons kunnen verhouden naar de ander; *open-minded*, nieuwsgierig, objectief, rustig de tijd nemen, luisteren naar verhalen, *life events* en ervaringen. We kijken naar socialisaties en hebben oog voor ieders uniciteit en complexiteit. Maar hoe verhoudt dit holistische perspectief zich in de dagelijkse Nederlandse zorgpraktijk?

In een onderzoek (Ham, 2009, p. 35) in een Nederlandse kliniek zijn de professionals in de zorg bekend met de holistische zorgvisie. Deze zorgprofessionals vinden ook dat er aandacht en tijd moet zijn voor iedere patiënt. Iedere patiënt moet worden benaderd in diens totaliteit. Daarnaast is iedere patiënt anders en moet de zorg worden afgestemd op diens individuele wensen en behoeften. Zorg moet op maat worden gesneden en komt in dialoog tussen zorgvrager en zorgontvanger tot stand. Een logische, voor de hand liggende, holistische visie van professionals in de praktijk.

Toch lijkt deze professionele logica in de zorg op gespannen voet te staan met de marktlogica in het huidige Nederlandse gezondheidszorgsysteem. De bureaucratie in de zorg is de laatste jaren flink toegenomen. Er wordt meer nadruk gelegd op kwaliteit, bedrijfsmatig werken, productie en procedures. Uniforme zorg, standaardisering en regelgeving is efficiënt en kostenbesparend. Dat is de logica van de markt. Maar voor deze, op papier toegenomen, kwaliteit moet wel een prijs worden betaald. Door het moeten invullen van alle dertig formulieren is er een administratieve taak voor de zorgprofessionals bijgekomen. Dit gaat af van de kwaliteit aan het bed. Een patiënt-centrale, holistische benadering is nastrevenswaardig, maar het is de vraag of dit in de huidige dagelijkse Nederlandse zorgpraktijk altijd haalbaar is.

2.8 Vragen

1 In hoeverre bestaat er een discrepantie tussen theorie en praktijk?
2 Welke factoren zijn van invloed op het functioneren van de professional?
3 Hoe kan de professional zich politiseren, positioneren en motiveren?

3 Verpleegkunde in een etnografische spiegel

Tessa Muncey

3.1 Introductie

In de verpleegkunde kan diversiteit als grootste kracht en, paradoxaal genoeg, ook als zwakste punt worden gezien. De kracht ervan is dat diversiteit de mogelijkheid biedt om de dimensies ras, etniciteit, sekse, seksuele voorkeur, sociaaleconomische status, leeftijd, lichamelijke vermogens, religieuze en politieke overtuigingen – zoals die in een diverse gemeenschap voorkomen – op te nemen in zowel het personeelsbestand als de opleiding. Echter, het accepteren en respecteren van individuele verschillen is beslist nog niet ideaal. Celia Davis (1996) sprak over professioneel tribalisme waarin, als gevolg van de omvang van het verpleegkundige beroep, de kracht verloren gaat door intern geruzie en rivaliteit tussen verschillende partijen in de beroepsgroep. In plaats van te streven naar interne cohesie, wedijveren de verschillende vakgebieden in de verpleegkunde om zich van elkaar te onderscheiden. Verloskundigen benadrukken dat ze geen verpleegkundigen zijn, verpleegkundigen in ziekenhuizen ontkennen dat hun collega's in de wijk ook capaciteiten hebben, en in het ziekenhuis geven de dag- en de nachtploeg elkaar de schuld wanneer zich problemen voordoen met de continuïteit van de zorg. Wij onderwijzen onze studenten over het individuele uniciteitconcept met daarin besloten acceptatie en respect, maar vergeten vervolgens die acceptatie en respect te schenken aan onze collega's die werkzaam zijn op het bredere terrein van de verpleegkunde en de gezondheidszorg. Dit hoofdstuk doet een poging enkele van deze verschillen te onderzoeken en de stap te maken van vrijblijvende tolerantie naar het omarmen en toejuichen van de rijke dimensies van diversiteit in de verpleegkunde en tussen individuele verpleegkundigen.

3.2 De etnografische spiegel

Etnografie is een wetenschap die ernaar streeft te begrijpen en interpreteren hoe een groep, organisatie of gemeenschap het leven in de wereld om hen heen leeft, ervaart en er betekenis aan geeft (Robson, 2002, p. 89). Maar ondanks het feit dat veel onderzoek tot doel heeft groepen en populaties te begrijpen, ben ik tot de conclusie gekomen dat ik meer heb opgestoken van individuele patiënten, collega's, familieleden, vrienden, auteurs en filosofen (ervaringsleren). Wanneer ik de behoefte voel complexe vraagstukken te onderzoeken die spelen in een wereld waarmee ik enige ervaring heb, kijk ik in eerste instantie door mijn eigen lens om betekenissen te ontdekken, alsof ik in een spiegel kijk om te zien wat er wordt weerspiegeld. Ik ben een auto-etnograaf en in die hoedanigheid streef ik naar het doorbreken van de grote verhalen over de te vanzelfsprekende visies op de manier waarop de wereld is georganiseerd. Daarmee wil ik proberen discussie uit te lokken en inzicht te verschaffen.

> *De auto-etnografie gaat over de complexiteit van individuen; de warrige, idiosyncratische, bloemrijke excentrieke eigenschappen die ons uniek maken in plaats van onderdeel van een bepaalde groep. De niet ter discussie gestelde aannames die ons in het dagelijks leven aansturen in ons gedrag en de beslissingen die we nemen, zijn even sterk als welke expliciet verwoorde overtuiging ook. Het zijn die aannames die ik met betrekking tot de verpleegkunde wil onderzoeken.*
>
> Muncey, 2010, p. V.

In perspectief gezet zou ik dit werk in de context van de analytische auto-etnografie willen plaatsen. Ik probeer hierin mijn ervaring op creatieve wijze in een nieuw kader te plaatsen, als de *raison d'être* van de auto-etnografie, en dit te doen binnen de theoretische positie van de tijd (Anderson, 2006).

In dit hoofdstuk zal ik met behulp van de vertelmiddelen 'laten zien' en 'vertellen' proberen inzicht te geven in een aantal kwesties die onze diversiteit typeren. Het 'laten zien' zal de vorm hebben van auto-etnografische tekst, afkomstig uit mijn bijna veertigjarige loopbaan als verpleegkundige. Natuurlijk gebeurt dit door de ogen van een verpleegkundige, docent, familielid en gebruiker van de gezondheidszorg. Het 'vertellen' bestaat uit meningen afkomstig uit de wetenschap, praktijk en media in de twintigste en eenentwintigste eeuw. Je zou kunnen zeggen dat het beeld van verpleegkundigen in de media en bij het publiek een verlammende invloed heeft op de ontwikkeling en toekomstige cohesie van het vak, vooral als het gaat om het hoger onderwijs. Maakt een hbo-diploma verpleegkundigen 'te chic om te wassen' of 'te slim om zorg te geven' en willen wij alleen gezien worden als iets dat toegevoegd wordt aan de geneeskunde? Over de kenmerken van een goede verpleegkundige lijkt weinig overeenstemming te bestaan. Hierdoor blijven meningsverschillen op een emotionele en ondermijnende manier zichtbaar in de media.

3.3 Verplegen in een mondiale context

Ik heb geen enkel excuus voor de Brits gecentreerde ideeën in dit hoofdstuk. Dit is de wereld van de verpleegkunde die ik het beste ken en mijn ervaring vormt de kern van wat ik schrijf. Maar stilstaand bij de vraag of mijn ervaringen iets voor jou, ergens anders op de wereld, kunnen betekenen, wil ik je wijzen op het duidelijke historische gegeven dat de gehele formele verpleegkundige praktijk en opleiding doortrokken is van het verpleegkundige Nightingale-model. De door Nightingale in haar *Notes on Nursing* uiteengezette principes over verpleegkunde zijn, terecht of onterecht, terechtgekomen in alle delen van de wereld waar de verpleegkunde zich ontwikkelde. Ze werden meegenomen door Lucy Osbourne, die de eerste opleiding tot verpleegkundige stichtte in 1868 in het ziekenhuis van Sydney. In 1884 arriveerde Elizabeth McKechnie vanuit de Verenigde Staten in Shanghai en introduceerde het Nightingale-systeem in China. Zoals Fealy (2004) het verwoordt in zijn onderzoek naar de verpleegkunde in Ierland:

> ... weerspiegelen de verschillende manieren waarop de verpleegkundige in het publieke debat wordt afgebeeld niet alleen de waarde die in de samenleving aan de verpleegkunde wordt gehecht, maar definiëren deze ook de grenzen van de verpleegkunde en leggen ze de ideologieën en de systemen van machtsmakelarij bloot die een rol spelen in de ontwikkelingen in de verpleegkunde.
>
> Fealy, 2004, p. 649.

Stel je eens voor dat Mary Seacole, met haar gepassioneerde interesse in de kruidengeneeskunde, als behandeling van cholera tijdens de Krimoorlog, door Nightingale was geaccepteerd en haar plaats had kunnen innemen in de reorganisatie van het beroep van verpleegkundige. Stel je voor dat vrouwen niet hun macht waren kwijtgeraakt over zorg en genezing in hun rol van:

> *echtgenoten, moeders, vroedvrouwen en genezers gebruikmakend van holistisch intuïtieve benaderingen.*
>
> Hockey, 1993, p. 258.

Dit is echter fantaseren over een wereld die niet bestaat en daarover gaat dit hoofdstuk niet. Maar misschien wil je er wel even over nadenken, zoals mij overkwam naar aanleiding van een congres in de stad Irbid in Jordanië. Het was een verpleegkundig congres, georganiseerd door de lokale verpleegkundeopleiding. Ik werd meteen in een compleet nieuwe wereld ondergedompeld door een lezing uit de Koran tijdens de opening. Maar al snel bevond ik me weer op bekend terrein, want de artikelen die werden uitgedeeld, waren stuk voor stuk in het Engels geschreven en het daarin beschreven onderzoek volgde de mij zeer vertrouwde westerse tradities. Vol trots werd het spiksplinternieuwe ziekenhuis gepresenteerd dat geheel was voorzien van de nieuwste technologische snufjes om alle soorten kanker te kunnen opsporen. Longkanker stond hier hoog op de agenda en men wilde gebruikmaken van de beste westerse medische interventies om de ziekte te kunnen genezen. Terwijl ik door de straten van deze onbekende stad liep, viel het me op dat bijna iedere man hier rookte (zie ook hoofdstuk 7). De ironie hiervan ontging me niet. Door het geneeskundig biomedische model grootschalig over te nemen, zag men hier de kostbare lessen over het hoofd die in het Verenigd Koninkrijk tijdens de jaren 1950 en 1960 uit het medisch onderzoek waren getrokken, namelijk dat er omgevingfactoren zijn die ziekte verklaren, dat de wijze waarop ziekte zich presenteert samenhangt met culturele en sociale verschillen, en dat elders in de wereld alternatieve verklaringen worden gegeven (Chopra, 1989).

Welke culturele aspecten worden in het verpleegkundig model van jouw land buiten beschouwing gelaten?

3.4 Theoretische ondersteuning

Eén van de zeer duidelijke, maar ongeschreven regels over wetenschappelijke publicaties luidt dat de gebruikte bronnen zo recent mogelijk moeten zijn, tenzij het om standaardwerken gaat zoals Abel Smith's (1960) *History of Nursing* of Nightingale's (1860) *Notes on Nur-*

sing. In dit hoofdstuk ga ik niet in op de vraag wie of wat bepaalt of een publicatie als standaardwerk wordt gezien. Als je het gedachtegoed van een bepaald tijdperk wilt begrijpen, dan is het belangrijk de literatuur, beleidsnota's en het onderzoek uit die tijd te bestuderen. Misschien wil je de gedachten uit dit hoofdstuk overzetten naar je eigen cultuur of naar een later tijdstip dan waarop dit werk is gepubliceerd, maar wat ik wil vastleggen is de essentie van een tijd en plaats van waaruit je kunt bekritiseren of reflecteren (zie ook hoofdstuk 7 voor verdere discussie). In de geest van de verhaaltraditie heb ik, de spreker, gebeurtenissen onderscheiden die zijn:

> ... geselecteerd, georganiseerd, met elkaar in verband gebracht en geëvalueerd op grond van hun betekenis voor een specifiek gehoor.
>
> Riessman, 2008, p. 3.

De verhaaltraditie navolgend hoop ik dat de volgorde van deze gebeurtenissen jou als lezer in staat stelt te reflecteren op je eigen positie ten aanzien van mijn verhalen. Het is een startpunt voor het verdedigen van de verpleegkunde en haar toekomst. (Zie hoofdstuk 8 voor verdere discussie.) Elliott (2005) oppert:

> de chronologie van gebeurtenissen in een verhaal onderscheidt het van een beschrijving.
>
> Elliott, 2005, p. 8.

Zo'n groot deel van het werk dat mijn narrative ondersteunt stamt uit de tijd van de ervaring zelf, dat het verhaal niet vervormd wordt door een achterafblik. Ik geloof dat:

> ... het wordingsproces voortdurend in beweging is. Iedere terugblik op een ervaring is altijd onvolledig en aan verandering onderhevig. Het kan op zijn best beschreven worden als een snapshot.
>
> Muncey, 2010, p. 23.

Wil een verhaal als snapshot betekenis hebben, dan moet het temporeel zijn. Dat wil zeggen: er is een tijdsverloop met een begin, midden en eind. Met dit doel bied ik mijn temporele snapshot aan en neem je mee terug naar mijn wereld.

WIE BEN IK?

In oktober 2010 kan ik vol trots zeggen dat ik veertig jaar verpleegkundige ben. Mijn driejarige opleiding startte in oktober 1970. Zeventig procent daarvan bracht ik door op ziekenhuisafdelingen, dertig procent op de aan het ziekenhuis verbonden school en twaalf uur besteedde ik aan examens. Vervolgens kreeg ik een brief van Eve Bendall, destijds het hoofd van de General Nursing Council, waarin stond dat ik na betaling van £10 mezelf de rest van mijn leven geregistreerd verpleegkundige mocht noemen. Dit betekende niet alleen dat ik een diploma had behaald; het betekende ook dat ik een werkomgeving betrad die bol stond van de beeldvorming en mythen. Omwentelingen brachten verplichte bijscholing en periodieke hernieuwde registratie met zich mee, wat ik verder buiten beschouwing laat, en ik ben inderdaad verpleegkundige gebleven. De combinatie van werken in de praktijk, onderwijservaring en het geven van lezingen zal door sommigen als een carrière worden bestempeld, maar dat kan alleen achteraf worden gezegd. Het begrip carrière suggereert planning en rationele beslissingen, maar mijn ontwikkeling en de veranderingen die ik doormaakte, waren meer gebaseerd op toeval, noodzaak en verveling.

Ongeveer de helft van die veertig jaar bracht ik door in verscheidene klinische settings, de andere helft verbleef ik in de wereld van de verpleegkundeopleidingen, waarvan de laatste tien jaar in een instelling voor hoger onderwijs. Als ik mezelf voorstel aan een nieuwe groep studenten – en vooral als het een groep betreft waar ik langere tijd mee ga optrekken – geef ik hen vaak een globale samenvatting van mijn (werk)ervaring, met de bedoeling enig vertrouwen te geven in de dingen die ik met hen ga delen. De laatste tijd begin ik dit verhaal echter te zien als niets anders dan het bewijs dat ik veel ouder ben dan de groepen die ik lesgeef. Hierdoor kunnen zij denken dat ik het contact met de 'echte wereld van de verpleegkunde' ben kwijtgeraakt. Sinds wanneer wordt wijsheid als ouderwets en gedateerd beschouwd? En sinds wanneer ben ik in plaats van een ervaren kracht een onzichtbaar fossiel? Dit is de in de titel genoemde spiegel. In de eenentwintigste eeuw sta ik voor groepen verpleegkundigen en zie wat wij verpleegkundigen en verpleegkunde noemen, maar in die weerspiegeling zit bijna een halve eeuw aan ervaring, kennis, percepties en herinneringen.

Al sinds het begin van mijn opleiding word ik achtervolgd door protesten over veranderingen in de inhoud van die opleiding. In 1969 werd een nieuw General-Nursing-Council (GNC)-curriculum ingevoerd. Dit betekende dat de experimentele syllabi die het resultaat waren van het *Platt Report* van 1964 werden geformaliseerd (*Royal College on Nursing*

(RCN), 1964). Hiermee zou een einde komen aan het aloude trauma over het praktijkeindexamen, waarvoor in de plaats vier beoordelingen op de werkvloer kwamen; daarnaast werden minimale eisen geformuleerd om te worden toegelaten aan de opleiding (Jolley, Darling, & Lee, 1982). Er werd een registratie van praktische instructie en ervaring ingesteld, het zogenoemde 'afvinkboek', waarin een grote verscheidenheid aan vaardigheden binnen drie jaar kon worden afgetekend. Het viel te voorspellen dat gekwalificeerde verpleegkundigen hiertegen in opstand kwamen en riepen dat het vak nooit meer hetzelfde zou zijn en de standaarden flink omlaag zouden gaan. Tijdens de reorganisatie van 1974 kreeg de Community Nurse Education landelijke erkenning en verschoof daarmee van de plaatselijke overheid naar de National Health Service. Tijdens deze reorganisatie werd ook het verpleegkundig management geherstructureerd en kwamen de salarissen op een reëler niveau. Veel van de rapporten uit die tijd, zoals dat van de Committee on Nursing (DHSS, 1972) en dat van de Royal Commission in the National Health Service (1979) verwezen of keken naar de verpleegkundeopleiding zonder veel invloed te hebben op de verpleegkunde of het regeringsbeleid.

In deze tijd was het woord onderzoek nog ver weg, ondanks het feit dat Doreen Norton al tien jaar bezig was met haar onderzoek naar doorligwonden. Het verpleegkundig proces was nog steeds iets wat zich in onze hoofden afspeelde en waarvoor geen formele documentatie bestond. Zorg was iets wat we gaven aan en deden voor individuen, zonder dat we er veel over spraken met de patiënt (zie ook hoofdstuk 8 voor verdere discussie). Voor zover we het individu bestudeerden, had dit betrekking op zijn anatomie en fysiologie; het sociale of psychologische kwam niet aan de orde, laat staan bepalende spirituele elementen die een rol spelen in ziekte of gezond gedrag. Gezondheid was feitelijk geen belangrijk onderwerp in een opleiding die voornamelijk gericht was op het beter maken van zieke mensen (zie ook hoofdstuk 5 voor verdere discussie).

De echte verpleegkundige

Ik sta voor de deur van een klein rijtjeshuis in een stadje in East Anglia. Het zijn de jaren 1970 en ik ben sinds vier jaar wijkverpleegkundige. Ik tover een glimlach tevoorschijn voor de oudere man met een open been die ik al enkele weken bezoek. Hij woont alleen en zoals wel meer van mijn patiënten is hij eenzaam en geisoleerd, maar vandaag zwaait zijn bezoekende en ver weg wonende zoon de deur open. Eropuit om zijn betrokkenheid te tonen bij zijn vaders zorg, draait hij om me heen terwijl ik zijn vader aankleed. Ondertussen bestookt hij mij met vragen en ik probeer niet geïrriteerd te reageren op de voorspelbaarheid ervan. 'Ben jij niet erg jong voor een wijkverpleegkundige, ben je wel gediplomeerd, zou je niet liever een echte verpleegkundige zijn?' Meestal zijn dit soort vragen vriendelijk bedoeld en lukt het me wel om me ze af te doen met een geruststellend antwoord. Maar nu, getergd als ik ben doordat ik al zo vaak ben lastiggevallen met de vraag of ik wel een echte verpleegkundige ben, reageer ik met een wedervraag. Wat is een echte verpleegkundige dan volgens u? 'Nou', zei hij, verrast door mijn vraag, 'weet je wel, iemand die gediplomeerd is en in een ziekenhuis werkt, weet je wel, die haar horloge aan haar uniform draagt en ervan droomt om met een dokter te trouwen.' We lachen allebei om deze zo treffend beschreven karikatuur, maar inwendig ben ik er verdrietig om dat mijn vaardigheden die hij heeft gezien het etiket 'echte verpleegkundige' blijkbaar niet verdienen (zie ook hoofdstuk 8 en 9 voor verdere discussie).

BEELDEN VAN DE VERPLEEGKUNDE

Wat maakt het stereotype van de verpleegkundige in het ziekenhuis synoniem aan dat van een 'echte verpleegkundige'? Het beeld van de verpleegkundige in de westerse wereld wordt gedomineerd door Brian Abel-Smith's (1960) geschiedenis van de verpleegkunde. Het zette de norm voor de verpleegkundige als iemand die institutioneel gericht is, en de verpleegkunde als meestal door vrouwen geleverde acute zorg. Zijn onderzoek vereeuwigde:

> *... een onverzadigbare publieke belangstelling voor het leven en werk van verpleegkundigen, die werden geïdealiseerd als engelen.*
>
> *Carpenter, 1980, p. 23.*

Dit dominante beeld is maar heel langzaam veranderd. Nog steeds wordt de grote verscheidenheid aan verschillende typen verpleegkundigen en de verwachtingen omtrent hun rollen en verantwoordelijkheden neergezet als 'anders' dan dit beeld. Oakley zegt dat het:

> ... dienen van anderen, wat verpleegkundigen doen en vrouwen traditioneel altijd hebben gedaan, een fantastische capaciteit is om te bezitten, zo lang tenminste tegelijkertijd een gevoel van eigenwaarde en zelfidentiteit wordt ontwikkeld.
>
> Oakley, 1993, p. 51.

Het is echter duidelijk dat worstelen met een beeld dat niet strookt met de eigen ware identiteit iemands eigenwaarde vermindert. Het zijn niet alleen de ideeën van patiënten die deze visie versterken. Ik werd een keer door een collega uitgedaagd met de vraag of wijkverpleegkundigen niet 'van alles een beetje konden en niets echt goed'. Deze opmerking lijkt misschien grappig, maar als je hem keer op keer in één of andere vorm te horen krijgt, gaat de lol er wel vanaf en ervaar je het als zeer neerbuigend.

In een personeelsadvertentie uit de jaren 1970 stond een klein meisje in een verpleeguniform met een teddybeer in het verband afgebeeld; de begeleidende tekst luidde:

> De beste verpleegkundigen hebben de essentiële kwalificaties al in huis voor ze naar school gaan.
>
> Vousden, 1989, p. 25.

Deze weergave bevestigt dat meisjesachtigheid iets is wat bij de verpleegkunde hoort; dit ondermijnt daarmee het belang van de verpleegkundeopleiding net zo sterk als stereotypen waarin de verpleegkundige wordt afgebeeld als sekssymbool of engel. Het bevestigt het idee dat er bepaalde aangeboren kwaliteiten bestaan en dat benadrukt het 'natuurlijke' van verpleegkundige vaardigheden. Met het beeld van het kind wordt ook een zekere afhankelijkheid gesuggereerd, die goed aansluit bij het dienstmeisjesstereotype, waarin de verpleegkundige afhankelijk is van de dokter. Het is het idee van de 'goede vrouw' (Nightingale, 1860, p. 3) als hulp van de 'grote mannen van de geneeskunde' (Versluyen, 1980, p. 175) dat de geschiedenis van de verpleegkunde altijd heeft gedomineerd.

De vaak beschreven vooruitgang van de donkere middeleeuwen naar de moderne tijd, van het Sarah Gamp-model[1] naar dat van Florence Nightingale, is volgens Williams (1980) slechts één constructie van de geschiedenis van de verpleegkunde. Deze ondersteunt de overtuiging dat de moderne verpleegkunde pas tijdens de negentiende eeuw ontstond en niet los kan worden gezien van de ontwikkeling van de moderne geneeskunde. Dit soort geschiedschrijving heeft beperkingen. Aan de ene kant bestaat de neiging om iedere verandering als vooruitgang te zien. Aan de andere kant kunnen, bij het onderbouwen van de vooruitgang en de voordelen hiervan voor individuen en groepen, factoren ondergeschikt aan die veranderingen genegeerd worden: ten eerste kan deze geschiedschrijving langzame veranderingen slechts zien als inefficiënt of gebrek aan motivatie; ten tweede is ze consequent blind voor de verzamelde krachten die ervoor zorgen dat sommige vormen van verandering nooit op de agenda verschijnen.

Wat in deze argumenten niet wordt genoemd, zijn de impliciete seksuele vooroordelen in de historische literatuur. Onkritische waardeoordelen over de seksen hebben historici ertoe gebracht een overvloed aan potentiële gegevens over de rol van vrouwen in het sociale management van gezondheid en ziekte te negeren. Statistisch gezien zijn vrouwen altijd de belangrijkste genezers geweest, in de vorm van burenhulp en als betaald werk hielpen zij baby's ter wereld, schreven zij geneesmiddelen voor en leverden ze die, en zorgden zij voor zieken, gehandicapten en stervenden (Ehrenreich & English, 1973; Versluyen, 1980). De geschiedenis van de gezondheidszorg is echter heel beperkt gedefinieerd als de geschiedenis van de georganiseerde geneeskunde. Vrouwen zijn uit de gelederen hiervan uitgesloten geweest, wat weer heeft geleid tot de dominantie in de geschiedenis van de heroïsche 'grote mannen in de geneeskunde'-theorie op het gebied van medische ontwikkeling en sociale verandering (Versluyen, 1980, p. 175). Niet dat het bestaan van vrouwen is genegeerd in deze ontwikkeling, maar het heeft een subtiele, krachtige gewoonte om te stereotyperen en bepaalde kenmerken te overdrijven die als vrouwelijk werden beschouwd. Nightingale is hiervan een goed voorbeeld: een verpleegkundige 'heldin', maar een stereotype dat overeenstemt met de vooroordelen en verwachtingen over vrouwelijk gedrag.

---

1 Sarah Gamp is een personage in het boek *Martin Chuzzelwit* van Charles Dickens. Zij is een karikatuur van een vrouwelijke alcoholist die werkt als verpleegkundige, vroedvrouw en aflegster van overledenen, en is synoniem geworden voor slecht en liefdeloos verplegen.

Veel van de beelden in de samenleving over de rol van de verpleegkundige zijn ontleend aan weergaven in de media die bevestigen wat het lekenpubliek zich voorstelt. Die beeldvorming in de media van verpleegkundigen is uitgebreid gedocumenteerd (Muff, 1982; Salvage, 1985; Kalisch & Kalisch, 1987; Holloway, 1989). Engelen, Dienstmaagden, Dragonders en Sekssymbolen zijn de vier groepen waarbinnen de meeste beelden vallen. Bij de engel horen de beroepsmatige kwaliteiten: toewijding en dienstbaarheid aan anderen, in combinatie met geduld, volgzaamheid en het niet tonen van gevoelens. Het etiket van engel is een gemakkelijk middel om dankbaarheid te tonen voor het werk dat verpleegkundigen verrichten. Minder handig is het echter als dit stereotype verpleegkundigen wel bevalt en zij niet inzien dat het een substituut is geworden om positieve actie voor betere betaling en werkomstandigheden tegen te houden (Salvage, 1987).

De dienstmaagd vult de rol van engel aan en komt voor in situaties waar de nadruk ligt op de medische rol. Verpleegkundigen zijn niet alleen ondergeschikt aan artsen, maar worden ook door hen gecontroleerd. De lage status die het beroep van verpleegkundige heeft in de medische wereld hoort bij dit beeld van het beroep.

De toewijding die de jonge, engelachtige verpleegkundige zo charmant staat, kan op latere leeftijd gemakkelijk omslaan in het fanatisme van de dragonder, meestal afgebeeld in de persoon van de briesende zaalzuster van middelbare leeftijd of 'matrone'. Een belangrijk aspect van dit stereotype is dat de verpleegkundige door haar carrière ongetrouwd is gebleven. Al sinds de negentiende eeuw zijn deze beelden in de media te vinden. De laatste 25 jaar is daar het beeld bijgekomen van de verpleegkundige die haar seksualiteit benadrukt. Barbara Windsor portretteerde een welbekende versie hiervan als de sexy, stompzinnige en flirterige verpleegkundige in *Carry on Nurse*. Recenter is er bezorgdheid ontstaan over de toe-eigening van seksuele stereotypering en verpleegkundige beeldvorming door de porno/seksindustrie (Ferns & Chojnacka, 2005). Met deze nadruk op seksualiteit wordt het uiterlijk van verpleegkundigen belangrijker dan het werk dat ze doen.

Muff (1982) stelt dat de stereotypen variaties zijn op eeuwenoude thema's uit mythen, waarvan onze cultuur doortrokken is. Het beeld van vrouwen als toppunt van goed én verachtelijk slecht heeft zijn oorsprong in onbewuste angsten en fantasieën die mannen over vrouwen hebben. Via culturele herhaling worden mythen in stand gehouden. De gemeenschappelijke kenmerken die deze mythische voorstellingen ondersteunen, zijn dat verpleegkundigen worden geboren en niet gemaakt. Zij typeren de kenmerken van vrouwelijkheid – onderdanigheid en altruïsme. Het geven van zorg wordt geromantiseerd en los gezien

van financiële overwegingen en van het sexy imago, dat samenviel met de opkomst van het feminisme aan het eind van de jaren 1960. Erotische fantasieën over de maagdelijke verpleegkundige verborgen met een dun laagje is een andere methode, met het doel vast te houden aan de onderdrukking van vrouwen (Muff, 1982).
Echter, terwijl verpleegkundigen zich druk maken over hun gebrek aan professionaliteit in de mediabeelden, is een nog treuriger beeld doorgedrongen tot het publieke bewustzijn – de Engel des Doods. De ultieme controle over verpleegkundigen zou weleens kunnen liggen in het creëren van achterdocht en twijfel over hun altruïstische intenties. Het geval van Beverly Allitt uit 1993 is een voorbeeld uit de werkelijkheid van de verpleegkundige als Engel des Doods. De implicaties van dit beeld bespreek ik later in dit hoofdstuk.

De echte verpleegkundige wordt nergens duidelijker afgebeeld dan met haar uniform. Het uniform staat voor de 'echte verpleegkundige' en roept een respectabel, schoon en dienstbaar beeld op. De kap, die goddank uiteindelijk is opgegeven, vormde het laatste overblijfsel van de sluier, het ultieme symbool van nederigheid, dienstbaarheid en gehoorzaamheid. Aangezien dit soort beelden in alle sectoren van de samenleving zijn doorgedrongen, zou je kunnen zeggen dat carrièreadviseurs en docenten op scholen even ontvankelijk zijn voor de diepgewortelde overtuigingen en waarden over verpleegkundigen, en dat deze ook meespelen tijdens de selectie van mogelijke kandidaten voor de functie. Als daarom van verpleegkundigen wordt geëist alle kenmerken te bezitten die velen beschouwen als deel van hun natuurlijke vrouwelijke vermogens, dan zullen kandidaten gescreend worden op hun aangeboren vermogen tot compassie en gezond verstand. De overtuiging dat goede verpleegkundigen worden geboren en niet gemaakt, is nog steeds een devies waaraan velen vasthouden; de vereiste deugden voor verpleegkundigen zijn dezelfde als die van de volmaakte vrouw. Het gevolg is dat veel van de potentiële kandidaten die zich aanmelden, van tevoren al in een categorie zijn ingedeeld en zijn geadviseerd door mensen die er een zeer beperkt beeld op nahouden van wat dit werk met zich meebrengt. Zij zijn ook geïnformeerd door de erg machtige media-industrie, vooral door de televisie en film. Dit punt wordt bevestigd door het soort referenties van potentiële verpleegkundigen ter ondersteuning van hun sollicitatie. Millar (geciteerd in Gaze, 1991, p. 16) vond in een eerste, informele analyse van vragenlijsten die waren ingevuld door familieleden en vrienden van studenten verpleegkunde aan de *School of Nursing Studies* van de *University of Wales* de volgende kenmerken: verpleegkundigen zijn:

> *volgend, warm, meer gericht op samenwerken dan op competitie, meer bezig met anderen dan met zichzelf, met een neiging tot overgevoeligheid en emotionaliteit in plaats van nuchterheid en niet bijster intelligent.*
>
> Millar, 1991

Hetzelfde beeld komt naar voren uit een informele analyse van een selectieprocedure van studenten. Ter voorbereiding op een presentatie getiteld 'De verpleegkunde als carrière' voor een congres voor schooldecanen, werd een analyse gemaakt van de referenties van een cohort verpleegkundigen uit 1991. Het idee was dat het gebruik van voorbeelden van de kwaliteiten die docenten in hun referenties benadrukten, een indicatie zou opleveren voor de gewenste kwaliteiten van een verpleegkundige. Deze kwaliteiten konden grofweg in vier categorieën worden ingedeeld: de Genetische verpleegkundige; de Zorgzame verpleegkundige; de Gesjeesde Academicus; de Beslisser.

Vier categorieën verpleegkundige kwaliteiten

1 De Genetische verpleegkundige
De examencijfers van K vielen tegen. Zij houdt van zingen, musicals en het theater. Ze is erg vriendelijk en zorgzaam, en komt uit een familie van mensen die in de zorg werken. Als verpleegkundige zal ze het vast goed doen.

2 De Zorgzame/Onderdanige verpleegkundige
T is een rustige meid ... zorgzaam, vriendelijk, behulpzaam en erg verlegen.
Mevrouw S heeft weinig zelfvertrouwen en is heel kwetsbaar ... ze is vriendelijk en eerlijk.
K is geduldig en zachtaardig, en gevoelig voor de behoeften van anderen ... wij zijn van mening dat deze persoonlijke kwaliteiten goed aansluiten bij het vak van verpleegkundige.
Mevrouw C zou een toegewijde en 'patiëntvriendelijke' leerlingverpleegkundige zijn. Zij laat alle kwaliteiten zien die worden geassocieerd met een zorgend beroep.
H is schoon en netjes ... intellectueel heeft ze niet zoveel in haar mars ... ze zal goed reageren op de opleiding.

3 De Niet-Academische verpleegkundige
In de bovenbouw van de middelbare school had J het moeilijk, ze is nogal traag ... maar wij hebben het gevoel dat ze wel de kwaliteiten bezit die nodig zijn om in dit beroep te slagen.

4 De Beslisser
N is betrouwbaar, in staat om op eigen initiatief goed overwogen en verantwoordelijke beslissingen te nemen.
Wanneer K met een probleem wordt geconfronteerd, reageert ze intelligent en met initiatief.

Uitgaand van deze beelden zou een 'echte verpleegkundige' dus een tamelijk nietszeggend, verlegen, onderdanig iemand zijn met een discutabele erfelijke aanleg. Tijdens de werving van verpleegkundigen speelt een interessante combinatie van deze stereotypen. Aan de ene kant wordt gezocht naar persoonlijke kenmerken die staan voor vrouwelijkheid – onderdanigheid en altruïsme – aan de andere kant is een opleidingsniveau nodig dat de verpleegkundige in staat stelt de juiste beslissingen te nemen en de manier van werken in de gezondheidszorg te veranderen. Vooral relevant in dit opzicht is, misschien, de ontwikkeling om van verpleegkunde een universitaire opleiding te maken. Als het niet de rol van de verpleegkundige is om beslissingen te nemen, maar alleen opgedragen taken uit te voeren, wat is dan het voordeel van een hoger opgeleide verpleegkundige?

VOORSCHRIFTVERPLEEGKUNDE: VOOR MENSEN ZORGEN DOOR TAKEN TE BEHEERSEN

In 1972 was ik als tweedejaars leerling-verpleegkundige enthousiast over mijn tweede stageplek: de afdeling gynaecologie. De afdeling van zuster Harlow stond bekend om haar kundige organisatie, goede sfeer en uitstekende leeromgeving. Zuster Harlow bestuurde deze omgeving met een combinatie van gezag, een goed humeur, compassie en buitengewone kennis. Wat ik me vooral herinner, zijn de zorgplannen die werden toegepast op alle patiënten, ongeacht wie ze waren, gebaseerd op welke operatie ze hadden ondergaan of wat ze mankeerden. Eenmaal aangeleerd waren deze zorgplannen een steun; ik had veel ontzag voor de enorme hoeveelheid kennis die de gediplomeerden en de oudere leerlingen in huis hadden. Na een hysterectomie bijvoorbeeld werden de temperatuur, polsslag en ademhaling eerst ieder uur, vervolgens elke twee uur en dan tweemaal daags tot de dag van het ontslag in de gaten gehouden. De patiënten mochten niet eten of drinken totdat er weer darmactiviteit bij ze te horen was (en het was aan de arts-assistent of de hoogst bevoegde dienstdoende verpleegkundige om dit vast te stellen). Als de darmen weer op gang kwamen, kreeg de patiënt ieder uur een paar slokjes water en mocht vervolgens de rest van die dag weer alles drinken. Als dit geen ongewenste effecten had, zoals braken (waar weer een ander beleid voor bestond), kon de patiënt aan het einde van dag twee na de operatie een eerste maaltijd krijgen, die bestond uit soep en ijs. Op dag drie werd overgegaan op lichte maaltijden (ik herinner me weerzinwekkend kleurloze fijngemalen kip). De zorg voor de darmwerking leerden we al heel vroeg aan en de jongere leerling-verpleegkundigen droegen hiervoor een grote verantwoordelijkheid. Alle patiënten kregen binnen 48 uur na de operatie laxeermiddelen en als deze niet aansloegen op de derde dag een klysma. Ik herinner me de ronden met onderstekken, de voorbereiding van visites, de rituelen rond maaltijden, waarin jongere leerlingen de 'sneue' patiënten, meestal de ouderen en stervenden, voerden. Eenmaal aangeleerd was deze manier van voorschriftverpleegkunde voorspelbaar en bijna troostend voor zowel de verpleegkundigen als de patiënten; iedereen wist wat te verwachten. Het liep allemaal als een trein. Aangezien ik deze routines er ingestampt heb, is het misschien niet verrassend dat ik mezelf terug kan voeren naar die omgeving. Ik kan me het notitieblokje nog voor de geest halen dat ik altijd bij me had, met lijsten te checken procedures wanneer mijn geheugen me in de steek liet. Ik zie de ordelijke afdeling voor me, de routines die zelfs voorschreven wat we met de bloemen moesten doen. Alleen bij een stervende patiënt werden de teugels een beetje losgelaten. Dan was er ruimte voor compassie en patiëntgerichte zorg. Deze patiënten werden iedere dienst toegewezen aan één verpleegkundige, met de regels werd ontspannen omgegaan, voedsel werd gebruikt om de patiënt te verleiden om iets te eten, in de afdelingskeuken werden voedzame drankjes of vloeibare maaltijden klaargemaakt, de bezoektijden waren ruimer, pijnstilling werd op verzoek gegeven en op de afdeling was altijd wel een doos bonbons van dankbare familieleden te vinden. Het zal de lezer niet verbazen dat onder dit welhaast militaire regime van zuster Harlow iedere gynaecologische competentie in mijn boekje werd afgevinkt, behalve, om onduidelijke redenen, het toedienen van radium.

Tegenwoordig wordt deze manier van werken uiteraard afgedaan als taakgerichte zorg, een benadering die in deze tijd van patiëntgericht werken sterk wordt ontmoedigd. Mijn opleiding was erop gericht mij voor te bereiden op het functioneren in een dergelijke omgeving. Vaardigheidstraining vond plaats in het praktijklokaal en tijdens die lessen droegen we ons uniform. We leerden vele soorten karren vullen, hoe bladen met maaltijden aantrekkelijk te presenteren en de nauw luisterende techniek van steriliteit. Zorg- en communicatievaardigheden werden als vanzelfsprekend beschouwd in plaats van aangeleerd en het theoretische onderwijs bestond vooral uit anatomie en fysiologie. Het model van patiëntenzorg zag er als volgt uit:

- diagnose;
- behandeling;
- medicatie;
- dieet;
- vocht;
- verpleegkundige zorg.

Er was ongetwijfeld een goed verband tussen wat wij moesten leren, hoe we het leerden, en de verwachtingen van patiënten en artsen in de omgeving waarin wij ons verplegende werk deden. Aan die zekerheid kwam voor mij een einde toen ik het ziekenhuis verliet om in de wijk te gaan werken als wijkverpleegkundige. Bij de mensen thuis kon ik niet altijd uit de voeten met de militaire precisie van de zorgprotocollen die ik had geleerd. Karren voor wassen en verschonen ontbraken. Het tillen van patiënten uit een laag tweepersoonsbed was een ramp voor je rug en de medicijnen stonden op de schoorsteenmantel in plaats van in een afgesloten kast. Voorschriftverpleegkunde was in een andere omgeving niet bruikbaar, dus werd het duidelijk dat een opleiding zich beter kon richten op zorgprincipes die toepasbaar zouden zijn op alle plekken waar verpleegkundigen werken. Halverwege de jaren 1970 werd vanuit de Verenigde Staten het verpleegproces geïntroduceerd en moest ik mijn grondig gerepeteerde, complete pakket routines opbergen. Het was afgelopen met de veiligheid en het geruststellende van de voorschriftverpleegkunde.

POLITIEKE VERANDERINGEN RESULTEREND IN VER-
PLEEGKUNDIGE OPLEIDINGSINITIATIEVEN

Er is nooit echt enige discussie geweest over de vraag of verpleegkundigen intelligent moeten zijn om hun werk te kunnen doen. Wel kwam, zoals ik eerder heb gemeld, het nieuwe *General Nursing Council* (GNC)-curriculum met een standaard minimumaanvangsniveau van drie standaarddiploma's (vergelijkbaar met mavo), de equivalent van het tegenwoordige *General Certificate of Secondary Education* (GCSE). Het idee om een opleiding tot verpleegkundige te beginnen in plaats van een training in het ziekenhuis kwam op tijdens de jaren 1970. De eerste echte innovatie in de verpleegkundeopleiding was Project 2000 (*United Kingdom Coaching Certificate* (UKCC), 1986), ontwikkeld voor en door verpleegkundigen. De kiem voor de veranderingen die culmineerden in Project 2000 waren al gelegd door het *Horder Report* (RCN, 1943), maar pas na drie cruciale ontwikkelingen in de jaren tachtig van de vorige eeuw werd de regering ertoe gedwongen de veranderingen te accepteren. Deze factoren waren de 'demografische tijdbom': een toenemende bezorgdheid over het beschikbare aantal achttienjarigen dat verpleegkundige kon worden als gevolg van de dalende geboortecijfers tussen 1964 en 1976. Ten tweede zag de regering de noodzaak in van meer aandacht voor preventie in plaats van alleen behandeling (zie ook hoofdstuk 1, 5, 6 en 7 voor verdere discussie), mede door politieke nadruk op kosteneffectiviteit en waar voor het geld (UKCC, 1986). Bijna tegelijkertijd gaf het *Royal College on Nursing* (RCN) dr. Harry Judge de opdracht een rapport te schrijven over onderwijshervormingen (RCN, 1985) en werd door de *United Kingdom Central Council of Nursing, Midwifery and Health Visiting* een adviescommissie opgericht die zich met onderwijshervorming moest gaan bezighouden. Deze initiatieven leidden uiteindelijk tot aanbevelingen voor een nieuwe voorbereiding op de praktijk (*New Preparation for Practice*, UKCC, 1986). De essentie van de 25 aanbevelingen was dat opleiding en praktijk volledig gescheiden moesten worden, dat leerlingen op de werkvloer boventallig moesten zijn en dat zij een officieel diploma voor hun professionele kwalificaties moesten krijgen. Iemand die deze opleiding had gevolgd, zou vaardigheden hebben ontwikkeld voor zowel institutionele als niet-institutionele settings. De opleiding zou bestaan uit een gemeenschappelijk basisgedeelte, gevolgd door een specialisatie in één van de vier registratiegebieden. De 'second-level' verpleegkundige[2], ook wel de 'Enrolled Nurse' genoemd, verdween (Dolan, 1993).

DE JAREN 1990

Een decennium later leidde de invoering van de nieuwe opleiding tot veel scepsis over de voordelen van een graad bij het werk van verpleegkundigen. Kunstcriticus Brian Sewell klaagde er na een persoonlijke ervaring over dat:

> ... verpleegkundigen tegenwoordig academische niveaus bereiken die veel hoger zijn dan veel universitaire opleidingen – een enorme geldverspilling als je kijkt naar hun werk op ondersteekniveau.
>
> Payne, 1999, p. 14.

Hoewel dit standpunt van iemand met een heel beperkt zicht op de reikwijdte van verpleegkundige activiteiten begrijpelijk kan zijn, wordt het zorgelijker als ook parlementsleden, die de macht hebben om politieke veranderingen door te voeren, er zo over denken. Schaduwminister van Volksgezondheid Ann Widdecombe vergroot het belang van de door Sewell verwoorde standpunten door te beweren dat het huidige systeem aspirant-verpleegkundigen – of wat zij de ondersteekbrigade noemt – afschrikt die niet hoog opgeleid zijn (Payne, 1999). Van bekende politici als Virginia Bottomly doen citaten de ronde als:

> Project 2000 maakt dat sommigen worden afgeschrikt om de verpleging in te gaan, terwijl dat uiteindelijk toch een praktisch beroep is.
>
> Payne, 1999.

Ook Frank Dobson, de minister van Volksgezondheid, was het ermee eens dat het huidige systeem aspirant-verpleegkundigen afschrikt (Payne, 1999, p. 15). In de Daily Mail droeg Melanie Phillips (1999) met een giftige aanval op de moderne verpleegkundige haar steentje aan de discussie bij. Zij beschuldigde verpleegkundigen ervan dat zij:

---

2   De 'second-level' verpleegkundige was een geregistreerde verpleegkundige (in deel 1 van het NMC-register) die, na voltooiing van een tweejarige cursus verpleegkunde, verpleegkundige zorg verleende onder leiding van een 'first-level' verpleegkundige.

> ... willen dat hun beroep meer op de geneeskunde gaat lijken.
> Vooraanstaande verpleegkundigen die ervoor zorgden dat de verpleegkundeopleiding in het hoger onderwijs terechtkwam, dankten gedurende het proces vriendelijkheid en medeleven af en bezondigden zich aan het nihilistische, politiek correcte gebazel dat de sociale wetenschappen ook al heeft vervormd.
>
> Melanie Phillips, 1999, p. 8.

Het is niet verrassend dat het verpleegkundig beroep volop wordt bekritiseerd door buitenstaanders, aangezien verpleegkundigen zo onduidelijk zijn over wat precies hun werk is.

Toen eind jaren 1980 de verpleegkundeopleiding in het hoger onderwijs werd opgenomen, kwam de nadruk sterk op het theoretische gedeelte van het programma te liggen. Biologie, psychologie en gezondheidsstudies vormden het lesprogramma, samen met beroepsonderwijs en verpleegmethoden. Deze sterke nadruk op theoretische deskundigheid bevorderde het docentgestuurde lesprogramma, met passieve studenten die probeerden de ideeën uit de opleiding in de praktijk te brengen. In het rapport door de commissie van de UKCC – ingesteld om onderzoek te doen naar de opleiding van verpleegkundigen en verloskundigen – werd zware kritiek geuit op het gebrek aan voorbereiding van de studenten op de praktijk en de weinige steun die zij kregen in de praktijk (UKCC, 1999). Uit een onderzoek naar de essentiële en wenselijke klinische vaardigheden bleek een verschil tussen clinici, beroepskrachten en studenten, wat duidt op de noodzaak meer te overleggen met collega's in de klinische praktijk over vaardigheden in het lesprogramma (Parsons, 1999). Het trainen van technische competenties gaat altijd het gemakkelijkst in de praktijk. Wat een opleiding nodig heeft, is een:

> ... mechanisme waardoor kennis wordt gegenereerd (die) perfect aansluit bij de echte wereld waarin die kennis wordt toegepast.
>
> Rolfe, 1996, p. 15.

Dit vereist een student die actief aan het leerproces deelneemt, leert hoe hij kennis verwerft over verpleegkunde en leert omgaan met de onzekerheid van het inzicht dat niet alle kennis kan worden onderwezen. Als beroepskrachten zich evidence based gezondheidszorg moeten eigen maken, dan moeten ze in de praktijk over goede rolmodellen beschikken: verpleegkundigen die zorgvuldig worden geselecteerd en opgeleid om de poortwachters van het beroep te zijn en die de kloof tussen theorie en praktijk kunnen overbruggen.

Als reactie op de tekortkomingen van het curriculum van Project 2000 publiceerde het Ministerie van Volksgezondheid richtlijnen voor wat nu bekend staat als het *Making a Difference* lesprogramma. 'Making a difference' had betrekking op het geheel van de verpleegkunde, en de omgeving waarin en de omstandigheden waaronder deze plaatsvond. In het rapport werden onderwerpen besproken als de kwaliteit van de zorg, verbetering van de opleiding en training, carrièreontwikkeling, werken op nieuwe, flexibeler manieren, het versterken van leiderschap en de problemen met het werven van personeel. Het is misschien niet verrassend dat rond deze tijd – gegeven de nostalgie van de meeste mensen naar de Zuster van vroeger en alles wat 'zij' vertegenwoordigde, vooral orde en netheid – de Moderne Zuster weer in de ziekenhuisomgeving werd geïntroduceerd.

In 1999 had ik een baan aan een verpleegkundeopleiding. Ik had net mijn promotieonderzoek naar de kenmerken van verpleegkundigen afgerond en had het erg naar mijn zin met het ontwikkelen van het nieuwe lesprogramma, waarin ik, puttend uit dertig jaar werkervaring, iets terug probeerde te brengen van wat naar mijn gevoel verloren was gegaan. In de Ayurvedische traditie is het principe bekend van 'de economie van inspanning', waarmee wordt bedoeld: minder doen om meer te bereiken (Chopra, 1996). In een snel veranderende, complexe wereld heerst onterecht het idee dat meer volledigheid betere resultaten betekent, en dus dat de mogelijkheid om snel te reizen betekent dat je meer kilometers snelweg kunt afleggen. Maar de snelheid en afgelegde afstand staan niet noodzakelijk gelijk aan de kwaliteit van de reis of verworven ervaring. Het curriculum dat ik help ontwikkelen, veronderstelde een analogie tussen minder lesgeven en meer leren. Door studenten de bouwstenen van kennis aan te reiken en voort te bouwen op hun informele kennis, zouden ze in staat moeten zijn de vaardigheden te ontwikkelen waarmee ze in verschillende verpleegomgevingen konden leren en veilig konden zijn. Jenny (1990, p. 21) benadrukt dat 'ervaring deskundigen maakt' en niet de hoeveelheid gegeven lesuren. Impliciet in de leerresultatenbenadering in het hoger onderwijs, bevestigd door Dearing (NCIHE, 1997) en benadrukt door de NMC, is het idee dat leervaardigheden een wezenlijk deel moeten uitmaken van het lesprogramma. Om iemand te worden die reflectief leert of werkt, betekent, naast terugkijken op wat en hoe je geleerd hebt, dat je om je heen kijkt en vooruitkijkt. Reflectie voor actie, reflectie in actie en reflectie op actie is onderzocht door Schön (1987), Eraut (1995) en Cowan (1999). De onderlinge verschillen tussen deze auteurs zijn maar klein. Wat misschien relevanter is voor de ontwikkeling van een lesprogramma in een snel veranderende omgeving, is de relatie tussen reflectie en leren met meer diepgang.

Veel docenten verpleegkunde hebben jarenlange praktijkervaring, gevolgd door een opleiding in het hoger onderwijs. Wat niet vergeten moet worden, is dat zij voor hun docentschap een langdurig, geleidelijk socialisatieproces hebben ondergaan en kennis hebben opgebouwd. Al hun kennis en kunde kan onmogelijk in een lesprogramma van drie jaar worden gestouwd. Uit dit proces moet voor de student een lesprogramma worden gedestilleerd dat de ervaring van de getrainde verpleegkundige in het gezondheidszorgsysteem weerspiegeld. Als de student geïndividualiseerde zorg moet uitvoeren, dan moet in het onderwijsproces ook geïndividualiseerde aandacht aan de student worden gegeven. Als de student bij aanvang van de opleiding al de nodige levenservaring meebrengt, moet aan het begin van de opleiding een inventarisatie worden gemaakt van zijn of haar kennis, vaardigheden en attituden, en moet die ervaring de basis vormen waarop in de opleiding wordt voortgebouwd. Als de persoonlijke kenmerken van verpleegkundigen een integraal onderdeel vormen van de relaties die zij met hun collega's opbouwen, moet in de opleiding aan hun persoonlijke ontwikkeling ook meer aandacht worden besteed (Muncey, 2000). Elke student die aan de opleiding begint, heeft al een eigen beeld van wat een verpleegkundige is. Dit moet besproken en ontwikkeld worden om de kenmerken te benadrukken die in de eenentwintigste eeuw van de verpleegkundige worden verwacht.

NOG MEER OPWINDING IN 2009

Begin november 2009 kondigde de Britse regering aan dat in 2013 alle verpleegkundigen een academische graad zullen hebben. Als er nog enige onduidelijkheid bestond over de vraag of het geromantiseerde beeld van de verpleegkundige die alleen maar zorgzaam hoeft te zijn nog steeds springlevend is in de media en de publieke opinie, dan namen de reacties op deze aankondiging die onduidelijkheid wel weg. De opwinding in de media kwam heel goed tot uiting in het stuk van Minette Marin in de Sunday Times. Zij schreef:

> Een van de domste initiatieven van de regering was wel haar aankondiging van vorige week dat in de toekomst alle verpleegkundigen die werken voor de NHS een academische graad moeten hebben ... de desastreuze gevolgen hiervan lijken toch zonneklaar ... het zal allerlei mensen afschrikken die als verloren voor het beroep zullen moeten worden beschouwd; iedereen die niet heel goed kan

> leren; iedereen die – heel eerlijk gezegd – niet erg slim is; iedereen
> die het als roeping voelt om voor patiënten te zorgen, maar geen
> behoefte heeft aan een hoogwaardig technologische opleiding ...

De honderden brieven en blogs die hierop volgden, worden kernachtig samengevat in het volgende blog, geplaatst in reactie op een redactioneel commentaar:

> Hoe kan een academische graad een angstige patiënt helpen? Volgens mij was een groot aantal uitstekende verpleegkundige van vroeger niet in staat geweest een universitaire opleiding af te ronden – maar boden zij hun patiënten wel 'tedere en liefdevolle zorg' en is dat niet waar het in de verpleegkunde om draait?

3.5 Observaties: rituelen en management

Zelf verpleegd worden

Halverwege de jaren 1990 moest ik zelf een kleine operatieve ingreep ondergaan. Ineens verkeerde ik in de vreemde positie van patiënt op de afdeling Gynaecologie, en kon ik deze ervaring vergelijken met mijn ervaring als leerling in 1972. En een ervaring was het. Verdwenen waren de rituelen en de geordende rustige omgeving. Daarvoor in de plaats was een geroezemoes van mensen en machines gekomen. De rigide hiërarchie was verdwenen en vervangen door een verwarrend scala aan verschillende uniformen en manieren van werken. Tot mijn opluchting verliep mijn verblijf wat mijn eigen herstel betreft vrij kalmpjes, maar daardoor had ik wel de kans om te observeren wat er allemaal om me heen gebeurde en vast te stellen hoe ik me voelde over de zorg die ik kreeg. Wat me het meest opviel, was hoe saai het is om te herstellen van een operatie. De enige afleiding die de verveling doorbrak, was het ritueel van de controles die iedere vier uur werden gedaan, één van de laatste bolwerken van het tijdperk van verplegen volgens voorschrift dat nog niet was geslecht. Iedere vier uur verscheen er een verpleegkundige of, vaker nog, een verpleeghulp aan mijn bed, zonder dat hiervoor in mijn zorgplan een reden te vinden was. Je kunt je voorstellen hoe teleurgesteld ik was toen ik merkte dat degene die deze controles uitvoerde, de tijd aan mijn bed niet benutte om een praatje met mij te maken, te beoordelen hoe het verder met me ging, te vragen of ik lekker lag en of ik goed vooruitging, maar om tijdens het opnemen van mijn temperatuur met een apparaat meestal met haar collega te babbelen, die dezelfde taak uitvoerde bij een patiënt in een van de naburige bedden. Meteen na het noteren van de gemeten waarde liepen ze weg en lieten mij achter, in arren moede, wachtend op de volgende maaltijd of controle.

Aan de ontvangende kant van de zorg begon ik de noodzaak van regelmatige controles in te zien. Het verpleegritueel van controles om de vier uur betekent dat er iedere vier uur een verpleegkundige aan je bed komt om de verveling van het herstel te doorbreken, maar de patiënt lijkt hier heel weinig baat bij te hebben. Deze ervaring zette me aan het denken over de therapeutische relatie die verpleegkundigen met hun patiënten zouden kunnen hebben. In plaats van mijn temperatuur met een apparaat te meten, zouden ze ook gebruik kunnen maken van hun observatievaardigheden: kijken hoe de kleur van mijn huid was en hoe warm die aanvoelde, vragen of ik ergens pijn had en of er problemen waren met de operatiewond, een praatje met me maken om mijn stemming te beoordelen. De paar minuten die het zou kosten om een dergelijke observatie te doen, zouden maken dat ik me goed verzorgd voelde, mijn moreel zou worden opgekrikt door de interactie en ik zou me gerustgesteld voelen doordat er serieus was gekeken hoe het met me ging (zie ook hoofdstuk 8 voor verdere discussie).

Ik ga er graag van uit dat er meer in het hoofd van de verpleegkundige omgaat terwijl zij deze rituele taken verricht. Als patiënt wilde ik gerustgesteld worden en wat aandacht krijgen, en ik had er geen idee van wat er in de verpleegkundige omging terwijl hij of zij de controles verrichtte. De verkeerde ideeën die heersen over wat nu precies verpleegkunde is, zijn misschien begrijpelijk als je ziet wat verpleegkundigen meestal doen: het uitvoeren van een serie taken. Wat veel moeilijker naar buiten komt, is het affectieve en cognitieve aspect dat ook inherent is aan alles wat ze doen. Het is gemakkelijk een verpleegkundige een wasbeurt te zien uitvoeren bij iemand op bed, maar het is bijna onmogelijk om de andere vaardigheden te zien die ze op dat moment ook toepast. Misschien houdt ze rekening met culturele vereisten uit respect voor de patiënt of controleert ze op beginnend decubitus, wat zou betekenen dat bepaalde lichaamsdelen extra aandacht behoeven. Een positief lichaamsbeeld is belangrijk voor de patiënt en de verpleegkundige zal nagaan op welke manieren ze de kwaliteit van leven van de patiënt kan verbeteren door aandacht te schenken aan diens persoonlijke behoeften. Terwijl de verpleegkundige haar taak uitvoert, schenkt ze aandacht aan privacy, psychologische veiligheid en geeft ze mogelijk wat gezondheidsvoorlichting. Het is nogal paradoxaal dat verpleegkundigen het meest worden bewonderd door patiënten die moeten herstellen van allerlei neveneffecten van hun eigenlijke aandoening. De competente, proactieve verpleegkundige die door zorgvuldige beoordeling deze neveneffecten voorkomt, loopt het gevaar onopgemerkt te blijven doordat de patiënt zich er niet van bewust is wat er zonder haar deskundige interventies had kunnen gebeuren.

Het Gamp-Nightingalemodel[3] benadrukt bepaalde kenmerken die het beeld van een 'goede verpleegkundige' zijn gaan bepalen. De praktische omgang met de zieke armen in de negentiende eeuw accentueerde de status van de ziekenhuisverpleegkundige (Dean & Bolton, 1980). De werksfeer van het werkhuis werd als een broeinest van moreel en fysiek gevaar beschouwd; daarom moest de 'curatieve werksfeer' van het ziekenhuis een door Rosenberg genoemd 'moreel universum' creëren (Rosenberg, 1979, p. 117). Respectabele vrouwen werden in dienst genomen en onderworpen aan een regime van discipline en training om hen te onderscheiden van hetgeen ze in het werk moesten transformeren (ziekte, disharmonie en de chaos van het pauperdom). Belangrijke kenmerken van de nieuwe verpleegkundige kwamen voort uit haar achtergrond. Ze werd zorgvuldig geselecteerd uit de lagere middenklasse om haar te onderscheiden van grovere dienstmeiden waarop de verpleegkunde in het werkhuis was gebaseerd. Haar gevoel voor orde en netheid werd gegarandeerd door strikte hiërarchische verhoudingen, waarin zij ondergeschikt was aan de zuster, hoofdverpleegster en dokter, al was haar uniform wel een uiting van haar macht over de besmettelijke invloed van de patiënten. Ze moest een symbool worden van de ware spirituele voorwaarden voor gezondheid en de manier waarop morele rechtschapenheid en correct gedrag ziekte als bijverschijnsel van de armoede zouden wegvagen. Het is een interessante paradox dat in een tijd waarin de geneeskunde ziekte ontdekte en afstand begon te doen van het idee dat ziekte werd veroorzaakt door sociale omstandigheden, het raamwerk waarop het model van verpleegkunde en volksgezondheid werd opgebouwd het menselijk lichaam als centrale as had, waar ziekte niet meer was dan een algemene toestand van verstoord evenwicht in een functionele hygiënische omgeving (Nightingale, 1860).

---

3 Het *Gamp-Nightingalemodel* beschrijft de goede en slechte stereotype kenmerken van een verpleegkundige.

Bellaby en Oribabor (1980) voeren aan dat de verpleegkunde niet alleen een technische organisatie van patiëntenzorg is, maar ook een beroep. Om te begrijpen waarom verpleegkundigen proberen hun beroep te beschermen en onder controle te houden, is het noodzakelijk veranderingen in productierelaties te begrijpen. Johnson (1972) plaatst professionalisme in de relatie tussen de producent van diensten of goederen en de consument. Als de verpleegkunde erkend wil worden als beroep, dan moet ze zich bevrijden van de bemoeienis door derden; ze moet controle uitoefenen over een werksfeer en zich bevrijden van bescherming door consumenten. De verpleegkunde kan een goed georganiseerd 'korps' zijn, maar niet noodzakelijk een 'groep' collega's. Abel-Smith (1960) beweert dat er parallellen bestaan tussen de Nurses Act van 1919 en de wet uit 1858, waarin het medische register werd opgericht waarbinnen de verschillende professies relatieve autonomie en controle hadden. Maar registratie van verpleegkundigen verenigde de verpleegkunde niet. Het leiderschap werd niet altijd georganiseerd door ervaren krachten en de laatste tegenstrijdigheid was dat de staat, hoewel ze geregistreerde verpleegkundigen het monopolie op beroepsuitoefening leek te geven, er min of meer heimelijk voor zorgde dat dit monopolie niet werd uitgeoefend: ze ontnam leidende verpleegkundigen effectieve zeggenschap over de opleiding van verpleegkundigen.

De gender- en klassenverhoudingen inherent aan het Nightingalemodel vormen dan ook slechts één van de wijzen waarop de productie van verpleegkundige zorg gezien kan worden. In tegenstelling tot de verpleegkundige die deel uitmaakt van een holistisch, helend partnerschap met de patiënt, staat het afstandelijke, biomedische, curatieve model dat medische interventie ziet als het middel voor alle problemen met gezondheid en ziekte. Binnen dit biomedische model is de verpleegkunde ondergeschikt aan de geneeskunde, vanwege de ijzeren greep van die laatste op de technologische ontwikkelingen. Davies (1996) beweert dat de beheersing van kennis die inherent is aan het medische model, iets vertegenwoordigt wat (zie ook hoofdstuk 5 voor verdere discussie):

> ... verworven, bezeten of in stand gehouden wordt om te kunnen bedwingen, onderwerpen en controleren – kortom, om orde te scheppen.
>
> Davies, 1996, p. 55.

Ditzelfde mechanisme is er ook de oorzaak van dat medisch specialisten een hogere status hebben dan de huisarts. Als verpleegkundigen ervoor kiezen zich te beperken tot dit type professionalisme, dan sluiten ze de mogelijkheid uit om het intuïtieve en het belang van ervaring – die in de reflectieve beroepskracht bij elkaar komen – te erkennen (Davies, 1996).

Toen Dammant (1994, p. 101) beweerde dat de verpleegkundige beroepsgroep haar verantwoordelijkheid had verwaarloosd door de 'schijnbaar arbitraire toename van zo veel verschillende verpleegkundegroepen binnen de gemeenschap' aan te moedigen, had ze het net zo goed kunnen hebben over de hele arena van verpleegkundige settings. De technologische verandering heeft niet alleen de macht van de arts vergroot, maar ook de grondslag gelegd voor de splitsing tussen bepaalde graden in de verpleegkunde en de ongelijke ontwikkeling daarvan.

Gegeven het gebrek aan controle van verpleegkundigen over hun eigen opleiding, kan als derde manier staatsinterventie overwogen worden. Hiermee wordt de nadruk gelegd op overheidsbeleid dat tot doel heeft schaarse middelen op de juiste wijze in te zetten. De managementkant van deze benadering legde de fundamenten voor klinisch verpleegkundige aandacht voor de werkrelatie, op factoren als salaris, macht en werkomstandigheden, in plaats van de ontwikkeling van het kennisdomein van de beroepsgroep om zich van andere beroepen te onderscheidden.

Verpleegkundigen vervullen een breed scala aan rollen; naast de algemene verpleegkundigen die op een ziekenhuisafdeling werken en een uniform dragen, zijn er wijk-, psychiatrisch en praktijkverpleegkundigen, om maar enkele voorbeelden te noemen. Zij putten uit een brede en gevarieerde verscheidenheid aan kennis. Ze verschillen onderling in de manier waarop ze aankijken tegen hun professionaliteit en in hun waardering voor de beperkingen of voordelen van de technologie. Ook hebben ze een beperkt besef van de geschiedenis van hun vakgebied, wat weer bijdraagt aan het gebrek aan cohesie. Hoe dan ook, één accent ontbreekt in de standaardgeschiedenis van de verpleegkunde: het geworstel met het verpleegkundig beroep. Whitlock (1988) maakt in haar video *Images of Nurses* het punt dat het standaardbeeld van de verpleegkundige als een engel onverenigbaar is met dat van verpleegkundigen als militante, eigenzinnige vrijheidsstrijdsters. Het is dan ook niet verrassend dat informatie over de protestmarsen van 1937 en 1962 niet bekend is bij het publiek, noch binnen de verpleegkundeopleiding aandacht krijgt als tegenwicht voor het stereotype beeld.

Deze manieren om tegen de productie van verpleegkundige zorg aan te kijken, zijn ook terug te vinden in het huidige debat over het karakter van de verpleegkunde. Deze omvatten het ingewikkelde samenspel tussen de kunst en wetenschap van verplegen.

> *De verzorgende rol, die intrinsiek is aan het woord 'verpleegkundige', houdt de verpleegkunde gevangen in de rubriek van kunst, terwijl verpleegkunde waarin de hoogtechnologische ontwikkeling wordt omarmd de discipline gevangen houdt in de rubriek van de wetenschap.*
>
> Holden en Littlewood, 1991, p. 1375.

De oorsprong van de verpleegkunde als een wetenschappelijke en technische onderneming ligt in de vroege strijd om erkenning als beroepsgroep (Rafferty, 1995) en dit aspect van het vak wordt door sommige verpleegkundigen zeker beschouwd als een prestigieus onderdeel van het vak. Desondanks stelt Jenner (1997) dat:

> *... de kunst van verplegen het intentionele, creatieve inzetten van zichzelf is, gebaseerd op competentie en deskundigheid, om emotie en betekenis over te brengen op een ander. Het is een subjectief proces, dat interpretatie, sensitiviteit, verbeeldingskracht en actieve participatie vergt.*
>
> Jenner, 1997, p. 5.

PREVENTIE EN GEZONDHEID: ONDERZOEK EN DE EVIDENCE BASED PRACTICE

Katheterzorg

Ik ben herstellende van een operatie en heb daarom nu een katheter. Mijn kennis als verpleegkundige heeft me gemotiveerd veel te drinken om infectie te voorkomen. Ik weet dat dit één van de meest voorkomende risico's van katheterisatie is. Ik ben trots op mezelf dat ik zo'n goede patiënt ben en drink het ene glas water na het andere, terwijl ik mijn katheterzakje zich met heldere urine zie vullen. Ik weet dat de volgende stap, katheterverwijdering, zo zijn eigen risico's heeft: spasmen in de urethra en urine die niet kan passeren als de katheter eenmaal is verwijderd, wat kan leiden tot opnieuw katheterisatie en opnieuw een verhoogd risico van infectie. Tot mijn verbazing verschijnt de verpleegkundige om tien uur 's avonds aan mijn bed om de katheter eruit te halen. Ik weet niet beter dan dat dit altijd 's morgens vroeg gebeurt en ik vraag hoe het zit. De verpleegkundige vertelt dat ze op de afdeling een onderzoek hebben gedaan naar de problemen die een rol spelen bij de verwijdering van katheters. Het doel van dit onderzoek was het risico op infectie, bijkomende problemen met infectiebronnen en de kans op herkatheterisatie te verminderen. Een belangrijke bevinding van dat onderzoek had te maken met de angst van de patiënt om weer voor het eerst zelf te moeten plassen na katheterverwijdering (en als er iets is wat het urineren bemoeilijkt, is het wel angst). Dat de katheter nu om tien uur 's avonds werd verwijderd, gebeurde vanuit de gedachtegang dat de patiënt op dat tijdstip vooral zou willen slapen. Als hij of zij de volgende ochtend wakker werd met een volle blaas, zou het plassen vanzelf gaan en probleemloos verlopen, zo werd verondersteld. Het aantal nieuwe katheters en infecties daalde en de patiënten herstelden vlotter, met als bijkomend voordeel dat er bespaard werd op het krappe budget.

Dit was in al zijn eenvoud een lichtend voorbeeld van 'onderzoek' dat het door verpleegkundigen vereiste denken liet zien om evidence based werken te bevorderen en om gezondheidsresultaten een prominente plaats in de zorg te geven. De ontwikkeling van een gezondheidszorgmodel gebaseerd op gezondheidsresultaten en preventie in plaats van op het genezen van zieken, is echter ook weer een evolutie in de de verpleegkundige praktijk.
Traditioneel wordt verplegen geassocieerd met ziekenzorg; de hysterie in de media over de verzorging maakt natuurlijk ook dat de verpleegkunde vast blijft zitten in dit model. Deze associatie werd versterkt door het ontstaan van de National Health Service (NHS, het Britse systeem van gezondheidszorg) (zie ook hoofdstuk 6 voor verdere discussie). Op 5 juli 1948 werd de NHS ingevoerd. Iedereen kreeg het recht op een eigen huisarts en op gratis medische zorg. Het ontstond uit een cultuur van wijdverbreide en toegankelijke primaire zorg die bestond sinds de National Insurance Act uit 1911. Het gaf aanleiding tot een professioneel tribalisme, dat leidde tot competitie tussen de gezondheidszorgdisciplines en een model van volgzaamheid dat onpraktisch

en ineffectief werd (Davies, 1996, Soothill, Mackay, & Webb, 1995). De financiële offers van de NHS werden beschouwd als:

> ... terecht en noodzakelijk als een manier om lijden te verlichten en een standaard voor gezondheid te bevorderen die essentieel is voor het toekomstige welzijn van de natie.
>
> Houghton en Whittow, 1965, p. 11.

Ondanks deze tweeledige nadruk garandeerden de machtsstructuren in de medische professie dat specialisatie macht opleverde door kennis. Ziekenhuisspecialisten trokken de aandacht van politici en eigenden zich steeds grotere delen van het budget toe om de toenemend geavanceerde behandelingen mogelijk te maken, die weer het gevolg waren van de gigantische technologische ontwikkeling. Dit leidde tot ondergeschikte zorg met een focus op ziektediagnostiek in plaats van op preventie, ondanks het feit dat de meeste gezondheidszorgcontacten in de gemeenschap plaatsvinden. Het is ook interessant om op te merken dat de invloed van primaire zorg werd beperkt, ondanks de vrij naïeve veronderstelling dat toegang tot gratis gezondheidszorg een waarborg was tot verbetering van de lichamelijke en psychische gezondheid van de bevolking van Engeland en Wales door preventie en behandeling van ziekte (Department of Health, 1946). Gehoopt werd dat de erop volgende verbetering van de volksgezondheid de druk op het curatieve gezondheidszorgbudget zou verlichten (Department of Health, 1946). In het jaar dat volgde op de NHS-besluit werd uitvoeriger verpleegkundige wetgeving vastgesteld, voornamelijk bedoeld om de opleiding van ziekenverpleegkundigen te verbeteren (General Nursing Council of England and Wales, 1949[4]).

---

4 The General Nursing Council for England and Wales (GNC E/W) was established by the Nurses Registration Act 1919. The main function of the Council was to compile and maintain a Register of Nurses which was opened in 1921 and divided into the General Part and the Supplementary Part. The responsibilities of the Council were extended by the Nurses Act of 1943 to include a Roll of Assistant Nurses (renamed state enrolled nurses by the Nurses Act 1961). The Nurses Act 1969 empowered the Council to divide the Roll of Nurses into three parts, i.e. general, mental and mentally subnormal. The Briggs Report and the Nurses, Midwives and Health Visitors Act 1979. The Briggs Committee was established in 1970 (thanks to pressure from the RCN) to consider issues around the quality and nature of nurse training and the place of nursing within the NHS, rather than regulation per se. It reported in 1972 and recommended a number of changes to professional education. Almost as an afterthought,

In de leerboeken voor verpleegkundigen uit de jaren 1960 ligt de nadruk nog steeds op de ziekenzorg. Houghton en Whittow (1965) stellen heel duidelijk dat:

> ... het vermogen deskundige zorg aan de zieken te verlenen en de arts of chirurg te assisteren bij het geven van de voorgeschreven behandeling zeker een van de hoofddoelen van de opleiding van de verpleegkundige is.
>
> Houghton en Whittow, 1965, p. 30.

Tegen het eind van de jaren 1960 begon de houding ten aanzien van de gezondheidszorg te veranderen. Het streven naar genezing en palliatie, dat een integraal onderdeel vormde van de ontwikkeling van de NHS, leidde bij de bevolking tot een onverzadigbare behoefte om van de gezondheidszorg gebruik te maken. Daarnaast werd het gevoel dat een goede gezondheid in zekere zin een onaantastbaar recht was gemeengoed. Samen met een kritisch bewustzijn van wat goede dienstverlening inhoudt, ontstond een kostbare gezondheidszorg.

Briggs also recommended the replacement of the existing regulatory structure (involving nine separate bodies across the United Kingdom) with a unified central council and separate boards in each of the four countries with specific responsibility for education. Six years of debate and delay followed before the modified Briggs proposals formed the basis of the Nurses, Midwives and Health Visitors Act 1979. This was due to the need to take account of devolution, Treasury misgivings, lack of consensus within the professions [especially from midwives], and a lack of government will to find the parliamentary time to enact the legislation. In 1983, the United Kingdom Central Council for Nursing, Midwifery and Health Visiting (UKCC) was set up. Its core functions were to maintain a register of UK nurses, midwives and health visitors, provide guidance to registrants, and handle professional misconduct complaints. At the same time, National Boards were created for each of the UK countries. Their main functions were to monitor the quality of nursing and midwifery education courses, and to maintain the training records of students on these courses. This structure survived with minor modifications up to April 2002, when the UKCC ceased to exist and its functions were taken over by a new Nursing and Midwifery Council (NMC). The English National Board was also abolished and its quality assurance function was taken on board by the NMC. The other National Boards were also abolished, but new bodies were created in each country to take over their functions. (Retrieved June 30, 2010, from http://www.nmc-uk.org/About-us/The-history-of-nursing-and-midwifery-regulation.)

Het lijkt erop dat de oorspronkelijke bedoeling van de gezondheidszorgverlening niet was gerealiseerd. De paternalistische houding ten aanzien van de gezondheidszorg, die zwaar leunde op de dokter en de verpleegkundige als deskundigen en waarvoor een heel volgzame patiënt nodig was, vertoonde vele zwakke plekken. Individuen waren de verantwoordelijkheid voor hun eigen gezondheid kwijtgeraakt en er was groot vertrouwen ontstaan in de verzorgingsstaat. Zonder volledig inzicht en volledige keuzes verlieten patiënten de zorg door arts en verpleegkundige, en vielen vaak terug op hun eigen, individuele manier van omgaan met ziekte. Vanwege de verwachtingen die mensen hebben van de kwaliteit van leven en kwaliteit van de zorg, en de enorme kosten die de gezondheidszorg met zich meebracht, werden in de jaren 1970 serieus vraagtekens geplaatst bij de toekomst van de NHS. Het is interessant dat het begrip *informed consent* vanaf 1972 in de literatuur begon te verschijnen, ondanks de discussie die dit begrip opriep na de beschrijving van obscene medische experimenten tijdens de tribunalen van Neurenberg (Beauchamp & Childress, 1989). Dit weerspiegelt de toenemende trend dat mensen betrokken willen worden bij beslissingen over hun gezondheidszorg. Samen met het Black Report over *Inequalities in Health* en het erop volgende *The Health Divide* (weergegeven in Townsend & Davidson, 1992) werd duidelijk dat de gezondheidszorg, hoewel gratis, niet in dezelfde mate in de behoeften van alle individuele patiënten voorzag.

De jaren 1970 eindigden met de Alma Ata verklaring van de WHO:

> *Regeringen hebben een verantwoordelijkheid voor de gezondheid van hun bevolking die alleen vervuld kan worden door het leveren van adequate gezondheidszorg en sociale maatregelen ... Primaire gezondheidszorg is de sleutel tot het bereiken van dit doel, omdat het deel uitmaakt van een ontwikkeling in de geest van sociale rechtvaardigheid.*
>
> WHO, 1978, p. 3.

Deze verklaring was onder andere zo visionair omdat erin werd gesuggereerd dat primaire gezondheidszorg gebaseerd zou moeten zijn op:

> *... de resultaten van biomedisch en gezondheidszorgonderzoek, het bevorderen van maximaal gemeenschapsvertrouwen en individueel zelfvertrouwen in de planning, organisatie, werking en controle van de primaire gezondheidszorg.*

Verder werd gesteld dat binnen de primaire gezondheidszorg artsen, verpleegkundigen, verloskundigen, hulpdiensten, maatschappelijk werkers en alternatieve/traditionele geneeskundigen als team met elkaar zouden moeten samenwerken.

Pas tijdens de jaren 1990 beginnen deze basisuitgangspunten hun beslag te krijgen. Barnes (1995) merkt op dat:

> ... partnerschap en empowerment waarden zijn waarnaar een toenemend aantal kopers en leveranciers van gezondheidszorg en sociale dienstverlening pretenderen te streven.
>
> Barnes, 1995, p. 228.

Evidence based gezondheidszorg wordt beschouwd als een manier om de kloof te dichten tussen onderzoek en de dagelijkse praktijk, in die zin dat de machtsbalans verschuift van de hulpverleners naar de gebruikers of mantelzorgers. Invoering van deze waarden vereist een herdefiniëring van professionalisme en een nieuwe kijk op de rol van 'verzorging' (Ellis, 1993; Malin & Teasdale, 1991; Marsh & Fisher, 1992). Ongetwijfeld is technische competentie altijd een centraal punt geweest, maar om goede rationales voor zorg, preventie en behandeling te leveren, is wetenschappelijke rationaliteit een must, evenals een beter begrip van de 'geleefde ervaring' van echte mensen. Epidemiologisch bewijs en plaatselijke karakterschetsen zijn essentiële instrumenten bij het leveren van de juiste zorg, het bestrijden van ongelijkheid en het aanpakken van veranderingen in incidentie en prevalentie van ziekten die voorkomen bij de bevolking.

Het begin van de jaren 1990 was een tijd van crisis en dramatische verandering. Tegen de achtergrond van de introductie van algemeen management in de NHS hadden twee opstellen van White aanzienlijke invloed op de primaire gezondheidszorgteams: Promoting Better Health (Department of Health, 1988) en Working for Patients (Department of Health, 1989).

Regeringsrapporten eind jaren 1990 waren The National Health Service: a service with ambitions, Primary care; the future choice and opportunity en Primary care: delivering the future (Department of Health, 1996abc). Impliciet of expliciet wordt in al deze beleidsnota's de sleutelrol benadrukt van verpleegkundigen, verloskundigen en praktijkverpleegkundigen bij het voorzien in de gezondheidszorgvraag en om een NHS-geleide primaire gezondheidszorg tot stand te brengen. De verpleegkunde had zich deze trends niet alleen toegeëigend, maar ook bijgedragen aan de ontwikkeling van dit regeringsbeleid door het definiëren van haar toekomstige rol. Voorbeelden van deze bijdragen zijn: *A vision for the future: The nursing, midwifery and health visiting contribution to health and health care* (Department of Health, 1993); *New World, new opportunities: nursing in primary health care* (Department of Health, 1993); *The challenges for nursing and midwifery in the 21st century,* (the Heathrow debate) (Department of Health, 1994) en *Changing childbirth* (Department of Health, 1993). In 1997 stelde Bagnall dat verpleegkundigen nog nooit zoveel kansen hadden gehad als op dat moment. In de wet over primaire zorg van de NHS (*Primary Care Act*, NHS,1997) is ook een voorziening opgenomen om verpleegkundigen in staat te stellen in de primaire zorg te experimenteren met innovatieve plannen, een belangwekkende ontwikkeling in een gezondheidszorggebied dat gedomineerd wordt door medische controle.

Gezondheid en niet ziekte is aldus de nieuwe focus van de NHS. Tannahill (1988) beweert dat de primaire gezondheidszorg en gezondheidsbevordering de twee pilaren zijn van de *Health for all by the year 2000*-strategie (WHO, 1985). De ontwikkeling van een symbiotische relatie tussen gezondheidsbevordering en de primaire gezondheidszorg is problematisch, in die zin dat een holistisch model van gezondheid de epistemologische basis vormt van gezondheidsbevordering. De dominante interpretatie van primaire gezondheidszorg is in dit land echter gebaseerd op een medische oriëntatie op gezondheid (Orme, 1996).

Dit is niet de enige paradox die overwonnen moet worden. Toekomstige ontwikkelingen tussen de NHS en opleiding moeten worstelen met het volgende:

- Toenemende nadruk op preventie en tegelijk een toenemende vraag naar genezing en palliatie.
- Bevolkingsvertrouwen in professionalisme binnen het personeelsbestand en tegelijk grotere lekenassertiviteit.
- Grotere vraag naar technische competentie en wetenschappelijke rationaliteit bij verpleeg- en verloskundigen, en tegelijk een blijvende behoefte aan traditionele zorgkwaliteiten en de tijd om ze te laten zien.

De implicaties van bovenstaande aspecten zijn dat preventie alles te maken heeft met voorlichting en genezing met behandeling. Als individuen verantwoordelijkheid gaan krijgen voor hun keuzes op gezondheidsgebied, dan moeten ze betrokken worden bij het nemen van beslissingen. Bovendien zal onderzoek de tweedeling tussen technische competentie en verzorging moeten overbruggen. Een belangrijk ingrediënt van dit alles is empowerment.

Het idee van een bevolking die meer te zeggen wil krijgen over haar gezondheidszorg, heeft ook implicaties voor de opleiding van gezondheidszorgmedewerkers. In de onderzoeksliteratuur is veel geschreven over empowerment. Hokanson Hawks (1992, dit is een uitstekend overzichtsartikel over empowerment) definieert empowerment als:

> het interpersoonlijke proces waarbij de juiste instrumenten, hulpmiddelen en omgeving worden geboden om de capaciteiten en effectiviteit van anderen te versterken, ontwikkelen en vergroten om doelen te stellen en te bereiken voor individuele en maatschappelijk resultaten.
>
> Hokanson Hawks, 1992, p. 609.

In deze toestand beschikt iemand over een relatief grote macht om werkelijk vrije keuzes te kunnen maken. Men ziet echter in dat macht niet absoluut moet zijn, dat controles en afwegingen nodig zijn om de rechten van anderen veilig te stellen (Tones & Tilford, 1994).

Voor de verpleegkundeopleiding betekent dit dat de student actief betrokken wordt bij het leerproces en wordt aangemoedigd de sprong te wagen tussen wat Peirce (1971) geloof, twijfel, onderzoek en actie noemt, en het gebruik van probleemoplossende technieken om te komen tot wat Belenky, Clinchy, Goldberger en Tarule (1986, p. 27) 'geconstrueerd weten' noemen. Hiermee wordt de integratie bedoeld van afzonderlijke standpunten met de eigen subjectieve mening om tot een geïnformeerde en eigen authentieke positie over een bepaald vraagstuk te komen. Deze zeer geavanceerde cognitieve strategieën staan ver af van de typische pedagogische tradities waarin de verpleegkundestudent toeschouwer is. Ze vereisen een docent die ermee vertrouwd is zichzelf kwetsbaar op te stellen, zodat studenten niet bang zijn om met de docent in discussie te gaan en met andere standpunten te komen. Dit veroorzaakt een spanning in de onderwijsbehoeften van verpleegkundigen. Als voor hen ziekenzorg het doel van het werk is, zullen ze verwachten dingen te leren over fysiologische veranderingen en ziekteprocessen. Ze zullen verbaasd zijn over de nadruk op patiëntenvoorlichting. Wanneer ze verwachten als de deskundige te worden gezien die advies geeft en ernaar streeft dat de patiënt het braaf opvolgt, zullen ze de subtiliteit van informed consent en empowerment vreemd vinden (Salvage, 1990).

3.6 Als verpleegkundige geboren of gemaakt? Psychologische kenmerken

Het verhaal van Linda

Linda was een wat oudere leerling-verpleegkundige die ik als tutor begeleidde. Op een dag kwam zij in tranen naar mij toe met het verhaal dat ze te laat was gekomen voor een les en dat ze van andere studenten niet naar binnen mocht toen ze het lokaal probeerde in te glippen. De groep had er genoeg van gekregen dat laatkomers de les steeds verstoorden en er was besloten de regel te maken dat je er niet meer in mocht als je meer dan een half uur te laat was. De laatkomers waren meestal jong en onvolwassen, en kwamen te laat doordat ze zich hadden verslapen en niet door iets waar ze niets aan konden doen. Door haar tranen heen vertelde Linda mij dat haar man naar het Midden-Oosten was vertrokken voor zijn werk. Zij moest het alleen redden met twee puberzoons en een fulltime baan als leerling-verpleegkundige. Ze had de opleiding bijna afgerond; als haar oudste zoon een toets had gehaald, zou dat weer schelen om haar zoons naar school en universiteit te krijgen, zodat zij op tijd in het ziekenhuis kon zijn. Maar haar zoon was voor de toets gezakt en de oplossing was daardoor nog niet binnen handbereik. Het maakte haar woedend dat ze de klas uit was gestuurd terwijl ze te laat was omdat ze voor haar gezin moest zorgen. De jonge mensen die de regel hadden opgelegd, zouden haar problemen nooit begrijpen. In de maand die hierop volgde, zakte ze voor een opdracht door veel spanningen thuis, hoewel ze tot dan toe goede vorderingen had gemaakt. Haar stage verliep onbevredigend. Ze besefte dat dingen waren misgegaan door haar gebrek aan zelfbeheersing, maar in plaats van dit onder ogen te zien, stopte Linda drie maanden voor de afronding met haar opleiding 'vanwege persoonlijke redenen', in de veronderstelling dat ze 'de verkeerde richting had gekozen'.

De verhalen over haar problemen werden niet in het verslag van Linda's eindgesprek opgenomen, evenmin als de resultaten van een onderzoek dat ik onlangs had uitgevoerd en waaraan Linda had meegedaan. In 1994 was ik verpleegkundedocent en volgde ik de masteropleiding Vrouwenstudies. Het idee van de 'echte verpleegkundige' is me blijven achtervolgen en tijdens de 'therapeutische' onderzoeksreis in mythen en beelden in de verpleegkunde werden psychologische profielen de basis van mijn proefschrift. Het verhaal van Linda belichaamt het probleem dat we onze studenten niet echt begrijpen en daardoor ook niet goed weten hoe we hen kunnen voorbereiden op het vak van verpleegkundige. Uitval van leerlingen en de achterliggende oorzaken daarvan zijn een probleem dat nog steeds speelt en ik wilde hier iets aan doen. Met behulp van *repertory grids*[5] om de constructies van de werkelijkheid door verpleegkundigen zelf te onderzoeken, interviewde ik twintig verpleegkundigen. Een procedé met ranglijsten (*laddering*) maakte het mogelijk om van ondergeschikte naar kernconstructen te komen en zicht te krijgen op de diepgewortelde filosofische uitgangspunten die centraal staan in hun functioneren als verpleegkundigen. Ik was er niet verbaasd over dat veel geïnterviewden melding maakten van 'de behoefte om nodig te zijn'. Bij Linda lag dat echter anders; haar belangrijkste stelling had te maken met 'controle over jezelf' en zij concludeerde dat controle over jezelf leidt tot een gevoel van eigenwaarde en een positief zelfbeeld. Als zij geholpen had kunnen worden om haar echte probleem, haar behoefte aan controle, onder ogen te zien, dan was volgens mij de kans groot geweest dat ze haar opleiding wél had afgerond en was ze wellicht de belofte geweest die zij afgaand op haar rapporten tot dan toe leek te zijn (Muncey, 1998).

Bij de beschouwing van theoretische benaderingen van beeldvorming rondom verpleegkunde en beleidsinitiatieven worden de onderliggende kenmerken van mannen en vrouwen die verplegen vaak vergeten. Het lijkt erop dat er over hun psychologische kenmerken verwarring bestaat en die verwarring blijkt wel uit de variatie in de beschrijvingen van 'de goede verpleegkundige'. Aan de ene kant voert Gallagher (1989) aan dat:

> ... verpleegkundigen gezond, schoon, vriendelijk en tactvol, gehoorzaam en verliefd op hun werk worden geboren, niet gemaakt.
>
> Gallagher, 1989, p. 9.

Maar dit contrasteert met Poole's beschrijving van de:

> ... bekwame, deskundige, energieke, moedige, intelligente, positief denkende visionair die risico's durft te nemen en er geen behoefte aan heeft anderen te behagen.
>
> Poole, 1987, p. 3.

5 Noot vertaler: een door George Kelly rond 1955 ontwikkelde interviewtechniek, gebruikmakend van factoranalyse om een idiografische (wat eigen, bijzonder, karakteristiek is) maat van persoonlijkheid te nemen.

Verpleegkunde als een beroep; daar hoort de discussie bij over de vraag of verplegen een kunst is of een wetenschap, een baan of een roeping. De spanningen tussen wat nodig is voor het werk als verpleegkundige en de percepties van nieuwelingen, hebben gevolgen voor het soort psychologische kenmerken waarop tijdens de werving en selectie moet worden geselecteerd (Melia, 1987; Buckenham & McGrath, 1983). Een verpleegkundige die problemen moet kunnen oplossen en op eigen houtje beslissingen moet kunnen nemen, heeft heel andere eigenschappen nodig dan een verpleegkundige die alleen de dokter mag assisteren. Het studentenverloop wordt ook beïnvloed door de paradox te beginnen aan een beroep om voor zieken te zorgen en vervolgens in een opleiding terecht te komen die je erop voorbereidt om mensen gezond te houden. Een conflicterende werkspecificatie kan al gauw leiden tot ontevredenheid en vertrek. Verpleegkundigen moeten aandacht besteden aan dit soort ambiguïteit in de kenmerken van hun baan, zodat de opleiding kan aansluiten bij het gevraagde resultaat. Als goede verpleegkundigen worden 'geboren' in plaats van gemaakt, zijn de implicaties voor selectie en opleiding heel anders dan wanneer wordt geaccepteerd dat mensen de benodigde verpleegkundige vaardigheden en kenmerken kunnen aanleren en ontwikkelen. Het is echter mogelijk dat er geen duidelijke tweedeling is tussen 'geboren' en 'gemaakt'; waarschijnlijk hebben 'goede' verpleegkundigen bepaalde kenmerken die de kans groter maken dat zij meer van een goede opleiding zullen opsteken. Als dergelijke kenmerken vastgesteld kunnen worden, is het mogelijk om effectieve werving- en selectieprocedures te versterken door de juiste interventies voor opleiding en ontwikkeling, zodat het studentenverloop afneemt en wordt tegengegaan dat ongeschikte mensen hun registratie behalen.

Eén erg rampzalige gebeurtenis was het incident met Beverly Allitt, waardoor problemen rondom ongeschikt personeel en verpleegkundige kenmerken zich scherp aftekenen. Allitt was in 1994 verantwoordelijk voor het overlijden van vier kinderen en ernstig letsel bij negen andere kinderen in het Grantham en Kesteven Ziekenhuis in Engeland. De belangrijkste bevindingen van de Clothier-enquêtes wezen op een breed scala aan tekortkomingen, waaronder lakse managementprocedures, inadequate bemensing van de specialistische staf en verkeerde beoordelingen door radiologen en pathologen. Dat die tekortkomingen betrekking hebben op zo'n breed scala aan punten die niet allemaal te maken hebben met de selectie van verpleegkundigen, maakt het misschien verrassend dat zeven van de twaalf aanbevelingen in het onderzoeksrapport juist gaan over de werving van verpleegkundigen. Deze aanbevelingen luiden onder andere dat serieuze aandacht moet worden besteed aan de referenties van de laatste werkgever en dat verpleegkundigen met een persoonlijkheidsstoornis niet moeten worden aangenomen, vooral niet als zij een voorgeschiedenis hebben van zelfbeschadiging of een overmaat aan therapie. Een medisch onderzoek en het opvragen van de anamnese bij de huisarts zou routine moeten zijn.

Deze aanbevelingen zijn zelfs nog buitengewoner als ze worden gezien in het licht van de volgende toevoeging:

> ... de in het voorgaande gegeven aanbevelingen hebben tot doel de procedures aan te scherpen om kinderen in het ziekenhuis te beschermen, maar geen enkele maatregel kan volledige bescherming bieden tegen iemand die vastbesloten is kwaad te doen.

Clothier erkent zelf dat:

> ... zelfs als alle procedures trouw waren gevolgd het onwaarschijnlijk is dat Allitt was weggewerkt uit het verpleegkundig beroep.
>
> Clothier, 1994, 2.16.7.

In zijn nawoord opperde Clothier dat:

> ... de samenleving erg weinig kan uitrichten tegen het zinloze kwaad van een gestoorde geest.
>
> Clothier, 1994, p. 131.

Een duidelijke aanwijzing dat strengere selectie van verpleegkundigen dergelijke incidenten niet kan voorkomen.

Terwijl het Clothier-rapport zich concentreerde op procedures en managementprocessen, portretteert Nick Davies in zijn boek *Murder on Ward Four* (Davies, 1994) een meisje dat een web van fantasieën spon, snakte naar aandacht en zich boven alles speciaal wilde voelen. Je zou kunnen zeggen dat Allitt extreem hoog scoorde op de schaal 'behoefte om zich nodig te voelen' en blijk gaf van pathologische behoeften, terwijl de meerderheid van de verpleegkundigen hun persoonlijke behoeften het grootste deel van de tijd wel onder controle heeft.

Hoewel zeven van de twaalf aanbevelingen van Clothier betrekking hebben op de werving van verpleegkundigen, is de echte vraag voor opleiders die vraaggesprekken voeren met jonge mensen die aan de verpleegkunde willen beginnen, hoe ze de tamelijk mistige psychologische trekken moeten vaststellen die op een toekomstige Allitt zouden kunnen wijzen.

De reactie op het rapport van Clothier kwam al snel. Verpleegkundigen uitten hun kritiek op de lage prioriteit die aan de zorg voor kinderen wordt gegeven (Rogers, 1993; Brykczynska, 1994). Spinks (1994) vestigde de aandacht op de verhouding tussen de aanbevelingen omtrent risicomanagement en de lage personeelsbezetting, en bezorgdheid werd geuit over de kans op discriminatie van mensen met een voorgeschiedenis van psychische ziekte die de verpleegkunde in willen (Lunn, 1994).

Mijn jarenlange ervaring als persoonlijk tutor, verantwoordelijk voor het begeleiden van leerling-verpleegkundigen, heeft me geleerd dat velen van hen tijdens hun opleiding te maken krijgen met problemen als paniekaanvallen, eetstoornissen en depressie. Deze psychische problemen hangen samen met een laag zelfbeeld en hebben meestal te maken met een disfunctionele gezinsachtergrond (Yates & McDaniel, 1994). Rew (1989) oppert dat verpleegkundigen misschien een groep jongvolwassenen vertegenwoordigen met een voorgeschiedenis van seksueel misbruik en die symptomen vertonen van een laag zelfbeeld en depressie. Verpleegkundigen die hun problemen overwinnen en zelfinzicht verwerven, kunnen door hun grotere inlevingsvermogen bijdragen aan de kwaliteit van de zorg voor de patiënt. Dat mensen met een laag zelfbeeld zich aangetrokken voelen tot de verpleegkunde, heeft mogelijk te maken met het gevoel van persoonlijke beloning dat voortvloeit uit zorgen (Barker e.a., 1996; Yates & McDaniel, 1994). De verpleegkundige-patiëntrelatie heeft een machtsevenwicht dat de verpleegkundige in staat stelt in haar werk zelf de controle te houden waar haar dat in haar privéleven mogelijk niet lukt.

Het verband tussen emotionele toestand en copingvaardigheden is ook onderzocht bij geneeskundestudenten, bij wie emotionele problemen tot uiting komen in misbruik van middelen, suïcide, lichamelijke aandoeningen, depressie en uitvalpercentage. Rutledge en collega's (1994) stellen dat een hoge mate van psychologisch welbevinden en goede copingvaardigheden noodzakelijk zijn voor het goed doorstaan van de zware geneeskundeopleiding. Tot dusver is in onderzoek naar de selectie van verpleegkundigen vooral gebruikgemaakt van psychometrische persoonlijkheids- en intelligentietesten (Cordiner, 1968; Singh, 1972; Singh & Smith, 1975; Cooper, Lewis, & Moores, 1976). Het lijkt erop dat daarin het essentiële aspect van de emotionele stabiliteit over het hoofd is gezien. In selectieprocedures wordt meestal gekeken naar opleiding, de interesse in de verpleegkunde en het vermogen om in een groep te functioneren (Land, 1993). Er kunnen vragen gesteld worden over hoe iemand op stress reageert, maar dit blijft meestal oppervlakkig.

Al heel lang leeft er onder verpleegkundigen bezorgdheid over het verloop in de beroepsgroep en vooral over uitval van leerling-verpleegkundigen. Singh en Smith (1975) onderzochten de kenmerken van een cohort verpleegkundigen aan het begin van hun opleiding en vergeleken vervolgens de profielen van studenten die de opleiding afmaakten met die van studenten die uitvielen. Hun conclusies lijken sterk op recente bevindingen: goede prestaties op school vergroten de kans op academisch succes in de verpleegkunde, maar er is geen verband tussen academisch succes en het vertrek uit het beroep of het verlaten van de opleiding. Ze vertrekken bijvoorbeeld vanwege persoonlijke redenen, verkeerde beroepskeuze en gezondheidsproblemen (Richardson, 1996). Maar naast de zorg over verspilling van middelen is er ook een verlangen geschikte kandidaten te werven. Het probleem van deze analyses is dat de onderzoekers voetstoots de verklaringen accepteren die de leerlingen geven voor hun gedrag. Ze bekijken niet of er sprake is van een mogelijk onderliggend psychologisch probleem of emotionele behoefte. De consequentie van verkeerd begrepen redenen voor de mislukking is dat inadequate bevindingen zullen leiden tot onjuiste aanbevelingen. Verder negeert het klakkeloos accepteren van gepresenteerde redenen om te vertrekken dat degenen die weggaan referenties nodig kunnen hebben voor toekomstig werk, wat ook de onderliggende symptomen kan maskeren.

Als de verwachtingen over het beroep niet stroken met het werk dat verpleegkundigen uiteindelijk doen, is het niet verrassend dat zij ervoor kiezen om te vertrekken. Dus wat is nu precies een goede verpleegkundige?

DE GOEDE VERPLEEGKUNDIGE: PATIËNTGERICHTE ZORG

Wiens probleem?

Toen ik op bezoek was bij een in het ziekenhuis opgenomen familielid, bekeek ik haar zorgplan met de belangstellende blik van de verpleegkundedocent op werkbezoek. Ik zag dat er problemen waren met pijn en het risico van decubitus, en dat er een plan was gemaakt om iets aan deze problemen te doen. Het familielid bij wie ik op bezoek was, was een zeer pittige vrouw van in de tachtig die gevallen was toen ze haar hond uitliet op een hobbelig landweggetje. Ondanks een eerdere beroerte was ze goed hersteld. Iedereen kende haar als zeer onafhankelijk; dat ze in bed moest blijven vanwege een gebroken dijbeen vond ze heel vervelend. Ik besloot haar te vragen hoe ze zelf tegen deze problemen aankeek en te bekijken in hoeverre ze bij het zorgplan betrokken was geweest. Haar antwoord op de vraag over de pijn was heel helder: nee hoor, ze voelde zich prima. Waar ze wel veel last van had, was dat ze in bed moest blijven en dit was natuurlijk ook de oorzaak van de bezorgdheid over doorligplekken. Toen ik haar vroeg wat voor haar het grootste probleem was, klaagde ze dat zo graag uit bed wilde om te eten. Aan de beroerte had ze lichte verlammingsverschijnselen aan de rechterkant van haar lichaam overgehouden. Ze had minder moeite met eten als ze rechtop aan tafel kon zitten dan als ze in bed moest blijven. Zonder het zelf te weten, had ze de perfecte oplossing voor het probleem van de doorligplekken bedacht, alleen had niemand eraan gedacht om haar bij de beoordeling te betrekken.

Het is een uitdaging voor zowel de verpleegkundige praktijk als de opleiding om betrokkenheid bij gezondheidszorggebruikers te realiseren. Hoewel het verpleegproces een goede oplossing biedt als het gaat om persoonsgerichte zorg, zijn als gevolg van tijdsdrukproblemen de zorgplannen geautomatiseerd in plaats van aan individuele patiënten aangepast. Verpleegkundigen lijken nog steeds in verwarring over het verschil tussen een patiëntprobleem en een verpleegkundig probleem. De zorg over de kans op decubitus in het verpleegplan van mijn familielid was eigenlijk een door de verpleegkunde veroorzaakt probleem en het gevolg van hun onvermogen om iets te doen aan het werkelijke probleem, namelijk dat mijn tante niet zelfstandig uit bed kon komen en daarom in bed moest blijven. Als we willen stoppen met de geritualiseerde manier van werken in de gezondheidszorg, waarbij de deskundige weet wat goed is voor de patiënten, die vervolgens de voorschriften opvolgen, dan is de opleiding een belangrijke instrument. Wil de verpleegkunde zich ontdoen van het dienstmeisjesimago, dan moeten beslissingen op een proactieve manier genomen gaan worden in plaats van reactief en automatisch.

De uitdaging ligt natuurlijk verborgen in de erkenning dat, hoewel verpleegkunde zich oorspronkelijk vooral ontwikkelde om doktoren te voorzien van 'dienstmeisjes', verpleegkundigen heden ten dage een beroepsgroep vertegenwoordigen die in een goede positie verkeert om in te spelen op de behoeften van nu. Hedendaags gezondheidszorgbeleid moedigt partnerschap en empowerment aan tussen professionals uit de verschillende disciplines en patiënten. Verpleegkunde is sinds de hervormingen van Nightingale georganiseerd vanuit de verwachting dat de beoefenaren de plicht tot zorgen zouden accepteren, en niet zozeer om het recht te eisen zelf te bepalen hoe ze aan deze verplichting zouden voldoen (Reverby, 1990). Verpleegkundigen hebben dus te maken met een tweedeling tussen de plicht voor anderen te zorgen en het recht op zeggenschap over hun eigen activiteiten in de naam van zorg. Feinberg (1980, p. 41) beweert dat de verpleegkunde nog steeds op zoek is naar wat voorafgaat aan rechten, dat wil zeggen 'de erkenning dat zij het recht hebben hun rechten op te eisen'. Zonder dit morele en politieke standpunt kan beweerd worden dat verpleegkunde de barrières naar gelijkwaardigheid bij teambesluiten, noodzakelijk om klinische leiding te bewerkstelligen, niet kan slechten. Een verandering in persoonlijke kenmerken, noodzakelijk voor de verpleegkundige van de toekomst, is dan evenmin gerechtvaardigd. Aangezien verpleegkundigen de plicht in plaats van het recht tot zorgen hebben gekregen, zitten ze gevangen in een dilemma (Reverby, 1990). Ze worden gedwongen te handelen alsof altruïsme (de veronderstelde basis van zorg) en autonomie (de veronderstelde basis voor rechten) afzonderlijke hoedanigheden zijn. Verpleegkundigen zijn op zoek naar een manier om deze kloof tussen altruïsme en autonomie te overbruggen, zodat mogelijk wordt wat Blum, Homiak, Hosman en Scheman (1976, p. 223) 'zorgen met autonomie' noemen, of wat Baker Miller (1988) betitelt als:

> ... een manier van leven waarin je anderen kunt dienen zonder ondergeschikt te zijn.
>
> Baker Miller, 1998, p. 71.

Verpleegkundigen moeten dus proberen het conflict op te lossen door zorgen te combineren met autonomie. Ze moeten de tweedeling tussen rede en emotie zien te ontwijken als ze proberen 'zorg te verlenen' in een gezondheidszorgsysteem met de rationale dat patiënten door voorlichting de verantwoordelijkheid voor hun eigen gezondheid terugnemen. Ze moeten hun werkelijkheid reconstrueren om de verpleegkundige te kunnen zien als iemand die als:

> ... vervanger van de arts en complementair aan andere gezondheidszorgmedewerkers, dus meer is dan alleen als 'de assistent van de arts'.
>
> Allen, Frasure-Smith en Gottlieg, 1982, p. 42.

In de samenleving echter verandert het beeld van de verpleegkundige maar langzaam. De overtuiging dat goede verpleegkundigen worden geboren en niet gemaakt, is nog steeds een adagium waaraan door velen wordt vastgehouden. En de deugden die van verpleegkundigen worden gevraagd, zijn dezelfde als de deugden die worden toegeschreven aan de volmaakte vrouw, bijvoorbeeld aangeboren compassie en gezond verstand. Een bekend gegeven is dat een 'gewonde genezer'[6] vaak een verzorger met veel compassie is (Barker e.a., 1996) (zie ook hoofdstuk 8 en 9 voor verdere discussie). Britton (1985) merkte als patiënt dat de meest sensitieve verpleegkundige met het meeste inlevingsvermogen meestal iemand is die zelf een ernstige ziekte heeft doorstaan. Het zal dan ook geen verbazing wekken dat 'de verpleegkunde mensen aantrekt die veel persoonlijke bevrediging halen uit zorgen' en dat deze mensen soms ook een laag zelfbeeld hebben en aan hun werk een gevoel van eigenwaarde ontlenen (Yates & McDaniel, 1994, p. 33). Dit doet vermoeden dat de behoefte om nodig te zijn, een factor is die bijdraagt aan de aantrekkingskracht van een beroep dat tegemoetkomt aan een persoonlijke behoefte aan emotionele steun of controle (Muncey, 1998). Verpleegkundigen die hun persoonlijke problemen overwinnen en zelfinzicht verwerven, kunnen met hun grotere inlevingsvermogen bijdragen aan patiëntenzorg. Maar als ze hun eigen kwetsbaarheid niet onderkennen of niet kunnen accepteren, kan dit hen juist sterk belemmeren bij het uitoefenen van hun vak (Barker e.a., 1996).

Theorieën over de goede verpleegkundige gaan óf uit van de uniciteit van de rol van de verpleegkundige óf stellen juist de aannames ter discussie over de ondergeschikte positie van de verpleegkunde ten opzichte van de geneeskunde (Salvage, 1990). Eén van de allereerste functieomschrijvingen van de goede verpleegkundige, stammend uit de zeventiende eeuw, bevat niet alleen persoonlijke kenmerken, maar plaatst de verpleegkundige ook duidelijk in de rol van hulpje van de arts.

Omschrijving van de verpleegkundige door Thomas Fuller

Hoewel het mogelijk is een verpleegster te ontmoeten die in alle opzichten zo goed is in haar vak dat ze geen Fouten of Tekortkomingen heeft, zal ze toch aardiger zijn naarmate ze meer aan de volgende Specificaties voldoet. Het is dan ook wenselijk dat zij:

---

6 Noot vertaler: Dit is oorspronkelijk een door de psycholoog Carl Jung geïntroduceerd begrip.

- Van middelbare leeftijd is, in goede conditie en in staat om te gaan met de onlosmakelijk bij haar Onderneming behorende Moeheid.
- Gezond is en vooral vrij van Lichaamsgeuren en Hoest.
- Goed kan kijken en het hele Verloop van de Ziekte kan volgen.
- Een scherp gehoor heeft en direct klaarstaat als ze wordt geroepen.
- Rustig en stil is, zachtjes en weinig praat en geruisloos loopt.
- Een goed gezichtsvermogen heeft, om de Pokken te observeren, hun Kleur, Vorm en Groei en alle Veranderingen die erin kunnen optreden.
- Handig is en Alles zo goed mogelijk doet, zonder stommiteiten en lawaai.
- Behendig is en Snel van gang, komt en Alles doet.
- Netjes en altijd keurig gekleed.
- Goedgehumeurd, om het de Zieke zoveel ze kan naar de zin te maken.
- Vrolijk en Prettig in de omgang; ze maakt overal het beste van en is nooit Kribbig, Melancholiek of Bevreesd.
- Altijd Precies en IJverig, zowel 's nachts als overdag.
- Nuchter en Matig; Niet geneigd tot Gulzigheid, Drinken of Roken.
- Waakzaam om de orders van de dokter trouw op te volgen en niet zo verwaand over haar eigen kunde dat ze de patiënt in het geniep haar eigen medicijnen geeft.
- Geen kinderen heeft of anderen die haar lastig kunnen vallen.

Fuller, geciteerd in Austin, 1957.

Tijdens de veranderingen in de loop van de tijd zijn verpleegkundigen zichzelf gaan indelen in één van de volgende drie typen: assistent van de arts, vervanger van de arts en aanvulling naast andere werkers in de gezondheidszorg. Bij elk type echter is het nodig aandacht te geven aan de familie, de potentiële sterke punten van patiënten te onderkennen en zich rekenschap te geven van hun behoeften (Allen e.a., 1982). In de meeste moderne definities van de goede verpleegkundige worden óf de verschillende vaardigheden genoemd óf de professionele kwaliteiten die van hem of haar worden verwacht. Definities worden ook vaak vanuit een historisch perspectief geformuleerd. Gallagher

(1989), terugkijkend op de kwaliteiten van de verpleegkundige in 1910, beweert dat:

> ... verpleegkundigen gezond, schoon, tactvol, gehoorzaam en verliefd op hun werk worden geboren, niet gemaakt
>
> Gallagher, 1989, p. 9.

In zijn conclusie beweert hij dat deze kwaliteiten in de huidige tijd nog even relevant zijn.
Ook Poole (1987, p.3) formuleert een lijst met kwaliteiten die eerder persoonlijk dan professioneel lijken:

> ... competent, deskundig, energiek, uitgesproken, moedig, intelligent, positief denkend, een risiconemer, visionair, geen behoefte anderen te behagen.
>
> Poole, 1987, p.3.

Masson (1990) gaat nog verder; volgens haar is een goede verpleegkundige zijn een intrinsieke eigenschap. Ze beweert dat:

> ... verpleegkunde in de allereerste plaats een handeling is, een proces ... Je leert het niet in de klas of uit een boek, je leert het door te kijken en te luisteren en te doen.
>
> Masson, 1990.

Zij concludeert dat de tijd die ze doorbracht in de bibliotheek haar alleen maar een scherper diagnosticus en een beter technicus heeft gemaakt. Yates en McDaniel (1994) echter waarschuwen dat veel eigenschappen van de 'goede verpleegkundige' kunnen leiden tot medeafhankelijkheid, namelijk zelfopoffering, toewijding en verantwoordelijkheid. Verpleegkundigen met een ongezonde behoefte aan zorgen hebben kans op deze medeafhankelijkheid.
Volgens Alavi & Cattoni (1995) is de huidige verpleegkundeopleiding de oorzaak van verwarring over goede verpleegkundige kenmerken. Door holistische, bio-psychosociale en spirituele gezondheid te propageren en de relatie tot artsen en geneeskunde buiten beschouwing te laten, liggen deze kwesties niet in de sfeer van verpleegkundige belangen en dragen ze bij aan de handhaving van medische superioriteit. Dus worden verpleegkundigen – zonder kader waarbinnen zij hun er-

varingen kunnen plaatsen – geconfronteerd met een tegenstrijdige set praktijken en ervaringen op de werkplek, wat leidt tot verwarring over het juiste gedrag.

Strachan (1995) probeert de kloof tussen zorgen en vaardigheden te overbruggen door te stellen dat het gevoel moet worden aangestuurd door het intellect, omdat verpleegkunde een vak is waarin een beroepsmatige en morele ontwikkeling wordt gevraagd die in andere beroepen niet aan de orde is. Zij brengt dit argument echter naar voren in verband met de waarde van verpleegkunde in termen van geld en niet zozeer moreel.

Hoewel ongeveer 10% van de verpleegkundigen man is (Dolan, 1993), zou je kunnen stellen dat de kwaliteiten van de goede verpleegkundige de scheiding der seksen ontstijgen. Het gaat eerder om verzorgende kwaliteiten dan om essentiële kwaliteiten die aan mannen of vrouwen worden toegeschreven.

Samenvattend lijkt er weinig veranderd sinds de eerste opsomming van Fuller, die inhield dat een verpleegkundige in alles goed moest zijn, zonder tegenspreken moest doen wat ons gezegd werd, de dokter moest gehoorzamen en een eigen leven moest opgeven om verpleegkundige te kunnen zijn. Als het beroep in verwarring blijft over de gunstige eigenschappen ervan, is het niet verrassend dat er tegenstrijdigheden blijken te zijn tussen redenen om de verpleegkunde in te gaan en de vereisten van het werk. Dit kan leiden tot verwarring en mogelijk desillusie over de realiteit van de opleiding. Aan de ene kant is er de verwachting over wat en hoe er geleerd gaat worden tijdens de opleiding. Aan de andere kant dat de praktische kant van het werk vooral zal gaan over zorgen voor zieke mensen in plaats van gezondheidsbevordering en palliatie bij chronische ziekten, wat hun eerste zorg zou zijn.

EEN GOEDE VERPLEEGKUNDIGE GEBOREN OF GEMAAKT: HET ONDERZOEK

In 1995 heb ik het onderzoek naar het begrip de 'echte verpleegkundige' opgegeven. Na de bevindingen uit mijn doctoraalscriptie en het effect van het Clothier-rapport op de werving van verpleegkundigen begon ik mijn aandacht te richten op de vraag wat nu eigenlijk precies een 'goede verpleegkundige' is. Het valt niet mee om een universele definitie te vinden van een goede verpleegkundige. Zo kan er verschil zijn in wat patiënten beschouwen als goede verpleegkundige kwaliteiten en hoe jongere collega's, oudere ervaren beroepskrachten of verpleegkundedocenten hier tegenaan kijken. Deze kwaliteiten kunnen ook anders zijn dan het beeld van de ideale verpleegkundige bij nationale organisaties voor verpleegkundigen, die de behoefte aan bekwame verpleegkundigen onderkennen op het gebied van preventie, palliatie en curatieve patiëntenzorg. Hoewel in het verleden de verpleegkundige en de arts misschien een relatie hadden waarin de verpleegkundige een soort dienstmeid was (Brooking, 1991), kan er geen twijfel over bestaan dat recente regeringsinitiatieven het noodzakelijk maken dat artsen en verpleegkundigen op een gelijkwaardiger manier gaan samenwerken. Daarom moet elk onderzoek naar de variabelen die met de ontwikkeling van een goede verpleegkundige te maken hebben, eerst uitzoeken welke kenmerken een goede verpleegkundige over het algemeen geacht wordt te hebben.

De literatuur wekt de indruk dat de verpleegkunde wordt gehinderd door haar eigen geschiedenis. Een sleutelvraag bij de werving van verpleegkundigen is of eigenschappen van een goede verpleegkundige al aanwezig moeten zijn of dat iedereen met een goede opleiding verpleegkundige kan worden. Als voorafgaande socialisatie relevant is, dan moeten bepaalde positieve eigenschappen worden vastgesteld voordat de student aan de opleiding kan beginnen. Aangezien in de hedendaagse verpleegkunde de uitoefening van geïndividualiseerde zorg nodig is, lijkt cognitieve rijpheid een belangrijk kenmerk, evenals een mate van zelfwaardering die iemand in staat stelt een gevoel van eigenwaarde te behouden in sommige, erg gevoelige situaties.

In het eerste deel van mijn niet-gepubliceerde proefschrift (Muncey, 2000), waarin ik onderzoek deed naar de meningen van verpleegkundigen over de positieve en negatieve kenmerken van de verpleegkundige, maakte ik opnieuw gebruik van de *repertory grids*. De tijdens de eerste fase gegenereerde denkbeelden leverden een basis op voor de kenmerken van de goede verpleegkundige. Dit was noodzakelijk omdat de meeste definities van de goede verpleegkundige in de literatuur meer anekdotisch zijn dan op onderzoek gebaseerd. Deze denkbeelden werden vervolgens als ijkpunt gebruikt voor de kwaliteiten van de goede verpleegkundige. De rest van het onderzoek was hierop gebaseerd.

Het beeld van de goede verpleegkundige in de publieke opinie en bevestigd door de media, dat mogelijk ook bijdraagt aan het beeld dat verpleegkundigen van zichzelf hebben, is nogal negatief en deprimerend. De opvattingen ontstaan uit een voorstelling over het functioneren van verpleegkunde en de vereiste deskundigheidsniveaus om de benodigde beslissingen te kunnen. Verpleegkundigen zijn echter individuen die het menselijke vermogen hebben om zich bewust te zijn van zichzelf als afzonderlijk mens los van alle anderen, die ook in staat zijn te reflecteren op de ervaring om die persoon te zijn en op wie die persoon is (Stevens, 1985).

Fransella en Frost (1997) voeren aan:

> ...om te begrijpen waarom mensen handelen zoals ze handelen, moeten we weten hoe zij zichzelf zien. Want het is door hun handelen dat mensen betekenis verlenen aan hun leven en ervaring ...onze ideeën over onszelf weerspiegelen niet simpelweg alleen zelfobservatie. We organiseren, interpreteren en herinterpreteren dat wat we doen op basis van de ideeën die we al hebben over waar het bij ons om gaat.
>
> Fransella en Frost, 1997, p. 13.

Ondanks de neiging in de literatuur om de kenmerken van goede en slechte verpleegkundigen te polariseren (Allen e.a., 1982; Britton, 1985; Poole,1987; Masson, 1990; Evans, 1991; Alavi & Cattoni, 1995), komt uit de thema's in mijn onderzoek gedrag naar voren dat een continuüm van positieve en negatieve kenmerken weergeeft (zie tabel 3.1). Een goed voorbeeld hiervan zijn 'afgewogen oordeel' en 'redder', dit zijn geen tegenpolen. Toch zijn deze eigenschappen te plaatsen op een schaal van proactief tot reactief beslissingen nemen, met de bijkomende effecten hiervan op de zorg voor de patiënt. Het redden van patiënten kan, bezien vanuit het beleid om in de verpleegkundige zorg de onafhankelijkheid van patiënten te bevorderen, als een negatieve eigenschap worden beschouwd. Terwijl positieve kenmerken als liefdevol, intuïtief en zorgzaam kunnen samengaan, moet de behoefte te behagen vermeden worden. Dit idee wordt bevestigd door Poole (1987), die stelt dat hoewel de behoefte om te behagen als een traditionele vrouwelijke waarde wordt beschouwd, verpleegkundigen dit verlangen moeten loslaten om in de gezondheidszorg de rol van gelijkwaardige partner te kunnen innemen. Behagen is immers de rol van de ondergeschikte. Gelijken handelen op grond van hun waarden en overtuigingen, en niet vanuit de simpele impuls om een conflict te vermijden (Poole, 1987, p. 3). Dat het lastig is om een evenwicht te vinden tussen de behoeften van de verpleegkundige en die van de patiënt kan niet genegeerd worden. Britton (1985) beschrijft de goede verpleegkundige door de ogen van een patiënt. Daarbij haalt ze een aantal moeilijkheden naar voren in de tweedeling goede/slechte verpleegkundige, namelijk dat de waarnemingen hierover vaak heel subjectief zijn en afhankelijk zijn van de eigen ervaring van de patiënt voor wie wordt gezorgd. Maar haar beschrijvingen van de slechte verpleegkundige als de 'model'-verpleegkundige die geneigd is haar behoeften te stereotyperen, en de 'diepvries'-verpleegkundige die werkt met ijzige afstan-

Tabel 3.1 Repertory grid analyse met de gevonden denkbeelden in polen.

Kenmerken van verpleegkundigen

Participatie met verbeeldingskracht	Participatie zonder verbeeldingskracht
zet zichzelf op creatieve wijze in, leeft de ervaring, empathie, oprecht, vindingrijk, benaderbaar, zich bewust van eigen beperkingen, gebruikt kennis, motiveert tot zelfstandigheid, open, assertief, stimuleert groei	arrogant, gebrek aan assertiviteit, sturend, verdraait de ervaring, houdt groei tegen

Laat persoonlijke gevoelens los	Sterke persoonlijke behoeften
respecteert de waarden van de patiënt, is zich bewust van eigen sterke en zwakke punten, belangenbehartiger, consistent, zorgzaam naar mensen, integer, creëert keuzemogelijkheden, accepteert dat patiënten ook een eigen, geheime wereld hebben, herkent de behoeften van de patiënt	egoïstisch, onverwerkte ervaringen, manipuleerbaar, gaat over grenzen heen, afstandelijk, te persoonlijk betrokken, toont kwetsbaarheid te veel, ontbeert integriteit, beperkt zorg

Positieve intrinsieke eigenschappen	Negatieve intrinsieke eigenschappen
intuïtief, gemotiveerd, pragmatisch, evenwichtig ego, nuchter, deel van de persoon, bescheiden, liefdevol, altruïstisch, nieuwsgierig, geloof in zichzelf en bezit eigenwaarde, geeft om anderen	vaart niet op eigen kompas, vangt signalen niet op, kwetsbaar, schermt eigen ego af, zet zichzelf op de eerste plaats, vluchtig, saai

Afgewogen oordeel	Redder
faciliterend, objectief, rationeel, proactief, selecteert kennis, creatieve probleemoplosser, helder denkend, kan effectief beslissingen nemen, bedachtzaam, stelt vragen	legt zorg op, redt patiënten, neemt de boel over, reageert automatisch, creëert problemen, controlerend, stelt geen vragen, niet selectief, ontwijkend, routineus, geen helder oordeel

Cognitieve rijpheid	Cognitieve onrijpheid
staat open voor kansen, brede blik, heeft inzicht, heeft een beeld van eigen capaciteiten, mate waarin kennis gevorderd is, heeft inzicht in eigen overtuigingen, cognitief verworven vaardigheden, in ontwikkeling, holistisch, verdraagt ambiguïteit	bekrompen, ontbeert inzicht, beperkte blik, meegaand, reageert bevooroordeeld, verdraagt ambiguïteit niet

Bekwaam	Onbekwaam
technisch, kunst/wetenschap, therapeutisch, volledig scala, draagt bij aan team, werkt veilig	zwak, onbevredigend, gesegregeerde zorg, weinig capaciteiten, ziektegericht

Levende kennis	Dode kennis
patiëntgericht, toegepast, rationeel, belezen, op de hoogte van laatste ontwikkelingen, ad rem, werkt met gezond verstand	irrelevant, negeert veiligheid patiënt, abstract, werkt volgens boekje, tunnelvisie

Kenmerken van verpleegkundigen	
Professionele status/standaarden	Onprofessionele status/standaarden
ambitie, potentieel waarmaken, zelfvertrouwen, competent, waarden over zorg, bestand tegen druk, voorziet in alle behoeften, rolmodel, geloofwaardig, persoonlijke bevrediging, gelijkwaardige positie in team, standaarden, opgeleid, gekwalificeerd, gewaardeerd, verantwoordelijk, toekomstvisie, specialist, brede visie, inspirerend	ineffectief, gebrek aan zelfvertrouwen, gevaarlijk, afgeleid, chaotisch, geen visie op de verpleegkunde, stereotype, minderwaardigheidsgevoelens, geen controle over standaarden

delijkheid, hebben gemeen dat de verpleegkundige niet probeert de patiënt te leren kennen om zodoende gezamenlijk over de juiste zorg te onderhandelen (Britton, 1985, p. 13).

Over alle categoriebenamingen (zie tabel 3.1) werd overeenstemming bereikt, behalve over de categorie 'levende en dode kennis'. Deze categorieën worden in de verpleegkundige literatuur niet specifiek genoemd, maar ze staan voor kennis waarover een verpleegkundige beschikt en die ze met succes in haar werk integreert (levende kennis), en kennis die ze nog wel kan oproepen, maar niet kan toepassen (dode kennis). De dode kennis kan lange tijd sluimeren en later worden geactiveerd als het door contact met praktijkervaringen in een context wordt geplaatst. Benner (1984) noemt dit stilzwijgende kennis; deze stelt de verpleegkundige in staat om op een holistische manier beslissingen te nemen en voorkomt dat ze zich op lineaire modellen moet verlaten. Leerling-verpleegkundigen moeten deze kennis expliciet maken als ze ooit verder willen komen dan taakgerichte, reactieve zorg. Volgens Benner (1984) is het voor een deskundige manier van werken noodzakelijk dat verpleegkundigen in staat zijn hun kennis aan te passen, uit te breiden en volledig te integreren in de praktijk; het vormt de basis voor een reflectieve en intuïtieve manier van werken. Voor intuïtief denken lijkt echter toch meer nodig dan de som der delen. Geobserveerde vakbekwame verpleegkundigen laten zien dat hun handelen is gebaseerd op veel kennis, maar zijn bij navraag niet in staat die kennis te beschrijven, behalve de technische aspecten ervan (Benner & Tanner, 1987; McCormack, 1992). In elke verpleegkundige handeling kan de deskundige verpleegkundige zich bezighouden met een complex geheel van cognitieve, gedragsmatige en praktische stappen. Als deze niet als afzonderlijke stappen worden herkend, kunnen ze worden geïnterpreteerd als een serie van gedragsmatige taken. Wanneer de afzonderlijke stappen als taken worden geïnterpreteerd en door een onervaren verpleegkundige uit hun context worden gehaald, leveren ze misschien geen effectieve uitkomst op. Het echte dilemma waarvoor de verpleegkundeopleiding zich gesteld ziet, heeft dan ook te maken met het herkennen van de ingewikkelde reflectieprocessen die een analyse van deskundig handelen mogelijk maken. In het vakgebied van de kunstmatige intelligentie proberen psychologen de werking van het menselijk brein na te bootsen. Eén van de experimenten bestaat eruit dat de harde schijf van een computer wordt volgestouwd met een enorme hoeveelheid feiten, in de hoop dat de sleutel tot spontaan denken zal worden gevonden als er voldoende informatie is; succes heeft deze methode tot nu toe nog niet opgeleverd. Dit lijkt analoog aan de verpleegkundeopleiding: het lesprogramma bevat talloze hoeveelheden feitelijk materiaal, maar de sprong naar het tot leven brengen daarvan wordt overgelaten aan het toeval in de klinische setting.

Het beeld van de goede verpleegkundige weerspiegelt de samenvatting van de helpende persoonlijkheid door Hyman en Woog. Zij schetsen een beeld van een:

> ... van zichzelf vervuld of zelfgeactualiseerd persoon die theoretisch georiënteerd is, experimenteert, zoekt, probleemoplossend en onderzoekend is. Deze persoon is gericht op mensen en processen en niet zozeer op regels, regulering en doelen, is eerder loslatend dan controlerend en kan omgaan met ambiguïteit en complexiteit.
>
> Hyman en Woog, 1989, p. 152.

De verpleegkundige voorziet in de meest fundamentele behoeften van het zieke individu, net zoals haar patiënt in een fundamentele behoefte van haar voorziet (zie ook hoofdstuk 8 voor verdere discussie). Het verlies dat een zieke lijdt, zijn verlies aan liefde, goedkeuring, een positie, een nuttige tijdsbesteding en controle over zijn eigen leven, kan erger voor hem zijn dan de lichamelijke of psychische aandoening. Als mensen niet bang waren voor deze ontwrichting van het gezonde leven, dan zouden ziekte en zelfs de dood een groot deel van hun verschrikking kwijtraken. De goede verpleegkundige begrijpt dit en helpt patiënten op weg naar het herwinnen van hun lichamelijke en psychologische onafhankelijkheid, een toestand van gezondheid. De patiënten krijgen voorlichting, worden gerustgesteld en geholpen meer inzicht te krijgen met als doel de angst te bestrijden. Voor de verpleegkundige is het bevredigend om op zo'n directe manier de patiënt van dienst te kunnen zijn. De beroepsgroep als geheel kan dezelfde vorm van bevrediging nastreven door de bevolking te bevrijden van haar onwaardige afhankelijkheid van de eindige middelen van ons gezondheidszorgsysteem (Ashton, 1984).

3.7 Enkele overdenkingen tot slot

De afgelopen twintig jaar heeft er een revolutie plaatsgevonden in de verpleegkunde en de verpleegkundeopleiding, daarover kan geen twijfel bestaan. Zowel de opleiding voor leerlingen als de nascholing voor gediplomeerde verpleegkundigen vindt tegenwoordig plaats binnen het hoger onderwijs. De woorden van Wright (1995, p. 25) klinken prachtig:

> ... een klinisch deskundige is een verpleegkundig geleerde die kunst en wetenschap, rede en intuïtie in zich verenigt ... (die) in staat is een voorbeeld te stellen van klinische voortreffelijkheid en een kenner is van de verpleegkunde en het systeem van gezondheidszorg.
>
> Wright, 1995, p. 25.

Maar daarmee wordt niet veel informatie gegeven over wat verpleegkundigen precies doen. Verpleegkundigen zijn vaak onzichtbaar, zoals Ann Oakley al onderkende in haar essay over het belang van verpleegkundige zijn. In haar essay maakt ze een publieke, aan verpleegkundigen gerichte verontschuldiging voor het feit dat ze hen niet opmerkte in de jaren dat ze medische sociologie studeerde. Ze begon pas te merken hoe waardevol verpleegkundigen zijn, toen ze kanker kreeg en in de rol van patiënt terechtkwam. Ze beschrijft een uur dat een verpleegkundige met haar doorbracht als 'belangrijk voor mijn overleving' (Oakley, 1993, p. 40). Misschien zijn die onzichtbaarheid en het voortdurende gevecht met de historische beeldvorming er wel de oorzaak van dat verpleegkundigen zo'n onderwerp van discussie zijn.

Er lijkt een groeiende trend te zijn onder ontevreden gebruikers van de gezondheidszorg om in de media hun mening te geven over de achteruitgang van de verpleegkunde. 'Ziek van verpleegkundigen die niet zorgen' is een voorbeeld van een kop boven een artikel met die strekking (Magnet, 2003). In een felle aanklacht over het gebrek aan zorg en aandacht dat Magnet ervoor tijdens haar verblijf in een Engels ziekenhuis, geeft zij de schuld hiervan aan de opleiders die zich aanmatigden de oude stijl van opleiden (het vak in de praktijk leren) te vervangen door colleges die 'verpleegkundigen ...kweken ... getraind in status en het leveren van gezondheidszorg'. Er lijkt veel scepsis te bestaan over de voordelen van een academische graad voor het werk van verpleegkundige, alsof theoretische kennis automatisch zou betekenen dat de zorgvaardigheden erop achteruitgaan.

Dit verbinden van een hoger opleidingsniveau aan een gebrek aan zorg roept een emotionele reactie op waarvoor geen logische argumenten bestaan. Er lijkt geen reden te zijn om aan te nemen dat een intelligente verpleegkundige minder zorgzaam zou zijn of waarom een niet zo intelligente verpleegkundige zorgzamer is. Maar misschien geeft een hoger opleidingsniveau een verpleegkundige eigenschappen als meer zelfvertrouwen en assertiviteit; die botsen met het idee van de traditionele, onderdanige verpleegkundige, waarbij zorgen gelijk wordt gesteld aan onzelfzuchtige toewijding in plaats van zelfverzekerd beslissingen nemen. In een omgeving waar het voortdurend aan middelen ontbreekt en moet worden bezuinigd, is het niet gemakkelijk de goedwillende, meelevende 'engel' te zijn, en in een 'onderbezette, overbelaste en vijandige omgeving' is het lastig voor de verpleegkundige om ideale eigenschappen te vertonen.

Als we terugkijken in de geschiedenis lijkt het erop dat de eigenschappen van een goede verpleegkundige altijd enigszins hebben gebotst met hun rol. Een rol die niet los gezien kan worden van beleidsinitiatieven van opeenvolgende regeringen, zoals de teruggang in het aantal gediplomeerde verpleegkundigen tijdens de jaren 1990, de gelijktijdige opkomst van de verpleeghulp en de veranderingen in de werktijden van arts-assistenten. De meest verraderlijke verandering is misschien wel de scheidslijn die werd getrokken tussen verpleegkundige en sociale zorg. Gediplomeerde verpleegkundigen worden niet langer ingezet voor traditioneel verzorgende taken, zoals de persoonlijke hygiëne van de patiënt, mondverzorging en de kleine, troostende aanraking die rust en herstel bevordert. Dit soort taken wordt tegenwoordig overgelaten aan verpleeghulpen en familieleden.

Mijn conclusie is dat de verpleegkundige theorie een onvolmaakte weergave kan zijn van de verpleegkundige praktijk, maar de beelden over verpleegkunde die voortkomen uit ervaringen die de verpleegkundige meeneemt naar het werk, mogen niet genegeerd worden. Dit is vooral belangrijk wanneer die beelden niet stroken met het huidige regeringsbeleid. De kloof tussen de ervaringen van verpleegkundigen en de verwachtingen van de gebruikers zal niet worden gedicht door terug te keren naar een mythische 'gouden eeuw' van de verpleegkunde, maar door de ontwikkeling van professionele volwassenheid te ondersteunen. Daarbij hoort erkenning van en ondersteuning voor het gevoel van eigenwaarde in een baan waarin kwetsbaarheid een ideale eigenschap is.

3.8 Anita Ham: Reflectie op Muncey

Na het lezen van dit hoofdstuk wordt duidelijk dat hoe, wat en op welke manier we leren en analyseren, afhankelijk is van context, tijd en plaats. Dit geldt ook voor de visie die we hebben op de professies en de kenmerken die we toeschrijven aan de professionals in de zorg.

We kunnen veel leren uit het verleden. Zorgzaamheid moest plaatsmaken voor richtlijnen en protocollen, en toewijding moet wetenschappelijk verantwoord worden. De zorg is door geschiedenis gekleurd, zoals ook de verpleegkundige in historisch perspectief is veranderd. (Historische) waarden komen expliciet tot uiting wanneer we retrospectief, in een verhaal, de rol en de positie van de verpleegkundige analyseren. Verpleegkundigen in de 21e eeuw zijn de verpleegkundigen van deze tijd.

Het verpleegkundige beroep in Nederland lijkt zich te kenmerken door functiedifferentiaties. We kennen de verpleegkundigen van niveau 1, 2, 3, 4 en 5, en de verschillende specialisaties, bijvoorbeeld de geestelijke gezondheidszorg verpleegkundige, de openbare gezondheidszorg verpleegkundige, de oncologie verpleegkundige, de algemene verpleegkundige enzovoort. Recent zijn daar de praktijkverpleegkundige, de *Nurse Practitioner* en de *Physician Assistant* bijgekomen. De verpleegkundige specialist is in ontwikkeling en de verwachting is dat (zorg)taken zich gaan verbreden op gebied van zorg, wonen en welzijn.

De patiënt kan zo veel zorg ontvangen. De patiënt krijgt te maken met verschillende zorgprofessionals die zich onafhankelijk van elkaar voor hem/haar willen en kunnen inzetten. Dat is fijn voor de patiënt: hoe meer inzet, hoe beter het immers voor hem/haar is?

Maar hoe zit dit met een denkbeeldige patiënt in de thuissituatie die diabetes, kanker en hypertensie heeft en kampt met een depressie? Dan worden verschillende zorgprofessionals met verschillende specialismen gemobiliseerd. Met de huidige richtlijnen en protocollen krijgt deze patiënt dertien medicijnen voorgeschreven. Deze medicijnen moet ze innemen in vijftien doses, op zes momenten van de dag. Tevens moet ze twaalf leefstijladviezen opvolgen.

We kunnen ons afvragen of poly-morbiditeit in de zorg vraagt om nog verdere specialisaties.

3.9 Vragen

1 Moet de organisatie van de zorg voor patiënten met meerdere aandoeningen anders?
2 Wie heeft de regie bij de zorg voor patiënten in de thuissituatie met poly-morbiditeit?

3 In hoeverre is er coöperatie tussen de verschillende zorgprofessionals?
4 In hoeverre wordt de andere professie gezien als concurrent in plaats van een (potentiële) samenwerkingspartner?
5 In hoeverre is er afbakening of afschuiving van taken en verantwoordelijkheden?
6 In hoeverre kunnen zorgprofessionals zich gezamenlijk inzetten voor een geïntegreerde zorg?
7 In hoeverre bestaat er de mogelijkheid voor een transmurale professie voor zorg, wonen en welzijn, zonder dat er een nieuwe differentiatie ontstaat?
8 Wat is nodig voor duurzame onderlinge samenwerking?
9 Welke andere factoren zijn relevant voor bovenstaande knelpunten?

Cultural rituals in health and nursing care

4

Larry Purnell

4.1   Introduction

With increased worldwide immigration, health professionals are seeing patients and families with traditional rituals and practices from cultures with which they are unfamiliar. The role of health professionals is to bridge the gap between rituals and scientific medicine and nursing to promote health promotion and wellness, illness and disease prevention, and health maintenance and restoration. Rituals and rites of passage are universal phenomena common to all cultures, although those within the culture frequently do not recognize them as such. Rituals can be as simple as brushing one's teeth, showering, and removing makeup when preparing for sleep at night; they can also be complex with ritualistic verbal and nonverbal communication.

The professional literature is replete with definitions related to culture; however, these definitions are not consistently defined, used or applied. For example, the definitions for cultural awareness, cultural sensitivity, and cultural competence may be the same depending on a specific author's definitions. Therefore, terminology related to culture is defined so that the reader has a basis for understanding the content in this chapter. In addition, an age-old question arises. Do health professionals need cultural general approaches or do they need cultural specific information? To this author, the answer is both. Health professionals need a framework, model, or theory for assessment because they will sometimes have a client whose culture is totally foreign to them. With specific knowledge of a cultural group, the health professional will be in a better position to assess the individual and to provide culturally competent care. However, any generalizations made about the behaviors of an individual or family is almost certain to be an oversimplification, because cultural values and beliefs are true only for the aggregate. For example, if health professionals do not know that many Hispanics use traditional healers, such as *curanderos* (folk healers), *masajistas* (massage therapists), *y(j)erberos* (herbalists), *padres* (priests), and *espiritistas* (spiritualists), they do not know to ask the specific question. To simply ask if the person uses alternative or complementary healers or a shaman does not get complete information because many Hispanics see them as mainstream first choice providers. Of course, some Hispanics do not use any traditional healers and rely solely on Western scientific allopathic medicine.

This chapter addresses selected rituals that have implications for nursing and health care, such as those common in verbal and nonverbal communication, birthing and the childbearing family, family roles and organization, workforce issues such as hierarchical relationships and autonomy, death and dying, and religion and spirituality. Space does not permit an exhaustive description of the many worldwide cultures and their rituals that confirm people's status in their cultures. Representative collectivist and individualistic cultures and their rituals are described using the Purnell Model for Cultural Competence as a guide. This chapter does not address rituals used in initiation to gangs, fraternities, and sororities or graduation ceremonies from school or the health professions to name a few.

As a foundation for understanding and continuity, this chapter presents an overview of the Purnell Model for Cultural Competence, reviews basic terminology related to culture and cultural competence, attributes of collectivistic and individualistic cultures, and the primary and secondary characteristics of culture. The content for specific cultural groups and their rituals is designed for individual staff. For organizational cultural competence and integrating culture and rituals in nursing and health care, the reader is referred to the articles by Douglas, Uhl Pierce, Rosenkoetter, Clark Callister, et al., 2009 and Purnell, Davidhizar, Giger, Strickland, et al., 2009.

4.2 Terminology-related culture

The term culturally competent care has been used extensively by nursing in the United States, most of Central America, and many countries in Europe and Asia. However, some countries and health professionals prefer other terms such as culturally congruent care, culturally appropriate care, culturally consistent care, and culturally safe care. In order to reach consensus on this term, the American Academy of Nursing and the Transcultural Nursing Society joined forces to develop worldwide standards for cultural competency and determine if one term is preferred (Douglas, Uhl Pierce, Rosenkoetter, Clark Callister, et al, 2009). In addition, other terms commonly found in the literature have no standard definitions on a worldwide basis. The Expert Panel on Cultural Competence of the American Academy of Nursing published a White Paper on definitions of culture terms as well as presented their definitions at conferences worldwide to reach consensus. The work from this Panel is used in this chapter to define terms and concepts (Giger, Davidhizar, Purnell, Harden, et al., 2007a; 2007b) and is essential for understanding culture in an international context.

Culture can be defined as the totality of socially transmitted behavioral patterns, beliefs, values, customs, lifeways, arts, and all other products of human work and thought characteristics of a population that guide their worldview and decision-making. These patterns may be explicit or implicit, are primarily learned and transmitted within the family, are shared by most members of the culture, and are emergent phenomena that change in response to global events (Purnell, 2009; Purnell & Paulanka, 2008). Culture is learned first in the family and then in churches, educational settings, and other social organizations. Culture is largely unconscious and has powerful influences on physical and mental health. Each provider adds a unique dimension to the complexity of providing culturally competent care. Providers must recognize, respect, and integrate clients' cultural beliefs, rituals, and practices into health prescriptions to eliminate or mitigate health disparities and increase client satisfaction. (See chapter 1, 7 and 8 for further discussion).

Cultural competence means:

1 Developing an awareness of one's own existence, sensations, thoughts, and environment without letting them have an undue influence on those from other backgrounds;
2 Demonstrating knowledge and understanding of the client's culture, health-related needs, and culturally specific meanings of health and illness;
3 Continuing to learn cultures of clients to whom one provides care;
4 Recognizing that the primary and secondary variants of culture determine the degree to which clients adhere to the beliefs, values, rituals, and practices of their dominant culture;
5 Accepting and respecting cultural differences in a manner that facilitates the client's and family's abilities to make decisions to meet their needs and beliefs;
6 Not assuming that the health care provider's beliefs and values are the same as the client's;
7 Resisting judgmental attitudes such as 'different is not as good';
8 Being open to cultural encounters;

9   Being comfortable with cultural encounters;
10 Adapting care to be congruent with the client's culture;
11 Engaging in cultural competence is a conscious process and not necessarily a linear one;
12 Accepting responsibility for one's own education in cultural competence by attending conferences, reading professional literature, and observing cultural practices; and
13 Conducting a cultural self-assessment (Purnell & Paulanka, 2008).

(See chapter 5 for further discussion).
Cultural self-awareness: Many theorists and diversity trainers attest that self-examination or awareness of personal prejudices and biases is an important step in the deliberate and conscious cognitive process of developing cultural competence (Purnell, 2009). However, discussions of emotional feelings elicited by this cognitive awareness are somewhat limited given the potential impact of emotions and conscious feelings on behavioral outcomes (Calvillo, Clark, Purnell, & Pacquiao, et al., 2009). The ability to understand oneself sets the stage for integrating new knowledge related to cultural differences into the professional's knowledge base, perceptions of health, interventions, and the impact these factors have on the various roles of professionals when interacting with multicultural clients and their rituals.
The process of professional development and diversity competence begins with self-awareness, sometimes referred to as self-exploration, or critical reflection (Calvillo, et al. 2009; Gardner, 2008, Teekman, 2000). Before addressing the multicultural backgrounds and unique perspectives and rituals of patients, families, and communities, providers must first address their own personal and professional knowledge, values, beliefs, ethics, attitudes, rituals, and life experiences to optimize interactions and cultural assessment of their clients. Culturally competent providers develop an:

> ... awareness of their own existence, sensations, thoughts, and environment without letting them have an undue influence on those from backgrounds different from their own.
>
> Purnell, 2008, p. 20.

This lifelong process includes a commitment to combat prejudice, discrimination, racism, bias, and sexism.
Culture and race are not synonymous. However, the controversial term race must be addressed when learning about culture. Race is genetic

and includes physical characteristics that are similar among members of the same group, such as skin color, blood type, and hair and eye color. Although there is less than one percent difference among the races, this difference may be significant when conducting health assessments and prescribing medications and treatments. People from a given racial group may, but not necessarily, share a common culture. Perhaps the most significant aspect of race is social in origin; race can either decrease or increase opportunities, depending on the environmental context. The author acknowledges that many people do not like the racial and ethnic classifications used by governmental organizations. This chapter does not address these varied classifications for a specific country or among countries and is beyond the scope of this chapter (Purnell & Paulanka, 2008).

Acculturation is the process of modifying or giving up traits from the culture of origin as a result of contact with another culture. Acculturation has varying degrees (Purnell, 2008a).

Assimilation is gradually adopting and incorporating characteristics of the prevailing culture. One does not have to adopt all the characteristics of the new culture (Purnell, 2008a).

Cultural awareness has more to do with an appreciation of the external or material signs of diversity, such as the arts, music, dress, or physical characteristics (Giger, Davidhizar, Purnell, Harden, et al., 2007a, 2007b; Purnell & Paulanka, 2008).

Cultural sensitivity has more to do with personal attitudes and not saying things that might be offensive to someone from a cultural or ethnic background different from that of the health care provider. Increasing one's consciousness of cultural diversity provides cultural leverage and improves the possibilities for practitioners to provide culturally competent care (Giger, Davidhizar, Purnell, Harden, et al., 2007a, 2007b; Purnell & Paulanka, 2008).

Ethnocentrism is a universal tendency to believe that one's own worldview is superior to another's. It is often experienced in the health care arena, in particular when the health care provider's own culture or ethnic group is considered superior to another (Giger, Davidhizar, Purnell, Harden, et al., 2007a, 2007b).

Stereotyping is having a simplified and standardized conception, opinion, or belief about a person or group. Health care providers as humans have a natural tendency to stereotype to some degree when providing care to people who are 'different from us', or 'we are different from them'. The provider must take steps to prevent this. A health care provider who fails to recognize individuality within a group is jumping to conclusions about the individual or family. If one concentrates on the primary and secondary variants of culture when assessing clients, the tendency can be ameliorated. A generalization begins with assumptions about the individual or family within an ethnocultural group, but leads to further information seeking about the individual or family (Giger, Davidhizar, Purnell, Harden, et al., 2007a, 2007b).

The terms transcultural versus cross-cultural have been hotly debated among experts in several countries, but especially in the United States. Specific definitions of these terms vary. Some attest that they are the same, while others say they are different. Transcultural compares values, beliefs, and practices of a culture from the insider and outsider perspectives. Nursing seems to favor the word transcultural. The term was credited to a nurse anthropologist, Madeleine Leininger (Leininger & McFarland, 2006), in the 1950s and continues to be popular in the United States, Great Britain, and many European countries. The term cross-culture was initially introduced by anthropologist George Murdock in the 1930s (New World Encyclopedia, 2006) and is still a popular term used in the social sciences, although the health sciences have used it as well. The term implies comparative interactivity between cultures. (See chapter 5 for further discussion).

Cultural humility (Community Partnerships for Older Adults, 2009) focuses on the process of intercultural exchange, paying explicit attention to clarifying the health care provider's values and beliefs through self-reflection and incorporating the cultural characteristics of the provider and the client into a mutually beneficial and balanced relationship. This term appears to be most popular with physicians and some professionals from social sciences.

Cultural safety (Guidelines for Cultural Safety, 2005) is popular in Australia and New Zealand, although the term is used elsewhere. Cultural safety expresses the diversity that exists within cultural groups, such as social determinants of health, religion, and gender, and is an addition to ethnicity.

Cultural relativism is the belief that the behaviors and practices of people should be judged only from the context of their cultural system. Cultural relativism, relating one's own cultural experiences to those from another setting, requires knowledge about other cultures, complemented by cultural values, biases, and subjectivity. Proponents of cultural relativism argue that issues such as abortion, euthanasia, female circumcision, and physical punishment in child rearing should be accepted as cultural values without judgment from the outside world. Opponents argue that cultural relativism may undermine condemnation of human rights violations, and family violence cannot be justified or excused on a cultural basis (Giger, Davidhizar, Purnell, Harden, et al., 2007a, 2007b).

Cultural imposition is the intrusive application of the majority group's cultural view upon individuals and families (Universal Declaration of Human Rights, 2001). The practice of prescribing special diets without regard to clients' cultural food choices borders on cultural imposition (Giger, Davidhizar, Purnell, Harden, et al., 2007a, 2007b; Purnell, 2001). Providers must continually recognize that their beliefs and values may not be the same as the patient's.

Cultural imperialism is the practice of extending policies and procedure of one organization (usually the dominant one) to disenfranchised and minority groups. Proponents appeal to universal human rights values and standards. Opponents posit that universal standards are a disguise for the dominant culture to destroy or eradicate traditional cultures through worldwide public policy (Giger, Davidhizar, Purnell, Harden, et al., 2007a, 2007b; Purnell, 2001).

Cultural leverage is a process whereby the principles of cultural competence are deliberatively invoked to develop interventions. It is a focused strategy for improving the health of racial and ethnic communities by using their cultural practices, products, philosophies, or environments to facilitate behavioral changes of clients and practitioners (Fisher, Burnet, Huang, & Chin, 2007).

4.3 Collectivistic and individualistic cultures

All cultures vary along the individualism and collectivism scale and are subsets of broad worldviews (figure 4.1). A continuum of values for cultures includes orientation to self or group, decision-making, knowledge transmission, individual choice and personal responsibility, concepts of progress, competitiveness, shame and guilt, help-seeking, expression of identity, and interaction/communication style (Bui & Turnbull, 2003). Elements of individualism and collectivism exist in every culture. People from an individualist culture more strongly identify with the values at the individualistic end of the scale and people from a collectivist culture adhere more strongly to the values at the collectivist end of the scale. Moreover, individualism and collectivism fall along a continuum, and some people from an individualistic culture will, to some degree, align themselves towards the collectivistic end of the scale. Some people from a collectivist culture will, to some degree, hold values along the individualistic end of the scale. Acculturation is a key component of adapting individualistic and collectivistic values. Those who live in ethnic enclaves, usually but not always, adhere more strongly to their dominant cultural values. Acculturation and the primary and secondary variants of culture determine the degree of adherence to traditional individualistic and collectivist cultural values, beliefs, and practices.

Individualism   *Collectivism*

   1   2   3   4   5   6   7   8   9   10

Figure 4.1 *The 1 to 10 scale.*

The above individualism and collectivism scale can be reversed if the reader prefers.
Communicating with a client from an individualistic culture, where the most important person in society is the individual, may require different techniques than for a client in a collectivist culture, where the group is seen as more important than the individual (Purnell & Paulanka, 2008). The health care provider must not confuse individualism with individuality, the degree which varies by culture and is usually more prevalent in individualistic countries. Individuality is the sense that each person has a separate and equal place in the community and where individuals who are considered 'eccentrics or local characters' are tolerated (Condon & Yousef, 1985).
Some examples of highly individualistic cultures are traditional American (USA), British, Canadian, German, Norwegian, and Swedish to name a few. Examples of collectivist cultures include traditional Arabic, Chinese, Filipino, Korean, Japanese, Latin American, Mexican, Native American Indians (and most other indigenous Indian groups), Taiwanese, Thai, and Vietnamese. Far more world cultures are collectivistic than are individualistic (Gudykunst, 2003). (See chapter 5 for further discussion).

4.4 Primary and secondary characteristics of culture

While values, beliefs, and rituals are true for the aggregate of any cultural group, caution must be taken because they are not necessarily true for the individual. Having knowledge of cultural groups beliefs and values should be seen as generalizations that need to be validated rather than being applied stereotypically.
Major influences that shape peoples' worldview and the extent to which people identify with their cultural group of origin are called the primary and secondary characteristics/variants of culture. These

characteristics should not be seen as categorically imperative. What might be a primary characteristic for one person might be a secondary characteristic for someone else. The primary characteristics are nationality, race, color, gender, age, and religious affiliation. Primary characteristics are attributes that either cannot be changed or if they are changed, a significant stigma may occur for the individual or family. People cannot change their nationality, age, race, or color. They can change their gender and religious affiliation (may be a secondary characteristic for some). However, if a person changes his or her gender or changes religious preference from Judaism to Pentecostal or vice versa, a significant stigma may occur.

The secondary characteristics include educational status, socioeconomic status, occupation, military experience, political beliefs, urban versus rural residence, enclave identity, marital status, parental status, physical characteristics, sexual orientation (may be a primary characteristic for some), gender issues, reason for migration (sojourner, immigrant, or undocumented status), and length of time away from the country of origin. Immigration status also influences a person's worldview. For example, people who voluntarily immigrate generally acculturate and assimilate more easily. Sojourners who immigrate with the intention of remaining in their new homeland for only a short time or refugees who think they may return to their home country may not have the need or desire to acculturate or assimilate. Additionally, undocumented individuals (illegal immigrants) may have a different worldview from those who have arrived legally (Purnell, 2008a; Purnell, 2009)'. (See chapters 1, 7 and 8 for further discussion).

4.5 Assumptions of the Purnell Model

The Purnell Model for Cultural Competence has been classified as holographic and complexity grand theory. The model and framework can be used as a guide for assessment of all clients. The major explicit assumptions on which the Purnell Model is based include the following:

1. All health care professions need similar information about cultural diversity.
2. All health care professions share the metaparadigm concepts of global society, family, person, and health.
3. One culture is not better than another culture; they are just different.
4. There are core similarities shared by all cultures.
5. There are differences within, between, and among cultures.
6. Cultures change slowly over time.

7 The primary and secondary variants of culture determine the degree to which one varies from the dominant culture.
8 If clients are co-participants in their care and have a choice in health-related goals, plans, and interventions, their compliance and health outcomes will be improved.
9 Culture has a powerful influence on one's interpretation of and responses to health care.
10 Individuals and families belong to several subcultures.
11 Each individual has the right to be respected for his or her uniqueness and cultural heritage.
12 Caregivers need both cultural-general and cultural-specific information in order to provide culturally sensitive and culturally competent care.
13 Caregivers who can assess, plan, intervene, and evaluate in a culturally competent manner will improve the care of clients for whom they care.
14 Learning culture is an ongoing process that develops in a variety of ways, but primarily through cultural encounters.
15 Prejudices and biases can be minimized with cultural understanding.
16 To be effective, health care must reflect the unique understanding of the values, beliefs, attitudes, lifeways, and worldview of diverse populations and individual acculturation patterns.
17 Differences in race and culture often require adaptations to standard interventions.
18 Cultural awareness improves the caregiver's self-awareness.
19 Professions, organizations, and associations have their own culture, which can be analyzed using a grand theory of culture.
20 Every client encounter is a cultural encounter.

OVERVIEW OF THE PURNELL MODEL

The Purnell Model for Cultural Competence and its organizing framework can be used in all practice settings and by all health care providers. The model is a circle, with an outlying rim representing global society, a second rim representing community, a third rim representing family, and an inner rim representing the person (figure 4.2). The interior of the circle is divided into 12 pie-shaped wedges depicting cultural domains (constructs) and their associated concepts. The dark center of the circle represents unknown phenomena. Along the bottom of the model is a jagged line representing the nonlinear concept of cultural consciousness. The 12 cultural domains and their concepts provide the organizing framework. Each domain includes concepts that need to be addressed when assessing patients in various settings. Moreover, health care providers can use these same concepts to better understand their own cultural beliefs, attitudes, values, practices, and behaviors. An important concept to understand is that no single domain stands alone; they are all interconnected. The 12 domains are overview/heritage, communications, family roles and organization, workforce issues, biocultural ecology, high-risk health behaviors, nutrition, pregnancy and the childbearing family, death rituals, spirituality, health care practices, and health care practitioners.

CONCEPTS AND DOMAINS
Metaparadigm concepts
The metaparadigm concepts of the model are global society, community, person, family, and health. Phenomena related to a global society include world communication and politics; conflicts and warfare; natural disasters and famines; international exchanges in education, business, commerce, and information technology; advances in health science; space exploration; and the expanded opportunities for people to travel around the world and interact with diverse societies. Global events that are widely disseminated by television, radio, satellite transmission, newsprint, and information technology affect all societies, either directly or indirectly. Such events may create chaos while consciously and unconsciously forcing people to change their lifeways.
In the broadest definition, community is a group of people having a common interest or identity and goes beyond the physical environment. Community includes the physical, social, and symbolic characteristics that cause people to connect. Bodies of water, mountains, rural versus urban living, and even railroad tracks help people define their physical concept of community. Today, however, technology and the internet allow people to expand their community beyond physical boundaries. Economics, religion, politics, age, generation, and marital status delineate the social concepts of community. Sharing a specific language or dialect, lifestyle, history, dress, art, or musical interest are symbolic characteristics of a community. People actively and passively interact with the community, necessitating adaptation and assimilation for equilibrium and homeostasis in their worldview. Individuals may willingly change their physical, social, and symbolic community when it no longer meets their needs.
A family is two or more people who are emotionally connected. They may, but do not necessarily, live in close proximity to each other. Family may include physically and emotionally close and distant consanguineous relatives as well as physically and emotionally connected

The Purnell Model for Cultural Competence

| Unconsciously incompetent | Consciously incompetent | Consciously competent | Unconsciously competent |

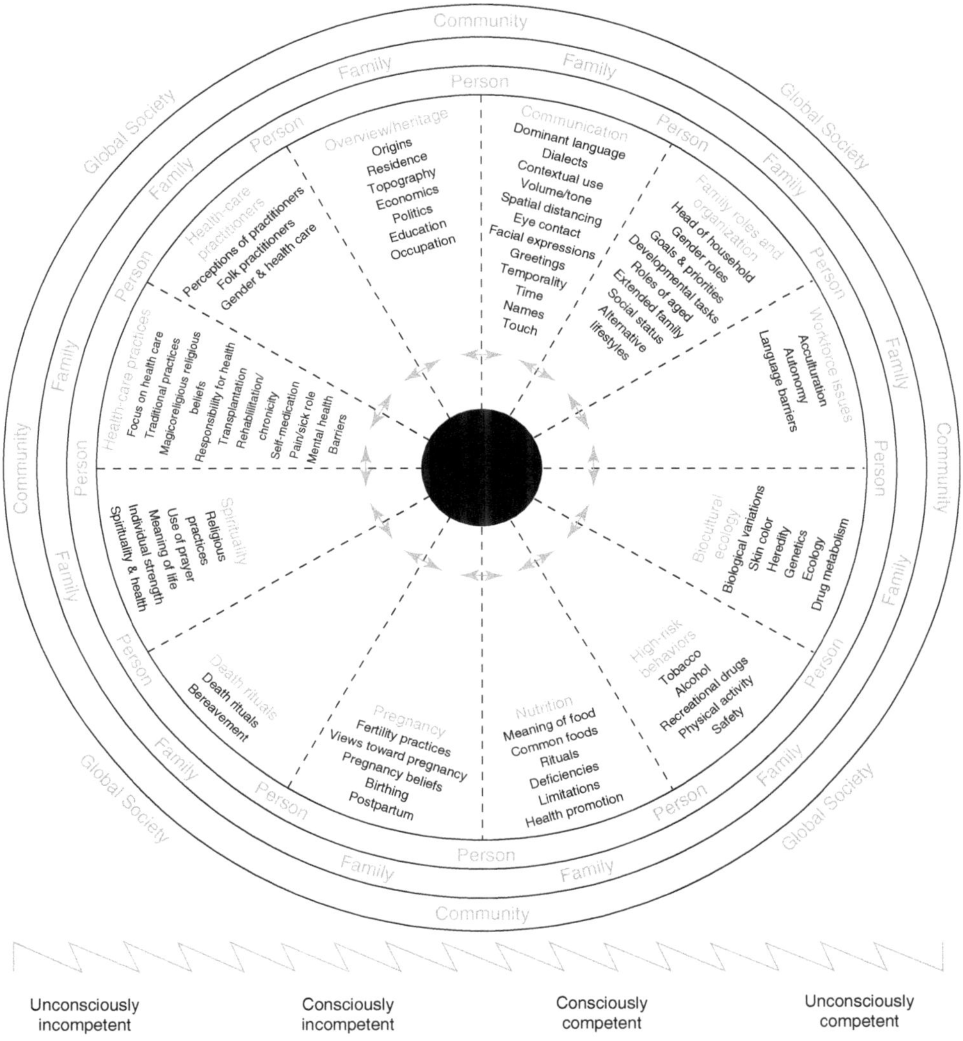

Primary characteristics of culture: age, generation, nationality, race, color, gender, religion

Secondary characteristics of culture: educational status, socioeconomic status, occupation, military status, political beliefs, urban versus rural residence, enclave identity, marital status, parental status, physical characteristics, sexual orientation, gender issues, and reason for migration (sojourner, immigrant, undocumented status)

Unconsciously incompetent: not being aware that one is lacking knowledge about another culture
Consciously incompetent: being aware that one is lacking knowledge about another culture
Consciously competent: learning about the client's culture, verifying generalizations about the client's culture, and providing culturally specific interventions
Unconsciously competent: automatically providing culturally congruent care to clients of diverse cultures

Model created by Larry D. Purnell, PhD, RN, FAAN. Reprinted with permission.

Figure 4.2 *The Purnell Model for Cultural Competence.*

and distant non-blood-related significant others. Family structure and roles change according to age, generation, marital status, relocation or immigration, and socioeconomic status, requiring each person to rethink individual beliefs and lifeways.

A person is a biopsychosociocultural being who is constantly adapting to his or her community. Human beings adapt biologically and physiologically with the aging process; psychologically in the context of social relationships, stress, and relaxation; socially as they interact with the changing community; and ethnoculturally within the broader global society. In Western cultures, a person is a separate physical and unique psychological being and a singular member of society. The self is separate from others.

CONCEPTS FROM THE PURNELL MODEL

Each domain generates multiple questions to ask and observations to make when assessing clients from a cultural perspective. It is recognized that clinicians are not able to complete a thorough cultural assessment for every client. The list of questions can be extensive; thus, the clinician must determine which questions to ask according to the client's presenting symptoms and teaching needs, and the potential impact of culture.

Overview and heritage include concepts related to the country of origin and current residence; the effects of the topography of the country of origin and the current residence on health, economics, politics, reasons for migration, educational status, and occupations.

Communication includes concepts related to the dominant language, dialects, and the contextual use of the language; paralanguage variations such as voice volume, tone, intonations, inflections, and willingness to share thoughts and feelings; nonverbal communications such as eye contact, gesturing and facial expressions, use of touch, body language, spatial distancing practices, and acceptable greetings; temporality in terms of past, present, and future orientation of worldview; clock versus social time; and the amount of formality in use of names. This domain will be expanded upon with specific cultural groups later in this chapter.

Family roles and organization include concepts related to the head of the household, gender roles (a product of biology and culture), family goals and priorities, developmental tasks of children and adolescents, roles of the aged and extended family, individual and family social status in the community, and acceptance of alternative lifestyles such as single parenting, nontraditional sexual orientations, childless marriages, and divorce. This domain will be expanded upon with specific cultural groups later in this chapter.

Workforce issues include concepts related to autonomy, acculturation, assimilation, gender roles, ethnic communication styles, and health care practices of the country of origin. Because this handbook is intended for use in the clinical setting with patients, this domain is not discussed. This domain will be expanded upon with specific cultural groups later in this chapter.

Biocultural ecology includes physical, biological, and physiological variations among ethnic and racial groups such as skin color (the most evident) and physical differences in body habitus; genetic, hereditary, endemic, and topographical diseases; psychological makeup of individuals; and the physiological differences that affect the way drugs are metabolized by the body. In general, most diseases and illnesses fall in three categories: lifestyle, environment, and genetics. *Lifestyle* causes include cultural practices and behaviors that can generally be controlled: for example, smoking, diet, and stress. *Environment* causes refer to the external environment (e.g., air and water pollution) and situations over which the individual has little or no control over (e.g., presence of malarial mosquitoes, exposure to chemicals and pesticides, access to care, and associated diseases). *Genetic* conditions are caused by genes.

High-risk health behaviors include substance use and misuse of tobacco, alcohol, and recreational drugs; lack of physical activity; increased calorie consumption; nonuse of safety measures such as seat belts, helmets, and safe driving practices; and not taking safety measures to prevent contracting HIV and sexually transmitted diseases.

Nutrition is more than satisfying hunger. It includes the meaning of food, common foods and rituals; nutritional deficiencies and food limitations; and the use of food for health promotion and restoration, and illness and disease prevention.

Pregnancy and childbearing practices include culturally sanctioned and unsanctioned fertility practices; views on pregnancy; and prescriptive, restrictive, and taboo practices related to pregnancy, birthing, and the postpartum period. This domain will be expanded upon with specific cultural groups later in this chapter.

Death rituals include how the individual and the society view death and euthanasia, rituals to prepare for death, burial practices, and bereavement behaviors. Death rituals are slow to change. This domain will be expanded upon with specific cultural groups later in this chapter.

Spirituality includes formal religious beliefs related to faith and affiliation and the use of prayer; behavior practices that give meaning

to life; and individual sources of strength. This domain will be expanded upon with specific cultural groups later in this chapter.
Health care practices include the focus of health care (acute versus preventive); traditional, magicoreligious, and biomedical beliefs and practices; individual responsibility for health; self-medicating practices; and views on mental illness, chronicity, rehabilitation, acceptance of blood and blood products, and organ donation and transplantation.
Health care practitioners include the status, use, and perceptions of traditional, magicoreligious, biomedical health care providers, and the gender of the health care provider. (See chapter 3 for further discussion.)

4.6 Communication

Dominant language and dialects
Two people may speak the same language, but different dialects can interfere with effective communication. For example, the English spoken in the northern part of the United States may be quite different from the Elizabethan English spoken in parts of Appalachia, the English spoken in the southern United States and the English spoken in Great Britain, Australia, or New Zealand. Moreover, those with limited language ability may have inadequate vocabulary skills to communicate in situations where strong or abstract levels of verbal skills are required.
The context within which a language is spoken is an important aspect of communication. German, English, and the Romance languages are low in context where most of the message is explicit, requiring many words to express a thought. Korean, Filipino, Hindi, and most indigenous languages are highly contextual with most of the information either in the physical context or internalized, resulting in the use of fewer words with more emphasis on unspoken understandings.
Voice volume and tone are important paralanguage aspects of communication. Many people from the United States (Americans) may be perceived as being loud and boisterous because their volume carries to those nearby. Their loud voice volume may be interpreted by Hindus, Koreans, and other Asians as reflecting anger, when in fact a loud voice volume is merely being used to express their thoughts in a dynamic manner. In contrast, Westerners witnessing impassioned communication among Arabs may interpret the excited speech pattern and shouting as anger, but emotional communication is part of the Arab culture and is usually unrelated to anger (Purnell, 2008a).

Cultural communication patterns

Many people from individualistic cultures willingly disclose very personal information about themselves, including information about sex, drugs, family problems, etc. In fact, personal sharing is encouraged in a wide variety of topics, but not religion as in Central America, politics as in Spain, or philosophical things as discussed in most of Europe. In some Asian cultures, individuals are expected to be shy, withdrawn, and diffident – at least in public – whereas in other cultures, such as Jewish and Italian, individuals are expected to be more flamboyant and expressive (Purnell, 2008a).

Touch has substantial variations in meaning among cultures. For the most part, Western cultures are low-touch, which is reinforced by sexual harassment guidelines and policies. For many, even casual touching may be seen as a sexual overture and should be avoided whenever possible. People of the same sex (especially men) or opposite sex do not generally touch each other unless they are close friends. However, among most Asian and Pacific Islander cultures, two people of the same gender can touch each other without it having a sexual connotation (Purnell, 2008a).

In regards to personal space, most European Americans conversants tend to place at least 18 inches of space between themselves and the person with whom they are talking (Hall, 1990). Middle Easterns, who may stand very close and stare during a conversation, may offend health care practitioners. These clients may interpret health care providers who stand at a greater distance as being cold. Regardless of class or social standing of the conversants, Europeans (Hill, 1995) and Americans are expected to maintain direct eye contact without staring. A person who does not maintain eye contact may be perceived as not listening, not being trustworthy, not caring, or being less than truthful. Among traditional Central Americans, Mexicans, Iranians, and Greeks, sustained eye contact between a child and an older adult may bring on the 'evil eye' or 'bad eye'. Thus, eye contact must be interpreted within its cultural context to optimize relationships and health assessments.

Gestures and facial expressions vary among cultures. Most European Americans gesture moderately when conversing and smile easily as a sign of pleasantness or happiness, although one can smile as a sign of sarcasm. A lack of gesturing can mean that the person is too stiff, too formal, or too polite (Purnell, 2008a).

Preferred greetings and acceptable body language also vary among cultural groups. An expected practice for Northern Europeans and American males and women in business is to extend the right hand when greeting someone for the first time. In these cultures, confidence and competence are associated with a relaxed posture; however, in Korea and Japan, confidence and competence are more closely associated with slightly tense postures (Purnell, 2008a).

Temporal relationships
People's worldview in terms of past, present, and future orientation varies among individuals and among cultural groups. Most Western individualistic cultures are future-oriented, and people are encouraged to sacrifice for today and work to save and invest in the future. The future is important in that people can influence it. Individualistic cultures generally see fatalism, the belief that powers greater than humans are in control, as negative; but to many others, it is seen as a fact of life not to be judged. The German and British cultures are regarded as past-oriented societies, where laying a proper foundation by providing historical background information can enhance communication. Most people of Central American heritage are more present-oriented, placing great importance on the here and now, not something that may occur in the future or has occurred in the past. However, for people in many societies, temporality is balanced between past, present, and future in the sense of respecting the past, valuing and enjoying the present, and saving for the future (Purnell, 2008a).
Most Westerners from individualistic cultures see time as a highly valued resource and do not like to be delayed because it 'wastes time'. When visiting friends or meeting for strictly social engagements, punctuality is less important, but one is still expected to appear within a 'reasonable' time frame. In the health care setting if an appointment is made for 10.00 hours, the person is expected to be there at 9.45 hours so he or she is ready for the appointment and does not delay the health care provider (Purnell, 2008a).
For people from rural settings, time may be less important. Some may not even own a timepiece or be able to tell time. Expectations for punctuality can cause conflicts between health care providers and clients, even if one is cognizant of these differences (Purnell, 2008a).

Format for names
Names are important to individuals, and their format differs among cultures. The American name William Douglas Cowden denotes a man whose first name is William, middle name is Douglas, and family surname is Cowden. Friends would call him by his first name, William. In the formal setting, he would be called Mr. Cowden. In addition, he could also have a 'nickname' that would be used by family and close

friends, for example, Doug from his middle name or Bill or Billy from his first name.

FILIPINO COMMUNICATION

Filipinos come from the Republic of the Philippines. The term Filipino refers to a people, a culture, and a language (Filipino culture and values, 2008). Although most Filipinos speak the national language Filipino, which is based on Tagalog, eight major dialects and over 100 minor dialects are spoken in the Philippines (Tatak Pilipino, 2003). English is used for business and legal transactions and in school instruction beyond the third grade. Business and social interactions commonly use a hybrid of both Tagalog and English (Tag-Lish) in the same sentence.

Filipino social hierarchy is evident in the language. Specific nouns rather than pronouns are used to denote a person's age, gender, and position in the social hierarchy. For instance, *Manang* and *Manong* are used to refer to or address an older woman and man, respectively. There is absence of the 'he/she' in the Filipino language; instead, generic and gender-neutral pronouns *siya* (singular 'he/she') and *sila* (plural 'they/them') are used. Hence, many Filipinos may unconsciously use 'he' and 'she' interchangeably in reference to the same individual.

Filipinos may have difficulty communicating their lack of understanding to others, and use ritualistic language and euphemistic behavior that appears to be the opposite of how they actually perceive the situation. Saving face, or concealment (Pasco, Morse, & Olson, 2004), is a ritualistic pattern of behavior employed to protect the integrity of both parties, which is a consequence of the cultural value on maintaining smooth interpersonal relations. Filipinos may sacrifice clear communication to avoid stressful interpersonal conflicts and confrontations. Saying 'no' to a superior is considered disrespectful; it predisposes an individual to make an ambiguous positive response. In Tagalog, when communicating to an older person or a person of status, he/she is addressed using gender and age-specific honorific nouns such as *Lolo/Lola* (Grandpa/Grandma), and *ate*/kuya (older sister/older brother). Prefixes such as Mr., Mrs., Miss, or Ms. or the professional title of the person are used in formal interactions.

Traditional Filipino communication is highly contextual. Contextual variables include the presence of *ibang tao* (outsiders) versus *hindi ibang tao* (insiders), and the age, social position, and gender of the other individual. In the company of insiders, such as one's family, each member develops an intuitive knowledge of the other so that words are unnecessary to convey a message, and meanings are embedded in nonverbal communication. In the presence of outsiders, a child's emotional outburst may be met with adults' stern silence, indifference, or euphemistic grins.

Pacquiao (2008) posited that the Filipino core values of shame (*hiya*), yielding to the leader or majority (*pakikisama*), gratitude (*utang na loob*), and sensitivity to personal affront (*amor propio*) emphasize a strong sense of human relatedness. These values originate from the central concept of *kapwa*, which arises from the awareness of shared identity with others. *Kapwa* embraces the insider-outsider categories of human relations, and prescribes different levels of interrelatedness or involvement with others.

Ritualistic smiling and giggling are often observed among young Filipino women. The meanings of these spontaneous and highly unconscious behaviors are embedded in the context of the situation and may range from glee, genuine interest, and agreement to discomfort, politeness, or indifference.

Direct eye contact varies among Filipinos depending on the degree of acculturation, age, and education. Some individuals may avoid prolonged eye contact with authority figures and older people as a form of respect. Filipinos are comfortable with silence, and may allow the other person to initiate verbal interaction as a sign of respect. A Filipino's nod may have several meanings that can range from, 'Yes, I hear you', 'Yes, we are interacting', 'Yes, I can see the instructions', or some other message that may be difficult to disclose.

Touch is used freely, especially with insiders. Greater distance is observed when interacting with outsiders and people in positions of authority. Same-gender closeness and touching, which may be perceived as homosexual adult behavior in other parts of the world, are considered normal behaviors. Young adults of the same gender may hold hands, put one arm over another's shoulder, or walk arm-in-arm. As they become more acculturated, many Filipinos become aware of the differences and adapt to the new culture.

Filipinos have a relaxed temporal outlook. They have a healthy respect for the past, an ability to enjoy the present, and hope for the future. Past orientation is evident in their respect for older people and dead ancestors and a sense of gratitude and obligation to kin. Future orientation is manifested in the family's commitment to provide for the education of the young, parental participation in the care of their children and grandchildren, and a strong work ethic. A strong present orientation is associated with the cultural emphasis on maintaining positive relationships with others. Permanent social bonds with kin and significant others outside of kin are nurtured. Filipinos enjoy their families, fiestas, and life. Although most Filipinos have adapted to punctuality in the business sphere, promptness for social events is situationally determined. 'Filipino time' means arriving much later than the scheduled appointment, which can be from one to several hours. The focus is on the gathering rather than on the schedule.

The Filipino family is bilineally extended to several generations and is reflected in their names. Children carry the surnames of both parents. For example, Jose Romagos Lopez and Leticia Romagos Lopez are the children of Maria Romagos and Eduardo Lopez. The middle name or initial (R) is the mother's maiden name, Romagos. After marriage, Jose keeps the same name, while his sister's name becomes Leticia L. Lukban (her husband being Ernesto Lukban). Leticia's maiden name Lopez is abbreviated as her middle initial. Symbolic of their Catholic faith, saint names are often used with first names.

ARAB COMMUNICATION

The term Arab refers to both a language and a culture (Research Center for Arab Heritage, 2009). Arabic is the official language of the Arab world. Modern or classical Arabic is a universal form used for all writing and formal situations, ranging from radio newscasts to lectures. Dialectal or colloquial Arabic, of which each community has a variety, is used for everyday spoken communication.

An Arab's speech is likely to be characterized by repetition and gesturing, particularly when involved in serious discussions. Arabs may be loud and expressive when involved in serious discussions to stress their commitment and their sincerity in the subject matter. Observers witnessing such impassioned communication may assume that Arabs are argumentative, confrontational, or aggressive (Kulwicki, 2008).

Arab communication has been described as highly nuanced, with more communication contained in the context of the situation than in the actual words spoken. Arabs value privacy and resist disclosure of personal information to strangers, especially when it relates to familial disease conditions. Conversely, among friends and relatives, Arabs express feelings freely. Many personal needs may be anticipated without the individual having to verbalize them because of close family relationships. The family may rely more on unspoken expectations and nonverbal cues than overt verbal exchange (Kulwicki, 2008).

Arabs need to develop personal relationships before sharing personal information. Because meaning may be attached to both compliments and indifference, manner and tone are as important as what is said. Arabs are sensitive to the courtesy and respect they are accorded, and good manners are important in evaluating a person's character.

Therefore greetings, inquiries about well-being, pleasantries, and a cup of tea or coffee precede business. Conversants stand close to one another, maintain steady eye contact, and touch (only between members of the same sex) the other's hand or shoulder. Sitting and standing properly is critical; to do otherwise is taken as a lack of respect. Within the context of personal relationships, verbal agreements are considered more important than written contracts. Keeping promises is considered a matter of honor (Kulwicki, 2008).

Substantial efforts are directed at maintaining pleasant relationships and preserving dignity and honor. Hostility in response to perceived wrongdoing is warded off by an attitude of *maalesh*, 'never mind, it doesn't matter'. When disputes arise, Arabs hint at their disagreement or simply fail to follow through. Alternatively, an intermediary, someone with influence, may be used to intervene in disputes or present requests to the person in charge. Mediation saves face if a conflict is not settled in one's favor and reassures the petitioner that maximum influence has been employed (Kulwicki, 2008). Be mindful of the patient's modesty and dignity. Islamic teachings forbid unnecessary touch (including shaking hands) between unrelated adults of opposite sexes (al-Shahri 2002).

Throughout the Arab world, there is nonchalance about punctuality except in cases of business or professional meetings; otherwise, the pace of life is more leisurely than in the West. Social events and appointments tend not to have a fixed beginning or end. Although certain individuals may arrive on time for appointments, the tendency is to be somewhat late. However, for most Arabs who belong to professional occupations or who are in the business field, punctuality and respecting deadlines and appointments are considered important (Kulwicki, 2008).

Etiquette requires shaking hands on arrival and departure. However, when an Arab man is introduced to an Arab woman, the man waits for the woman to extend her hand. Devout Muslim men may not shake hands with women (Kulwicki, 2008).

Titles are important and are used in combination with the person's first name (e.g., Mr. Khalil or Dr. Ali). Some may prefer to be addressed as mother (Um) or father (Abu) of the eldest son (e.g., Abu Khalil, 'father of Khalil') (Kulwicki, 2008).

JEWISH COMMUNICATION

'Being Jewish refers to both a people and a religion, not a race' (Purnell & Selekman, 2008, p. 278). Hebrew is the official language of Israel, the homeland of Jews, and is used for prayers; it is generally not used for conversation in most parts of the world. Many older Ashkenazi Jews speak Yiddish, a Judeo-German dialect. Common Hebrew expressions include *l'chaim* (to life), which is said after blessing wine; *shalom alechem* (peace be with you) a traditional salutation; *mazel tov* (congratulations), and *shabbatshalom* (a good and peaceful Sabbath) which is said from Friday evening at sunset until Saturday at sunset. No religious ban or ethnic characteristics prevent Jews from openly expressing their feelings. Communication practices are more related to their upbringing than to their religious practices. Humor is frequently used as a coping mechanism and as a way to communicate with others. However, jokes are considered to be insensitive when they reinforce mainstream stereotypes about Jews, such as implying that Jews are cheap or pampered. Jewish self-criticism through humor is acceptable, but usually expressed 'in house'.

Modesty is a primary value in Orthodox Judaism and is seen in ritualistic styles of dress and in all behavior. Modesty involves humility. Jews are encouraged not to 'show off' or try to impress others. Hasidic Jewish men are not permitted to touch a woman other than their wives. They often keep their hands in their pockets to avoid touch; they do not shake hands with women. Because women are considered seductive, Hasidic men may not engage in idle talk with them nor look directly at their faces. Non-Hasidic Jews may be much more informal and may use touch and short spatial distance when communicating.

Jews live with regard for and in the present, conscious of being a part of a long historical tradition, and with both hope and a wary eye to the future. The last two millennia have seen a succession of struggles to survive external pressures, yet the traditional rituals affirm their belief in survival and a better time to come. They are raised with stories of their past, including the relatively recent Holocaust. They are warned to 'never forget', lest history be repeated. Therefore, their time orientation is simultaneous to the past, the present, and the future.

For secular use, the Jewish format for names follows the Western tradition. The given name comes first and is followed by the family surname. Only the given name is used with friends and in informal situations. In more formal situations, the surname is preceded by the appropriate title of Mr., Miss, Ms., Mrs., etc. Babies may be named after someone who has died to keep their memory alive, or after a living person to honor them. The format depends on whether the family is of Ashkenazi or Sephardic heritage. In ultra-Orthodox circles, children are not referred to by their names until after the *bris* or *brit milah* (circumcision). Infants are given a Hebrew name that is used when they are older and are called to read from the Torah. An example would be

Josef ben Ezra (Joseph, son of Ezra). Although one's Hebrew name may be the same as one's birth certificate 'official' name, parents may choose a non-Hebrew, main culture name for the birth certificate that is entirely different, or one that preserves the initial letter (i.e., *Ezra* could become *Edward*).

HINDU COMMUNICATION

The term Hindu refers to a people and a culture which are considered inseparable (India Divine, 2009). Hinduism refers to the religion of most Hindus whose mother tongue is Hindi. However, English enjoys associate status in India; it is the most important language for national, political, and commercial communication. Hindi, with 1652 dialectical variations, is the national language and primary tongue of 30% of the people. Hindus, especially women, often speak in a soft voice tone, making it difficult for some to understand or decipher what they say. The speech may be coupled with an accent, further compromising communication with individuals of other cultures.

Men may become intense and loud when they converse with other family members. To an onlooker, it might seem disruptive, but in general this form of communication can be construed as meaningful when it is conducted with close friends. Women are expected to strictly follow ritualistic deference customs; direct eye contact is avoided with men, although men can have direct eye contact with each other. Direct eye contact with older people and authority figures may be considered a sign of disrespect. More often, men and women use head movements and hand gestures to emphasize the spoken word. Strangers are greeted ritualistically with folded hands and a head bow that respects their personal territory. Touching and embracing are not acceptable for displaying affection. Even between spouses, a public display of affection such as hugging or kissing is frowned upon, being considered strictly a private matter.

The Hindu concept of time is past, present, and future oriented, depending on generation, socioeconomic status, and educational level. The Hindu value on educational attainment denotes a futuristic temporality. Because of the Hindu broad concept of time, adherence to Western parameters of time may not be rigid. Punctuality in keeping scheduled appointments may not be considered important.

Women adhere to a specified ritualistic linguistic style when talking with their husbands. The hierarchical structure of interrelationship is built into the structure of language. The woman refers to the man in plural *Avar* and *Aap*, meaning 'you' (with respect), whereas the man can use singular 'you' like *Ne*, *Aval*, or *Thum*. *Aap* means 'thou' and is used for older family members and for strangers. Older family members are usually not addressed by name but as elder brother, sister, aunt, or uncle. A woman never addresses a man by name because the woman is not considered an equal or superior. However, exceptions to this practice occur when the woman is older than the man.

4.7 Family roles and organization

The cultural domain family roles and organization defines relationships among insiders and outsiders. This domain includes concepts related to the head of the household, gender roles, family goals and priorities, developmental tasks of children and adolescents, roles of the aged and extended family members, individual and family social status in the community, and acceptance of alternative lifestyles such as single parenting, nontraditional sexual orientations, childless marriages, and divorce. Family structure in the context of the larger society determines acceptable roles, priorities, and the behavioral norms and rituals for its members.

Head of household and gender roles

An awareness of family decision-making patterns (i.e., patriarchal, matriarchal, or egalitarian) is important for determining with whom to speak when health care decisions have to be made. Among Western cultures, it is acceptable for women to have a career and for men to assist with child care, household domestic chores, and cooking responsibilities. Both parents work in many families, necessitating placing children in child-care facilities.

In some families, fathers are responsible for deciding when to seek health care for family members, but mothers may have significant influence on final decisions. Among many Hispanics, the decisions may be egalitarian, but it is the role of the male in the family to be the spokesperson for the family.

Prescriptive, restrictive, and taboo behaviors for children and adolescents

Every society has prescriptive, restrictive, and taboo practices and rituals for children and young adults. Prescriptive beliefs are things that children or young adults should do to have harmony with the family and a good outcome in society. Restrictive practices are things that children and young adults should not do to have a positive outcome. Taboo practices are those things that, if done, are likely to cause significant concern or negative outcomes for the child, young adult, family, or community at large.

For most Westerners and individualistic cultures, a child's individual achievement is valued over the family's financial status. This is different from non-Western collectivist cultures where attachment to family may be more important and the need for children to excel individually is not as important. In most middle and upper socioeconomic Northern European and American families, children have their own room, television, and telephone, and in many homes, their own computer. At younger ages rather than having group toys, each child has his or her own toys and is taught to share them with others. Autonomy in children is encouraged and after completing homework assignments, with which parents are expected to help, children are expected to contribute to the family by doing chores such as taking out the garbage, washing dishes, cleaning their own room, feeding and caring for pets, and helping with cooking. In farm communities, they are expected to help with more heavy labor at home.

In individualistic cultures, children are allowed and encouraged to make their own choices, including managing their own money allowance and deciding who their friends might be, although parents may gently suggest one friend might be a better choice than another. Children and young adults are permitted and encouraged to have friends of the same and opposite gender. They are expected to be well behaved, especially in public. They are taught to stand in line – first come, first served – and to wait their turn. As they reach young adult years, they are expected to refrain from premarital sex, smoking, recreational drugs, and alcohol until they leave the home. However, this does not always occur and pregnancy and use of recreational alcohol and drugs remains high. Most young adults are expected to get a job, such as babysitting, delivering newspapers, or doing yard work to make their own spending money, which they manage as a way of learning independence. However, young adults are generally allowed to return home when they are needed or for financial or other purposes. Individuals over the age of 18 years are expected to be self-reliant and independent, which are virtues in Western cultures. This differs from many other collectivistic cultures where children are expected to live at home with their parents until they marry; dependence, not independence, is the virtue.

Family goals and priorities

Most family goals and priorities are centered on raising and educating children. During this stage in individualistic cultures, young adults make a personal commitment to a spouse or significant other and seek satisfaction through productivity in career, family, and civic interests.

Most collectivist cultures have great reverence for the wisdom of older people, and families eagerly make space for them to live with extended families. Children are expected to care for older adults when self-care becomes a concern. A great embarrassment may occur to family members when they cannot take care of their older family members.

The concept of extended family membership varies among societies. The extended family is extremely important in the Hindu and Filipino cultures, and health care decisions are often postponed until the entire family is consulted. The extended family may include biological relatives and nonbiological members who may be considered brother, sister, aunt, or uncle.

Individualistic European American cultures also place a high value on egalitarianism, nonhierarchical relationships, and equal treatment regardless of their race, color, religion, ethnicity, educational or economic status, sexual orientation, or country of origin. However, these beliefs are theoretical and are not always seen in practice. For example, women are still more likely to have a lower status than men, especially when it comes to prestigious positions and salaries. Americans are known worldwide for their informality and for treating everyone the same. They call people by their first names very soon after meeting them, whether in the workplace, in social situations, in classrooms, in restaurants, or in places of business. Americans readily talk with waitresses and store clerks and call them by their first names. Most Americans consider this respectful behavior.

Alternative lifestyles

The traditional individualistic cultural family is nuclear, with a married man and woman living together with one or more unmarried children. However, families are becoming more varied including (a) unmarried people, both men and women, living alone; (b) single people of the same or different genders living together with or without children; (c) single parents with children; (d) and blended families consisting of two parents who have remarried, with children from their previous marriages and additional children from their current marriage.

The newest category of family, domestic partnerships, is sanctioned by many cities or counties in the Western world and grants some of the rights of traditional married couples to unmarried heterosexual, homosexual, older people, and disabled couples who share the traditional bond of the family. Some countries allow gay and lesbian couples to adopt children. Social attitudes toward homosexual activity vary widely, and homosexual behavior occurs in societies that deny its presence. Homosexual behavior carries a severe stigma in some societies. In Iran and in some provinces of China, a lesbian or gay man may be killed. Among more rural subcultures, same-sex couples living together may not be as accepted or recognized in the community as they are in larger cities. As gay parents have become more visible, lesbian and gay parenting groups have started in many cities around the world to offer information, support, and guidance, resulting in more lesbians and gay men considering parenthood through adoption and artificial insemination (Purnell, 2003).

FILIPINO FAMILY ROLES AND ORGANIZATION

Filipino women are held in high regard, having rights equal to those of men. In contemporary Filipino families, although the father is the acknowledged head of the household, authority in the family is considered egalitarian. The mother plays an equal, and often major role in decisions regarding health, children, and finances. Because the Spanish colonized the Philippines for over centuries, many Spanish cultural values and traditions have had a significant impact on current Filipino culture and can be seen in the Catholic religion and family values. In fact, womanhood for Filipinas has evolved from the Spanish construct of modesty, demureness, and femininity to a contemporary image of a woman who is educated, working, and adept at balancing traditional roles and career demands. Parents and older siblings are involved in the care and discipline of younger children. In extended family households, older relatives and grandparents share much authority and responsibility for the care and discipline of younger members (Pacquiao, 2008).

Younger generations are taught to be respectful, which is manifested in both speech and actions by using ritualistic honorific terms of address, avoiding confrontation and offensive language, keeping a low tone of voice, greeting older people by kissing their forehead or back of the hand, avoiding direct eye contact when being admonished, offering food, touching, and so forth. Husbands and wives ritually address each other using the honorific terms that they wish to model for their children. In front of the children, a husband will address his wife as *Inay* (mother) and the wife correspondingly refers to her husband as *Itay* (father). Under no circumstances are children permitted to call their parents by their first names.

Filial respect and obligation for caring for one's parents is the ultimate confluence of generational respect and reciprocal obligation. Failure to perform or recognize reciprocal obligations, as well as disrespect of older people or people of authority, results in the loss of one's self-esteem and status, as well as incurring shame to one's family. Private affairs are reserved for close kin, and are well guarded from outsiders. Conditions such as mental illness, divorce, terminal illness, criminal offenses, unwanted pregnancy, homosexuality, and HIV/AIDS are not readily shared with outsiders until trust is established.

Dating at an early age is discouraged for young daughters, who are advised that a short courtship period may suggest that they are 'easy to get'. Young men with sincere intent must strive to get on the good side of the family and have patience with a long courtship. Open demonstrations of affection with sexual undertones are to be avoided by the young couple. Ideally, the groom's parents formally ask for the bride's parents' consent for the marriage of their children. Traditional families desire that their daughters remain chaste before marriage. Pregnancy out of wedlock brings shame to the whole family. Girls are subjected to greater limitations than boys.

The Filipino family is extended bilineally to several generations with a clear structure and network of relationships. In addition to blood relatives, fictive kinship is established through the *compadrazgo* system when friends and associates are invited to become godparents or surrogate parents in religious ceremonies, such as baptism and marriage. Fictive kinship is a significant support system for Filipinos who left families or relatives in the home country.

Family emphasis on communal values and generational respect is highly institutionalized. Community activities generally center on ritualistic fiestas, weddings, baptisms, illnesses, and funerals that are occasions for reinvigorating relations. A family's prestige is measured by the upbringing of their children, judged by their adherence to traditional rituals and cultural values.

Childrearing practices stress entire family participation in the religious education and adherence to rituals by young members. Older generations share the responsibility for reinforcing these values. Interdependence within and across generations is fostered. Children are looked upon as economic assets and as sources of support for parents in old age. Thus, educating young members becomes a family priority. Older parents and grandparents are integrated within the family, thus lessening the impact of advancing age. Traditional Filipinos consider institutionalization of aged parents tantamount to abandonment of filial obligation and respect for older people.

Traditional Filipino parents seldom provide sex education, and sex is not discussed openly at home. Homosexuality may be recognized and considered an aberrant behavior, but not openly practiced to save face and prevent shame for the family. In recent years, younger gay, lesbian, bisexual, and transgender Filipinos in the Philippines and in other countries are taking a more active role in being recognized and expressing their rights. The family may not be the primary source of support for individuals, who may be isolated to prevent stigma to the family. Divorce can carry a stigma for older and more traditional Filipinos, especially those who are devout Catholics. The stigma may be worse for Filipinos in the Philippines than for Filipinos who have emigrated to other parts of the world.

ARAB FAMILY ROLES AND ORGANIZATION

Arab Muslim families are characterized by a strong patrilineal tradition. Women are subordinate to men, and young people are subordinate to older people. Within the immediate family, the man is the head of the family and his influence is overt. In public, a wife's interactions with her husband are formal and respectful. However, behind the scenes, she typically wields tremendous influence, particularly in matters pertaining to the home and children. A wife may sometimes be required to hide her power from her husband and children to preserve the husband's view of himself as head of the family.

Women attain power and status in advancing years, particularly when they have adult children (Kulwicki, 2008).

Arab gender roles are clearly defined and regarded as a complementary division of labor. Men are breadwinners, protectors, and decision-makers, whereas women are responsible for the care and education of children and for maintenance of a successful marriage by tending to their husbands' needs. Although women in more urbanized Arab countries often have professional careers, with some women advocating for women's liberation, the family and marriage remain primary commitments for the majority. Most educated women still consider caring for their children as their primary role after marriage. Arab women value modesty, especially among devout Muslim Arabs, where modesty is expressed with their attire. For example, many Muslim women view the *hijab*, 'covering the body except for one's face and hands', as offering them protection in situations where the sexes mix; it is a recognized symbol of Muslim identity and good moral character. Ironically, many people associate the *hijab* with oppression rather than protection. Similarly, the authority structure and division of labor within Arab families are often misinterpreted, fueling common stereotypes of the overtly dominant Arab male and the passive and oppressed Arab woman. Thus, by extension, conservative Arab Americans perceive the stereotypical understanding of the submissive role of women as a criticism to the Arab culture and family values (Kulwicki, 2000).

Children are dearly loved, indulged, and included in all family activities. Among Arabs, raising children so they reflect well on the family is an extremely important responsibility. A child's character and successes (or failures) in life are attributed to upbringing and parental influence. Because of the emphasis on family collectivism rather than individualism within the Arab culture, conformity to adult rules is favored. Family reputation is important; children are expected to behave in an honorable manner and not bring shame to the family. Childrearing patterns also include great respect toward parents and elders. Children are raised to not question elders and to be obedient to older brothers and sisters. Methods of discipline include physical punishment and shaming. Children are made to feel ashamed because others have seen them misbehave, rather than to experience guilt arising from self-criticism and inward regret.

While young adult goals in Western cultures center on acquiring a personal identity and completing the separation process from family, Arab young adults are expected to remain enmeshed in the family system. Family interests and opinions often influence career and marriage decisions. They are pressed to succeed academically, in part because of the connections between professional careers and social status. Conversely, behaviors that would bring family dishonor, such as academic failure, sexual activity, illicit drug use, and juvenile delinquency, are avoided. For girls in particular, chastity and decency are required.

Family members cooperate to secure livelihood, rear children, and maintain standing and influence within the community. Family members live nearby, sometimes intermarry (first cousins), and expect a great deal from one another regardless of practicality or ability to help. Loyalty to one's family takes precedence over personal needs. Maintenance of family honor is paramount. Within the hierarchical family structure, older family members are accorded great respect. Children, sons in particular, are held responsible for supporting older parents. Therefore, regardless of the sacrifices involved, older parents are almost always cared for within the home, typically until death. In the absence of the father, brothers are responsible for unmarried sisters. In the event of a husband's death, his family provides for his widow and children. In general, family leaders are expected to use influence and render special services and favors to kinsmen.

Although the Islamic right to marry up to four wives is sometimes exercised, particularly if the first wife is chronically ill or infertile, most marriages are monogamous and for life. Recent studies have reported that 2 to 5 percent of Arab Muslim marriages are polygamous (Kulwicki, 2000). Whereas homosexuality occurs in all cultures to some extent, it is stigmatized among Arab cultures. In some Arab countries, it is considered a crime; fearing family disgrace and ostracism, gays and lesbians remain closeted (Global Gayz: Muslims, 2006). However, in recent years Arab gays and lesbians have been active in gay and lesbian organizations, and some have been outspoken and publicly active in raising community awareness about gay and lesbian rights in Arab communities.

JEWISH FAMILY ROLES AND ORGANIZATION

The family is the core of Jewish society, and while the man is traditionally considered the breadwinner for the household and the woman is recognized for running the home and being responsible for the children, there is more flexibility for gender roles in recent times, even in very observant homes. According to Jewish law, the father has the legal obligation to educate his children in Judaism, to teach them right from wrong, to teach them to swim, and to teach his sons a trade (Robinson, 2000). With acculturation, little difference is seen today between Jewish and non-Jewish Western families with regard to gender roles. Children are considered a blessing and are to be treated with respect and provided with love. Jewish children are to be afforded an education, not only in studies that help them progress in society, but also in studies that transmit their Jewish heritage and the laws. They must be flexible and yet caring and attentive to discipline. The individuality of each child's special traits should be recognized (Purnell & Selekman, 2008).

In Judaism, the age of religious majority is 13 years for a boy and 12 years for a girl. At this age children are deemed capable of differentiating right from wrong and capable of committing themselves to performing the commandments (Purnell, & Selekman, 2008). Recognition of religious adulthood and assumption of its responsibilities occurs during a ritualistic religious ceremony called a *bar* or *bat mitzvah* (son or daughter of the commandment). This rite of passage is usually accompanied by a family celebration.

Among the ultra observant, women must physically separate themselves from all men during their menstrual periods and for 7 days after (Robinson, 2000). No man may touch a woman nor sit where she sat until she has been to the *mikveh*, a ritual bath, after her period is over. Sexual contact for this group may therefore occur only during two weeks of each month.

While it is recognized that the later years are a time of physical decline, older people receive respect, especially for the wisdom they have to share. The Talmud defines older people as those who have reached their 61st birthday (Robinson, 2000). Old age is a state of mind rather than a chronological age; one may continue to 'give' to society in a variety of ways, other than employment. In addition, one may never 'retire' from practicing the commandments.

Honoring one's parents is a lifelong endeavor and includes maintaining their dignity by feeding, clothing, and sheltering them, even if they suffer from senility. Respect for older people is essential even when their actions are irrational. The care of an older family member is the responsibility of the family; when the family is unable to provide care due to physical, psychological, or financial reasons, the responsibility falls to the community. This role has always been a hallmark of Jewish communal life (Robinson, 2000).

The Jewish view on homosexuality varies with the branch of Judaism. As might be expected, the Orthodox are largely unanimous in scripture-based (Leviticus 18:22) non-acceptance of same sex unions. The Tanakh, especially as interpreted by the Orthodox, prohibits homosexual intercourse (Kolatch, 2000); it says nothing specifically about sex between lesbians (Dorff, 1998). Some of the objections to gay and lesbian lifestyles include the inability of these unions to fulfill the commandment of procreation and the possibility that acting on the recognition of one's homosexuality could ruin a marriage. The official position of the Conservative movement had sided with the Orthodox until as recently as 2006, when it revised its position to increase inclusivity of views within Jewish philosophy. This implies allowing ordination of gay and lesbian clergy, although not recognizing same-sex marriage. The liberal movement within Judaism, however, supports full legal and social equality for homosexuals (Washofsky, 2000, 320).

HINDU FAMILY ROLES AND ORGANIZATION

The Hindu family was originally patriarchal and the joint family evolved from it, the transition arising from the death of the common ancestor or the patriarch of the family. The hierarchical structure of authority in the patriarchal joint family, based on the principle of superiority of men over women, is the most important instrument of social control. The male head of the family is legitimized and considered sacred by caste and religion that delineate relationships. The central criteria of the Hindu joint family include (a) family property jointly owned by men and inheritable only by the male lineage (although by law it is to be shared equally among both male and female offspring), (b) the hierarchical structure of authority according to gender and age, and (c) the dependence of women and children. Central relationships in this system are based on continuation and expansion of the male lineage through inheritance and ancestor worship, related to the father-son and brother-brother relationships.

Although much has changed in the status and roles of women, most Hindu women remain subservient to their closest male relatives. Within the joint family system, the patrilineal system created a sense of worthlessness, servitude, and dependence for women characterized by a lack of freedom, as well as constraints and limitations that suppress individual development.

Hindu parents strongly encourage and emphasize scholastic achievement in fields that promise good employment and a high social status. Status indicators such as education, income, and community and occupational leadership tend to replace ascribed social status.

The desire for a male child rather than a female child is often prevalent. Furthermore, widowhood, especially for women, is considered a negation of marriage. Although many Hindu parents expect and accept the Westernization of their children, the question of marriage is still a concern for Hindu parents who have opinions about how their children should be married, whether 'arranged' or partly arranged. Hindu parents or Indians from all religious traditions want their children to marry other Indians.

Arranged marriages at a young age are considered most desirable for women. This practice is related to the importance of virginity and restrictions placed on marriage within the same clan. Although arranged marriages are still a preferred choice among the younger generation, education and liberalization of ideas in urban areas has led to changes in selecting a marriage partner.

The two major types of transfer of material wealth accompanying marriage are bride price and a dowry. The bride price is customarily prevalent among patrilineal tribes and the middle and lower castes of nontribal populations. Bride price is payment in cash and other materials to the bride's father in exchange for authority over the woman, which passes from her kin group to the bridegroom's kin group. A daughter brings wealth to the family as a result of marriage. Regional variations exist in understanding the dowry system. The ritualistic practice of dowry in the Hindu community has a number of cultural and social sanctions. Dowry is regarded as essential to obtain a suitable match for a young woman, ensuring a high standard of life.

In the joint family structure, Hindu women are considered 'outsiders' and are socialized and incorporated in such a way that the 'jointness' and residence is not broken up. This means that a close relationship between the husband and wife is disapproved because it induces favoring the nuclear family and dissolving the joint family.

Family elders are held in reverence and cared for by their children when they are no longer able to care for themselves. Families believe that knowledge is transmitted through an oral tradition that is derived from experience, and the elderly are repositories of such knowledge. While homosexuality probably occurs as frequently as in any group, this lifestyle may cause a social stigma. No information regarding Hindu gay or lesbian couples was found in the professional literature. Single parents, blended, or communal families are not well accepted by Hindus.

4.8 Workforce issues

Differences and conflicts that exist in a homogeneous culture may be intensified in a multicultural workforce. Factors that affect these issues include language barriers, degree of assimilation and acculturation, and issues related to autonomy. Moreover, concepts such as gender roles, cultural communication styles, health care practices of the country of origin, and selected concepts from all other domains affect workforce issues in a multicultural work environment.

In individualistic cultures, people are expected to be punctual on their job, with formal meetings, and with appointments. If one is more than a minute or two late, an apology is expected, and if one is late by more than 5 or 10 minutes, a more elaborate apology is expected. When people know they are going to be late for a meeting, the expectation is that they call or send a message indicating that they will be late. The convener of the meeting or teacher in a classroom is expected to start and stop on time out of respect for the other people in attendance.

In most Western cultures, the workforce stresses efficiency (time is money), operational procedures on how to get things done, task accomplishment, and proactive problem solving. Intuitive abilities and common sense are not usually valued as much as technical abilities. The scientific method is valued and everything has to be proven. People want to know *why*, not *what*, and will search for a single factor that is the cause of the problem and the reason why something is to be done in a specific way. Many are obsessed with collecting facts and figures before they make decisions. Pragmatism is valued. Everyone is expected to have a job description. Meetings are to have a predetermined agenda.

Most people in individualistic cultures place a high value on 'fairness', and rely heavily on procedures and policies in the decision-making process. Moreover, the value of individualism, where the individual is seen as the most important element in society, favors a person's decision to further his or her own career over the needs or wants of the employer. Therefore, individuals frequently demonstrate little loyalty to the organization and leave one position to take a position with another company for a better opportunity. In organizations where people generally conform because of the fear of failure, there is a hierarchical order for decision-making, and the person who succeeds is the one with strong verbal skills who conforms to the hierarchy's expectations. This person is well liked and does not stand out too much from the crowd. Frequently, others view the person with a high level of competence who stands out as a threat. Thus, to be successful in a highly technical Western workforce, get the facts, control your feelings, have precise and technical communication skills, be informal and direct, and clearly and explicitly state your conclusion.

Timeliness and punctuality are two culturally based attitudes that can create serious problems in the multicultural workforce. In some situations, conflicts may arise over the issue of reporting to work on time or on an assigned day. The lack of adherence to meeting time demands in other countries is often in direct opposition to the Western ethic for punctuality.

Issues related to autonomy

Cultural differences related to assertiveness influence how health care practitioners view each other. Specifically, nurses from collectivistic cultures may not be as assertive with physicians as might be expected in individualistic cultures.

When individuals speak in their native language at work, it may become a source of contention for both clients and staff. Negative interpretations of behaviors can be detrimental to working relationships in the health care environment. Some foreign graduates, with limited aural language abilities, may need to have care instructions written or procedures demonstrated.

FILIPINO WORKFORCE ISSUES

Developing a working relationship with Filipinos requires understanding of where one is situated within the insider-outsider continuum. Cultural conflicts in the workplace stem from different ritualistic individualistic communication patterns, the dominant norm of assertiveness in Western cultures, versus the highly contextual Filipino communication. The cultural concept of shared identity with other Filipinos creates a propensity among Filipinos to speak in their own dialect with each other to the exclusion of non-Filipino coworkers.

Different views about a valued coworker may be another source of conflict. The Filipino values of shared perception and being one with others create a cooperative, rather than competitive, outlook. A valued individual produces for the group and puts the group above his/her own personal gain. Humility, hard work, loyalty, and generosity are admired. The businesslike and competitive perspectives of individualistic Western cultures, where behavior is internally motivated by individual gain, may be interpreted as selfish and uncaring. Self-proclamations of accomplishments are viewed as cocky and offensive. Instead, it is up to the group to recognize a member's achievement, which is assessed in terms of how the action benefited the group.

A core Filipino cultural concept is *bahala na*, which consists of the belief and predisposition to trust the Divine Providence and social hierarchy to resolve problems. Filipinos may avoid taking an active role in managing problems because of their fatalistic belief that a 'greater power' will prevail. Outsiders may interpret this behavior as a lack of initiative or responsibility. Many Filipinos are hesitant to assume leadership roles and assert their points of view, especially with outsiders. Filipinos are proud people who place importance on maintaining self-esteem and dignity by saving face and avoiding shame. Their sensitivity and attention to other people's feelings are often exhibited as indecisiveness, which many Westerners interpret as lack of assertiveness. A Filipino may say 'yes' to avoid hurting other people's feelings. Such a response should be examined in context to interpret its true meaning. The Filipino hierarchy and emphasis on collectivity brings a consequent group-oriented sense of responsibility and accountability. The leader is respected, followed, and expected to make decisions on behalf of members. The leader is trusted to act in the best interests of the group. The implicit rules of the social hierarchy are observed when conflicts arise. A subordinate does not confront his/her superiors. Rather, a mediator, who is likely to be a trusted individual at the same level of hierarchy as the superior, may be employed to mediate and approach the superior on behalf of the subordinate. This behavior may be interpreted as dishonest by Westerners who value direct and assertive communication.

ARAB WORKFORCE ISSUES

Cultural differences that may have an impact on work life among Arabs include beliefs regarding family, gender roles, one's ability to control life events, maintaining pleasant personal relationships, guarding dignity and honor, and the importance placed on maintaining one's reputation. Moreover issues related to discrimination have been reported as a major source of stress among Arab Americans in their work environment. In a recent study exploring the perceptions and experiences of Arab American nurses in the aftermath of 9/11, the majority of nurses did not experience major episodes of discrimination at work such as termination and physical assaults; however, some did experience other types of discrimination such as intimidation, being treated suspiciously, negative comments about their religious practices, and patient refusal to be treated by them (Kulwicki, Khalifa, & Moore, 2007).

Muslim Arabs face a variety of challenges as they practice their faith in a secular society. Individuals who wish to attend Friday prayer services and observe religious holidays frequently encounter job-related conflicts.

Whereas Western workplaces tend to be dominated by deadlines, profit margins, and maintaining one's competitive edge, a more relaxed, cordial, and relationship-oriented atmosphere prevails in the Arab world. Friendship and business are mixed over cups of sweet tea to the extent that it is unclear where socializing ends and work begins. Managers promote optimal performance by using personal influence and persuasion, and performance evaluations are based on personality and social behavior as well as job skills.

Significant differences also exist in workplace norms. In Western cultures, position is usually earned, laws are applied equally, work takes precedence over family, honesty is an absolute value, facts and logic prevail, and direct and critical appraisal is regarded as valuable feedback. In the Arab world, position is often attained through one's family and connections, rules are bent, family obligations take precedence over the demands of the job, subjective perceptions often dictate actions, and criticism is often taken personally as an affront to dignity and family honor (Kulwicki, 2008). In Arab offices, supervisors and managers are expected to praise their employees to assure them that their work is noticed and appreciated. Whereas such direct praise may be somewhat embarrassing for others, Arabs expect and want praise when they feel they have earned it (Kulwicki, 2008).

JEWISH WORKFORCE ISSUES

Specific workforce issues may occur among Jews, especially with Sabbath observance. Jews who observe the Sabbath must have Friday evening and Saturday off. They may work on Sundays. Remembering that all holidays begin the evening before, they must have off the evening shift and the following day. Staff should not be penalized by having to use this time off as unpaid holidays or vacation time, but should have the option to exchange for the Christmas and Easter holidays, time usually afforded to Christian staff. Jews are fully acculturated into the Western workforce; Judaism's beliefs are congruent with the values society places on the individual and family. For some newer Jewish immigrants (e.g. from Russia), language may pose a challenge.

HINDU WORKFORCE ISSUES

Most Hindus have become part of the skilled workforce upon emigration with comparative ease. Hard work, interest in saving and investment, and business acumen enable many to become financially successful. Because of their educational and professional background, it is not difficult for most to find suitable employment and improve their economic status. Many Hindus have a singular devotion to their career, profession, or business, which results in a personal cost evidenced in family relationships or in health status. At work, Hindus adopt the prevailing practices and cultural habits, but at home and at Indian gatherings they retain many of their own cultural rituals.

At work, relationships are a reproduction of the ritualistic authority-dependence characteristic of family and social relationships. In seeking to establish a personal and benevolent relationship, Hindus may be seen to be too eager to please, ingratiating, or docile, all antithetical to the task of assertion and independence.

4.9 Pregnancy and childbearing practices

Many traditional, folk, and magicoreligious beliefs and rituals surround fertility control, pregnancy, childbearing, and postpartum practices. Ideas about conception, pregnancy, and childbearing practices are handed down from generation to generation and are accepted without validation or being completely understood. For some, the success of modern technology in inducing pregnancy in postmenopausal women and others who desire children through in vitro fertilization and the ability to select a child's gender raises serious ethical questions about parenting.

Fertility practices and views toward pregnancy

Commonly used methods of fertility control in the Western world include natural ovulation methods, birth control pills, foams, Norplant, the morning-after pill, intrauterine devices, sterilization, vasectomy, prophylactics, and abortion. Although not all of these methods are acceptable to all people, many women use a combination of fertility control methods. Abortion remains a controversial issue in many countries. Although some men have vasectomies, the literature is scarce on the number of families who use vasectomy as a method of birth control.

Prescriptive, restrictive, and taboo practices in the childbearing family
Most societies have prescriptive, restrictive, and taboo beliefs and rituals for maternal behaviors and the delivery of a healthy baby. Such beliefs affect sexual and lifestyle behaviors during pregnancy, birthing, and the immediate postpartum period. Prescriptive practices are things that the mother should do to have a good outcome for a healthy baby and pregnancy. Restrictive belief practices are those things that the mother should not do to have a positive outcome for the delivery and the baby. Taboo practices are those things that, if done, are likely to harm the baby or mother.

A prescriptive belief among Western cultures is that women are expected to seek preventive care, eat a well-balanced diet, and get adequate rest to have a healthy pregnancy and baby. Women are encouraged to breastfeed. A restrictive belief is that pregnant women should refrain from being around loud noises for prolonged periods of time. Taboo behaviors during pregnancy are smoking, drinking alcohol, high caffeine intake, and taking recreational drugs – practices that are sure to cause harm to the mother or baby. A taboo belief common among individualistic and collectivist cultures is that a pregnant woman should not reach over her head because the baby may be born with the umbilical cord around its neck.

In most Western cultures, the father is often encouraged to take prenatal classes with the expectant mother and provide a supportive role in the delivery process, fathers with opposing beliefs may feel guilty if they do not comply. The woman's female relatives, mother, sisters, and aunts provide assistance to the new mother until she is able to care for herself and baby. Additional cultural beliefs among individualistic and collectivist cultures include the following:
- If you wear an opal ring during pregnancy, it will harm the baby.
- Birth marks are caused by eating strawberries or seeing a snake and being frightened.
- Congenital anomalies can occur if the mother sees or experiences a tragedy during her pregnancy.
- Nursing mothers should eat a bland diet to avoid upsetting the baby.
- The infant should wear a band around the abdomen to prevent the umbilicus from protruding and becoming herniated.

- A coin, key, or other metal object should be put on the umbilicus to flatten it.
- Cutting a baby's hair before baptism can cause blindness.
- Raising your hands over your head while pregnant may cause the cord to wrap around the baby's neck.
- Moving heavy items can cause your 'insides' to fall out.
- If the baby is physically or mentally abnormal, God is punishing the parents.

FILIPINO PREGNANCY AND CHILDBEARING PRACTICES

The Roman Catholic Church and Filipino family values significantly influence childbearing and fertility practices. In marriage, the only acceptable method of contraception is the rhythm method. Abortion is considered a sin and is generally not acceptable. While these beliefs remain strong among many Filipinos, education, global communication, and modernization are causing changes, particularly in metropolitan cities such as Manila. Some Filipino immigrants who come from large urban areas are more educated and less committed to the Church's position on birth control and premarital sex.

Abortion evokes strong reactions, even among liberal Filipinos. Though some may support the right to abortion, they may have difficulty having one themselves and feel guilty for considering this option. Pregnancy is considered normal and is a time when a woman can demand attention and pampering from her husband and family members. Everyone assists in anticipation of the new baby, especially the pregnant woman's mother. For mother and daughter, this is a special event in which the bond between them becomes closer. Women openly give advice to pregnant women and share their own birthing experiences. Elaborate ritualistic baby showers are hosted by family members and friends, and it is customary to invite male spouses, relatives, and friends as well as children.

Filipino practices surrounding pregnancy are influenced by indigenous beliefs, Western practices, and socioeconomic factors. Forty-one percent of births in the Philippines are assisted by traditional birth attendants (hilots). Local hilots employ massage and are consulted for physical, spiritual, and psychological advice and guidance (National Statistics Office, Philippines, 2009).

After childbirth, relatives help with the new baby and in running the household. Most Filipino babies are breastfed. However, supplementation of breastfeeding with other liquids and foods occurs. Lactating mothers are encouraged to take plenty of hot soups (chicken with papaya) to promote milk.

Some Filipino women refuse to take vitamins during pregnancy for fear that these could deform the fetus. Some believe that when pregnant women crave certain foods, especially during the first trimester, the craving should be satisfied to avoid harm to the baby. Some women believe that the baby takes on the appearance of the craved food. Thus, if the mother craves dark skinned fruit or dark colored food, the infant's skin will be dark. Pregnant women are protected from sudden fright or stress because of the belief that this may harm the developing fetus.

Some women prefer to have their mothers rather than their husbands in the delivery room. Mothers of pregnant women serve as coaches and teachers and are often respected over health care professionals for their experience and knowledge. Conflicts are likely to occur if the coach and teacher believe in practices that are contrary to Western childbearing practices.

During postpartum, exposure to cold is avoided. Showers are prohibited because these may cause an imbalance and predispose illness. However, the mother is given a sponge bath with aromatic oils and herbs, or a *hilot* gives a ritualistic aromatic herbal steam bath followed by full body massage, including the abdominal muscles, stimulating a physiological reaction that has both physical and psychological benefits.

ARAB PREGNANCY AND CHILDBEARING PRACTICES

Fertility practices among Arabs are influenced by traditional Bedouin values supporting tribal dominance, popular beliefs that 'God decides family size', 'God provides', and Islamic rulings regarding birth control, treatment of infertility, and abortion. Procreation is regarded as the purpose of marriage and the means of enhancing family strength. Accordingly, Islamic jurists have ruled that the use of 'reversible' forms of birth control should be employed only in certain situations, listed in decreasing order of legitimacy, such as threat to the mother's life, too frequent childbearing, risk of transmitting genetic disease, and financial hardship. Muslims regard abortion as *haram* except when the mother's health is compromised by pregnancy-induced disease or her life is threatened (Purnell & Selekman, 2008). Therefore, unwanted pregnancies are dealt with by hoping one miscarries 'by an act of God' or by covertly arranging for an abortion. Indeed, among Arab women, fertility may be more of a concern than contraception because sterility in a woman could lead to rejection and divorce. Because of Islamic law, abortion is investigated as a crime and foster parenting is encouraged, whereas adoption is forbidden. The infertility treatments available are those approved by Islamic jurists. Islam condones treatment for infertility, as Allah provides progeny as well as a cure for every disease. However, approved methods for treating infertility are limited to artificial insemination using the husband's sperm and in vitro fertilization involving the fertilization of the wife's ovum by the husband's sperm.

Because of the emphasis on fertility and the bearing of sons, pregnancy traditionally occurred at a younger age and the fertility rate among Arab women was higher in the Arab world. However, as the educational and economic conditions for Arab women have improved both in the Arab world and other countries, fertility patterns have also changed accordingly.

The pregnant woman is indulged and her cravings satisfied, least she develop a birthmark in the shape of the particular food she craves. Because of the preference for male offspring, the sex of the child can be a stressor for mothers without sons. Friends and family often note how the mother is 'carrying' the baby as an indicator of the baby's sex (that is, high for a girl and low for a boy). Although pregnant women are excused from fasting during Ramadan, some Muslim women may be determined to fast and thus suffer potential consequences for glucose metabolism and hydration.

Labor and delivery are women's affairs. In Arab countries, home delivery with the assistance of *dayahs*, midwives, or neighbors was common because of limited access to hospitals, 'shyness', and financial constraints. However, recently the practice of home delivery has decreased dramatically in Arab countries, and hospital deliveries have become common. During labor, women openly express pain through facial expressions, verbalizations, and body movements.

Rituals involving the infant include wrapping the stomach at birth, or as soon thereafter as possible, to prevent cold or wind from entering the baby's body (Kulwicki, 2008). The call to prayer is recited in the Muslim newborn's ear. Male circumcision is almost a universal practice, and for Muslims, it is a religious requirement.

Traditional beliefs influence bathing and breastfeeding. Arab mothers may be reluctant to bathe postpartum because of beliefs that air gets into the mother and causes illness, and washing the breasts 'thins the milk' (Kulwicki, 2008).

JEWISH PREGNANCY AND CHILDBEARING PRACTICES

Among observant Jews, breastfeeding is often delayed until the second or third day after birth because of beliefs that the mother requires rest, that nursing at birth causes 'colic' pain for the mother, and that 'colostrum makes the baby dumb' (Cline, Abuirmeileh, & Roberts, 1986).

Postpartum care also includes special foods such as lentil soup to increase milk production and tea to flush and cleanse the body.
Couples who are unable to conceive should try all possible means to have children. This includes infertility counseling and interventions, including egg and sperm donation.

> Orthodox opinion is virtually unanimous in prohibiting...artificial insemination when the semen donor is a man other than the woman's husband.
>
> Washofsky, 2001, 234.

Some Orthodox Jews view this as adultery, while others argue that it cannot be considered adultery if no sexual intercourse has occurred. When all natural attempts have been made, adoption may be pursued. Having children allows religious parents to fulfill many of the commandments.
Prevention of pregnancy in the more Orthodox view implies deferring the commandment to be fruitful and multiply. Unless pregnancy jeopardizes the life or health of the mother, contraception is not looked on favorably among the ultra-Orthodox. The use of temporary birth control may be acceptable. Condom use is supported, especially if unprotected sexual intercourse would pose a medical risk to either spouse.
To the Orthodox, coitus interruptus and masturbation are not acceptable because they result in the needless expenditure of semen, although most Jews consider the former practice a normal, healthy activity (Kolatch, 2000). Barrier techniques are not acceptable because they interfere with the full mobility of the sperm in its natural course. The birth control pill does not result in any permanent sterilization, nor does it prevent semen from traveling its normal route. Therefore, use of this method is the least objectionable to most branches of Judaism. Sterilization implies permanence, and Orthodox Jews generally oppose this practice, unless the life of the mother is in danger. Reform Judaism leaves the choice of what to use and if to use contraceptives up to the parents.
The fetus is not considered a living soul or person until it has been born. Birth is determined when the head or 'greater part' is born (Robinson, 2000). Until that time, it is merely part of the mother's body and has no independent identity. If her physical or mental health is endangered by the fetus, all branches of Judaism see the fetus as an aggressor and require an abortion (Kolatch, 2000). While saving the

mother's life is certainly grounds for abortion, random abortion is not permitted by the Orthodox branch because the fetus is part of the mother's body and one must not do harm to one's body. Reform Judaism believes that a woman maintains control over her own body and it is up to her whether to abort a fetus. Although no connotation of sin is attached to abortion, the decision is not to be made without serious deliberation. Most Jews favor a woman's right to choose regarding abortion.

An Hasidic husband may not touch his wife during labor and may choose not to attend the delivery because he is not permitted by Jewish law to view his wife's genitals. These behaviors should never be interpreted as insensitivity on the part of the husband. During the delivery of a child to an ultra-Orthodox family, the following interventions should be initiated: the mother should be given hospital gowns that cover her in the front and back to the greatest extent possible. She may prefer to wear a surgical cap so that her hair remains covered. The father should be given the opportunity to leave during procedures and during the birth or, if he chooses to stay, the mother can be draped so that the husband may sit by his wife without viewing her perineum, including by way of mirrors, in order to protect her dignity. Because he is not permitted to touch his wife, he may offer only verbal support. The female nurse may need to provide all of the physical care.

For male infants, circumcision, which is both a medical procedure and a religious rite, is performed. A *brit milah* (sometimes referred to as a *bris*) symbolizes the covenant made between the Jewish people and God. The procedure itself and the accompanying ceremony are performed on the eighth day of life by a person called a *mohel*, an individual trained in the circumcision procedure, asepsis, and the religious ceremony. Although a rabbi is not necessary, it is also possible to have the procedure done by a physician with a rabbi present to say the blessings. Jewish parents who are not very observant and/or are unaffiliated may still opt for medical circumcision, illustrating how the power of this ritual endures over thousands of years.

HINDU PREGNANCY AND CHILDBEARING PRACTICES

Methods of birth control among Hindus include intra-uterine devices (IUDs), condoms, and the rhythm and withdrawal methods. Because of their cultural orientation, Hindu women may desire education in family planning from a same-sex health care provider as well as assistance with delivery from female physicians, midwives, or nurse practitioners.

In the traditional East Indian culture, grandmothers, mothers, and mothers-in-law are considered to have expert knowledge in the use of home remedies during pregnancy and the postpartum period. Some believe that colostrum is unsuited for infants. Most women think that the milk does not 'descend to the breast' until their ritual bath on the third day; as a result, newborns are fed sugar water or milk expressed from a lactating woman.

Pregnancy rituals to protect the pregnant mother and the unborn child from evil spirits are performed during specific months of pregnancy. Pregnancy rites are performed in the woman's house during the fifth month of pregnancy. Another ritual is performed in the husband's house during the eighth month of pregnancy. A bangle, meaning to surround, must be worn by all auspicious women (barring widows who are not considered auspicious), especially during pregnancy when women are considered susceptible to the influence of evil spirits. Bangles act as a sort of 'ring-pass-nots' and are believed to create barriers that prevent evil spirits from approaching pregnant women (Purnell, 2008b).

Based on the hot and cold theory of disease, certain 'hot' foods like eggs, jaggery, coconut, groundnut, maize, mango, papaya, fruit, and meat are avoided during pregnancy because of a fear of abortion caused by heating the body or inducing uterine hemorrhage. Pregnancy is a time of increased body heat; hence cold foods such as milk, yogurt, and fruits are considered good. However, certain cold foods such as buttermilk and green leafy vegetables are avoided because of the belief that these foods cause joint pain, body aches, and flatulence (Purnell, 2008b). While increased heat is deemed natural during pregnancy, overheating is considered dangerous.

Overeating and the consumption of high protein foods, including milk, are avoided because they result in an exaggerated growth of the baby that may lead to a difficult delivery. In addition to concern about the size of the baby, other factors that influence dietary practices of pregnant women include bodily movement, constitution, and morning sickness. These factors influence both the quality and quantity of foods consumed. Morning sickness is caused by an increase in *pitta* or bodily heat. *Pitta*, an *ayurvedic* term meaning bile, is a symptom complex associated with dizziness, nausea, yellow body excretions, a bitter taste in the mouth, and overheating of the body.

There is no taboo against the father being in the delivery room, but men are usually not present during birthing. Instead, they tend to wait outside the delivery room and allow female relatives to support the pregnant mother during labor and delivery.

In the Hindu culture, the birth of a son is considered a blessing because the son not only carries the family name but can also take care of the parents in their old age. Furthermore, a son is also required for the performance of many sacred rituals. On the contrary, the birth of a daughter is cause for worry and concern because of the traditions associated with dowry, a ritual that can impoverish the lives of those who are less affluent.

After the birth of a child, both the mother and the baby undergo purification rites on the 11th day postpartum. The postpartum mother is considered to be impure and is confined to a room. The pollution lasts for 10 days (Purnell, 2008b). This period of necessitated and mandatory confinement assists in bonding between the mother and the newborn, with the mother given adequate rest and time to tend to the baby's needs. After the 10th day, a ritual bath and religious ceremony are performed by the priest to purify the mother and to end the mandated confinement. The baby is officially named on the 11th day during the 'cradle ceremony', and several rituals are performed to protect the baby from evil spirits and to ensure longevity. A sponge bath for the newborn is recommended until the umbilical cord falls off. Soft massage to the extremities is recommended prior to bathing the infant. Washing the infant's hair daily is believed to improve the quality of the hair.

During the postpartum period, hot foods such as drumsticks, dried fish, and greens are considered good for lactation, while cold foods are thought to produce diarrhea and indigestion in the infant. Cold foods such as buttermilk and curds, gourds, squashes, tomatoes, and potatoes are restricted because they produce gas. Such abstentions are primarily practiced for the baby's health because harmful influences might be transmitted through the mother's breast milk. Sources of protein such as eggs, curds, and meat are avoided because they might adversely affect the baby. A soft ritualistic massage for the mother improves the quality and quantity of breast milk.

Breast milk is commonly supplemented with cow's milk and diluted with sugar water. A child's stomach is considered weak as a result of diarrhea; therefore, the child is given diluted milk. The mother's diet the first few days is restricted to liquids, rice, gruel, and bread. Boiled rice, eggplant, curry, and tamarind juice are added to the diet between six months and a year after the birth of the baby (Purnell, 2008b). Thus, for teaching to be effective, health care professionals must obtain dietary preferences and practices from the family before planning nutritional counseling.

During the postpartum period, the mother remains in a warm room and often keeps the windows closed to protect herself against the cold drafts. Exposure to air conditioners and fans, even in warm weather, may be considered dangerous.

4.10 Death rituals

The cultural domain death rituals includes how the individual and the society view death and euthanasia, and rituals to prepare for death, burial, and bereavement. Some staff may not understand the value of rituals with which they are not familiar, such as the ritualistic washing of the body among Jews and Muslims.

Death rituals and expectations
For many Westerners educated in a culture of mastery over the environment, death is seen as one more disease to conquer; when this does not happen, death may be seen as personal failure. For many, death does not take a natural course because it is 'managed' or 'prolonged', making it difficult for some to die with dignity. Moreover, death and responses to death are not easy topics for many Westerners to verbalize. Instead, many euphemisms are used such as 'He passed on or passed away', 'She is no longer with us', and 'He went to visit the Grim Reaper'.
The individualistic cultural belief in self-determination and autonomy extends to people making their own decisions about end-of-life care. Mentally competent adults have the right to refuse or decide what medical treatment and interventions they wish to extend life, such as artificial life support and artificial feeding and hydration.
Most Westerners believe that a dying person should not be left alone, and accommodations are usually made for a family member to be with the dying person at all times. Most people are buried or cremated within three days of the death, but extenuating circumstances may lengthen this period to accommodate family and friends who must travel a long distance to attend a funeral or memorial service. However, in some countries, due to frozen ground, a burial may be delayed for six weeks. The family can decide if the deceased will have an open casket for viewing by family or friends, or if the casket will remain closed.

Responses to death and grief
When death does occur, most Westerners conservatively control their grief, although women are usually more expressive than men. For many, especially men, they are expected to be stoic in their reactions

to death, at least in public. Generally, tears are shed, but loud wailing and uncontrollable sobbing rarely occur. The belief is that the person has progressed to a better existence and does not have to undergo the pressures of life on Earth.

FILIPINO DEATH RITUALS

In the Filipino culture, death is a spiritual event. Illness and death may be attributed to punishment from God, angry spirits, or sorcery. Religiosity and fatalism contribute to stoicism in the face of pain or distress as a way of accepting one's fate (Lipson & Dibble, 2005). Planning for one's death is taboo and may be considered tempting fate. Hence, many traditional Filipinos are averse to discussing advance directives or living wills (Pacquiao, 2001). When death is imminent, contacting a priest is important if the family is Catholic. Family members generally wish to provide the most intimate care to the patient.

Most Filipinos believe in life after death. Caring for the spiritual needs of the dying is one way of ensuring peaceful rest of the soul or one's spirit. Family presence around the dying and immediate period after death to ritualistically pray for the soul of the departed is considered a priority. If the patient is Catholic, the priest anoints the patient and gives Holy Communion if the patient is able to participate. Caring is shown by providing a peaceful environment, speaking in low tones, and praying with the ill person.

In the Philippines a ritualistic wake may last three days or longer to allow time for relatives to arrive from distant places. Although a wake is generally held in the home in the rural regions, funeral parlors are used in urban areas. Families and friends gather to give support and recall the special traits of the deceased. Food is provided to all guests throughout the wake and after the burial.

The burial rites are consistent with the religious traditions of the family. Among Catholics, nine days of novenas are held in the home or in the church. These special prayers ask God's blessing for the deceased. Depending upon the economic resources of the family, food and refreshments are served after each prayer day. Sometimes the last day of the novena takes on the atmosphere of a *fiesta* or a celebration. Funerals in the Philippines can be simple or elaborate, with a band accompaniment, several priests officiating, and a large throng of mourners. Reciprocal obligation continues in death through the performance of rituals such as the wake, novenas, and establishing a burial site acceptable for the entire family.

On the first-year anniversary of death, family and friends are reunited in ritualistic prayer to celebrate this memorable event. Most Filipino women wear black clothing for months or up to a year after the death of a spouse or close family member. The one-year anniversary ends the ritual mourning. Before this period, family members postpone weddings and other celebrations in deference to the memory of the deceased. Memories and love for the deceased are shown on All Soul's Day, a Catholic feast day celebrated in November, when families visit and decorate the graves of their loved ones. Beliefs related to cremation vary according to individual preference. Ordinarily, bodies are buried, but cremation is acceptable to avoid the spread of disease and limit the high costs of burial plots.

After death, grief reaction varies. Women generally show emotions openly by crying, fainting, or wailing. Men are expected to be more stoic and grieve silently. Family members gather together and provide physical and emotional support for each other. Ritualistic praying for the deceased and following the implicit guidelines of behavior during mourning is a way of demonstrating grief appropriately.

ARAB DEATH AND DYING RITUALS

Although Arabs insist on maintaining hope regardless of prognosis, death is accepted as God's will. According to Muslim beliefs, death is foreordained and worldly life is but a preparation for eternal life. Muslim death rituals include turning the patient's bed to face the holy city of Mecca and reading from the Qur'an, particularly verses stressing hope and acceptance. After death, the deceased is washed three times by a Muslim of the same sex. The body is then ritualistically wrapped in white material, and buried as soon as possible in a brick- or cement-lined grave facing Mecca. Ritual prayers for the deceased are recited at home, at the mosque, or at the cemetery. Women do not ordinarily attend the burial unless the deceased is a close relative or husband. Instead, they gather at the deceased's home and read the Qur'an. Cremation is not practiced.

Family members do not generally approve of autopsy because of respect for the dead and feelings that the body should not be mutilated. Islam allows forensic autopsy and autopsy for the sake of medical research and instruction.

Wearing black during the mourning period is also common. For both Christians and Muslims, patients, especially children, are not told about terminal illness. The family spokesperson is usually the person who should be informed about death. The spokesperson will then communicate news to family members. Extended mourning periods may be practiced if the deceased is a young man, a woman, or a child. However, in some cases, Muslims may perceive extended periods of mourning as defiance of the 'will of God'. While friends and relatives are to restrict mourning to three days, a wife may mourn for four months, and in some special cases mourning can extend to one year. Although weeping is allowed, ritualistic beating the cheeks or tearing garments is prohibited. For women, wearing black is considered appropriate for the entire period of mourning.

JEWISH DEATH AND DYING RITUALS

Although to Jews death is an expected part of the life cycle, each day is to be appreciated and lived as fully as possible. Brain death as a criteria for organ donation remains controversial with some sects agreeing to this criteria while others do not (Beitowitz, 2006). Traditional Judaism believes in an afterlife where the soul continues to flourish, although many dispute this interpretation as it is not mentioned in the Torah (Beitowitz, 2006).

Active euthanasia, where something is given or done to result in death, is forbidden for religious Jews. One of the Ten Commandments is 'Thou shalt not kill', and euthanasia is considered murder. A dying person is considered a living person in all respects. Sufficient pain control should be provided, even if it decreases the person's level of consciousness (Beitowitz, 2006). Withholding food from a deformed child to speed its death is considered active euthanasia and is forbidden.

Passive euthanasia may be allowed depending on its interpretation. Nothing may be used or initiated that prevents a person from dying naturally or that prolongs the dying process. Therefore, anything that artificially prevents death (cardiopulmonary resuscitation, ventilators, and so forth) may possibly be withheld, depending on the wishes of the patient and his or her religious views.

Taking one's own life is prohibited and is viewed as a criminal act and morally wrong because it is forbidden to harm any human being, including oneself. To the ultra-religious, suicide removes all possibility of repentance. Adult Jews who commit suicide, who are not insane or depressed, and who belong to ultra-religious factions of Judaism, are not afforded full burial honors. They are buried on the periphery of the Jewish cemetery and mourning rites are not observed unless the individual was not mentally competent. However, the more liberal view is to emphasize the needs of the survivors, and all burial and mourning activities proceed according to the usual traditional rites and wishes of the family. Children are never considered to have intentionally killed themselves and are afforded all burial rights.

The dying person should not be left alone. It is considered respectful to stay with a dying person, unless the visitor is physically ill or their emotions are out of control (Lamm, 2000). Any Jew may ask God's forgiveness for his or her sins; no confessor is needed. However, it is not commonly known that Jews have a personal confession called *Viddui* which is recited when death is imminent. It may be said by the dying person or by somebody for him or her. Some Jews feel solace in saying the *Shema* in Hebrew or English. This prayer confirms one's belief in one God. At the time of death, the nearest relative can gently close the eyes and mouth and the face is covered with a sheet.

Ultra-Orthodox Jews follow a ritual that is not conducive to hospital protocols and is more commonly observed for those who die at home. After the body is ritualistically wrapped, it is briefly placed on the floor with the feet pointing toward the door. A candle may be placed near the head. However, this does not occur on the Sabbath or holy days. The dead body is not left alone before the funeral, so as not to leave the body defenseless.

Autopsy is usually not permitted among religious Jews because it results in desecration of the body, and it is important that the body be interred whole. Allowing an autopsy might also delay the burial, something that is not recommended. On the other hand, autopsy is allowed if its results would save the life of another patient. Many branches of Judaism currently allow an autopsy if (a) it is required by law; (b) the deceased person has willed it; or (c) it saves the life of another, especially an offspring (Dorff, 1998). The body must be treated with respect during the autopsy.

Any attempt to hasten or retard decomposition of the body is discouraged. Cremation is prohibited because it unnaturally speeds up the disposal of the dead body. Embalming is prohibited because it preserves the dead (Lamm, 2000). However, in circumstances where the funeral must be delayed, some embalming may be approved. Cosmetic restoration for the funeral is discouraged.

Jewish funerals and burials usually occur within 24 to 48 hours after the death. The funeral service is directed at honoring the departed by only speaking well of him or her. The casket should be made of wood with no ornamentation. The body may only be wrapped in a shroud to ensure that the body and casket decay at the same rate. A wake or viewing is not part of a Jewish funeral. The prayer said for the dead, *kaddish*, is usually recited in and with the company of others. The prayer says nothing about death, but rather it praises God and reaffirms one's own faith. After the funeral, mourners are welcomed at the home of the closest relative. Outside the front door there is water to wash one's hands before entering, which is symbolic of cleansing the impurities associated with contact with the dead. The water is not passed from person to person, just as it is hoped that the tragedy is not passed. At the home, a 'meal of condolence' or 'meal of consolation' is traditionally provided by the neighbors and friends.

Shiva (Hebrew for 'seven') is the seven-day ritualistic period that begins with the burial. Shiva helps the surviving individuals face the actuality of the death of the loved one. During this period, when the mourners are 'sitting shiva', they do not work. In some homes, mirrors are covered to decrease the focus on one's appearance; no activity is permitted to divert attention from thinking about the deceased; evening and morning services may be conducted in the closest relative's home. Condolence calls and giving consolation are appropriate during this time.

After shiva, the mourning period varies based on who has died. Mourning for a relative lasts 30 days, and for a parent, one year. Judaism does not support prolonged mourning. A tombstone is erected within one year of the death, at which time a graveside service is held. This is called an 'unveiling'. The anniversary of the death according to the Jewish calendar is called yahrzeit, and at this time candles are lit and the kaddish is said.

Mourning is not required for a fetus that is miscarried or stillborn. This is also true of any premature infant who dies within 30 days of birth. However, parents are required to mourn for full-term infants who die at birth or shortly thereafter (Washofsky, 2000). While the baby should be named, not all of the ritualistic burial customs are followed.

Within Orthodoxy, when a limb is amputated before death, the amputated limb and blood-soaked clothing are buried in the person's future gravesite. This custom might not be practiced by recent Russian immigrant Jews because they were not allowed to practice their faith under Communism and therefore lost many of the traditional practices.

Crying, anger, and talking about the deceased person's life are acceptable. A common sign of grief is the ritualistic tearing of the garment that one is wearing before the funeral service. In liberal congregations, a black ribbon with a tear in it is a symbolic representation of mourning. During shiva, the mourner sets the tone and initiates the conversation. Because there are discrete periods of mourning, Judaism tells the mourner that it is wrong to mourn more than 30 days for a relative and a year for parents.

HINDU DEATH AND DYING RITUALS

Most Hindus prefer to die at home. The eldest son is responsible for last rites, *antyesti*. The basic purpose is to purify the deceased and console the bereaved. A tenet of Hinduism is that the soul survives the death. Therefore, by performing a ritual bath, sprinkling holy river water over the body, covering the body with new clothes, daubing parts of the body with ghee, and chanting Vedic utterances, the deceased is considered purified and strengthened for the postmortem journey (Purnell, 2008b). Although individual Hindu community rites vary, the basic rationale is the same. The priest pours water into the mouth of the deceased and blesses the body by tying a thread around the neck or wrist. The priest may anoint with water from the holy Ganges river or put the sacred leaf from the Tulsi plant in the mouth. The body is usually cremated rather than interred. The ashes are immersed or sprinkled in the holy rivers. Such immersions are of great benefit to the souls of the dead. Hindus in other parts of the world may save their family's ashes to later scatter them in holy rivers when they return to their homeland.

Hindu families share sacred moments and celebrate important events as a unit, and deaths are considered family events. The eldest son completes prayers for ancestral souls, but all male descendants perform the *shradda* rites; each offers *pindam* (balls of rice) on behalf of the deceased ancestor (Purnell & Selekman, 2008). Death is considered rebirth. Women may respond to the death of a loved one with loud ritualistic wailing, moaning, and beating their chests in front of the corpse, attesting their inability to bear the thought of being left behind to handle situations by themselves. This is significant for women because widowhood is considered inauspicious.

4.11   Spirituality

The domain *spirituality* involves more than formal religious beliefs related to faith and affiliation, and the use of prayer. For some people, religion has a strong influence over and shapes nutrition practices, communication practices and rituals, and health care. Spirituality includes all behaviors that give meaning to life and provide strength to the individual. Moreover, it may be difficult to distinguish religious beliefs from cultural beliefs because for some, especially the very devout, religion guides the dominant beliefs, values, and practices even more than their culture. Spirituality, a component of health related to the essence of life, is a vital human experience that is shared by all humans. Spirituality helps provide balance among the mind, body, and spirit.

Trained and traditional religious leaders provide comfort to both the patient and family. Spirituality does not have to be scientifically proven and is patterned unconsciously from a person's worldview. Accordingly, people may deviate somewhat from the majority view or position of their formally recognized religion.

Dominant religion and use of prayer
Of the major religions in the world, 33 percent are Christians (Catholic, Protestant, Evangelical, etc.); 21 percent are Islamic; 16 percent are atheist, agnostic, or nonreligious; and 14 percent are Hindu (Major Religions of the World, 2006). Prayer takes different forms and different meanings. Some people pray daily and may have altars in their homes. Others may consider themselves devoutly religious and only say prayers on special occasions or in times of crisis or illness.

Meaning of life and individual sources of strength
What gives meaning to life varies among and within cultural groups. To some people, their formal religion and rituals may be the most important facet of fulfilling their spirituality needs, whereas for others, religion may be replaced as a driving force by other life forces and worldviews. Among others, family is the most important social entity and is extremely important in helping meet their spiritual needs. For a few, spirituality may include work or money.

Spiritual beliefs and health care practices
Spiritual wellness brings fulfillment from a lifestyle of purposeful and pleasurable living that embraces free choices, meaning in life, satisfaction in life, and self-esteem. Religious emblems should not be removed as they provide solace to the person and removing them may increase or cause anxiety. A thorough assessment of spiritual life is essential for the identification of solutions and resources that can support other treatments.

FILIPINO SPIRITUALITY

Christianity in the Philippines is a blend of Spanish Catholicism, American Christianity, and surviving indigenous animistic traditions. Most Filipinos believe that part of the efficacy of a cure is in God's hands or by some mystical power. Ritualistic novenas and prayers are often said on behalf of the sick person. Families may bring religious items such as rosaries, medals, scapulars, and talismans for the sick person to wear. Talismans and amulets are believed to protect one from the forces of darkness, one's enemies, and sickness. Performing religious obligations and sacraments and daily prayers are some of the ways many Filipinos believe health and peaceful death are achieved.

To the traditional Filipino, strength comes from an intimate relationship with God, family, friends, neighbors, and nature. The concept of self is formed from the relationship with a divine being and the social collective. Some Filipinos are considered fatalistic in that they tend to accept fate easily, especially when they feel they cannot change a situation. The acceptance of events they cannot change is tied to their religious faith. A common expression uttered by Filipinos is *bahala na*, originating from *bathala na*, (it is up to God). *Bahala na* is often used when the person has used all resources to deal with a problem, and it is up to a higher power to take care of the rest (Pacquiao, 2008). Nevertheless, there is an element of self-reliance among Filipinos, manifested by their confidence that the situation is within their sphere of influence through education and hard work.

Ritualistic prayers, religious offerings, appeasing natural spirits, and witchcraft may be simultaneously practiced along with biomedical interventions. Despite increasing notoriety and scandal associated with Filipino faith healers, this ritualistic healing modality is widely sought in the Philippines. Many Filipinos seek biomedical and integrative ways of healing and do not subscribe to the competitive reductionism of the West. They believe in the synergistic relationship of differing modalities and have no problem subscribing to both ways of healing.

ARAB SPIRITUALITY

Not all Arabs are Muslims. Despite their distinctive rituals and liturgies, Christians and Muslims share certain beliefs because of Islam's origin in Judaism and Christianity. Muslims and Christians believe in the same God and many of the same prophets, the Day of Judgment, Satan, heaven, hell, and an afterlife. One major difference is that Islam has no priesthood. Islamic scholars or religious *sheikhs*, the most learned individuals in an Islamic community, assume the role of *imam*, or 'leader of the prayer'. The *imam* also performs funeral prayers and acts as a spiritual counselor or reference on Islamic teachings.

As with any religion, observance of religious practices varies among Muslims; some nominally practice their religion while others are devout. However, because Islam is the state religion of most Arab countries, and in Islam there is no separation of church and state, a certain degree of religious participation is obligatory. Because Muslims gather for ritualistic communal prayer on Friday afternoons, the workweek runs from Saturday through Thursday.

For Muslims, life centers on worshipping Allah and preparing for one's afterlife by fulfilling religious duties as described in the Qur'an and the *hadith*. The five major pillars, or duties, of Islam are (a) declaration of faith, (b) prayer five times daily, (c) almsgiving, (d) fasting during Ramadan, and (e) completion of a pilgrimage to Mecca. Despite the dominance of familialism in Arab life, religious faith is often regarded as more important. Whether Muslim or Christian, Arabs identify strongly with their respective religious groups, and religious affiliation is as much a part of their identity as family name. God and his power are acknowledged in everyday life.

Many Muslims believe in combining spiritual medicine, performance of ritualistic daily prayers, and reading or listening to the Qur'an with conventional medical treatment. The devout patient may request that his or her chair or bed be turned to face Mecca, and that a basin of water be provided for ritual washing or ablution before praying. Providing for cleanliness is particularly important because the Muslim's prayer is not acceptable unless the body, clothing, and place of prayer are clean.

JEWISH SPIRITUALITY

Judaism is over 3000 years old. Its early history and laws are chronicled in the Torah. Jews consider only the Torah as their Bible. They have a history of being singled out as a people and have often been persecuted; expelled from countries, forbidden to practice their religion, 'black-balled' from jobs, housing, and admission to college; rounded up and killed; and mass-exterminated.

Judaism is a monotheistic faith that believes in one God as the Creator of the universe. No physical qualities are attributed to God, and making and praying to statues or graven images are forbidden. The Jewish spiritual leader is the *rabbi* (teacher). He, or she in liberal branches, is the interpreter of Jewish law. Rabbis are not considered to be any closer to God than common people. All Jews pray directly to God. They do not need the rabbi to intercede, to hear confession, or to grant atonement. Some of the major principles that guide Judaic bioethics are as follows:

The first five books of the Bible, also known as the five books of Moses, are handwritten in Hebrew on parchment scrolls called Torah. These scrolls are kept in the 'Holy Ark' within each synagogue under an 'eternal light'. The Torah directs Jews on how they should live their lives; it provides guidance on every aspect of human life. The rest of the Bible includes sacred writings and teachings of the prophets. The 613 commandments within the Torah, called Mitzvot, and the oral law derived from the biblical statutes determine Jewish law, or halakhah. These commandments ask for a commitment in behavior and also address ethical concerns. Thus, the commandments reflect the will of God, and religious Jews feel it is their duty to carry them out to fulfill their covenant with God. This makes Judaism not only a religion but also a way of life.

Current practices of Judaism span a wide spectrum. While there is only one religion, there are three main branches or denominations of Judaism. The Orthodox are the most traditional. They adhere most strictly to the halakhah (Code of Jewish Law) of traditional Judaism and try to follow as many of the laws as possible while fitting into Western society. They observe the Sabbath by attending the synagogue on Friday evening and Saturday morning and by abstaining from work, spending money, and driving on the Sabbath. Orthodox Jews observe the Jewish dietary laws; men wear a yarmulke or kippah (head covering) at all times in reverence to God, whereas women usually wear long sleeves and modest dress. In many Orthodox synagogues, the services are primarily in Hebrew and men and women sit separately.

Orthodox Jews and some Conservative men and women use the tefillin or 'phylacteries' during morning prayer services. Ultra-Orthodox men wear a special garment under their shirts all the year round; the tzitzit has long fringes as a reminder of the laws of the Torah. A mezuzah is a small container with scripture inside that ensures God's protection. Many Jewish homes have a mezuzah on the doorframe of the house. A number of individuals also wear a mezuzah as a necklace. Other religious symbols include the Star of David, a six-pointed star that is a symbol of the Jewish community and the menorah (candelabrum).

The Conservative branch is not quite as strict in its tradition. While Conservative Jews observe most of the halakhah, they do make concessions to modern society. Many drive to the synagogue on the Sabbath, and men and women sit together. Many keep a kosher home, but they may or may not follow all of the dietary laws outside the home. Women are ordained as rabbis and are counted in a minyan, the minimum number of ten that is required for communal prayer. These practices are unacceptable to the Orthodox. While a yarmulke is required in the synagogue, it is optional outside of that environment.

The liberal or progressive movement is called Reform. Reform Jews claim that post-biblical law was only for the people of that time, and only the moral laws of the Torah are binding. They practice fewer rituals, although they frequently have a mezuzah for their homes, celebrate the holidays, and have a strong ethnic identity. They consider education and ethics of paramount importance in one's personal life and try to link Jewish religious values with Western political liberalism. They may or may not follow the Jewish dietary laws, but they may have specific unacceptable foods (for example, pork), which they abstain from eating. Men and women share full equality, and they engage in many social action activities.

Of the many small groups of ultra-Orthodox fundamentalists, the Hasidic (or Chasidic) Jews are perhaps the most recognizable. They usually live, work, and study within a segregated area. They are identifiable by their full beards, uncut hair around the ears (pais), black hats or fur streimels, dark clothing, and no exposed extremities. Women, especially those who are married, keep their extremities covered and may have shaved heads covered by a wig and often a hat as well.

A relatively new denomination, Reconstructionism, is a mosaic of the three main branches. It views Judaism as an evolving religion of the Jewish people and seeks to adapt Jewish beliefs and practices to the needs of the contemporary world.

The Jewish house of prayer is called a synagogue, temple, or shul and is never referred to as a church. Jews may pray alone or as a group, anywhere that ten Jews over the age of 13 who have had their bar mitzvah, are gathered together for prayer. This group is called a minyan. Orthodox Jews pray three times a day: morning, late afternoon, and evening. They wash their hands and say a prayer on awakening in the morning and before meals.

One of the most common ritualistic religious practices related to patients involves 'visiting the sick' (bikkur cholim). This commandment is one of the social obligations of Judaism and ensures that Jews look after the physical, emotional, psychological, and social well-being of others and provides hope as well as companionship. Moreover, one must consider the patient's welfare and not stay too long, tire the patient, or come only to satisfy one's own needs.

The Sabbath begins 18 minutes before sunset on Friday. Lighting candles, saying prayers over challah and wine, and participating in a festive Sabbath meal, usher in this weekly holy day. It ends 42 minutes after sunset (or when three stars can be seen) on Saturday, with a service called Havdalah. During this time, religious Jews engage in congregational study, and do no manner of work, including answering the telephone, operating any electrical appliance, driving, or operating a call bell from a hospital bed.

In addition to the Sabbath, a number of Jewish holidays are celebrated with special ritualistic traditions. Rosh Ha-Shanah (Jewish New Year) and Yom Kippur (Day of Atonement) are called the high holy days, and are usually in September or early October. They mark a ten-day period of self-examination and repentance. Rosh Hashanah is started by eating apples and honey to wish for a sweet year, and on Yom Kippur, one fasts for a day to cleanse and purify oneself. Fasting for Yom Kippur may be broken for reasons of critical illness, labor and delivery, or for children under the age of 12.

Other major holidays include Passover, the Feast of the Unleavened Bread, which lasts eight days and celebrates the Exodus from Egypt and freedom from slavery; Sukkot, a festival of the harvest where individuals may live in temporary huts built outside their homes or synagogues for a week; and Shavuot, which celebrates the giving of the Ten Commandments. Minor holidays include Chanukah, an eight-day holiday, and Purim, both of which celebrate religious freedom.

HINDU SPIRITUALITY

The cultural heritage of India is found primarily in philosophy and religion. Sources of philosophical ideas and religious beliefs lie in the Vedas and Upanishads, repositories of Hindu culture. The relationship between religion and social structure is intricate. Religion provides the legitimacy and ideology for social and economic practices, while social structures produce particular religious beliefs. The doctrine of *karma* and reincarnation, the concept of the four ends or stages of life, and the caste system are conducive to maintaining these beliefs.

Hinduism represents a set of beliefs and a definite social organization. Hinduism connotes the belief in the authority of Vedas and other sacred writings of the ancient sages, immortality of the soul and belief in a future life, existence of a Supreme God, the theory of *karma* and rebirth, worship of ancestors, social organization represented by the four castes, theory of the four stages of life, and finally the theory of four *Purusarthas* or ends of human endeavor.

The Orthodox Hindu view is that society has been divinely ordained on the basis of the four castes, *Brahmanas*, *Kshatriyas*, *Vaisyas*, and *Sudras*. The four-fold caste system is a theoretical division of society to which tribes, clans, and family groups are affiliated. Yet the theory of society based on caste still governs Hindu life. All of the innumerable subcastes claim to belong to one of the four castes, *Chaturvarna*. The essential principles of *Chaturvarna* are unchangeable inequality based on birth, the gradation of professions and their inequality, and restrictions on marriage outside one's own group. Although religion does not bestow the caste system with a religious sanction, the great Hindu legal codes are based on the caste system.

In the Western world, individual worship may take different forms within the Hindu religious tradition. Popular Hindu forms of worship require no special arrangements and can be carried out in private. A household shrine is an aid rather than a requirement for worship. Shrines may be set up in the living room or the dining room, but are most often located in a back room or in a closet. The shrine typically contains representations or symbols of one or more deities.

Almost all family and group religious observances take place on the weekend to fit the Westernized work schedules, even though the lunar liturgical calendar could fall within the normal workweek. Indian worship includes ritualistic praying, singing hymns, reciting scripture, and repeating the names of deities.

Temples serve as important support institutions for the practice of the Hindu religion. The installation of a Hindu temple and the invocation of God into its central image makes God present in that place and the land becomes holy.

The doctrine of karma has persisted in India from the Vedic times of about 1000 bc, and is a vital concept that permeates the lives and thoughts of the rich and poor.

Karma stresses responsibility for one's actions and is interpreted in terms of past life. One's present condition is seen as a result of one's actions in a past life or lives. Hence, the doctrine of karma by itself enunciates only the principle of an individual's moral responsibility for his or her own deeds. Actions lead to certain consequences and an individual needs to be aware of this when taking an action.

Hindus believe that all illnesses attack an individual through the mind, body, and soul. The body is the objective manifestation of a subjective mind and consciousness. Spiritual beliefs act mainly as diversional therapies during illness. Suffering of any kind produces hope, which is essential to life. Spiritual support gives hope and helps control emotions and behavior.

4.12 Conclusion

This chapter has concentrated on identifying rituals, practices, and values of selected cultural groups. Jewish, Arab, and Hindu were selected because their religion and culture cannot be separated; the religion guides the culture, including dietary and health practices as well as how men and women relate to each other. Filipinos, most of whom practice Catholicism, have migrated to many places in the world. The Purnell Model for Cultural Competence has been used as a guide to provide content consistency.

Anytime one looks at aggregate rituals, values, and beliefs of a cultural, religious, or ethnic group, a danger exists in stereotyping the individual. However, the more one knows about the values, beliefs, and rituals of a group, the better questions one can ask to complete an individual or family health assessment and plan care accordingly. If the provider is not aware of specific rituals, assessment data might not be complete. Therefore, the health care provider needs to validate aggregate cultural values and be aware of the primary and secondary characteristics of culture and the effect they have on the individual's worldview and individuality. (See chapters 1, 2, 5, 7 and 8 for further discussion.)

Most rituals are culturally bound and should be accepted and respected as such. Some important points to consider when working with patients and families from a culture different from one's own are (a) learn about the cultures of your patients and their families to gain cultural leverage, (b) guard against cultural imposition and imperialism, and (c) remember that every client encounter is a cultural encounter. Health professionals will continue to see patients and families with health-related rituals with which they are not familiar. Thus, the health care provider must adopt a systematic method for collecting data. Caregivers who can assess, plan, intervene, and evaluate in a culturally competent manner will improve the care of clients for whom they care.

4.13   Reflections and additional work for the reader

Communication exercise
— Identify your cultural ancestry. If you have more than one cultural ancestry, choose the one with which you most closely associate.
— Explore your willingness to share thoughts, feelings, and ideas. How similar are your practices with those espoused by your dominant culture? Why are your practices different? Think in terms of the primary and secondary characteristics of culture.
— Can you identify any area of communication that would be considered taboo?
— Explore the practice and meaning of touch in your culture. Include information regarding touch between family members, friends, members of the opposite sex, and health care providers. How similar or different are you from your dominant culture?
— Identify personal spatial and distancing strategies used when communicating with others in your culture. What differences exist between friends and families versus strangers?

- Discuss your culture's use of eye contact. Include information regarding practices between family members, friends, strangers, and persons of different age groups.
- Explore the meaning of gestures and facial expressions in your culture. Do specific gestures or facial expressions have special meanings? How are emotions displayed? Are you aware of your nonverbal communications?
- Are there acceptable ways of standing and greeting people in your culture?
- Discuss the prevailing temporal relation of your culture. Is the culture's worldview past, present, or future oriented? How similar are you to your dominant cultural beliefs?
- How does your cultural communication affect your nursing and/or health care?

Individualism versus collectivism

1. Do you come from primarily an individualistic or collectivist culture?
2. How similar and different are you to the descriptions of an individualistic culture?
3. How similar and different are you to the descriptions of a collectivist culture?
4. With what individualistic cultural groups do you work? What concerns do you see in the workforce for staff from individualistic cultures?
5. With what collectivistic cultural groups do you work? What concerns do you see in the workforce for staff from collectivist cultures?
6. What are the advantages and disadvantages of having a homogeneous collectivistic cultural work group?
7. What are the advantages and disadvantages of having a homogeneous individualistic cultural work group?

Arab exercise

Kadar, the terminally ill son of Mr. and Mrs. Mousa, has been on an in-patient unit for three weeks. Mrs. Mousa had been extremely critical of the nurses and the care they have been giving her son. Kadar has died. Upon being informed of their son's death, Mrs. Mousa appeared shocked and started sobbing loudly. Mr. Mousa appeared upset about the death but still tried to comfort his wife, also without success. He seemed reserved, and despite all efforts to calm his wife, she continued crying and beating on her chest. Patients from nearby rooms gathered in the hallway and inquired about the incident.

1 Based on your readings about the Arab culture, what measures should the nurse have taken prior to informing Mr. and Mrs. Mousa about their son's death?
2 Explain Mrs. Mousa behavior, the critical behavior of the nurses, and the care they provided her son.
3 What is the role of Mr. Mousa in caring for his wife? How can a nurse assure that Mr. Mousa's emotional needs are being met?

Filipino exercise

Datu Gabato, aged 66 years, and his wife Bituin, aged 60 years, moved to Germany to babysit for their young grandchildren. They are devout Catholics. For several years they lived in the home of their son and daughter-in-law to be near their grandchildren. Once the grandchildren were grown, they moved to the one-bedroom apartment of their youngest daughter, Tessie, who is single.
Recently, Mr. Gabato has been complaining to his wife about persistent low back pain. He also told her that he noted reddish streaks in his stool. He told his wife not to tell Tessie so as not to worry her. He also did not wish to encumber his daughter who had to take a second job when they moved in with her. He finally requested his daughter to take him to a local Filipino faith healer, who administered several enemas with boiled onions. After a few weeks, the pain increased and Tessie noted that her father was losing weight. She insisted on taking him to the hospital for a check up. After a diagnosis of colon cancer, Mr. Gabato was operated on immediately. Tessie and her brother have been paying for his surgery as neither Mr. Gabato nor his wife has medical insurance.

1 What Filipino cultural values predisposed Mr. Gabato's professional help seeking behavior?
2 Describe the Filipino family kinship system and the roles of older parents and adult children.
3 Identify potential problems of the family and recommend culturally congruent interventions.

Hindu exercise

Geetha Jain, a Hindu aged 32 years, has lived in the Netherlands for 12 years. She wishes to marry Hasan Sidhu who is also a Hindu. However, her parents will not come from India to attend the wedding because Hasan is from a lower caste than she is. Besides, her parents know a man from their village whom they want her to marry. If Geetha insists on marrying Hasan, they will not give his family any dowry.

1 How common are arranged marriages among Hindus in India? In the Netherlands and or elsewhere?
2 What is a dowry?
3 What is the significance of a dowry?
4 Describe the caste system of Asian Indians.

Jewish exercise
Lisa Haverland, a registered nurse, has worked triage in the Emergency Department in a regional English hospital for 12 years. Originally from the United States, she was a non-practicing Jew until her late 20s. Now, approaching 40, she has become increasingly committed to religious observance. She keeps kosher at home, bringing her own food to staff lunch meetings. She has been able to use vacation time for the major High Holy Days, but would like to be *shomer shabbos* (follow strict Sabbath observance) and has requested a permanent schedule change from her supervisor, with a written explanation attached, to reflect her not working any Friday afternoon through Saturday evening. The supervisor refused her, saying it would not be fair to the other nurses and that Lisa should also try to 'fit in more – be part of the team' as the others perceived her as 'standoffish'. When Lisa said it was a religious requirement for her, the supervisor said maybe she should '...consider going back to where she'd be more comfortable'.

1 How do you feel about Lisa's request?
2 How might this request be honored?
3 Was the supervisor culturally competent in this situation?
4 If Lisa were to discuss the issue at a team meeting, how could she present her concerns?

ADDITIONAL READING: WEB AND EVIDENCEBASED PRACTICE SITES
Agency for Health care Research and Quality: www.ahrq.gov/clinic/epc
American Academy of Family Physicians: www.aafp.org
American Physical Therapy Association: www.apta.org
American Refugee Committee: www.archq.org
American Student Medical Association: www.amsa.org
Canadian Institutes of Health Research: Reducing Health Disparities and Promoting Equity for Vulnerable Populations: www.cihr-irsc.gc.ca/e/19739.html
Center for Cross-Cultural Health: www.crosshealth.com
Center for Cultural Competence: UMDNJ: http://njms.umdnj.edu/culweb

Center for Health Evidence: www.cche.net/usersguides/main.asp
CIA World FactBook: www.cia.gov/cia/publications/factbook
Cochrane Library:
www3.interscience.wiley.com/cgi-bin/mrwhome/106568753/HOME
Commonwealth Fund Report on Health Care Quality: www.cmwf.org
Cultural Competency in Health: A Guide for Policy, Partnerships, and Participation: www.nhmrc.gov.au/publications/synopses/hp25syn.htm
CultureMed: http://culturemed.sunyit.edu
Delivering Race Equality: A Framework for Action:
www.londondevelopmentcentre.org/silo/files/577.pdf
Discrimination: A Threat to Public Health:
www.fhi.se/shop/material_pdf/r200622_diskrimination_eng.pdf
DiversityRx: www.diversityrx.org
EthnoMed: www.ethnomed.org
European Strategies for Tackling Social Inequalities in Health:
www.euro.who.int/document/e89384.pdf
EvidenceBased Practice for Public Health:
http://library.umassmed.edu/ebpph/; www.scholar.google
Global Gender Gap Report: www.weforum.org/gendergap
Health, Research, and Educational Trust:
www.hret.org/hret/about/cclf.html
Health Inequalities: A Challenge for Europe:
www.fco.gov.uk/Files/kfile/HI_EU_Challenge,0.pdf
Health Inequalities: A Challenge for Europe:
www.ec.europa.eu/health/ph_determinants
Healthy People 2010 – Soon to be Healthy People 2020:
www.healthypeople.gov
Healthy People 2010 Companion Document for Lesbian, Gay, Bisexual, Transgender Health: www.lgbthealth.net
Institute of Medicine. Unequal Treatment: Confronting Ethnic and Racial Disparities in Health Care: www.iom.edu/?id=16740
Mary Seacole Research Center: www.dmu.ac.uk/msrc
National Cancer Institute: www.cancer.gov
National Center for Cultural Competence:
www11.georgetown.edu/research/gucchd/nccc
National Health Interview Survey: www.cdc.gov/nchs/nhis.htm
National Multicultural Institute: www.nmci.org
Office of Minority Health, U.S. Department of Health and Human Services: www.omhrc.gov
Think Cultural Health: www.thinkculturalhealth.org
Research Methods Resources:
www.slais.ubc.ca/resources/research_methods/index.htm

National Standards for Culturally and Linguistic Appropriate Services:
www.omhrc.gov/assets/pdf/checked/finalreport.pdf
The 24 Languages Project: http://medlib.med.utah.edu/24languages
Universal Declaration of Human Rights: www.amnesty.org
U.S. Department of Health and Human Services Office of Minority
Health: www.onhrc.gov/assets/pdf/checked/toolkit.pdf
World Health Organization: www.who.int

4.14   Anita Ham: Reflectie op Purnell

> 't is not the strongest of the species that survives, nor the most intelligent, but the one most responsive to change'
>
> Charles Darwin (1809 – 1882)

Diversiteit is nooit homogeen geweest. Ook de discussie over diversiteit onder wetenschappers is niet homogeen te noemen. De benadering en opvattingen over diversiteit weerspiegelt de maatschappij waarin wij leven. Alhoewel één benadering niet perfect de spiegel voorhoudt in zijn geheel, kan het wel de basisdimensies van het groter geheel weergeven (Zaman 2005, p. 181). Het zijn onze eigen spiegels die worden gereflecteerd op de beleefde werkelijkheid. Relaties tussen individuen, samenlevingen en culturen worden zichtbaar, zoals Lock (1988) stelt:

> ... the study of health, illness and medicine provides us with one of the most revealing mirrors for understanding the relationship between individuals, society and culture.
>
> Lock, 1998, p.8.

Volgens Hardjono en Bakker (2009, p. 17) worden processen beschreven om patronen in deze processen te bestuderen. Krachten en effecten die een rol spelen, kunnen dan in kaart worden gebracht. Het zijn, volgens Lock, de patronen die we moeten herkennen en die we kunnen inzetten om anderen te laten kennismaken met bepaalde processen (Lock 1988, p. 17). Zo willen we niet alleen de vreemde andere, maar zo willen we ook graag diversiteit beheersen, beïnvloeden en controleren. Wanneer we onze patronen herkennen en zien wat er gebeurt, wat de gevolgen kunnen zijn van bepaalde patronen en processen, pas dan kunnen wij begrijpen, interpreteren, veranderen en echt openstaan voor die ander.

Volgens Foucault is de mens gedisciplineerd om te kunnen functioneren in een systeem (Foucault 2007, p. 192). In hoeverre zitten we gevangen in onze eigen (wetenschappelijke) processen en worden we gedisciplineerd om te ordenen, te structureren en te functioneren voor (wetenschappelijke en eigen) ordeningsdoeleinden? In hoeverre voeden wetenschappers door hun methode van onderzoek niet de identificatie van specifieke groepen door het streven naar classificaties? We richten ons op bekende methoden en vastgestelde technieken in gevestigde praktijken. Misschien moeten wij veel meer zoeken naar flexibele en innovatieve mogelijkheden om die classificatiesystemen te onderwerpen die stereotyperingen opdringen.

4.15 Vragen

1. Hoe worden verschillen tot stand gebracht en zijn deze verschillen altijd te verenigen?
2. Wat is de relevantie van het in kaart brengen van verschillen?
3. Wat is de interactie van verschil en geen verschil makende processen?
4. Welke verschillen worden als dynamisch en welke als statisch beschouwd?
5. Wanneer en hoe kan het diversiteitdebat worden opgelost?
6. Welke belangen spelen bij ons diversiteitdebat?
7. Kunnen verschillen als objectief neutraal aanvaardbaar gezien worden?
8. In hoeverre worden mensen door variabele lijsten in- of uitgesloten?
9. In hoeverre kunnen variabelen opgeteld en afgetrokken worden?
10. Wat zijn mogelijke alternatieven voor methoden voor wetenschappelijk onderzoek?
11. Is *exclusion* nodig voor het ontwikkelen van agency en empowerment?
12. In hoeverre wordt *exclusion* in stand gehouden voor 'onze helden': *niet iedereen kan een held zijn, er moeten ook mensen gered* (Acda & De Munnik, 1998)?
13. In hoeverre zijn we niet continue op zoek, door middel van modellen, strategieën, categorieën en schema's, naar simplificaties van een steeds complexer wordende wereld waarin we leven?

5 Het leveren van professionele zorg binnen de Nederlandse maatschappij

Paul Vleugels

5.1 Introductie

In dit hoofdstuk staan we stil bij het leveren van professionele zorg in de context van een 'Nederlandse' maatschappij. Dit kan ook op individueel niveau bekeken worden met de vraag of de individuele professionals in de zorg hun eigen én beroepsverantwoordelijkheden nemen. In de voorafgaande (en volgende) hoofdstukken worden verschillende visies en classificaties van diversiteit (hoofdstuk 2) op gezondheidszorgsystemen (hoofdstuk 6) en zorg (hoofdstuk 4) gegeven. Hebben deze inzichten ondertussen hun weg gevonden in de feitelijke zorg? Zijn het functionele, ondersteunende en toepasbare kaders waardoor de individuele hulpverlener in de zorg zich gesteund voelt in het ontwerpen van zorg? Hierover zijn veel kritische vragen te stellen en observaties te doen. Is niet veel van de theorievorming en discussie over diversiteit te sterk academisch gebleven en/of voorbehouden aan mensen die hier al een sterke affiniteit mee hebben? Centraal in die dagelijkse praktijk staan de veelvuldig geformuleerde vragen, vol met vooronderstellingen, die regelmatig gesteld worden in het kader van 'diversiteit' in de 'zorg'. Twee citaten als voorbeeld:

> Vertel me wat ik bij die Turk moet doen, dan doe ik het tenminste niet fout. Ik weet niet wat ze belangrijk vinden.

> Dan komen ze met hele volksstammen op bezoek, dat kan gewoon niet in een ziekenhuis.

Daarom zal in dit hoofdstuk door middel van inventariserende vragen getracht worden een bewustzijn te creëren over de verantwoordelijkheden en noodzaak om diversiteit te integreren in de zorg. Ieder kan dan zelf een conclusie trekken over de professionaliteit van de zorg in de context van een 'Nederlandse' maatschappij. Er is bewust voor gekozen om eerst vooronderstellingen en verantwoordelijkheden te behandelen. Daarna worden enkele theoretische visies en/of modellen besproken die het bewustzijn ontwikkelen en helpen om diversiteit in de zorg te operationaliseren en integreren. Ter afsluiting volgen enkele 'conclusies'. Dit hoofdstuk geeft geen leidraad over hoe diversiteit aan te pakken, of een beeld over hoe mensen in de zorg dit probleem aanpakken, het verwijst enkel naar mogelijkheden om individuele verantwoordelijkheden te nemen.

5.2 Vooronderstellingen in de zorg

De afgelopen jaren is er in toenemende mate aandacht voor diversiteit. Het is een onderwerp waar zeer velen zich mee bezighouden, vaak vanuit de meest uiteenlopende visies en belangen: sociale, politieke, economische, maar ook strategische en/of populistische invalshoeken. Er lijkt wel sprake van een hype (zie ook hoofdstuk 1 en 2 voor verdere discussie). Maar is er werkelijk iets wezenlijks gewijzigd in de diversiteit om ons heen, de manier waarop wij hiermee in aanraking komen en hoe wij wat dit betreft verantwoordelijkheden ervaren? Of zit de grootste wijziging in hoe ieder van ons individueel met diversiteit – dat wat 'afwijkt', dat wat 'niet normaal' is volgens de 'eigen' waarden en normen – omgaat? Welke individuele en professionele verantwoordelijkheden worden hier ervaren en welke bereidheid hebben mensen om met andere, vaak tegenstrijdige waarden en normen om te gaan? Deze maatschappelijke aandacht en problematisering van diversiteit veroorzaakt dus ook in de gezondheidszorg een zekere actualiteit aangaande dit onderwerp. Interculturele verpleegkunde en transculturele communicatie vormen de terreinen waarin mensen dat vorm willen geven. Centraal staat de vraag of er sprake is van een wezenlijke wijziging met betrekking tot diversiteit, en de consequenties voor de gezondheidszorg en het verpleegkundige aandeel hierin.

Het is natuurlijk niet mogelijk om deze vraag in al haar deelvragen te beantwoorden in één hoofdstuk. De hoofdstukken in dit boek laten zien hoe verschillend diversiteit zich op meerdere maatschappelijke terreinen en in de zorg kan manifesteren. De huidige discussie lijkt, naast de al genoemde visies, belangen en verschillende invalshoeken, vaak de nadruk te leggen op de toename van diversiteit door allerlei maatschappelijke processen, waaronder de toegenomen migratie van mensen wereldwijd en globalisering. Het kan natuurlijk niet ontkend worden dat de kans nu groter is dat je als hulpverlener in de zorg iemand tegenkomt uit Mongolië of een Berber uit het Rifgebergte. Maar is deze 'andere' wezenlijk anders dan die 'andere' die we vroeger, voor de huidige 'ontdekking' van diversiteit, tegenkwamen?

Overspoeld door de media-/commerciële aandacht weten we nu: als in Kyoto een kind in de riolering heeft vastgezeten, kunnen we 'zien' hoe dit kind glimlachend 'communiceert' met zijn moeder en op een heel heroïsche, spectaculaire wijze na negen benauwde uren werd bevrijd; dat het in York vreselijk hard heeft geregend waarbij alle straten zijn ondergelopen en sommige hoogbejaarde mensen met veel weerstand gedwongen werden hun huis en dorp na zestig jaar te verlaten; dat er massaal vrouwen worden verkracht door kindsoldaten in een of andere Afrikaanse brandhaard. Vaak hebben we een per uur bijgewerkt gedetailleerd inzicht in de ontwikkeling van deze zaken. Maar is deze detaillering relevant voor onze kennis over diversiteit en de context van deze situaties? Geven deze details een wezenlijk belangrijk inzicht in andermans leven: zijn omgeving, keuzes, mogelijkheden, overtuigingen, identiteit en zingeving? Of is het 'gewoon' een kind, levensgevaarlijk ingeklemd; een hoogbejaarde ver boven psychisch draagvlak belast; een vrouw verkracht. Wat is relevant van die context Japan, York of Afrika? Hoe gebruik je deze detaillering om de diversiteit te catalogiseren, de chaos van verschillen te ordenen (gebaseerd op eigen waarden en normen)? Dan krijg je wat stereotypisch afwijkt: 'Aziaten die glimlachen toch altijd bij rampen omdat ze dat moeten'; 'Ja, die traditionele Britten hebben nog steeds niet door dat de wereld de afgelopen eeuw veranderde, ze willen ook al niet die Euro; 'Och ja, Afrika, dat is toch gewoon een verloren continent'.

CONTEXT VERSUS VOOROORDELEN

Welke context is hier relevant? Welke context is hier relevant voor de zorg? De context van de Aziaat, de Brit, de Afrikaan of die van het ingeklemde kind in Japan, de hoogbejaarde Brit en een verkrachte vrouw in een regio met een zeer langdurig conflict? Dit is niet eenvoudig te beantwoorden. Zo zegt de conclusie over een glimlachende Aziaat iets over de uiting van gedrag, maar niets over de beleving. Hier zal je met openheid en aandacht in een gesprek achter moeten komen. Iemand kan immers om veel redenen glimlachen. Welke gewicht heeft onze vooronderstelling in het verhullen van deze details? Is een standaardisering niet een poging om onze eigen onzekerheden vorm te geven naarmate iets minder of meer afwijkt van onze eigen waarden en normen? Welke vragen zitten achter de vraag over wat je bij die Turk moet doen en de mededeling dat hele volksstammen op bezoek komen in een ziekenhuis? Legitimeren we door de context te generaliseren niet ons gedrag en proberen we niet onzekerheden en verantwoordelijkheden weg te schuiven door de 'andere', het 'andere', te diskwalificeren en zo door de schaalvergroting de verantwoordelijkheid te ontlopen? Als 'alle' Turken dat doen, kan je als individu natuurlijk niets hieraan veranderen, het overkomt je. Maar als die 'veralgemeniseerde' Turk niet bestaat?

Als je deze vragen voor jezelf niet kunt beantwoorden, moet je jezelf de vraag stellen of je wel de openheid en aandacht hebt om de 'andere' in zijn context te begrijpen.

DE NORMEN EN DE WET

Voor elke hulpverlener vormen onder andere deze openheid en aandacht de basis van zijn handelen. Ze vormen de basis van zorg en zijn noodzakelijke voorwaarden. Als centrale waarden werden deze uitgewerkt in wetten en beroepscodes: de algemene normen die de zorg ondersteunen en sturen. Een meer inhoudelijke behandeling van deze normen is te vinden in *Wet Geneeskundige behandelingsovereenkomst* (WGBO 1994), door Sluiters en Biesaart (2005) in detail toegankelijk uitgewerkt per artikel. Hierin is vooral artikel 448 'Recht op informatie' van belang. Op grond van dit artikel kan de hulpvrager (patiënt) een afweging van belangen in zijn persoonlijke beleving maken. Dit recht op informatie is complexe thematiek in de context van diversiteit, met daarin de waarden en normen van de 'andere' die tot een afwijkende weging van de zorg komt. Dit vraagt veel aandacht en zal telkens opnieuw per situatie tot andere afwegingen leiden. Ook de Wet op de beroepen in de individuele gezondheidszorg (Wet BIG 1995) verwijst naar consequenties met betrekking tot deze verantwoordelijkheden voor professionals in de zorg. Voor een zeer gedetailleerde positionering van de artikelen in deze wet in haar maatschappelijke en juridisch kader, zie De Bie (2008). Door de beroepsverenigingen werden deze wetten weer vertaald naar beroepscodes:

- Nationale Beroepscode van Verpleegkundigen en Verzorgenden (Nieuwe Unie (NU) '91);
- Nationale Beroepscode van Verpleegkundigen en Verzorgenden (V&VN, 2007).

In het bijzonder de bepaling 'De verpleegkundige/verzorgende in relatie tot de zorgvrager' in de Nationale Beroepscode is relevant voor de zorg met betrekking tot diversiteit.

Hoe bewust staan mensen in de zorg stil bij deze gedeelde wettelijke normen en beroepscodes, en hoe bewust worden deze geïntegreerd in de zorg?

Het benoemen van de normen in dit boek, die werden afgeleid van deze centrale waarden, is ook een strategische keuze, omdat het aansluit bij de huidige tendens om verantwoordelijkheden meer expliciet te benoemen. De vraag is in hoeverre iedere individuele hulpverlener als professional zich bewust is van deze verantwoordelijkheden en deze ook neemt. (Zie ook hoofdstuk 3 voor verdere discussie.)

DE 'ANDERE', DAT WAT AFWIJKT, HET VREEMDE

Wat is diversiteit, culturele diversiteit? Voornamelijk is het een verschil in betekenisverlening. Het is ook het belang dat iemand en zijn sociale en culturele omgeving toekent aan bepaalde levensgebeurtenissen tijdens het dagelijkse leven en de vragen die hieruit voortkomen. Kenmerkend in de zorg is dat veel belangrijke gebeurtenissen plaatsvinden in het leven van een individu, en zijn sociale en culturele omgeving. Diversiteit is dus eigen aan de mens, aan ieder mens (inclusief de hulpverlener), en zijn complexe maatschappelijke rollen, identiteiten en innovatieve creatieve activiteiten om in relatie met betekenisverlening zijn leven voortdurend vorm te geven.

Terug naar de vraag of de 'andere' nu wezenlijk anders is dan die 'andere' die we vroeger tegenkwamen in de zorg. Zijn de keuzes in de zorg op dit moment een diepgaand ander proces dan bijvoorbeeld de afweging van mogelijkheden in de zorg van een Hollander die in de jaren vijftig van de vorige eeuw in het zuidelijk deel van Nederland in een katholiek ziekenhuis werd opgenomen? Welke keuzes en invalshoeken zag de individuele hulpverlener toen en welke beroepsverantwoordelijkheden werden hier toen benoemd en uitgevoerd? In ieder geval hadden de 'zuster' (verpleegkundige met hoogstwaarschijnlijk een katholieke achtergrond) en de 'Hollandse patiënt' (hoogstwaarschijnlijk met protestantse achtergrond) een grote gemeenschappelijke oriëntatie en belevingswereld, waarin gedeelde waarden en normen, zoals religie en maatschappijstructuur, een rol van belang speelden. Dit staat natuurlijk los van de vraag of dit in de toenmalige maatschappij als wenselijk werd ervaren. Maar over het algemeen kan men gerust stellen dat tegenwoordig de achtergrond van de veelal 'witte Nederlandse verpleegkundige'[1] meer 'afwijkt' van, bijvoorbeeld, een 'gemiddelde' Mongoolse patiënt. Maar klopt deze stelling? Heeft die 'witte Nederlandse verpleegkundige' een wezenlijk andere achtergrond of verschillen enkel culturele manifestaties? De relevantie van afwijkende waarden en normen, en hun manifeste culturele uitingen heeft, naast de eerder genoemde openheid en aandacht, een belangrijke plaats in de discussie over diversiteit in de zorg. Want als deze culturele manifestaties, en dus details, geen wezenlijke invloed hebben op de zorg, dan roept dit vragen op over de aandacht in veel discussies over diversiteit en over de feitelijke kennis van deze culturele diversiteit. Wat is dan de waarde van alle aandacht om de verschillen te benoemen of te classificeren?

> Zijn verschillen in culturele manifestaties en achtergronden wezenlijk afwijkend, of creëren ze enkel een verondersteld verschil en verhullen ze de overeenkomsten?

Welke aandacht is dan van essentieel belang en welke openheid van principieel belang? Onder de huidige hulpverleners is er vaak sprake van heel wisselende inzichten in en overeenstemming over waarden en normen. Er is zelfs een zekere weerstand tegen een verondersteld dominantie van gedeelde waarden en normen. Regelmatig ontstaan discussies in de media en de zorg. Er is dan zelfs een soort revolte tegen landelijke richtlijnen als ze de individuele waarden en normen beperken. Zo zijn er ook gestigmatiseerde visies op religie (betekenisverlening), op theorievorming in zijn algemeen en recentelijk op de waarde van wetenschappelijk onderzoek. De discussies en hypevorming onlangs in Nederland met betrekking tot de vaccinaties zijn hier een goed voorbeeld van. Men stelt elke vorm van deskundigheid en visies voortkomend uit onderzoek ter discussie (zie ook hoofdstuk 3 voor verdere discussie).

VERONDERSTELDE PROFESSIONELE WAARDEN EN NORMEN

De hulpverlener representeert deze maatschappelijke processen. In hoeverre botsen deze met die eerder genoemde professionele waarden en normen? Welke consequenties heeft dit voor de openheid en aandacht? In hoeverre zijn mensen zich bewust van deze consequenties?

---

1   Hierbij gooi ik de Babette uit het Gooi, de Marieke uit de 'Bible Belt' nabij Putten, en de Sherry uit een volksbuurt van Amsterdam op een hoop bij elkaar als de witte Nederlandse verpleegkundige.

Welke gevolgen heeft dit voor de keuzes van een hulpverlener met betrekking tot de zorg? Welke consequenties heeft dat in het leven van die 'andere', de 'afwijkende', de 'patiënt'? Deze discussie blijft vaak impliciet, terwijl de vooronderstellingen zeer sturend de openheid en aandacht beperken, evenals het begrijpen van de waarden en normen van een patiënt in de context van zijn betekenisverlening. Hoe kan een hulpverlener een gelovig moslim[2] en/of de context van deze religieuze betekenisverlening open benaderen als deze hulpverlener religie als iets minder achtenswaardigs ervaart, als een overblijfsel met een schadelijke invloed voor de huidige samenleving, of zelfs als dom en ongenuanceerd achterlijk? Welke voorwaarden heeft deze hulpverlener nodig om wel tot een professionele afweging te komen? Welke verantwoordelijkheden ziet en neemt de hulpverlener hier?

Het volgende voorbeeld uit Kooijman en Vleugels (2008, p. 40 en 162 e.v.) illustreert de complexiteit van botsende waarden en normen, zich uitend in beleving, de zin van pijn en de relevantie van een bewust overlijden van de patiënt, die sterk van invloed kunnen zijn op de openheid en aandacht van de hulpverlener.

> Meneer J. woont sinds vijf jaar in Nederland en komt oorspronkelijk uit India. Hij is getrouwd en heeft drie volwassen kinderen, twee zoons en een dochter. Hij spreekt geen Nederlands, maar wel goed Engels. Dat geldt ook voor zijn vrouw. De kinderen spreken goed Nederlands en hebben intensief contact met hun ouders. Meneer J. is hindoe. Hij is 63 jaar oud, werd opgenomen met hevige buikpijn en algehele malaise. Tijdens de eerste dagen van de opname werd een inoperabele pancreaskoptumor gediagnosticeerd, mede door de forse doorgroei naar andere organen in de bovenbuik. Deze diagnose is zeven weken geleden gesteld en de prognose is slecht. Meneer J. is hiervan in bijzijn van zijn vrouw en drie kinderen op de hoogte gesteld.
>
> Meneer J. is vrijwel aansluitend enige weken naar huis geweest. Zijn situatie verslechterde echter snel en hij werd een week geleden weer opgenomen met zeer ernstige pijnklachten. Meneer J. maakt aan het begin van deze opname duidelijk dat hij wil dat alle verdere communicatie over zijn ziekte en wat er verder moet gebeuren verloopt via zijn oudste zoon. Ook eventueel te nemen beslissingen over de (palliatieve) behandeling moeten niet met hemzelf maar met die zoon worden besproken.

2   Men kan deze inwisselen met gereformeerde, SP'er en/of PVV'er enzovoort.

In de dagen na de opname krijgt meneer J. steeds meer pijn. De geringste aanraking of beweging geeft heftige pijn. Meneer J. eet en drinkt niet meer, voelt zich bij tijden misselijk en hallucineert soms. Hij herkent de mensen om hem heen nog wel, maar is verder nauwelijks aanspreekbaar.

Meneer J. krijgt ter bestrijding van de pijn morfine intraveneus, maar het is duidelijk dat dit niet meer afdoende werkt. De behandelende arts en een verpleegkundige bespreken met de zoon de mogelijkheid van palliatieve sedatie. Dit wijst de zoon heel stellig af en hij wil ook dat de inmiddels zeer hoge dosering morfine wordt verminderd. De reden is dat hij niet wil dat zijn vader in bewusteloze toestand overlijdt.

Kooijman en Vleugels, 2008.

Met betrekking tot deze casuïstiek ontstonden hevige discussies, zowel tussen de hulpverleners onderling als met de familie. Hierbij werd de legitimiteit van de zoon als persoonlijk vertegenwoordiger ter discussie gesteld, en zijn keuze om de dosering pijnmedicatie te verlagen terzijde geschoven als onjuist of het gevolg van een niet begrijpen waarover het gaat. Maar er werd ook gediscussieerd over de, verondersteld, norm dat in de zorg een overlijden zonder manifest lijden (deze patiënt heeft langdurig verbaal en duidelijk waarneembaar voor de afdeling liggen lijden, of anders gesteld: 'lag de boel bij elkaar te gillen') moet plaatsvinden als dit enigszins kan en dat een lijden welke overlast voor andere patiënten oproept niet in een ziekenhuis past. De beleving en zingeving van de patiënt en zijn familie werd door de hulpverleners, in tegenstelling tot hun eigen beleving en zingeving, nauwelijks gewogen. Het werd onvoldoende als betekenisvol in de zorg geïntegreerd en als niet passend in een ziekenhuis terzijde geschoven of als een basis voor ontslag aangedragen. Kort samengevat: 'de patiënt week af' van de norm! Maar welke norm en is deze relevant?

RACISME

Het voorbeeld van meneer J. illustreert ook hoe bij conflicterende waarden en normen de rationele argumenten vaak worden overheerst door emotionele argumenten en processen van macht. Maar er spelen eveneens psychologische processen van schuldgevoelens, frustratie en omgaan met onzekerheden en/of traumatische ervaringen een rol. Hoe complex deze gevoelens een rol spelen in de communicatie over en weer, weet Van den Broek (1987) inzichtelijk te maken als zij deze discriminerende ongelijkheid als racisme benoemd en ingaat op het taboe hierover in de Nederlandse maatschappij en dus ook in de zorg. Zij beschrijft allerlei processen die zowel op maatschappelijk als individueel niveau bij racisme ontstaan, maar ook de conditionering. Hierdoor ontstaan redeneringen die deze conditionering bevestigen, zoals: 'alle Marokkanen weten niet hoe hun lichaam in elkaar zit, dus je bespreekt bepaalde informatie in de zorg niet meer omdat ze het toch niet begrijpen ....'.

Informatievoorziening over hoe dit proces verloopt, is van wezenlijk belang, zowel in de relatie hulpverlener naar zorgvrager als voor de hulpverlener zelf. Onverwerkte emoties en frustraties vormen juist een voedingsbodem voor racisme. Het is van belang dat de hulpverlener deze processen bewust leert herkennen en zijn verantwoordelijkheden hiervoor weet te bepalen. Van den Broek geeft een zeer inzichtelijk overzicht van deelaspecten en processen die deel uitmaken van het mechanisme van conditionering van racisme: ervaringen die het stereotiepe beeld bevestigen, terwijl bewijzen van het tegendeel deze niet ongedaan maken; het mechanisme van valse voorlichting, achterhouden van informatie, verschillend interpreteren van informatie; het ontstaan van meten met twee maten.

In haar dissertatie over etnische diversiteit op de werkvloer beschrijft Van den Broek (2009) hoe verschillend de beleving voor alle betrokkenen is. Het analytisch kader, hoe we in een dagelijkse praktijk van ongelijkheid een ideologie van gelijkheid staande houden, geeft inzicht in hoe 'gekleurd' mensen kijken. Zij gebruikt drie basismechanismen (2009, p. 156) die uit de sociale psychologie komen:

– selectieve waarneming: de selectie die we maken in wat we wel en niet (onder ogen)(willen) zien;
– perceptuele vertekening: de betekenis die we geven aan wat we waarnemen;
– personificatie: het toeschrijven van wat we (willen) zien en de betekenis die we daaraan geven aan een persoon in plaats van aan de situatie of omstandigheden.

Van belang is de nadruk die Van den Broek (1987) legt op informatie om dit onbewuste proces meer bewust te maken, maar ook om de gevoelens van schuld die ieder bij bewustwording ervaart te relativeren en te wijten aan deze conditionering. Het zijn processen die iedereen ongevraagd heeft doorlopen. Dit gebeurt onvrijwillig en roept dus bij bewustwording emotioneel verzet op. De oriëntatie op verantwoordelijkheden vormt dan een constructieve basis om dit proces van bewustwording te sturen. Het is een individuele professionele verantwoordelijkheid om dit proces vorm te geven in de zorg en de beroepsgroep.

PROFESSIONALISERING

Hoe heeft het proces van professionalisering de afgelopen decennia in de zorg en meer specifiek in de verpleegkunde vorm gekregen? Werden de beroepsstandaarden, vormgegeven in wettelijke kaders en beroepscodes, bereikt? De tweede helft van de vorige eeuw liet een enorme aandacht voor professionalisering in de zorg zien. Geen enkele opsomming kan bij benadering de verscheidenheid beschrijven waarin deze professionalisering waargenomen kan worden. Naast de grote verpleegkundige theoretische visies, waaronder Orem, Henderson, Gordon en Grypdonck, die ons inzicht in algemene termen hebben verbreed, was er passend bij het maatschappelijk tijdsbeeld aandacht voor onder andere: een holistische benadering; methodische verslaglegging als basis van de zorg; gezondheidspatronen; domeinen en classificatiesystemen[3] van verpleegkundige verschijnselen, zoals diagnoses, interventies en zorgresultaten en/of met hieraan gekoppeld de PES-structuur; klinische paden en evidence based practice. Al deze ontwikkelingen hebben bijgedragen aan de professionalisering van de zorg en het verpleegkundige beroep (zie ook hoofdstuk 3 voor verdere discussie).

De lijst van 'professionalisering' kan nog verder worden uitgebreid met meer thematisch inhoudelijke discussies over de kernwaarden van de zorg en het verpleegkundige beroep, met daarin vooral de schijntegenstelling *care* en *cure*, maar ook: de juridische inhoudelijke discussie over verantwoordelijkheden in de al benoemde wetgeving en beroepscodes; het vormgeven van onderwijs in de zorg; de verpleegkundige classificatiestructuur (niveau 5 en 4); de rol van reflectie voor een beroep om aan de kwalitatieve, innovatieve, noodzakelijke voorwaarden te voldoen die de huidige dynamische maatschappij stelt aan het ontwikkelen van kennis door iedere professional. In het hedendaagse

---

3 De flexibiliteit van deze classificatiesystemen, zoals de *North American Nursing Diagnosis Association International* (NANDA I), *Nursing Intervention Classification* (NIC), *Nursing Outcomes Classification* (NOC), maar ook het door andere disciplines meer functiegerelateerde en aan de *International Classification of Diseases* (ICD) van de World Health Organization (WHO) gekoppelde *International Classification of Functioning, Disability and Health* (ICIDH/ICF) worden kritisch bediscussieerd. Er is twijfel over de geschiktheid van deze instrumenten voor vraagstukken met betrekking tot diversiteit. Relevant aan de vraagstelling in dit hoofdstuk is hoe bewust de hulpverlener zich is van zijn vooronderstellingen als hij deze systemen toegepast.

denken over competenties en dominantie, die de CanMEDS door hun wetenschappelijke onderbouwing hierin hebben, worden deelaspecten van care in de competenties – maatschappelijk handelen, samenwerking en communicatie – voor alle hulpverleners benadrukt. Er is een neiging om de waarden weer te benadrukken die werden geformuleerd in de holistische visies op zorg, maar ook zoals de normen werden uitgewerkt in wettelijke kaders. Het doel is niet om hier een zo volledig mogelijke historische beschrijving te geven van de ontwikkelingen in de zorg, maar om de vraag scherper te formuleren of diversiteit anders is geworden in de zorg (zie ook hoofdstuk 1, 2 en 4 voor verdere discussie).

DE DAGELIJKSE PRAKTIJK

Wat brachten deze ontwikkelingen nu feitelijk in de dagelijkse praktijk van zorgverlening? Worden overal deze diagnostische classificaties en domeinen uitgewerkt, verantwoordelijkheden meegenomen en uitgewerkt zoals geformuleerd in de wet met betrekking tot diversiteit en de beleving hiervan? Hierop is vaak een eenvoudig antwoord formuleren: nee. Is dit een bewust proces? Ook hierop is over het algemeen het antwoord: nee. Kooijman en Vleugels (2008) verwijzen naar het gemeenschappelijke kader met betrekking tot morele vragen voor alle hulpverleners. Ze laten echter in de casuïstiek zien hoe diversiteit vaak niet herkend lijkt te worden, ondanks classificatiestructuren. Ter illustratie het voorbeeld van een verpleegkundige van meneer El Abdadi.

> Meneer El Abdadi, een Marokkaanse man van 56 jaar, ligt op onze afdeling in verband met ernstige dyspneu bij longcarcinoom. Hij spreekt gebrekkig Nederlands. Het is moeilijk om te inventariseren wat voor zorg hij wil hebben/nodig heeft, en om duidelijk te maken wat ik wil (qua zorgverlening). Meneer El Abdadi is erg ziek en zwak, maar desondanks kruipt hij zevenmaal per dag uit zijn bed om op weg te gaan naar de gebedsruimte. Vaak redt hij het niet eens om van de afdeling af te komen. Benauwd zit hij dan op de grond te gillen. Hij weigert ook sommige behandelingen, omdat Allah dat niet zo voor hem bedoeld zou hebben. Een gesprek met de familie wees uit dat meneer El Abdadi in toenemende mate gelovig is geworden sinds zijn ziekte zich geopenbaard heeft. Hij wordt agressief als hij niet de dingen kan uitvoeren zoals zijn geloof dat voorschrijft. Het is moeilijk voor de verpleging

om hiermee om te gaan, want de tijd laat het niet altijd toe om hem zeven keer per dag naar beneden te begeleiden.

Kooijman en Vleugels, 2008, p.38.

De verpleegkundige analyseerde deze situatie met behulp van de zogenaamde PES-structuur en kwam tot Probleem: religieuze verslaving; Etiologie: geloofsovertuiging; Signalen en Symbolen: veel bidden, bidden heeft prioriteit boven alles en als meneer El Abdadi niet de dingen uit kan voeren zoals het geloof voorschrijft, dan wordt hij agressief. Deze diagnose kwam geheel onafhankelijk van deze patiënt tot stand en bevat duidelijk een waardeoordeel. De beleving van de patiënt is geheel niet meegenomen in deze diagnose. Een gelegitimeerde vraag is dan ook of hier tussen verpleegkundige en patiënt gedeelde visies zullen zijn over de in te zetten interventies en de te bepalen resultaten. Je kunt natuurlijk stellen dat het instrumentarium verkeerd werd gebruikt. Maar ook dat de verpleegkundige onvoldoende kennis heeft van de relevantie van dit bidden voor deze patiënt. Van wezenlijk belang is echter de vraag of er openheid en aandacht was om in een gesprek met deze patiënt de zorg vorm te geven. De onbewust vooronderstellingen zullen hierin zeker bijdragen, naast de al genoemde openheid en aandacht. Het is duidelijk dat, ondanks de goede bedoelingen van de hulpverlener, de onbewust gebleven conditionering van vooroordelen de uitkomst van de analyse heeft 'gekleurd'. Dit voorbeeld staat niet alleen. Kooijman & Vleugels (2008) geven inzicht in de breedte en verscheidenheid waarmee deze beperkingen in de onderlinge communicatie zich kunnen manifesteren.
De volgende vragen staan centraal in deze bewustwording van onze vooronderstellingen in de zorg, hoe maakbaar de zorg is en welke problemen we in die feitelijke realiteit tegenkomen:

– de openheid en aandacht voor de 'andere' in het zorgproces, hierin spelen affiniteit, empathie en intuïtie een rol;
– welke kennis over diversiteit nodig is om de 'andere' in zijn context te begrijpen;
– welke positie feitelijk kennis van culturele manifestatie hierin heeft.

Op deze wijze kan informatie gedeeld worden die essentiële inzichten oplevert voor de zorg in de betekenisverlening van een individuele patiënt en bijdraagt aan de bewustwording van onze vooroordelen en percepties.

DE ROL VAN COMMUNICATIE

Hoe werden deze inzichten in de zorg geïntegreerd? De afgelopen jaren is er veel aandacht voor diversiteit in de zorg en er is veel geschreven over communicatie en de kwaliteit van deze communicatie. Toch is er pas een beginnend bewustzijn van hoe eigen vooronderstellingen de communicatie beperken en vertekenen. Dit is opvallend, omdat in de zorg juist het empathisch aanvoelen en meewegen van menselijke emoties tot de dagelijkse handelingen behoren. De patiënten worden tijdens hun zorg geconfronteerd met vaak de meest essentiële levensvragen en behoeften. Zij zullen dit in hun belevingscontext betekenis verlenen en hieraan belangen hechten. Nieuwe ontwikkelingen dwingen tot nieuwe afwegingen en keuzes. Deze hebben consequenties voor de patiënt én zijn sociaal-culturele omgeving en maatschappelijke context. Voor de patiënt wijzigen niet alleen zijn mogelijkheden, maar ook zijn sociale positie, identiteit(en) en rollen. Allemaal heel begrijpelijke processen, maar in de communicatie met de 'andere' die verder afstaat van de eigen waarden en normen is dit lastig. Hier beperken de veelal niet bewuste persoonlijke vooronderstellingen.

Tijdens gesprekken en trainingen met studenten verpleegkunde en geregistreerde verpleegkundigen – om hen te sensibiliseren, zich bewust te laten worden van deze vooronderstellingen en de consequenties ervan voor communicatie – blijkt ook telkens hoe complex dit proces verloopt. Naast die grote wens, 'vertel me wat ik bij een Turk moet doen', komt ook de taalbarrière als beperking en oorzaak van allerlei zaken naar voren. Toch verloopt een wezenlijk, misschien wel het wezenlijkste, deel van de communicatie non-verbaal.

Studenten verpleegkunde moeten als onderdeel van de scholing bewust tellen wie in de lift tegen wie goedendag zegt. Ze constateren dat een kenmerkend 'geblondeerd, getoupeerd mokkeltje' beduidend hoger scoort dan een gesluierde moslima die ook gewoon bij binnenkomst in de lift goedendag zegt, maar zelden antwoord krijgt. Vervolgens moeten ze op een kamer dezelfde soort observaties uitvoeren, bijvoorbeeld bewust tellen hoeveel seconden iemand 'oogcontact' maakt met en aandacht geeft aan een patiënt, en aan welk bed iemand het langst staat. Weer 'scoort' het 'vlotte mokkeltje' hoger dan 'de Marokkaanse man (die geen Nederlands spreekt)'. Uiteindelijk moeten ze experimenteren en hun rapportage aan het bed schrijven. Ze moeten aan alle patiënten op een kamer evenveel tijd en non-verbale communicatie bieden. Dit, vijf minuten je rapportage naast een niet-Nederlands sprekende, Marokkaanse man schrijven, schijnt altijd enorm veel spanning op te leveren... voor de student.

Het volgende voorbeeld, een citaat van een verpleegkundig student en type 'mokkeltje', toont aan dat het proces – de aandacht – hier veel belangrijker blijkt te zijn dan het product.

> ..., liep ik me toch op het Damrak toen er ineens zo een kutmarokkaan op me afkwam, echt zo'n etterbakje, mooie kleren, haren ... nou zo krijg ik ze nooit, stoer zonnebrilletje en behangen met juwelen. Nou begint die toch tegen me te glimlachen en zegt die loverboy ineens tegen mij 'jij bent toch Marijke'. Nou ik dacht dat ik het bestierf ter plekke, het was dat ik mijn vriendin bij me had. Weet je, kreeg me daar toch ook nog een hand, ja, ik kreeg een hand van die Ahmed. Zegt die me vervolgens dat zijn opa me de beste verpleegkundige van de hele afdeling vond. Wist ik veel wie die opa was, bleek dat die man op kamer 8 te zijn die geen woord Nederlands spreekt, ik heb helemaal niks tegen die man gezegd, alleen maar naast dat bed gezeten. Zoals we moesten voor die opdracht. Ik wist niet wat ik moest zeggen...'

Duidelijk is wel dat die Marijke daarna een wezenlijk ander contact kreeg met die man op kamer 8 én dit wist te continueren naar andere zorgrelaties. Nu was dit een mooi voorbeeld, maar communicatie met de andere is lastig, zeker als er een taalbarrière is. Toch blijkt dat openheid en aandacht hier veel heeft te bieden, in ieder geval biedt het een basis van vertrouwen.

LEVENSVERHAAL
Welke instrumenten zijn nodig om de vragen die centraal staan in dit hoofdstuk te beantwoorden, om daarmee in een toenemend besef van de eigen vooronderstellingen tot kwalitatief betere zorg te komen? Welke methode kan deze transculturele communicatie ondersteunen? Kennis vormt een goede basis om met meer inzicht en begrip zaken te kunnen plaatsen en je eigen referentiekader te relativeren. Maar om tot begripsmatige communicatie te komen, moet je naast die openheid en aandacht je heel systematisch bewust worden van die context. Zodat de gegeneraliseerde moslim zijn etniciteit verliest en gewoon een man

blijkt te zijn met verdriet omdat zijn zoon gaat overlijden; een man die dit op een andere manier in zijn leven betekenis geeft, moet integreren in zijn leven en zal uiten in gedrag. Net zoals die katholieke zuster en protestantse[4] Hollandse patiënt anders betekenis geven aan het leven ondanks hun gedeelde waarden en normen. Het levensverhaal geeft hier meer inzicht in de diversiteit dan de veronderstelde kennis van een geloof, die iemand reduceert tot een product wat niet effectief geïntegreerd kan worden in de zorg. Deze reductie gaat net zo weinig op voor een Marokkaan als voor een Nederlander. We hebben allemaal meervoudige identiteiten die zich onderling tegenspreken. Wij zien van de andere altijd de inconsistenties en als ze zich tegenspreken, die van onszelf ziet alleen je partner als je ruzie hebt. De context van de beleving van zowel de hulpverlener als hulpvrager, het geïntegreerde geheel van identiteiten en belevingen, kan vaak alleen in het levensverhaal tot uiting komen en begrepen worden. De 'andere', het vreemde, krijgt betekenis en is begrijpelijk als dit levensverhaal in een werkelijk gesprek besproken kan worden, anders blijven deze en zijn uitingvormen veelal onbegrepen. In de sociaal-culturele wetenschappen zijn deze tegenstrijdige identiteiten onder andere door Katherine Ewing (1990) onderzocht. De waarde en noodzaak van het levensverhaal is uitgebreid onderzocht door onder andere Michael Carrithers (1992) en recentelijk in publicaties – waaronder Ren van Schrojenstein Lantman (2007) – over geestelijke verzorging (zie ook hoofdstuk 8 voor verdere discussie).

In de volgende paragraaf komen enkele modellen aan bod die deze interculturele communicatie kunnen ondersteunen. In de conclusie staan we opnieuw stil bij de vraag of deze voldoende voorwaardelijk zijn om de centrale vragen van dit hoofdstuk te beantwoorden.

5.3 Historisch perspectief intercultureel/sociaal leren

In het eerste deel van dit hoofdstuk werd vooral ingegaan op de veelal onbewuste vooronderstellingen ten aanzien van de 'andere' en zijn betekenisverlening, de verantwoordelijkheden die mensen hier zien en nemen, en welke consequenties dit heeft voor de zorg. In dit deel zal

---

4 Het mag duidelijk zijn dat de ondertussen gestandaardiseerde katholieke zuster en protestante Hollandse patiënt geen recht doet aan de vele afsplitsingen die door de eeuwen hebben plaatsgevonden, en de complexiteit die de Samen op Weg (SOW) kerken en een oecumenische samenkomen van katholieken en protestanten tijdens rituelen laten zien. Dit lijkt op de diversiteit in de islam, maar ook in de veronderstelde eenduidigheid van de wetenschappen.

ingegaan worden op het instrumentarium, de methodieken en modellen die de afgelopen jaren werden ontwikkeld, en die dit bewustzijn van diversiteit kunnen helpen ontwikkelen. Hierdoor kunnen mensen de verscheidenheid operationaliseren en diversiteit integreren in de zorg, waardoor de hulpverleners hun professionele verantwoordelijkheden kunnen herkennen en nemen. Dit kan enkel door met elkaar in gesprek te komen en elkaars betekenisverlening in zijn context te begrijpen. De kwaliteit van communicatie, transculturele communicatie, is hier van wezenlijk belang.

Communicatie en meer specifiek in haar transculturele vorm, heeft al langdurig binnen de academische setting de aandacht. Vanuit meerdere wetenschappelijke disciplines wordt gekeken naar de vorm waarin deze plaatsvindt, welke categorieën en kaders hier verhelderend werken, en welke methodieken de kwaliteit van (transculturele) communicatie[5] verbeteren. Het interactief karakter van deze communicatie, deze dialoog, is dat het 'interculturele' leren het 'sociale' leren ontmoet. Hierbij krijgt het 'sociale' leren, in open dialoog, zijn vorm en worden de deelnemers door de inzichten in interculturele aspecten een 'rijker' mens.

Voor een begripsmatige communicatie heeft men altijd twee deelnemers nodig: een zender en een ontvanger. Het lijkt heel eenvoudig, maar aan beide kanten moet er inzicht en een notie zijn van de begrippenkaders van elkaar. Hierin spelen empathie, interesse, openheid en aandacht van beide deelnemers een rol. Alle theoretische kaders die worden besproken, benoemen deels aspecten van dit proces en hoe je hier ontvankelijker voor kan worden. Uiteindelijk ontstaan er modellen en kaders waar deze openheid en aandacht procesmatig kunnen worden ingezet om de diversiteit in de zorg vorm te geven. Zoals al werd aangegeven, zijn er voor de zorg wettelijke kaders van kwaliteit geformuleerd die verwoorden waaraan deze empathie, interesse, openheid en aandacht moeten voldoen. Iedere hulpverlener moet zijn verantwoordelijkheden nemen en zelf individueel de persoonlijke openheid, aandacht en interesse vormgeven.

Het is onmogelijk in een hoofdstuk een representatieve weergave te geven van de verscheidenheid aan theoretische visies en modellen met betrekking tot transculturele communicatie. Enkele modellen hebben echter, mede door hun brede, empirische, wetenschappelijke

---

5   In de literatuur worden de termen interculturele en transculturele communicatie wisselend gebruikt als uitwisselbare begrippen. In dit hoofdstuk is dat ook het geval, zonder de bedoeling geen recht te doen aan de inhoudelijke discussie over vooronderstellingen.

onderbouwing en evidence based practice, toepassingsmogelijkheden in en voor het denken over culturele diversiteit en ons denken over transculturele communicatie sterk beïnvloed. Verschillende modellen veroorzaakten paradigmatische verschuivingen van theoretische kaders in bepaalde wetenschappelijke stromingen. De meeste van deze theoretische benaderingen en hun modellen werden in uiterst complexe schema's uitgewerkt. In dit deel zullen daarom de visies en modellen van Pinto, Hofstede, Hoffman, en Leininger en McFarland kort worden gepresenteerd. De vraag is of die individuele hulpverlener deze 'standaarden' zal lezen en beoordelen op hun toepasbaarheid.

THEORETISCHE MODELLEN EN DE INDIVIDUELE UITVOERING

Het wel of niet aangaan van het interactieproces is uiteindelijk te reduceren tot de vraag of die hulpverlener – die grote groepen van hulpverleners – de interesse, openheid en aandacht hebben om met die 'andere' een gesprek aan te gaan binnen hun beroep, zowel vanuit hun eigen waarden en normen als vanuit hun professionele verantwoordelijkheden. Dit staat nog los van de vraag of er ruimte, tijd en tolerantie is om dit soort dialogen vorm te geven in de huidige gezondheidszorg, met haar productielijnen, economische belangen en de dominantie van het huidige medische systeem en met haar visie op zorg met gestandaardiseerde en gegeneraliseerde begrippenkaders. De dialoog houdt in dat de hulpverlener bewust van de eigen normatieve basishouding niet alleen de eigen opties presenteert, maar met openheid en aandacht voor die 'andere' in een dialoog en in een gezamenlijk delen die 'andere' met die andere betekenisverlening als een volwaardige deelnemer toelaat en de reflectieve confrontatie met het vreemde in zichzelf niet omzeilt (zie ook hoofdstuk 7 voor verdere discussie). Het kan dan gebeuren dat de hulpverlener met de hulpvrager tot besluiten komt die botsen met zowel zijn persoonlijke als professionele waarden en normen. Hierbij is het niet nodig deze 'andere' betekenisverlening te delen. De hulpverlener hoeft alleen maar de context van de ander en zijn levensverhaal te begrijpen en neutraal te beoordelen. Hierbij is integriteit onderdeel van respect en een voorwaarde voor onderlinge communicatie.

HET VREEMDE VAN DE 'ANDERE'

Interculturele communicatie is gewoon communicatie. Om inzicht te krijgen in diversiteit, kun je culturele elementen toevoegen. Je wordt je daardoor bewuster van onbekende, maar relevante culturele elementen en vooronderstellingen die een contextueel begrijpen uitsluiten en die mogelijk communicatiestoornissen veroorzaken (Hoffman 2002).

> *Interculturele gespreksvoering is de communicatie waarin expliciet aandacht is voor de culturele factoren die van invloed zijn op de communicatie.*
>
> *Hoffman, 2002, p. 15.*

Van belang is het besef dat die 'andere' deelneemt aan meerdere sociale systemen en netwerken tegelijkertijd, ieder met zijn eigen (sub)cultuur, en dus meervoudige identiteiten heeft. Deze zijn gebaseerd op onderliggende waarden en normen. Deze waarden en normen kunnen onderling tegenstrijdig zijn. Iemand is zowel vader/ broer/kind/echtgenoot als werknemer/collega en voetballer/moslim/ leerkringdeelnemer enzovoort. Iemand heeft dus nooit één bepaalde sociale identiteit en deze identiteiten zijn ook niet consistent (zie ook hoofdstuk 1 voor verdere discussie).

Hoffman (2002) beschrijft drie noodzakelijk voorwaarden voor deze gespreksvoering om die 'andere', of zoals hij dit noemt 'het vreemde', toe te laten.
1 Bewustwording van de eigen angsten voor die 'andere' (het vreemde), voor zijn belevingswereld en voor de bewustwording die het oproept in je eigen belevingswereld. Mensen schrikken van de eigen 'racistische' gedachten. Hoe iemand met die gevoelens omgaat, resulteert in het aangaan van een open en onbevangen gesprek vanuit integriteit, geloofwaardig, respect en veiligheid voor de vreemde. De professional neemt dus deel als persoon. Door het inzicht leert iemand te veranderen tijdens interactie en dialoog met de 'andere' en het 'vreemde'.
2 Ruimte voor verkenning, dus aandacht en tijd, om tot begrip te komen en de 'andere' (het vreemde) toe te laten. Dus niet beperkt worden door productie of methoden, maar ruimte hebben om de eigen professionaliteit vorm te geven.
3 De 'andere' (het vreemde) zichzelf laten presenteren zoals het is. Een meervoudig kijken. Dit betekent: niet de vreemde tot één kenmerk, sociale identiteit beperken; niet beperken tot etniciteit of geloof, maar vader en echtgenoot en fabrieksarbeider toevoegen en meewegen; niet de vreemde tegenover je en in jezelf beperken tot een culturele dimensie of één sociale identiteit.

Voorwaarde is dat je de vraag moet beantwoorden of je zelf daadwerkelijk dit gesprek wil aangaan met de vreemde tegenover je én in jezelf. Maar ook of je de verandering wilt toelaten die deze inzichtelijke ontwikkeling met zich meebrengt, dat je de openheid wilt tonen waardoor in de communicatie over en weer veiligheid, integriteit, geloofwaardigheid en tolerantie ontstaat. Iemand neemt, met andere woorden, niet alleen als afstandelijke professional deel, maar ook als persoon.

ICC → ICB + DP + DSM

Pinto (2004) geeft ook aan hoe divers de kennis over interculturele communicatie (ICC) de laatste decennia zich ontwikkelende en dat vele wetenschappelijke disciplines ieder zijn eigen invalshoek hieraan heeft toegevoegd. Deze diversiteit vormt door zijn omvang een probleem om het begrip af te bakenen. Pinto vat de componenten van interculturele communicatie inzichtelijk samen als:

ICC → ICB + DP + DSM

Pinto, 2004.

Door het *interculturele bewustzijn* (ICB) en met een *dubbel perspectief* (DB) en de *drie-stappenmethode* (DSM) komt men tot een *interculturele communicatie* (ICC), waarbij de drie-stappenmethode de bestaande vooroordelen kan terugdringen. Problematisch is dat we voor begrippen als communicatie, interculturele communicatie en cultuur definities moeten hebben om tot een eenduidige interpretatie te komen. Daarnaast moet je weten hoe communicatie werkt. Je hebt allerlei vormen van communicatie met daarbij horende interacties, waarbij de interactieve deelaspecten verschillen. We communiceren door een veelvoud van middelen, waaronder taal (gesproken en geschreven), symbolen, nonverbaal enzovoort. We anticiperen op veronderstelde inhouden en proberen ons een 'beeld' van de betekenis van iets te maken. Pinto (2004) verwijst naar de vier voorwaarden voor effectieve communicatie:

- technisch (elkaars taal verstaan);
- cognitief (intellectueel niveau);
- interpretatief (invulling van en associatie bij begrippen);
- affectief (emotionele betekenis).

De voorwaarden laten zien dat er naast het inhoudsaspect (wat er gezegd wordt) ook een betrekkingsaspect is (hoe wordt het gezegd). Heel belangrijk in dit verband is dat er eigenlijk altijd gecommuniceerd wordt als twee mensen zich bewust in elkaars gezelschap bevinden, omdat ieder gedrag in een dergelijke situatie informatie verstrekt. Het eerder gebruikte voorbeeld van student Marijke, die naast de moslim die geen Nederlands spreekt heeft gezeten, is hiervan een goed voorbeeld.

Pinto (2004) geeft inzicht in het gewicht van de communicatievoorwaarden: technische, cognitieve, interpretatieve, affectieve voorwaarden. Hij ziet een relatie met de socialisering en enculturalisatie die ieder van ons heeft doorgemaakt. Naast dat wij een gesimplificeerd subjectief beeld van onze cultuur en de 'andere' in ons denken hanteren, zijn we ons vaak niet bewust van dat proces en zijn we ons ook niet bewust van wat we niet waarnemen. Van de Broek (1987) verwijst hier eveneens uitgebreid naar als zij de processen van onbewuste conditionering van discriminatie en racisme beschrijft. Hier komen ook de persoonlijke afweermechanismen naar voren. Dat wat we niet kennen, wijkt af van wat we kennen. Dat geeft een verlies aan eigen zekerheden. Naarmate iets meer afwijkt, hebben we een afweer- en beschermmechanisme om het als minder logisch tot zelfs afwijkend te classificeren. In dit proces van automatische diskwalificatie van het 'andere' kunnen modellen die in een veelvoud werden ontwikkeld en aan de basis liggen van methoden tot interculturele communicatie, een zekere rol spelen in de bewustwording van deze 'blinde vlekken'. De vraag is natuurlijk in hoeverre deze percepties van de hulpverlener en de 'andere' kenbaar zijn en gezien de vele identiteiten een consistente presentatie kunnen bieden van de belevingswereld van iedereen. In het huidige dynamische politieke veld met politieke en religieuze visies die zeer uitgesproken meningen hebben over de kwaliteit van beleving van mensen, is het interessant om te bekijken hoe deze waarden en normen geïntegreerd kunnen worden door hulpverleners in hun professionele verantwoordelijkheden.

Cultuur

Cultuur wordt zichtbaar in het dagelijkse handelen van mensen en zoals we al zagen stuurt de culturele achtergrond dit dagelijkse handelen. Elke definitie van cultuur beperkt, een definitie stuurt door de kaders de inhoud van dit begrip. Cultuur is een verzameling van gemeenschappelijke ervaringen, waarden en normen, symbolen en rituelen, gewoonten, (on)logische en (in)consistente kennis en betekenisverlening die binnen een bepaalde context congruent lijkt. Culturen zijn dynamisch innovatief en veranderlijk, mede door hun sociale onderlinge interacties en de interactie met de natuurlijke omgeving. Iedere cultuur/subcultuur, elk sociaal verband, (sub)groepen, catego-

rieën, interpersoonlijke relaties en zakelijke betrekkingen uiten zich en kenmerken zich door een gedeeltelijk gemeenschappelijke cultuur (zie ook hoofdstuk 1, 2 en 7 voor verdere discussie).
De definitie van Pinto (2004, p. 39) is goed bruikbaar om de hedendaagse politiek gekleurde interpretaties van cultuur en culturele en sociale integratie op een 'open' wijze te benaderen.

> Cultuur is een evoluerend systeem van waarden, normen en leefregels. In een groep van mensen die zich lid voelen van hun groep, wordt cultuur van generatie op generatie doorgegeven en zo geïnternaliseerd. Voor de mensen in een groep is hun cultuur vaak onbewust richtinggevend voor hun gedrag en voor hun kijk op de wereld.
>
> Pinto, 2004.

De veranderlijke cultuur

Het is goed te benadrukken dat cultuur een dynamisch, innovatief en evoluerend systeem is van waarden, normen en leefregels. Dus in tegenstelling tot een veelvoorkomende vooronderstelling in ons huidige 'bewust-zijn' dat 'onze' waarden en normen 'onveranderlijk' zijn, én ons al eeuwen kenmerken, én als een consistent geheel te determineren zijn, is de realiteit dat deze normen en waarden veranderlijk zijn. Karakteristiek voor deze vooronderstelling was de enorme (inter)nationale aandacht en verontwaardiging toen een vooraanstaande allochtoon (medelander) in Nederland tijdens een presentatie aangaf dat dé Nederlandse cultuur niet bestaat. In de voor Nederland kenmerkende discussies, panelbijeenkomsten en beschouwingen die volgden, en waar niemand iemand laat uitpraten, werd Nederland gereduceerd tot 'één koekje bij de koffie'. Deze discussie was net zo 'zinvol' als de constatering van de aan het begin van dit hoofdstuk gemaakte opmerking: "dan komen ze met hele volksstammen op bezoek, dat kan gewoon niet in een ziekenhuis", waarbij weinig oog is voor de evolutie in de gezondheidszorg in Nederland en voor 'andere' visies op gezondheidszorg[6]. De ontkenning van dé Nederlandse cultuur liet een geheel van deels tegenstrijdige visies zien, waaronder:

> Onze individualistische inslag kwam samen in een gestandaardiseerd 'één koekje bij de koffie'.

---

6   Het beleid in de Nederlandse ziekenhuizen inzake de bezoekregeling is op zijn zachtst gezegd de laatste decennia nogal aan verandering onderhevig geweest.

Een consequentie van diversiteit, de veranderlijkheid van culturele systemen en dat ieder individu aan meerdere (sub)culturen deelneemt, is dat hier inconsistenties zullen ontstaan. We worden niet graag gewezen op inconsistenties, maar wijzen wel graag anderen en de 'andere' op hun inconsistenties. We zijn ons van die inconsistenties van onder andere kenmerken veelal ook niet bewust. Welke kenmerken van een cultuur zijn nu kenmerkend?

F- en G-structuur

Pinto (2004) oriënteert zich in zijn model en analyse op de onderliggende waarden en normen. Hij wil zich niet beperken tot in zijn ogen willekeurige fragmentarische uiterlijke kenmerken. Hij geeft aan dat deze zijn af te leiden van de werkelijk diepliggende verschillen. Zijn stelling dat het beschrijven van verschillen niet gelijk is aan het verklaren van deze verschillen (positivisme) en niet gelijk is aan het hanteren van verschillen zonder geweld te doen aan eigenheid voor de deelnemers, is een meerwaarde die door de bewustwording veel verdiepend inzicht en relativering kan brengen. De vraag is of het streven naar een verklaring in de interculturele communicatie noodzakelijk is of dat enkel een begrijpen van de relevantie voor de ander (de vreemde) wenselijk is. Pinto's model, zijn structuurindeling van communicatiecodes en omgangregels, omvat een tweedeling van G- en F-culturen:

– F-culturen worden gekenmerkt door een fijnmazige structuur van gedragsregels, waarin voor vrijwel iedere situatie gedetailleerde gedragsregels bestaan die het individu slechts hoeft na te leven;
– G-culturen worden gekenmerkt door een grofmazige structuur van gedragsregels, waarin ieder individu zelf de algemene regels moet vertalen naar gedragsregels voor een specifieke situatie; dit laat voor individuen een tamelijke grote mate van vrijheid.

Pinto verwijst naar de niveaus waarop deze structuurindeling van toepassing kan zijn, zowel tussen culturen (853 officiële culturen volgens de VN) als per regio's en tussen subculturen. Aan de hand van factoren – economische, religieuze, sociale, individuele – legitimeert hij de verschillen. Hierbij schuift hij dicht naar de fragmentarische uiterlijke kenmerken van culturele dimensies, die later in dit hoofdstuk nog uitgebreid aan bod komen. In zijn betoog komt het probleem van inconsistentie in een individu nauwelijks ter sprake; zijn structuur oriënteert zich meer op een individu overstijgend niveau.

Hoewel hij hier uiterst genuanceerd de beperkingen en stereotypisch gebruik en misbruik weet te benoemen, zie je dat deze classificatie door het linken aan termen als 'G is modern en westers' en 'F is traditioneel en niet westers' snel beperkingen oproept. De introductie van G en F als uitersten van een continuüm met de toegevoegde M-culturen (mixed) ertussen, voorkomen niet het risico om binnen de geconditioneerde culturele (vaak onbewuste) vooroordelen te blijven denken. Regelmatig classificeren studenten in de zorg een 'etniciteit' als F of G. Vervolgens verwijzen ze in de classificatiestructuur naar het te verwachten gedrag en gebruiken dit als legitimering. Dit is een onwenselijk reductionisme. Toch is dit instrument zeker toepasbaar om inzicht te krijgen in verschillen.

Kenmerkend is Pinto's toevoeging bij de piramide van Maslow (zie tabel 5.1), die volgens hem geheel tot het G-culturele domein is beperkt. Deze indeling geeft ook inzicht in hoe snel het stereotypisch denken juist kan bevestigen.

Tabel 5.1 De behoeftehiërarchie van Maslow (G-cultuur) en de hiërarchie van Pinto (F-cultuur).

Maslow	Pinto
G-cultuur	F-cultuur
zelfontwikkeling	eer
erkenning	goede naam
acceptatie	behagen groep
zekerheid	
primaire behoeften	primaire behoeften

Analysemodel

Toch vormt zijn analysemodel ICC → ICB + DP + DSM een basis om bewuster met diversiteit en verschillen om te gaan, en deze te integreren in de zorg. Het dubbel perspectief (DP) staat dus voor het bekijken van een situatie vanuit twee verschillende standpunten. Hoewel de achterliggende kaders een verdiepend inzicht in de betekenis van gedrag en communicatie kunnen geven, beperken ze ook doordat mensen ervan uitgaan dat ze iets willen begrijpen en dat er een consistente werkelijkheid is. De drie stappenmethode (DSM) heeft hier een zekere toepasbare meerwaarde en Pinto (2004, p. 82) omschrijft deze stappen als volgt:
- Stap 1: Het leren kennen van de eigen (cultuurgebonden) normen en waarden. Welke regels en codes zijn van invloed op het eigen denken, handelen en communiceren?
- Stap 2: Het leren kennen van de (cultuurgebonden) normen, waarden en gedragscodes van de ander. Daarbij dienen meningen over het gedrag van de ander gescheiden te worden van feiten. Iemand

dient te onderzoeken wat het 'vreemde' gedrag van de ander betekent.
- Stap 3: Vaststellen hoe iemand in de gegeven situatie met de geconstateerde verschillen in normen en waarden omgaat. Vervolgens vaststellen waar de grenzen liggen voor wat aanpassing aan en acceptatie van de ander betreft. Deze grenzen worden daarna aan de ander duidelijk gemaakt op een wijze die iemand eventueel aanpast aan de culturele communicatiecodes van de luisteraar.

Los van de vraag of diversiteit en de beleving van jezelf en de 'andere' volledig kenbaar zijn, heeft een verdiepend bewustzijn van het grotendeels onbewuste eigen referentiekader zeker een toepasbare meerwaarde in hoe je dit bewust kan proberen te integreren in de zorg als een professional. Stap 2 en 3 zijn een noodzakelijke voorwaarde om binnen de huidige wetgeving in de zorg kwalitatief acceptabele zorg te bieden.
Dit model sluit aan bij de vierde voorwaarde van effectieve communicatie: de affectieve voorwaarde. Als in een gezamenlijk gesprek vanuit verschillende achtergronden wel dezelfde affectieve waarden worden gedeeld, dan is er onderling begrip. De uitkomst van een communicatie over en weer hoeft niet te betekenen dat je de context van de 'andere' begrijpt, het eens bent met de keuzes die de 'andere' maakt, maar wel dat je de affectie begrijpt, de betekenis van een beleving (in haar context). De casus van meneer J., een hindoe die pijnmedicatie weigert, is hiervan een goed voorbeeld.

DOMEINEN/DIMENSIES EN MENTALE PROGRAMMA'S
Hofstede (2001, 2008) analyseert diversiteit door domeinen/dimensies te formuleren. Deze bestaan uit 'mental programs' (mentale programma's) in mensen in het algemeen, en 'values' (waarden) en 'culture' (cultuur) in het bijzonder. Hij staat stil bij het universele niveau (menselijke natuur; universeel en aangeboren), het collectieve niveau (cultuur: specifiek voor groep of categorie en aangeleerd) en het individuele niveau (persoonlijkheid: specifiek voor het individu en aangeboren en aangeleerd) waarop deze mentale programmering waarneembaar en relevant is. Van belang is dat cultuur in de betekenis van collectieve programmering een fundamenteel menselijk proces is dat niet zomaar aangepast kan worden. De waarden die daartoe behoren, worden al vroeg in ons leven geprogrammeerd/aangeleerd en zijn niet rationeel, hoewel wij vanuit onze subjectiviteit ze als rationeel kunnen ervaren. We zien hier weer de conditionering die deels onbewust is terugko-

men. Van belang is de (niveau)verschillen tussen cultuur en cultuurelement te onderscheiden.

Al deze elementen zijn noodzakelijk in de belevingswereld van de vreemde om zijn leven vorm en betekenis te geven in zijn context, om adequaat te functioneren. Hofstede (2001, 2008) plaats de waarden als kern van een cultuur. Hieromheen zet hij rituelen, helden en symbolen in hiërarchische lagen, als steeds minder diepe vormen van handelen door een individu of groep. Opmerkelijk is de beschrijving van rituelen door Hofstede als:

> ... collectieve activiteiten die technisch gesproken overbodig zijn om het gewenste doel te bereiken.

Dit soort redeneringen laat zien hoe complex onze normatieve vooronderstellingen zijn verweven in de wijze waarop wij classificeren! De discussie of rituelen technisch overbodig zijn, dan wel een eigen intrinsieke waarde hebben, is al enige duizenden jaren oud en niet met een zo eenvoudige conclusie te beëindigen. De vraag is in hoeverre iemand zijn mentale programmering als fundamenteel proces nog essentieel kan wijzigen.

Het is opvallend en kenmerkend dat er nauwelijks discussies worden gevoerd over de vraag of een mentale programmering als fundamenteel proces nog wel kan wijzigen. In hoeverre moet iemand hier de openheid hebben de om eigen waarden en normen ter discussie te stellen? Belangrijker is dat je probeert je te realiseren wat daarvan de consequenties zijn voor je contact met 'de andere' en, in de context van dit boek, voor de hulpverlener in zijn verantwoordelijkheden voor de zorg.

Persoonlijkheid en identiteiten
Relevant is de wijze waarop Hofstede (2008) identiteit weet te onderscheiden van cultuur. Identiteit bestaat uit de antwoorden die mensen binnen hun cultuur formuleren op vragen. Dus niet op de waarden, de ideeën waaruit deze culturen zijn ontstaan, maar de beleefde gevoelde identiteit die je hiervan ervaart. Dezelfde waarden kunnen dus resulteren in niet-gedeelde of zelfs conflicterende identiteiten (Hofstede 2001). Tevens geeft Hofstede (2008) aan dat iedere groep een aantal mentale categorieën deelt die samen een cultuur vormen: nationaal niveau, regionaal en/of etnisch en/of taalniveau, sekseniveau, generatieniveau, sociaal en klasseniveau, en voor mensen met een baan, een organisatie-, ondernemings- of afdelingsniveau. De vraag is welke verzameling mentale categorieën diversiteit 'volledig' beschrijft.

De constatering dat deze mentale programma's van verschillende niveaus niet noodzakelijk harmoniëren, krijgt echter niet de aandacht die zij verdient. Voor interculturele communicatie en het oog krijgen voor de beleving van de 'andere' (het vreemde) zit hier een wezenlijk element. In een individu kunnen meerdere mentale categorieën zijn verenigd met zelfs gedeeltelijk tegenstrijdige waarden. De uiting in sociale identiteiten en rollen kunnen volstrekt tegenstrijdig gedrag laten zien. Voor diegene die inzicht probeert te krijgen in de onbewuste patronen van de 'andere' (het vreemde), zijn afwijkende gedragingen dan moeilijk te duiden. Ze zijn vanuit het eigen en cultureel bepaalde referentiekader (etnocentrisme) gewoon inconsistent tot ongeloofwaardig.

Hofstede (2001) geeft hier inzicht in zowel de fenomenologische (sociale wetenschappen) als de deontologische (ethiek, ideologie en theologie) consequenties van dit etnocentrisme. Hij geeft hier veel breder de beperkingen aan dan Pinto in zijn dubbelperspectief. Alleen door jezelf te exposeren, open te stellen aan de ander en zo expliciet mogelijk te zijn, kan je komen tot een cultureel relativisme. Waarbij Hofstede duidelijk oog heeft voor de nadelen van een doorgeschoten relativisme.

> Cultural relativism does not imply normlessness for oneself of for one's own society. It does call for one to suspend judgment when dealing with groups or societies different from one's own.
>
> Hofstede, 2001, p. 15.

Voor een breder begrip van cultureel relativisme is *Over de waarde van kulturen* van Lemaire (1976) nog steeds een goede bron. Voor de nadelen van een doorgeschoten relativisme is *Filosofie van de Antropologie* van Kloos (1987) nog steeds een uiterst beknopte samenvatting van de wetenschappelijke consequenties.

4 → 5 fundamentele probleemgebieden/culturele dimensies

Hofstede's empirische validatie van waarden/dimensies in (nationale) culturen sluit aan bij een lange traditie van onderzoek in de wetenschap. Centraal staat hierin het besef dat alle samenlevingen voor dezelfde fundamentele problemen staan en dat alleen de antwoorden verschillen. Door de jaren heen werden vanuit meerdere wetenschappelijke tradities kenmerken van deze fundamentele problemen geformuleerd. Al in de jaren vijftig van de vorige eeuw formuleerde men vier fundamentele probleemgebieden. Enige decennia later wist Hofstede deze tijdens een toonaangevende empirische studie te valideren. Uit de statistische analyse weet Hofstede van gemiddelde antwoorden op vragen over waarden in die studie van de onderzochten in meerdere landen gemeenschappelijke problemen te destilleren. Per land werden hier verschillende 'passende' oplossingen geformuleerd.

Deze vier fundamentele probleemgebieden, culturele dimensies, formuleert Hofstede (2008, p. 37) als volgt:

1 Machtafstand: maatschappelijke ongelijkheid, waaronder de houding ten opzichte van gezag.
2 De verhouding tussen individu en groep.
3 De gewenste rolverdeling tussen mannen en vrouwen: de emotionele gevolgen van het geboren worden als jongen of als meisje.
4 Manieren van omgaan met onzekerheid en onduidelijkheid, die samen bleken te hangen met het beheersen van agressie en het uiten van emoties.

Hij definieert een dimensie (2008, p. 37):

> ... als een aspect van waaruit een cultuur kan worden vergeleken.
>
> Hofstede, 2008.

Uiteindelijk krijgen deze vier dimensies labels:
- machtafstand (Power Distance);
- collectivisme tegenover individualisme (Individualism and Collectivism);
- femininiteit tegenover masculiniteit (Masculinity and Femininity);
- onzekerheidsvermijding (Uncertainty Avoidance).

Samen vormen zij zijn vierdimensioneel (4D-)model van verschillen tussen 'nationale' culturen. Een dimensie is een aspect van waaruit een cultuur kan worden vergeleken. Deze studie stond aan het begin van een nieuw paradigma. In *Culture's Consequences* (2001) wordt de validering van elke dimensie uitgebreid beschreven. De vooronderstelling dat nationale culturen zich enkel onderscheiden in een beperkt aantal dimensies was baanbrekend. Toch bleek ook hier tijdens de validering hoezeer de onderzoekers cultureel waren geconditioneerd. Er ontstond twijfel over de relaties die werden gelegd tussen de dimensies. Aangepaste vragenlijsten bleken in een Oost-Aziatische context een nieuwe dimensie op te leveren:

1 Lange- tegenover kortetermijngerichtheid (Long- Versus Short-Term Orientation).

In de analyse van langetermijngerichtheid (Hofstede 2005) komt een genuanceerder beeld naar voren over de relaties. Deze vijfde dimensie heeft een veel bredere toepassing. Het liet zien dat de aanvankelijke regionale oriëntatie en koppeling aan vooronderstellingen een beperkt inzicht gaf in de rol van het Confucianisme.
Het kan niet voldoende benadrukt worden om je bewust te zijn van beperkingen en consequenties van je eigen vooronderstellingen, de gevolgen ervan voor de interculturele communicatie en het inzicht in diversiteit. De gedetailleerde onderbouwing van dit model geeft veel inzicht in culturele diversiteit en haar kenmerkende elementen. Hierdoor kan het gedrag als uitdrukking van de individuele uiting van deze diversiteit geplaatst worden, zodat een opener, bewustere basishouding mogelijk is om met de 'andere' en het vreemde tot een open gesprek te komen.

Relevante invalshoeken
Ondanks de gedetailleerde uitwerking geven de dimensies een statische indruk. Door het scala aan relevante invalshoeken die Hofstede (2001) noemt, krijgen de dimensies een meer operationeel inzichtelijk karakter. Ze maken de complexiteit van de dimensies en diversiteit inzichtelijk. Zo is het de vraag of meer specifieke kennis van culturele elementen of juist meer algemene kennis van theoretische modellen en bewustwording van culturele verschillen noodzakelijk is om deel te nemen aan interculturele communicatie. Daarnaast is het de vraag of wij nu wezenlijk anders omgaan met diversiteit. Anders gesteld, welke aandacht had de 'katholieke' zuster voor de context en betekenisverlening van de 'Hollandse protestante' patiënt? Is deze aandacht nu anders en is hier sprake van een kwalitatieve verandering met betrekking tot de zorg? Was er tussen deze twee sprake van een gedeelde of juist van geen gedeelde achtergrond?

INTERCULTURELE COMMUNICATIE
Kunnen mensen met een niet-gedeelde culturele achtergrond hun beleving met elkaar delen? Volgens de theorievorming van Procee (in Hoffman, 2002, p. 78) kan dat. Je moet gewoon goed rustig met elkaar in gesprek gaan. In deze theorie gaat het om overeenkomsten:
– elke samenleving kent gelijksoortige problemen en elk individu kent dezelfde basiservaringen en behoeften;

- ieder mens handelt in zijn omgeving zo rationeel en zinvol mogelijk, dus niet vanuit traditie en cultuur;
- culturele verschillen zijn te overbruggen, mensen kunnen ingeleid worden in nieuwe denk- en handelingskaders waarbij zij dus deze vreemde noties niet inpakken in eigen begrippenkaders (ofwel ze in de eigen waarde laten).

Hiermee geeft hij inzicht in de hoe de interculturele communicatie vormgegeven moet worden en welke aspecten hiervan relevant zijn. De ontmoeting en confrontatie met de 'andere' (het vreemde) kan en moet op een actieve wijze met elkaar worden opgepakt om zo tot begrip te komen. Hoffman (2002) verwijst naar de filosoof Habermas, die aangeeft dat ieder zijn gelijke rechten pas kan begrijpen in dit conflict, de discussie en de besluiten die hieruit voortkomen. In de zorg kunnen deze dus ook alleen worden vormgegeven als mensen feitelijk deelnemen aan een open gesprek. Professionals moeten zich verantwoorden, en vanzelfsprekendheden doorzien en ter discussie stellen. De interactie vraagt een onbevangenheid met daarin de geldigheidsaanspraken van Habermas, door Hoffman (2002) benoemd als: verstaanbaarheid; waarheid van objectieve feiten nastreven; juistheid van verwachtingen en verplichtingen (normen en waarden); waarachtigheid van uitingen van intenties, behoeften, wensen en gevoelens. Deze geldigheidsaanspraken zijn terug te vinden in de beroepscodes van de beroepen in de zorg en werden als achterliggende waarden normatief uitgewerkt in de wetgeving. Deze komen ook overeen met de 'cultuuroverstijgende' criteria van de universele verklaring van de rechten van de mens en geven uitdrukking aan deze vrijheidsrechten. Hierdoor krijgt de menselijke waardigheid vorm. Duidelijk wordt hoe de nadruk weer ligt bij de verantwoordelijkheden. Dit sluit aan bij de eerder aangegeven constructieve methode om de onterechte schuldgevoelens met betrekking tot discriminatie te reguleren.

TOPOI

Door de Interactie Academie te Antwerpen werd een systeemtheoretische benadering ontwikkeld waarmee je culturele verschillen en misverstanden kunt achterhalen of aanpakken: het TOPOI-model. TOPOI staat voor:
- Taal: zowel verbaal als non-verbaal, ieder met zijn eigen dynamiek.
- Ordening: de kijk die deelnemers hebben op de kwesties die spelen in hun gesprek, het is het inhoudsaspect van de communicatie.
- Personen: verwijst naar de personen die deelnemen aan het gesprek en hun onderlinge betrekking: symmetrisch (overeenstemmend) als

er sprake is van gelijkheid, complementair als er sprake is van verschil.
- Organisatie: maatschappelijke en organisatorische omgeving spelen een grote rol.
- Inzet: onderliggende motieven, behoeften, verlangens en drijfveren.

Hierin werden de vooronderstelling van Watzlawick verwerkt. Hoffman (2002) beschrijft dat aan de basis van communicatie een aantal grammaticaregels liggen, die door Watzlawick werden geformuleerd in vijf fundamentele vooronderstellingen:
- je kunt niet niet-communiceren;
- elke communicatie heeft een inhouds- en betrekkingsaspect;
- het karakter van een betrekking is afhankelijk van de interpunctie van de loop der gebeurtenissen;
- communicatie verloopt zowel digitaal als analoog;
- elke communicatie verloopt ofwel symmetrisch (gelijk) ofwel complementair (elkaar aanvullend), al naar gelang ze gebaseerd is op gelijkheid of verschil.

Deze vooronderstellingen sluiten ook weer aan bij de vier geldigheidsaanspraken van Habermas. De vijf gebieden van het TOPOI-model zijn onlosmakelijk met elkaar verbonden en komen in de communicatie tegelijkertijd voor.
Volgens Hoffman (2002) zijn dit gebieden in de communicatie waar je culturele verschillen en misverstanden kunt achterhalen en aanpakken. Doordat deze gebieden onlosmakelijk met elkaar zijn verbonden, heeft een interventie op één van de gebieden dus invloed op de andere gebieden. Het doel van het TOPOI-model is om deelnemers de cultuur en cultuurverschillen van de 'andere' (het vreemde) in de communicatie te laten opmerken en er invloed op te laten uitoefenen. Het TOPOI-model vormt een reflectiekader dat je tijdens interculturele communicatie in de huidige diversiteit voorbereidt op (culturele) verschillen, zonder dat je vooraf op de hoogte hoeft te zijn van de culturele kenmerken van bijvoorbeeld etnische groepen. In dit open gesprek krijgt de ander zodoende de ruimte zichzelf te presenteren zoals hij of zij dat zelf wenst.
Het TOPOI-model bestaat uit een analyse- en interventiekader voor de vijf gebieden. Het analysekader bestaat uit kern- en hulpvragen. De drie kernvragen zijn:
- Wat is mijn aandeel?
- Wat is het aandeel van de ander?

- Wat is de invloed van de ruime sociale omgeving: de heersende sociale representaties van beelden, waarden, normen, opvattingen en betekenissen op de communicatie?

Via hulpvragen en een interventiekader per gebied met suggesties om de vragen weer vlot te trekken, krijgt je een instrument waarmee je bewust een gesprek kan voeren. Voorwaarde is echter een open onbevangen houding met de presentiebenadering van aandacht: er zijn voor de ander. Het TOPOI-model is dan een instrument dat je kunt inzetten als het gesprek stagneert. Hoffman (2002) waarschuwt dat het TOPOI-model niet tot een instrumentele aanpak van communicatie mag leiden. De grondhouding in de communicatie dient dan ook 'presentie' te zijn. Met 'presentie' wordt aandachtige betrokkenheid bedoeld. Het gaat om oprechte betrokkenheid bij, interesse in en aandacht voor de ander. Aandacht in presentie is een benaderingsvisie van Baart en komt later in dit hoofdstuk nog aan de orde.

TRANSCULTURELE BEWUSTWORDING EN ZORG

Toonaangevend binnen de transculturele bewustwording zijn Madeleine Leininger en Marilyn McFarland (zie ook hoofdstuk 1 voor verdere discussie). Zij ontwikkelden een theoretisch model vanaf de jaren zeventig van de vorige eeuw. Later werd dit model verfijnd en uitgewerkt in een methode met een brede toepasbaarheid. Door middel van kwalitatief onderzoek werd dit kader binnen vele velden toegepast. Het leverde een breed scala aan inzichten op over diversiteit en universele kenmerken van deelaspecten van gezondheidszorg. Leininger en McFarland leggen hierbij een relatie naar culturele aspecten en maken inzichtelijk hoe deze in hun ogen de kern vormen van *care* en verplegen. Van belang in hun theoretisch model is het universele element van *care* en *caring*. Waarbij Leininger en McFarland (2002, p. 47) *care* definiëren als:

> Care (noun) refers to an abstract or concrete phenomenon related to assisting, supporting, or enabling experiences or behaviors or for others with evidence for anticipated needs to ameliorate or improve a human condition or lifeway.

> Caring (gerund) refers to actions and activities directed toward assisting, supporting, or enabling another individual or group with evident or anticipated needs to ease, heal, or improve a human condition or lifeway or to face death or disability.
>
> Leininger en McFarland, 2002.

Leininger en McFarland benoemen 'Human Care as Essence of Nursing'. Hierbij beschouwen zij verpleging als een zorgend beroep ('caring profession') met een sociaal mandaat om mensen te ondersteunen, te helpen, van dienst te zijn. *Care* is hierbij een universeel menselijke fenomeen. Zij leggen een relatie naar de culturele dimensie van dit begrip en vormen daarmee de basis van transculturele verpleging.

> *'These definitions of care and caring with culture are the foundational constructs of transcultural nursing and characterize the nature and focus of the discipline.'*
>
> Leininger, 2002, p. 47.

Zoals we al eerder constateerden, roept deze koppeling van *care* – een algemeen menselijke karakteristiek – aan een beroep essentiële vragen op. Binnen het huidige competentie-georiënteerde denken in de gezondheidszorg wordt *care* als een wezenlijk element van onder andere communicatie en maatschappelijk handelen veel breder gekoppeld als basis van alle hulpverleners in die zorg. Je kunt hier dus twee vragen stellen: Is zorg (*care/caring*) binnen onze gedifferentieerde maatschappij en gezondheidszorg wel beperkt tot het domein van een beroep: de verpleging? En: welke consequenties heeft het als andere professionals in de gezondheidszorg 'zorg' geven zonder deze culturele component mee te wegen? Los van deze vragen zijn het model en haar culturele deelaspecten van Leininger relevant om bewuster in het intermenselijk contact oog te hebben voor onbekende maar relevante belevingselementen.

De relatie die Leininger en McFarland leggen in hun onderzoeken tussen hoe zorg (*care*) ingebed is in iedere cultuur als een integraal onderdeel van die cultuur, toont aan hoe deze diversiteit geïntegreerd moet worden in de zorg, wil je passende zorg bieden. Zij definiëren het begrip 'Transcultural Nursing' (2002, p. 5-6) als volgt:

> ... a formal area of study and practice focused on comparative human-care (caring) differences and similarities of the beliefs, values, and patterned lifeways of cultures to provide culturally congruent, meaningful, and beneficial health care to people.
>
> Leininger en McFarland, 2002.

Dit zijn holistische constructies waarbij de onderlinge relatie van wezenlijk belang is. Het is dan tevens van belang dat deze dimensie tot uiting komt in haar begrip van cultuur (2002, p. 9):

> ...culture ... the learned and shared beliefs, values, and lifeways of a designated or particular group that are generally transmitted intergenerationally and influence one's thinking and actions modes.
>
> Leininger en McFarland, 2002.

Duidelijk is dat deze definitie van cultuur beperkingen kan oproepen met betrekking tot de dynamiek waarin een individu moet interacteren in een multiculturele wereld, en dynamische ontwikkelingen en veranderingen moet integreren in zijn (sub)culturen met vele identiteiten en sociale rollen. Los van de vraag van (in)consistentie tussen al deze deelrollen en onderlinge subculturen, worden we hier opnieuw geconfronteerd met een diversiteit die niet te kaderen is.

Leininger en McFarland beschrijven uitgebreid de voorwaarden, sociale principes en fenomenen die horen bij, of deel uitmaken van, transcultureel verplegen. Gezien de doelstelling van dit boek kunnen deze hier niet de aandacht krijgen die ze verdienen. Zij geven echter het theoretische kader van Leininger en McFarland een sterke wetenschappelijke onderbouwing. Toch zijn er enkele aspecten die zeker relevant zijn om apart te benoemen. Zo verwijzen zij (2002, p. 55-56) naar vijf interactionele fenomenen:
- culture encounter;
- enculturation;
- acculturation;
- socialization;
- assimilation.

Deze vijf verschillende stadia/vormen van sociale interactie – culturele ontmoeting, enculturatie, acculturatie, socialisatie en assimilatie – en haar positionering met betrekking tot transculturele verpleegkundige zorg, laten zien hoe complex dit proces verloopt en waar problemen/knelpunten zijn te verwachten. Ze verwijzen hier ook naar het belang van de manier waarop dit als een bewust proces aangeleerd moet worden door verpleegkundigen tijdens hun studie. Ook hier is het dus weer de vraag of dit bewust leren beperkt moet worden tot dit ene beroep in de gezondheidszorg, of dat het gewoon een veel bredere maatschappelijke relevantie heeft. Leininger en McFarland verwijzen indirect regelmatig in hun werk naar deze relevantie als zij ook de invloed van maatschappelijke stromingen met betrekking tot transcultureel verplegen (feminisme en machtsverhouding) benoemen.

Zo komen ze tot de volgende definitie van 'Culture Care' (2002, p. 57):

> _____ ... has been defined as the cognitively learned and transmitted professional and indigenous folk values, beliefs, and patterned lifeways that are used to assist, facilitate, or enable another individual or group to maintain their well-being or health or to improve a human condition of lifeway.
>
> Leininger en McFarland, 2002.

Leininger en McFarland verwijzen naar verschillen tussen 'Generic (Emic: insider's view) Care/Cure' en 'Professional (Etic: outsider's view) Care/Cure'. Hierbij benoemen zij de waardeneutrale gelijkheid tussen deze verschillende vormen van *care*. Het belang van deze kaders is terug te vinden in ons streven naar evidence based practice, waarbij de beleving van de patiënt en zijn culturele contextuele positionering (levensverhaal) pas de laatste jaren expliciter is benoemd en het belang hiervan is geherwaardeerd. Leininger benoemt in haar werk ook andere vormen van *care* in relatie tot de cultureel bepaalde constructie van ziek-zijn en gezondheid, maar onder andere Cecil Helman (o.a. 1994) weet duidelijk te benoemen hoe problematisch macht deze professionele definitie van zorg in en door een medisch regime domineert en vaak de 'emic' beperkt. Voor alle duidelijkheid: dit medisch domein (regime) omvat zowel de medische als verpleegkundige zorg. De definitie van wat zorg is en wat kwaliteit van leven, ziekte, sterven en gezondheid is, wordt hierdoor sterk geconditioneerd. Deze scheidslijn is al vaak volledig geïnternaliseerd bij studenten voordat zij als beginnende professionals hierover een beroepshouding moeten ontwikkelen. 'Hele hordes bezoek bij een moslim' passen niet in dit beeld van ziekte, terwijl dit bezoek noodzakelijk kan zijn in de beleving van deze patiënt voor zijn ziek-zijn, herstel en idee van gezondheid (zie ook hoofdstuk 7 voor verdere discussie). De stelling 'dit kan niet in een ziekenhuis' geeft weinig zicht op hoe dynamisch in Nederland de bezoekregeling de afgelopen decennia is gewijzigd.

Van belang is het onderscheid dat Leininger en McFarland maken tussen 'universality of culture care' en 'diversity of culture care'. Waarbij het universele gebaseerd is op het feit dat alle mensen zorg nodig hebben om te overleven, terwijl diversiteit ontstaat doordat mensen worden geboren en opgroeien in culturen die dit verschillend vormgeven. In transculturele verpleegkundige vaardigheden kunnen deze worden geïntegreerd in de zorg. Er is hier sprake van een gedeeltelijke overeenstemming met de al eerder genoemde gelijksoortige problemen die iedere samenleving kent, en dat elk individu dezelfde basiservaringen en behoeften heeft. Uitgebreid staan Leininger en McFarland stil bij de uitdaging die dit enerzijds biedt voor theoretici en onderzoekers om een open visie te behouden ten aanzien van de verscheidenheid aan kennis over zorg, en anderzijds voor de transculturele verpleegkunde (zorgprofessionals in hun algemeenheid) ten aanzien van andere, niet-westerse kennis over zorg (*care*). In de uitdagingen die zij hieruit formuleren, vallen enkele elementen op, zoals de noodzaak van een visie op zorg en methodische onderbouwing hiervan. Toen Leininger haar eerste theoretische kaders ontwikkelde, ontbraken deze veelal. Er was ook gebrek aan interesse om *care* en *caring* als uitgangspunt van verpleegkundige zorg te nemen. Het al eerder benoemde dominante medische regime, met onder andere fysiologische somatisering, 'medical treatment regime' en de 'te grote' nadruk op kwantitatieve data als legitimering van wetenschappelijke kennis, was hiervan mede de oorzaak.

De 'Theoretical Assumptions (assumed givens)' die Leininger en McFarland (2006) formuleren, vormen een goede basis tijdens de studie van studenten transcultureel verplegen om reflectief hun bewustwording te ontwikkelen. Maar ook voor (andere) professionals die al werkzaam zijn in de zorg, vormen ze een mogelijkheid om opener naar diversiteit te kijken. Haar 'Sunrise Model' (2002, p. 80) (zie figuur 5.1) laat zien hoe complex het interactiemodel is in zowel de universele als diversiteitsaspecten, en hoe hier interactief procesmatig inzichten ontstaan en je betekenissen kunt begrijpen van de 'andere' (het vreemde, zowel in die andere als in jezelf tussen al die sociale identiteiten) (zie ook hoofdstuk 1 voor verdere discussie).

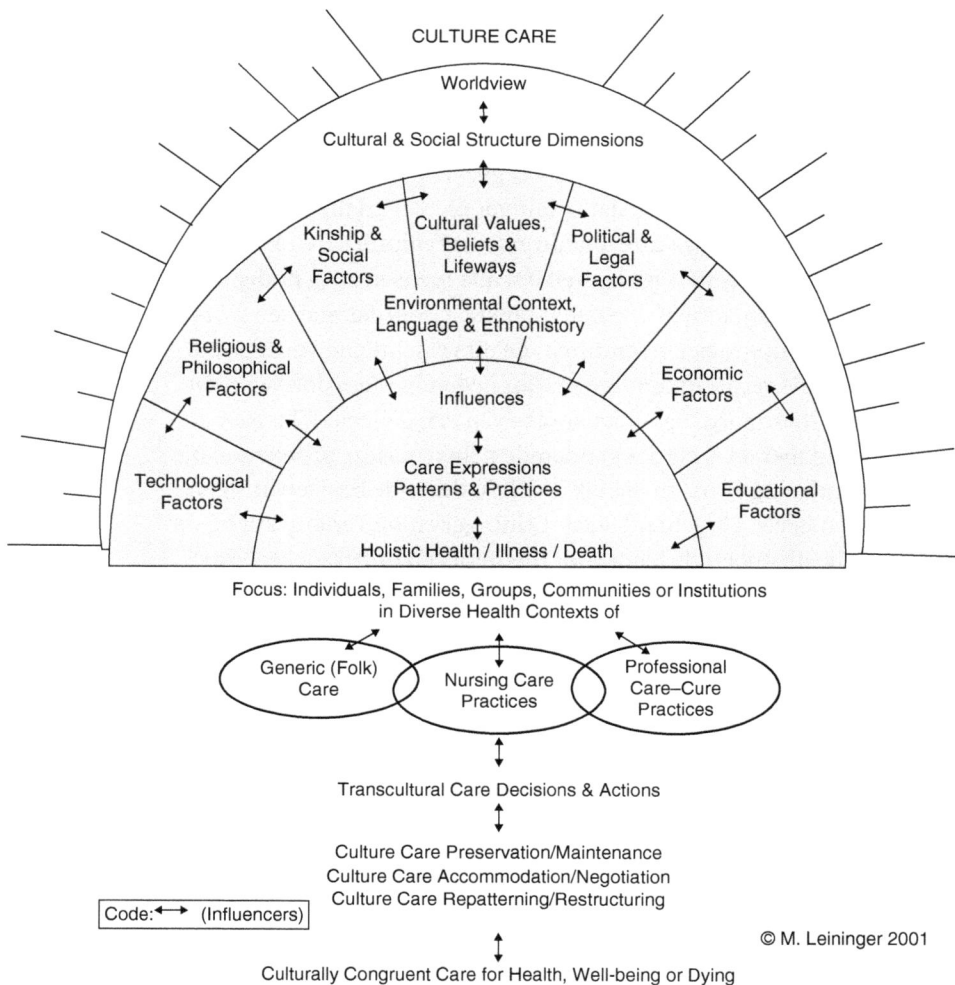

Figuur 5.1 Leininger's Sunrise Model to depict the Theory of Cultural Care Diversity and Universality

Het is niet mogelijk om in het bestek van een hoofdstuk dit model tot zijn recht te laten komen. Zo komen we ook bij Leininger en McFarland op de toepasbaarheid, net als bij het model van Pinto, de waardedimensies van Hofstede en het model van Hoffman. Leininger stuit op een wezenlijk probleem als zij haar 'Culture Care Assessments for a Congruent Competency Practices' formuleert. Door stil te staan bij de doelen, komt zij bij zeven aspecten, benoemd in het sunrise model, en formuleert ze de principes van een assessment. Hier komen onder andere naar voren: houding, openheid, interesse, intentionaliteit, inzicht in eigen vooronderstellingen, analytische en communicatieve vaardigheden en theoretische kennis. Net als bij alle modellen heeft ook dit model zijn beperkingen en kan het generalisaties oproepen. De 'inzet' van de deelnemers aan deze interactie bepaalt dus voor een niet onbelangrijk deel de uitkomsten.

Maar bestaat er wel draagvlak om hieraan toe te komen tijdens een zorgproces? Welk gewicht hebben macht, waaronder die van het medische regime, en strategische, politieke, economische en productiebelangen in deze zorg? Naast de maatschappelijke context is er ook het individuele niveau waarbij, zoals al aangegeven, onbewuste conditionering een wezenlijk probleem vormt. Hoe problematisch en divers dit is, beschrijft Leininger als ze het heeft over de 'Culture of Nursing' (2002, p. 181-204). De definities kunnen zonder veel problemen worden overgeplaatst naar een andere maatschappelijke context. Het volgende statement illustreert dit als je 'health professionals' verandert in 'people'.

> *If health professionals are to function effectively and humanistically with people of diverse cultures, then one must understand one's own culture, the culture of one's profession, the culture of the workplace and community and other cultures. Such insights are imperative to respond appropriately to others.*
>
> *Leininger, 2002.*

Het is de vraag of *care* losgekoppeld kan worden van het verpleegkundige beroep. Maar het is ook de vraag of transcultureel verplegen niet breder benoemd moet worden als een intermenselijk model, en of transcultureel interacteren/samenleven niet in een bredere maatschappelijke context moet worden geplaatst. Voor de zorg betekent het echter dat de verschillende culturen waarin verpleegkundigen (hulpverleners) zich professioneel en privé bewegen meer naar voren moeten komen, evenals hun onderlinge (on)bewuste, (in)consistente spanningsvelden. Al deze theoretische modellen en de analytische kaders en assessments kunnen een goede reflectieve bewustwording genereren, met als resultaat een meer transculturele benadering en zorg. Leininger en McFarland staan expliciet en uitgebreid stil bij de noodzaak en verantwoordelijkheid om dit bewustzijn lerend te integreren in de zorg. Ze beschrijven hoe dit leren vormgegeven kan worden (2002, p. 525-. 561) in meerdere 'Teacher-Learner Conceptual Models and Principles', waaronder het 'Transcultural Nursing Teacher-Learner Conceptual process model' (2002, p. 539). Dit model werken zij verder uit in de 'Transcultural Nursing Learning and Teaching Discovery Modes', die een inzicht geven in hoe iemand deze sensibiliteit kan ontwikkelen. Zij integreren in hun leermodel en methodieken onder andere observatie, participatie, discussie, algemene en vakinhoudelijke theoretische verdieping en *care/caring*, om tot bewustwording van vooronderstellingen en standaardisatie te komen. Opvallend is de rol die zij het consult in onder andere de bewustwording geven als het gaat om 'Cultural Imperialism' en 'Caring Systems'.

5.4 Conclusies

Wat levert een inventarisatie in de zorg ons nu aan inzichten op in de vooronderstellingen in de zorg? Nemen de individuele professionals in de zorg hun eigen én beroepsverantwoordelijkheden? Kan men in de zorg wel tot een passende zorg komen? Welke voorwaarden heeft de hulpverlener nodig om wel tot een professionele afweging te komen? Aan de hand van vragen werd in dit hoofdstuk voortdurend de nadruk gelegd op bewustwording van vooronderstellingen, conditionering en de noodzaak om door interculturele communicatie tot contextueel passende zorg of transcultureel begrip en zorg te komen. Daarbij werden de volgende aspecten benoemd:
- de openheid en aandacht voor de 'andere' (het vreemde) in het zorgproces, zowel in die 'andere' als de vreemde in zichzelf;
- de mogelijkheid om van deze openheid en aandacht ondanks conditionering bewust te worden en op een gestructureerde wijze aan de hand van modellen te ontwikkelen, maar dat elk model ook inzichten uitsluit;
- dat kennis over diversiteit nodig is om de 'andere' (het vreemde) in zijn context tijdens de interactie te begrijpen, en dat feitelijk kennis van cultuurelementen dit proces ondersteunt, maar niet noodzakelijk is.

Hoewel de mate waarin we in ons leven en tijdens de zorg geconfronteerd worden met diversiteit lijkt toe te nemen, is het maar de vraag of er sprake is van een wezenlijke wijziging van diversiteit in haar consequenties voor de zorg en het verpleegkundige handelen.
Maar enkele modellen benadrukken dat inhoudelijke kennis voorafgaand aan culturele fenomenen niet noodzakelijk is voor een contextueel begrijpen van de relatie, want deze fenomenen presenteren zich vanzelf in het open gesprek met een patiënt. Ook al worden de centrale waarden van zorg in visies benoemd en uitgewerkt in normen, de uitwerking hiervan zal verschillen per organisatie én afhankelijk

zijn van individuele interpretatie, houding, interesse, empathie en hoe iemand hierin zijn verantwoordelijkheden ziet en neemt. Het kan ook betwijfeld worden of mensen vanuit sterke politieke overtuiging en gestigmatiseerde beeldvorming de bereidheid en mogelijkheid hebben om met een openheid naar bepaalde elementen van die 'andere' en het vreemde te kijken en/of waar te nemen. Zo zal de huidige beeldvorming over de islam en religie meer in zijn algemeen zeker gevolgen hebben voor de openheid van hulpverleners. Dit heeft consequenties voor de wijze waarop deze mensen hun betekenisgeving kunnen vormgeven en beperken. De vraag die dan gesteld moet worden is: welke grenzen zijn hier realistisch, haalbaar en acceptabel? Of is de huidige mens minder op de ander georiënteerd, zoals Martijn Lampert en Frits Spangenberg van 'Motivaction' ons in hun onderzoek *De grenzeloze generatie* (2009) willen doen geloven? Als product van het moderne 'onderhandelingshuishouden' staat volgens hen een generatie klaar om aan de maatschappij deel te nemen[7] die minder op anderen gericht is. Ondanks deze beperkingen is er echter ook een breed scala aan benaderingen waarop deze professionele zorg wel vormgegeven kan worden. Het is onmogelijk om zelfs bij benadering een indruk te geven van de initiatieven die in de zorg worden ontwikkeld om diversiteit vorm te geven. Het Nafsiyat Intercultural Therapy Centre in London of De Schildershoek in Den Haag worden overal als lichtend voorbeeld genoemd. Het feit dat deze een zo prominente plaats innemen, roept twijfel op. Maar er zijn meer voorbeelden en modellen, zoals het MER-model bij TUNE (Sami Inal) en Pharos met haar analyse van interculturele ideologie. Het geeft meer inzicht in de problematische verhouding van cultuur als hetgeen dat ons heeft geconditioneerd en cultuur als veranderlijk proces. Kantharos geeft verfrissend nieuwe inzichten in het spanningsveld van specifieke aandacht voor deelaspecten van diversiteit die juist de stereotypering benadrukken. Er zijn vele auteurs, zoals Wasif Shadid en Lida van den Broek (Kantharos), die over interculturele communicatie of deelaspecten onderzoek hebben gedaan en hebben gepubliceerd. Er zijn hele organisatievisies ontwikkeld over de wijze waarop de communicatie in organisaties zou moeten worden gestructureerd, zoals het 'Planetree'-concept in Nederland, toegepast in het Flevoziekenhuis in Almere. In veel zorginstellingen is er een tendens om zorgconsulenten voor allochtone patiënten in dienst te nemen. Of dit een wenselijk proces is of juist nog meer isoleert, zal afhangen van de visie van waaruit men deze functie vormgeeft. Leininger

---

7 En in de zorg hun 'roeping' te vinden. Deze toevoeging is gemaakt vanwege de relatie met interculturele communicatie in de zorg.

en McFarland benadrukten al dat het wenselijk is om diversiteit een eigen domein te geven in de zorg en dit proces te laten begeleiden door een aparte deskundige.

Uiteindelijk zal de openheid echter beginnen bij het individu, hoe deze zijn professionele verantwoordelijkheden neemt en in zijn zorg vormgeeft; met aandacht voor dat andere individu, die vreemde; in een gezamenlijke zoektocht die voor beide herkenning zal oproepen. De modellen van Pinto, Hofstede, Hoffman, en Leininger en McFarland kunnen kaders bieden, maar de interactie ontstaat in gevoelde individuele verantwoordelijkheden en aandacht voor die andere. Hoe deze elementen samenkomen, is te zien in de presentiebenadering van Baart en Grypdonck (2002), waar ontwikkelingen vanuit aandacht en openheid, en de ontmoeting als instrument naar voren komen. Deze presentiebenadering werd door Baart ontwikkeld door observaties in achterstandsbuurten en gevalideerd door uitgebreid empirisch onderzoek. Gezamenlijk met Grypdonck werd dit uitgewerkt in zijn relevantie voor de verpleegkundige zorg en momenteel toegepast in meerdere ziekenhuizen in Nederland. In een methodisch proces, waarbij aandacht en interventie naast elkaar worden geplaatst, ontstaat een kader waarbinnen deze aandacht vorm kan krijgen en de consequenties dit heeft zichtbaar worden (2005). Door de relatie tussen interventie en presentie/aandacht, krijgt het veel geformuleerde 'productie' en 'geen tijd' een plaats in het proces van zorg. In de presentie ontstaat een delen, een nabijheid met de patiënt, die de basis vormt voor een begrijpen en zorg. In deze dialoog komen de voorwaarden van een kritische dialoog en het inlevend vermogen van empathie tot hun volste recht, kort en krachtig geformuleerd door Smaling (2008). Inlevend aanvoelen en zien dat de zorg die je geeft door de 'andere' als passend wordt ervaren, is toch nog voor de meeste verpleegkundigen het doel van hun zorg. De weg ernaartoe is divers, maar laat zien dat binnen de context van een 'Nederlandse' maatschappij deze diversiteit in toenemende mate een plaats krijgt in de professionele zorg.

5.5 Vragen en opdrachten

1 Welke zorgvraag van een patiënt is niet acceptabel in een ziekenhuis? Waarom?
2 Welke acties onderneem je om de zorgvraag van een patiënt te sturen? Waarom doe je dat?
3 Welke consequenties heeft betekenisverlening, zoals religie, voor de zorgvraag van een patiënt en integreer je deze in je zorg? Zo ja, waarom wel. Zo nee, waarom niet?

4 Kan je een patiënt professioneel verplegen zonder inhoudelijk met hem zijn zorgproces te bespreken? Zo ja, waarom wel? Zo nee, waarom niet?
5 Kan je een islamitische patiënt verplegen zonder inhoudelijke kennis van de vijf zuilen? Zo ja, waarom wel? Zo nee, waarom niet?
6 Bespreek je met elke patiënt zijn zorgproces inhoudelijk? Zo ja, waarom wel? Zo nee, waarom niet?
7 Kan je een voetbalhooligan verplegen zonder inhoudelijk kennis van de ganggedragscode? Zo ja, waarom wel? Zo nee, waarom niet?

Gezondheidssystemen wereldwijd

6

Jan Dimmers

6.1   Introductie: het leven is levensgevaarlijk, maar risico kan men delen

Iedere dag dat wij langer leven, neemt het risico toe dat we de volgende dag sterven. Hoe meer wij leven in geluk en gezondheid, hoe groter de kans dat daar in de toekomst schade aan toegebracht wordt. Het besef van het recht van iedereen op georganiseerde bescherming tegen de gevolgen hiervan groeit wereldwijd. In de Lancet verscheen in 2009 een artikel met de titel: *All for universal coverage* (Gareth et al., 2009). Je kunt de titel lezen als een oproep tot het volgende: *We moeten ons wereldwijd inzetten voor een ziektekostendekking voor iedereen*. Wat doen nietverzekerden en onderverzekerden wanneer het noodlot hen treft? Hun blijft niets over dan de vaak gigantische kosten met *broekzakgeld* te betalen (*out-of-the-pocket*). Wereldwijd drijft deze manier van betaling aan gezondheidsinstellingen mensen tot de uiterste wanhoop. Mondiaal zijn gemiddeld 19% van de betalingen broekzakbetalingen. In de arme landen stijgt dit gemiddelde naar 50% en achter deze cijfers bevindt zich de realiteit van nooit of te nimmer inlosbare schulden, huisuitzettingen en onderwijsuitval. Deze problemen vormen de aanleiding tot dit hoofdstuk. Het is bestemd voor beroepskrachten en aankomende beroepskrachten in de gezondheidszorg die zich, om wat voor redenen dan ook, willen of moeten oriënteren op de gezondheidszorg in een ander land. Wat maakt dit hoofdstuk voor hen relevant?
Om te beginnen de weergave van een gesprek. Stelt u zich voor: twee verpleegkundigen of paramedici van zeer verschillende nationale origine die informatie uitwisselen over de organisatie van de gezondheidszorg in hun land. Het land waar de eerste (personage A) van de twee gesprekspartners vandaan komt, heeft ter financiering van de zorg een nationaal ziekenfondssysteem, terwijl men in het land van de ander (personage B) rondkomt met privébetalingen aan volledig

geprivatiseerde organisaties. Wanneer A het ziekenfondssysteem in zijn land probeert uit te leggen en te rechtvaardigen, brengen bepaalde vragen van B hem onverwacht in de problemen. Dat gebeurt wanneer B opeens het probleem van een mogelijk faillissement van het ziekenfonds ter sprake brengt. A moet bekennen dat hij daar nog nooit over heeft nagedacht, maar hij antwoordt toch maar dat dat niet zal gaan gebeuren. De vraag van B waarom hij dat zo zeker weet, brengt A in nog grotere verlegenheid. Bedenkend dat de aanval de beste verdediging is, richt hij zijn pijlen op B's systeem van geprivatiseerde organisaties. Ontgaat het B dat in zijn systeem grote aantallen onverzekerden rondlopen, die in geval van ziekte en ongeval tot de bedelstraf worden gebracht? Op zijn beurt geniet A van de verlegenheid waarin hij B heeft gebracht. Uiteindelijk overheersen aan beide zijden verlegenheid, onbegrip en verwarring. Dat wordt allemaal nog erger wanneer A en B heel verschillende culturele achtergronden hebben. Voor B is het nationale ziekenfondsstelsel in het land van A niet meer dan een met een zware hypotheek belast huisje op het ijs. A van zijn kant verbaast zich over het onbegrip bij B voor al datgene dat het zorgsysteem in zijn land de mensen te bieden heeft. Een dilemma tussen goede zorg voor iedereen en betaalbaarheid.

Wereldwijd krijgen zorg en betaalbaarheid steeds meer en soms ook steeds rechtstreekser met elkaar te maken. In termen van de economie betekent dit dat men gezondheidszorg steeds meer als een schaars goed is gaan beschouwen, waarvan de verdeling echter niet zomaar aan de markt kan worden overgelaten. Dit leidt tot op nationaal niveau vastgestelde prioriteiten, verdeelsleutels en richtlijnen. We noemen dit gezondheidszorgsystemen. Deze systemen verschillen van land tot land en dat vormt de basis voor interculturele gesprekken en discussies, zoals in de hierboven weergegeven dialoog.

Het gesprek hierboven is fictief, maar alle ingrediënten ervan zijn aan de realiteit ontleend. Het zou geen moeite kosten om zich een conversatie of politieke discussie voor te stellen met dezelfde realiteitswaarde als die tussen A en B, met als onderwerpen de zorgkwaliteit, de bereikbaarheid van zorg, de vrijheid in keuze van zorgverlener of zorginstelling en de betaalbaarheid van de zorg. Wanneer deze gesprekken enige diepgang vertonen, is een verwijzing naar de nationale formule van zorgverdeling of het ontbreken daarvan onvermijdelijk. Even onvermijdelijk is het internationale karakter van deze dialoog. Migranten uit het buitenland nemen hun ervaringen en verwachtingen met betrekking tot bereikbaarheid, kwaliteit, betaalbaarheid en keuze van hun zorgsysteem mee naar Nederland. Omgekeerd zal er met de grotere mobiliteit naar het buitenland van aankomende en afgestudeerde beroepskrachten in de zorg een snelle oriëntatie op andere zorgsystemen worden gevraagd.

Een met argumenten onderbouwde visie op zorgsystemen en de competentie om deze op relevante punten met elkaar te vergelijken, behoort tot de professionele bagage van de verpleegkundige of paramedicus die ons in dit boek over de omgang met verschillen voor ogen staat.

Dit hoofdstuk wil bijdragen aan de ontwikkeling en de versterking van deze competentie. Het belangrijkste instrument is het aanreiken van een aantal observatiepunten. Met behulp van deze observatiepunten weet je sneller waarnaar je moet kijken om een zorgsysteem in grote lijnen adequaat te beschrijven en met andere zorgsystemen te vergelijken. Daarbij worden ook de dilemma's beschreven waar gezondheidszorgsystemen heden ten dage voor staan, evenals de oplossingen die mensen daarvoor in gedachten hebben.

DE OPBOUW VAN DIT HOOFDSTUK

In dit hoofdstuk krijgt de lezer een indruk van de wereldwijde, al dan niet geslaagde, pogingen om mensen te helpen aan ziektekostendekkende verzekeringen. Gezien het bestek van dit hoofdstuk en de vele statistische blinde vlekken op de wereldkaart zal dit in zeer grote lijnen moeten gebeuren. De volgende opbouw en volgorde wordt daarbij gehanteerd.

In de volgende paragraaf (6.2) wordt gestart met een uiteenzetting van de centrale concepten risico en zorgsysteem, en met onze visie op de mondiale gemeenschap als een risicomaatschappij. Naast het begrip risico bespreken we het begrip collectieve risicodekking als essentie van een zorgsysteem. Hieraan wordt uitvoerig aandacht besteed. Het onderwerp is zwaar belast met informatievoorziening in alle maten en soorten, en om inzicht te krijgen en overzicht te houden, is kennis van de basisconcepten en de toepassing ervan noodzakelijk. Het idee van mondiale, betaalbare en rechtvaardige risicodekking impliceert een proces van voortdurende keuzes met een ethische rechtvaardigingsgrond. Centraal daarbij staan de begrippen billijkheid en rechtvaardigheid; er volgt een uitleg waar deze begrippen voor staan.

Voor een goed begrip is het daarnaast nodig dat je zo precies mogelijk weet waar een gezondheidszorgsysteem voor staat. Waar het hier om gaat, is in grote lijnen de anatomie van zo'n systeem (paragraaf 6.3). Daarna zullen we ons in het kort bezighouden met de historische dimensie van het verzekeren. Deze ontwikkeling zullen wij in het kort schetsen tot op het moment van het ontstaan van de twee grote systemen van ziektekostenverzekering: het Bismarck- en het Beveridgesysteem. Een wereldwijde oriëntatie op deze systemen is er nog altijd (paragraaf 6.4).

In paragraaf 6.5 zal een korte inventarisatie en typering van gezondheidszorgsystemen wereldwijd in hun relatie tot het Bismarck- en Beveridgesysteem de revue passeren. We doen dat door het geven van enkele nationale profielschetsen, waarbij we telkens enkele omringende landen als achtergrond laten dienen. We geven daarbij eerst aandacht aan enkele landen binnen Europa. Iets uitgebreidere beschrijvingen van de VS, Brazilië, India en Zuid-Afrika, in de context van hun omgeving, volgen.

Daarna (paragraaf 6.6) volgt een algemenere beschrijving van mogelijkheden en beperkingen van zorgsystemen. De recentelijk veel naar voren gebrachte noodzaak om zorgsystemen enerzijds *disease-specific global health initiatives* (mondiale acties ter bestrijding van epidemieën) te maken en anderzijds op elkaar af te stemmen, bespreken we eveneens. We sluiten de inhoudelijke beschrijving af met een blik op de toekomst (paragraaf 6.7).

Ter verwerking en toespitsing van de stof voor eigen gebruik volgt in een allerlaatste paragraaf een opgavenreeks over het onderwerp (paragraaf 6.8).

HOE DIT HOOFDSTUK TE LEZEN?

Dit hoofdstuk is bestemd voor beroepskrachten en aankomende beroepskrachten in de gezondheidszorg die zich, om wat voor redenen dan ook, willen of moeten oriënteren op de gezondheidszorg in een ander land. Dit hoofdstuk wil hen duidelijk maken hoe een rechtvaardige wijze van financiering en toedeling van middelen in verschillende landen georganiseerd en nagestreefd wordt. De globale stand van zaken, de belangrijkste dilemma's en de opties die zich als oplossing aandienen worden besproken. In alle landen heeft dat te maken met de realisatie van een zowel rechtvaardig als kwalitatief goed systeem. Een beschrijving die over de gehele linie stoelt op geactualiseerde gegevens is niet nagestreefd. Dit is onmogelijk omdat de situatie van jaar tot jaar en soms zelfs van maand tot maand verandert. De actualiteit van morgen achterhaalt die van vandaag snel door snelle kostenstijgingen, oprukkende innovatie en demografische druk, maar ook door de pressie die uitgaat van het rechtvaardigheidsgevoel en van de noodzaak de zwakkeren in de wereldsamenleving tegen gezondheidsrisico's te beschermen.

Echter de dilemma's, de belangrijke opties, en de thema's en patronen in de argumentaties veranderen minder snel van karakter. De discussiethema's voor de totstandkoming van het zorgsysteem in Engeland kom je bijvoorbeeld in het huidige debat in Zuid-Amerika en de Verenigde Staten weer tegen. Kennis en overzicht zal hier de oriëntatie van de lezer versterken en zijn standpunten verdiepen.

Nog iets over de gegevens zelf. De opsporing en interpretatie van gegevens op internationale schaal is een studiethema op zich (Birnbaum et al., 2009)[1]. Men heeft het in dit verband over de beruchte statistische blinde vlekken. Daarnaast is geschreven over de wijze waarop de inhoud van de term *broekzakgeld* of *particuliere verzekeringsvorm* kan variëren. Aanduidingen als *best guesses* en *n.a. (not available)* kom je op de zoektocht naar gegevens nogal eens tegen. Naarmate cijfers actueler zijn, is het weer moeilijker ze van interpretatie te voorzien. De gegevens hebben dus een indicatieve waarde en je zal ze in hun context moeten duiden. Die context hebben we in dit stuk overigens zo veel mogelijk trachten aan te geven.

6.2 Enkele centrale begrippen

NOODLOT EN RISICO

Bij de Grieken gold het noodlot als de grootste macht in de kosmos. Tegen het blinde noodlot was geen kruid gewassen. Zelfs de onsterfelijke goden waren voor het noodlot geen partij van betekenis. Maar dat is veranderd. Vrouwe Fortuna verschijnt op het toneel van de geschiedenis. Zij gold volgens Machiavelli als beïnvloedbaar. Machiavelli past dit toe op een in zijn ogen bekende gril van Fortuna: de overstroming van een rivier. In onze tijd zou je hier kunnen spreken van een onverzekerbaar risico, maar Machiavelli zag dit anders. Fortuna mag er dan genoegen in scheppen rivieren te laten overstromen, wanneer je op haar grillen weet te anticiperen door dijken te bouwen, voorzie je haar van aandacht en attentie. Dat is wat zij wil, en ze zal je daarom verder met rust laten. Generale preventie als masculiene charmestrategie om Vrouwe Fortuna op andere gedachten te brengen. Voor dit betoog is het van belang dat deze zienswijze van een toonaangevend denker uit de Renaissance een duidelijke en belangrijke stap is in de richting van

---

[1] Een citaat uit het artikel van Birnbaum: 'Despite the instant availability of an abundance of statistics in the information age, accurate statistics about our most basic need – our health – remain elusive. Vital registration systems remain weak in much areas of Africa and Asia, such that many people's births or deaths are never recorded. Estimates of costs and outcomes are often modelled with weak data, yielding inconsistent estimates: estimates from WHO and the World Bank of the cost effectiveness of intermittent presumptive treatment in pregnancy for malaria differ by a factor of nearly forty.'

de rationele beheersbaarheid van het noodlot, van wat men in een later stadium van de geschiedenis risicobescherming is gaan noemen.

DE RISICOMAATSCHAPPIJ: FRANÇOIS EWALD EN ULRICH BECK

Een geciviliseerde maatschappij is een kring van onderling verzekerden. Daar komt de gedachtegang van Ewald op neer. In zijn boek *L'Etat Providence* heeft hij het over de secularisering van het kwaad (Ewald, 1986). Met het kwade heeft hij dan niet zozeer de diaboliek van het menselijke handelen op het oog, maar de rampspoed zoals Voltaire die beschrijft in de reis van Candide over de toen bekende wereld.
Laten we het idee dat we *in de beste aller mogelijke werelden* leven maar vergeten. Dat was de mening van Voltaire en hij demonstreert dat aan de hand van de, alweer, volledig eigentijdse mondiale rampspoed van natuurrampen, besmettelijke ziekten, oorlog en armoede.
Maar Ewald heeft het niet meer over rampspoed. In plaats daarvan gebruikt hij het begrip risico. Al het doen en laten van de mens kent de schaduwzijde van het dreigende risico.
De tweede ontdekking van Ewald is de brede maatschappelijke dimensie van het risico. Die baseert hij op drie fundamentele eigenschappen van het moderne risico: risico's zijn berekenbaar, je kunt erop vooruitlopen, je kunt ze met anderen delen. De berekenbaarheid verwijst naar de kansberekening. Het vooruitlopen verwijst naar de administratieve technologie van collectieve financiële fondsvorming, het beheer daarvan en de verspreiding van de gelden naar waar het nodig is. Het delen van het risico verwijst naar een ethische plicht, die verderop nog toegelicht zal worden.
Hier zijn de technische en morele grondslagen van het verzekeren in een notendop beschreven. De morele plicht om zich tegen risico te verzekeren, valt samen met het perspectief dat je door risicodeling de dreiging van het risico reduceert door de gevolgen ervan te minimaliseren. Risicodeling valt in ons betoog samen met vooruitzien en vooruitlopen op de mogelijke gevolgen van risico's op ziekte.
Verzekeren ziet Ewald verder als het fundament van maatschappelijke samenhang, zonder welke de mens aan de grillen van het noodlot is overgeleverd. Dat ziet hij als een *Solidariteitsverdrag*: de samenleving als een grote kring van verzekerden. In dit stuk zal blijken dat alle rechtvaardigingen van gezondheidszorgsystemen de wenselijkheid van deze vorm van sociaal contracteren veronderstellen. Het belang van de wereldwijde risicomaatschappij vinden wij terug in Ulrich Beck's conceptualisering van de Risicomaatschappij (Beck, 1986). De wijze waarop iemand zich verzekert, is het onderwerp van dit hoofdstuk.

TWEE ETHISCHE PRINCIPES: UTILITARISME EN HET RECHTVAARDIGHEIDSPRINCIPE

Een voorbeeld

Het is het jaar 2009, het jaar van de Mexicaanse griep. Op 19 oktober treffen we in de *Süddeutsche Zeitung* een artikel aan waarin gewag wordt gemaakt van een ongelijkheid van behandeling (Süddeutsche Zeitung, 19-10-2009). Wat is het geval? Er zou sprake zijn van een voorkeursbehandeling voor ministers, hogere ambtenaren en soldaten. Deze zouden een middel van de betere soort toegediend krijgen tegen de griep. De gewone man zou het moeten doen met een serum van mindere kwaliteit. Enkele dagen later lezen we in dezelfde krant dat bij de uitvoering van de gehele operatie eerst de chronisch zieken, dan de zwangere vrouwen en dan alle anderen die zich willen laten inenten aan de beurt zullen komen (Süddeutsche Zeitung, 27-10-09).

We zien hier in het kort twee argumentatiestijlen met daarachter twee opvattingen over de verdeling van een schaars goed.

De rechtvaardiging om ministers, hogere ambtenaren en soldaten voor te laten gaan, noemen we (gematigd) utilitair. Het pleidooi voor de voorrang aan kwetsbare groepen is een argumentatie op grond van billijkheid. Deze twee benaderingen zijn wereldwijd aan te treffen. Zij worden, impliciet dan wel expliciet, zowel bij de toedeling van middelen als bij de evaluatie van zorgarrangementen gehanteerd.

Beide denkwijzen zullen we hier kort uiteenzetten. Gestart wordt met het utilitarisme. Daarna behandelen we de rechtvaardigheidstheorie van John Rawls, die hiertegen opponeert.

Utilitarisme

In het woord *utilitarisme* zit het Latijnse woord *utilis*. Wat de gezondheidszorg betreft, slaat dit op de praktijk dat zij die nuttiger zijn voor de maatschappij hun recht op gezondheid beter kunnen doen gelden. Utilitarisme is dus een vorm van denken waarin het nutsbegrip centraal staat. De grondlegger is Jeremy Bentham (1748-1832). Hem ging het algemene welzijn ter harte. Dat werd door hem gedefinieerd als *wat het grootste welzijn brengt aan het grootste aantal mensen* ('the greatest good for the greatest number'). Iemand toont zich nuttig als hij daaraan bijdraagt. Bentham vindt dat we ons moeten richten op maximale welzijnsrealisatie. Bentham beoordeelt de daden van de mens op de mate waarin hij bijdraagt aan de realisatie van dit maximale geluk.

Deze vorm van denken in termen van collectief maatschappelijk geluk is ook werkzaam in de gezondheidszorg en de prioriteiten die daar gesteld worden. In menig stelsel krijgt de zorg aan mensen met werk een hogere prioriteit dan die aan mensen zonder werk. In de sociale verzekeringsstelsels, ook wel de Bismarckstelsels genoemd, was dit het geval. Wereldwijd was en is het grootste probleem van dit type zorgsysteem de toegankelijkheid en uitsluiting op grond van de mate van deelname aan het industriële arbeidsproces. We komen daar nog diverse malen op terug. Daarnaast speelt nuttigheid in het algemeen een rol bij de prioriteitsstelling in de gezondheidszorg. Heel duidelijk en heel concreet is het voorbeeld hierboven. De voorrang aan ministers, hogere ambtenaren en soldaten op de vaccinatielijst heeft niets met rang en stand te maken, maar is in wezen utilitair.

Nu is het echter tijd om ruimte te geven aan een filosofie die breekt met het utilitarisme. We gaan over tot een uiteenzetting van de theorie van rechtvaardigheid van John Rawls.

Rechtvaardigheid: de opvattingen van John Rawls

In zijn boek A theory of justice doet John Rawls een poging om de notie rechtvaardigheid filosofisch te funderen (Rawls, 1971). Zijn opvattingen zijn verwant aan de uitgangspunten van zorgstelsels, ontworpen naar het Beveridgemodel, dat wij nog uitgebreid zullen bespreken. De consequenties zijn dan ook totaal anders dan die van de utilitaristen. Rawls breekt met het utilitarisme en houdt een pleidooi voor rechtvaardigheid. Hij bedient zich daarbij van een gedachtespel. Volgens hem kan een mens niet onbevooroordeeld over rechtvaardigheid praten wanneer hij zijn eigen belangen en maatschappelijke positie voor ogen heeft. Daarom vraagt hij zijn lezers zich een groep mensen voor te stellen die hun (toekomstige) positie niet kennen. Zij kunnen behoren tot de geluksvogels die het voor de wind gaat, maar ook tot de verschoppelingen waar niemand naar omkijkt. Deze mensen krijgen de opdracht om een ontwerp te maken van een rechtvaardige maatschappij waar zij in de toekomst deel van zullen uitmaken. Een fictieve voorstelling van zaken dus. Vandaar het woord gedachtespel.

Wat zullen deze mensen, onbevooroordeeld en belangeloos als zij noodgedwongen zijn en vrij van utilitaire overwegingen, achter hun sluier van de onwetendheid zeggen over de verdeling van kansen om een aanvaardbaar levensproject te realiseren?

In de eerste plaats zullen zij uitdrukking geven aan zorg voor de minst bedeelden. Hun kans om daartoe te gaan behoren is immers reëel aanwezig. Daarnaast zullen zij ongelijkheid accepteren, en wel voor zover die de minst bedeelden ten goede komt.

Het volgende is voor ons betoog over de internationale gezondheidssystemen van belang. Aanhangers van Rawls eisen dat ook bij het ontwerp van zorgsystemen de sluier van onwetendheid zou moeten bestaan. De rechten van ieder dienen zo gewaarborgd te zijn alsof je niets weet van je gezondheidsrisico's, maatschappelijke positie, welstand of levensstijl. Ongelijkheid in de gezondheidszorg kun je alleen verdedigen wanneer dit uiteindelijk ook de meest benadeelde patiënten ten goede komt.

In de behandeling van internationale zorgsystemen zullen we zien dat het utilitaire en het rechtvaardigheidsprincipe elkaars concurrenten zijn. In theorie sluiten ze elkaar uit. In de praktijk van de internationale gezondheidszorg voeden zij de discussie.

EEN MONDIALE KRING VAN VERZEKERDEN TEGEN ZIEKTEKOSTEN

Wij willen van onze kant de lezer eveneens een gedachtespel presenteren en dat van enige vragen voorzien.

Stelt u zich voor: een mondiale kring van tegen ziektekosten verzekerden met een centrale kas. Met welke problemen moet je dan rekening houden als je het geld daar terecht wil laten komen waar dit het meest nodig is, zonder dat:
1 de kas leeg raakt;
2 door slechte zorgvoorzieningen het middel erger is dan de kwaal;
3 de geldstromen in de richting van de meest bevoorrechten gaan;
4 het aanbod van hulpverleners zo schaars is dat er voor enige vrijheid in keuze voor hulpverlener of zorgverleningsinstituut geen enkele mogelijkheid meer is.

Dit gedachtespel toont de problematiek van de mondiale gezondheidszorgsystemen en de aard van de vier belangrijkste problemen die zich daarbij voordoen.

6.3 Anatomie van een gezondheidszorgsysteem

We maken hier een pas op de plaats en staan even stil bij wat een zorgsysteem precies is. Conceptuele helderheid is van het grootste belang. We geven een definitie en zetten de belangrijkste elementen van deze definitie in schema. De lezer zal dit als een instrument ter observatie kunnen gebruiken om bij de bestudering van een zorgsysteem snel de aandacht te richten op de hoofdelementen ervan. Tegelijkertijd hopen we daarmee ook op voorhand een analyseschema aan te reiken met behulp waarvan je de dynamiek en problemen van zorgsystemen kunt analyseren.

Een systeem is een geheel van onderling samenhangende componenten die op elkaar reageren en ernaar tenderen elkaar in balans te houden. Een dergelijk systeem heeft een maatschappelijke functie of

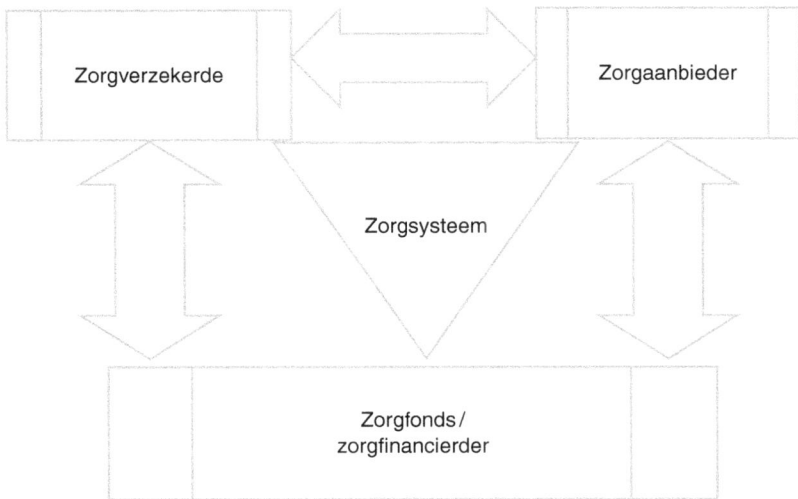

Figuur 6.1 *Analyseschema zorgsystemen*

functies. Wanneer we dit toepassen op de gezondheidszorg, moeten we in eerste instantie aangeven:

- welke functie een gezondheidszorgsysteem vervult;
- wat de belangrijkste componenten in het systeem zijn;
- hoe deze componenten onderling samenhangen en welke dynamiek daarin waar te nemen is;
- de criteria waarop men het functioneren van een dergelijk zorgsysteem beoordeelt.

DE FUNCTIE VAN EEN GEZONDHEIDSZORGSYSTEEM
De functies van een gezondheidszorgsysteem zijn:

- risicodeling door fondsvorming op basis van gezamenlijke vooruitbetaling in de vorm van verzekeringspremies en/of belastinggelden;
- aanwending van het bijeengebrachte vermogen voor kostendekking in geval van ziekte;
- aanwending voor het organiseren van een adequate organisatie van de zorgverlening (zie voor de criteria van adequate zorg de betreffende passage in deze paragraaf).

DE COMPONENTEN VAN EEN GEZONDHEIDSZORGSYSTEEM
Een gezondheidszorgsysteem kent drie hoofdcomponenten. Omdat het hier gaat over maatschappelijke systemen en niet over een technologisch mechaniek, noemen we deze hoofdcomponenten actoren.

Daarbij hebben we het niet over individuen, maar over collectieve actoren, die op de één of andere wijze georganiseerd zijn. Deze actoren zijn:
- actor 1: organisaties die de financiële middelen door premie- en/of belastingheffing verzamelen en toewijzen. In termen van een nationaal verzekeringssysteem is hier sprake van de *Betalende Derde*[2];
- actor 2: organisaties die gebruikmakend van de financiële middelen de schade aan de gezondheid cureren en het risico op gezondheidsschade reduceren;
- actor 3: de organisaties van gebruikers en toekomstige gebruikers.

HOE HANGEN DEZE COMPONENTEN SAMEN?

De samenhang tussen deze componenten kun je omschrijven in termen van vraag en aanbod. Daarbij dient opgemerkt te worden dat de werking van het vraag- en aanbodmechanisme tussen twee uitersten kan liggen:
- De dynamiek tussen *vraag en aanbod* wordt geheel en al door de markt gereguleerd.
- De dynamiek tussen *vraag en aanbod* wordt geheel door een marktmeester gereguleerd. In de meeste gevallen is dit de overheid of een verzekerende instantie.

Dit zijn twee extremen op een continuüm. De mate waarin je de gang van zaken in onderscheiden landen op dit continuüm kunt plaatsen, bepaalt tevens de graad van hun onderlinge vergelijkbaarheid. In dit hoofdstuk wordt dit verder beschreven.

Hierbij dient trouwens opgemerkt te worden dat je in de gezondheidszorg spreekt van drie *vraag- en aanbod*relaties (c.q. interdependenties):
1 *vraag en aanbod* tussen gebruiker en hulpverlener;
2 *vraag en aanbod* tussen gebruiker en financier;
3 *vraag en aanbod* tussen financier en hulpverlener.

DE DYNAMIEK VAN HET SYSTEEM

We hebben gezien dat de gezondheidszorg als systeem een geheel is van marktrelaties. Voor de goede orde: we stellen niet dat het in de gehele gezondheidszorg alleen maar om marktrelaties gaat.
Daarbij valt op te merken dat:
- de vraag naar gezondheid onverzadigbaar is;

---

2 In Nederland wordt in navolging van het Engelse begrip *the third payer* ook wel de term *de derde betaler* gebruikt. Deze term lijkt ons echter wat misleidend, omdat dit ook het bestaan van een eerste en tweede betaler suggereert.

- het hier in afwijking van de normale marktsituatie om drie markten gaat;
- we in dit geheel te maken hebben met wat we eerder de *Betalende Derde* hebben genoemd.

Deze situatie heeft een positieve en een problematische kant:
1 De positieve kant is dat iedereen recht heeft op goede basiszorg zonder daarbij te moeten vrezen voor negatieve financiële gevolgen.
2 De problematische kant is dat in een zorgsysteem de kosten ertoe neigen te exploderen, omdat een solvente *Betalende Derde* voor betaling garant zal staan:
   a de zorgvrager zal het beste van het beste vragen, en bij een niet-verzadigbaar goed als gezondheid is dat nooit genoeg;
   b de steeds meer aan medische expertise te bieden hebbende zorggever zal hiertegen geen enkel bezwaar hebben mits hij weet dat hij met een solvabele derde betaler van doen heeft;
   c ten gevolge daarvan exploderen de kosten en raakt het systeem uit evenwicht of dient met impulsen van buitenaf weer in evenwicht gebracht te worden.

Hieruit ontstaat een enorm spanningsveld. Enerzijds is er de ambitie om iedereen de gezondheidszorg te bieden waar hij recht op heeft. Anderzijds dienen de hieraan verbonden kosten beheersbaar te blijven omdat het systeem anders ontspoort. Alle beleidsintenties en acties van de actoren in de wereldwijde gezondheidszorg kunnen we tussen deze twee uitersten situeren.

CRITERIA TER BEOORDELING VAN EEN GEZONDHEIDSZORGSYSTEEM

Bij het beoordelen van gezondheidszorgsystemen worden de volgende criteria gehanteerd:
1 gelijkheid: toegankelijkheid van behandeling voor ieder;
2 kwaliteit: een gezondheidszorg die de toets van een internationaal aanvaardbaar waarderingssysteem kan doorstaan. De term kwaliteit wordt in meerdere betekenissen gebruikt. Het kan gaan om de tevredenheid van de klant. Het kan gaan om professionele kwaliteit. Daarnaast wordt gesproken van kwaliteit in termen van kosten en baten;
3 vrijheid van keuze: de gebruiker heeft het recht zijn keuze op zorg zelf te bepalen;
4 betaalbaarheid.

De concurrentie tussen deze aspiraties is vaak groter dan hun onderlinge afstemmingsmogelijkheid. Internationaal gehanteerde waarderingssystemen van gezondheidszorgsystemen willen nogal eens variëren.

Naast de bovengenoemde criteria heeft men ook de indirecte parameters. De belangrijkste daarvan zijn de gemiddelde levensverwachting en de kindersterfte beneden een bepaalde leeftijd. Op grond van deze criteria worden de gezondheidseffecten van een systeem vaak gemeten. Het is onzeker of dit terecht is. De veronderstelde invloed van een nationaal zorgarrangement op deze parameters wacht nog op een daaraan ten grondslag liggende bewijsvoering.

6.4   Historische aanzet

DE VOORGESCHIEDENIS

We geven hier een schets van de twee belangrijkste zorgsystemen. Dat zijn het Bismarck- en het Beveridgesysteem. Het accent ligt daardoor op de Europese voorgeschiedenis. Waar mogelijk verwijzen we naar de nog bredere internationale context.

Gezondheidszorg in de bedding van religie en gildewezen

Van oudsher werd in Europa de zorg in religieus charitatieve zorgsystemen georganiseerd. De zeven werken van barmhartigheid werden over heel Europa nageleefd.

Het middeleeuwse gildewezen regelde hier en daar financiële bescherming, hetgeen men via een contributiesysteem regelde, tegen de lotgevallen des levens.

Arbeidersonderlinges en collectieve bedrijfsfondsen in heel Europa

Een zeer belangrijke sprong in de ontwikkeling was het ontstaan van de 'Arbeideronderlinges'. In Engeland werden zij 'Friendly Societies' genoemd, in Frankrijk waren het de 'Sociétés de secours mutuel' en in Duitsland treffen we de nog steeds actuele naamgeving van 'Krankenkasse' aan. Deze episode is op uiterst boeiende wijze door De Swaan (1989) beschreven in Zorg en de Staat. Het ging daarbij om op kleine schaal opererende organisaties van mensen uit dezelfde beroepsgroep of regio. Door middel van contributies vulden zij een gezamenlijke spaarkas. Bij ziekte en in geval van sterfte kon uit deze kas geld uitgekeerd worden aan de gedupeerde leden. Naast het geven van wederzijdse ondersteuning was gezelligheid geen enkel bezwaar. De ingrediënten van een zorgsysteem zie je hier keurig bij elkaar:
1   het gedeelde individuele risico;

2 het collectieve anticiperen op gezondheidsrisico's;
3 fondsvorming op basis van een contributiesysteem;
4 uitkering bij ziekte en dood.

Ook de actuele problemen van de risicodekking worden duidelijk. Het grote probleem van de risicoselectie en de uitsluiting van mensen met een verhoogd risico was toen al aan de orde.
Naast de arbeidersonderlinges waren de collectieve bedrijfsfondsen een krachtig middel om de werknemer tegen de gevolgen van ziekte en de oude dag te verzekeren. De Swaan (1989) wijst op dergelijke fondsen. Ook deze fondsen vormden de infrastructuur waarop nationale zorgverzekeringsstelsels konden voortbouwen.

Internationale parallellen van arbeidersonderlinges en bedrijfsfondsen
Het beeld van deze enorme hoeveelheid kleinschalige organisaties over heel Europa, die vaak grote delen van de bevolking omspanden, is imponerend. Niet alleen in Europa. De Swaan wijst erop dat 25-30% van de Amerikaanse bevolking bij dergelijke organisatievormen aangesloten was. Ook in het perspectief van een exploratie van de dynamiek en structuur van mondiale zorgsystemen is het verschijnsel van groot belang. Bij afwezigheid van een nationaal zorgsysteem boden zij in Europa bescherming tegen risico's. Zij vormden echter ook de infrastructuur voor de ontwikkeling van onze hedendaagse zorgsystemen.
Er zijn aanwijzingen dat zij ook nu deze functie zouden kunnen vervullen in landen zonder zorgsysteem. Alessandro Magnoli wijst op de vele kleinschalige, communautaire, lokale zorgsysteempjes ter compensatie van het ontbreken van een nationaal zorgsysteem in de ontwikkelingslanden (Magnoli, 2002, p. 115)[3]. Hoewel het hier gaat om organisaties op grotere schaal, is het concept van Community Health Insurance – of microassurantie, zoals geïntroduceerd in India en Afrika – in dit opzicht interessant (Devadasan et al., 2004 en 2006).
Ook Japan kan hier als voorbeeld gelden. Volgens Ogawa en collega's zou het communautaire verzekeringssysteem Jyorei, door het telkens op grotere schaal te reproduceren, één van de grondslagen van het huidige Japanse zorgsysteem zijn geweest (Ogawa et al., 2003). Waar een formeel geregeld verzekeringssysteem ontbreekt, zoekt het creatieve

---

3 'The lack of financial risk-sharing devices in developing countries contrasts with the extraordinary development of social risk-sharing devices, such as extended families, clans, sharing mechanisms within communities, the accumulation of community wealth in easily tradable agricultural assets, and the pricing practices of traditional healers.'

improvisatievermogen van mensen overal ter wereld naar oplossingen met een overeenkomstige coöperatieve structuur.

De collectieve bedrijfsfondsen kom je natuurlijk wereldwijd tegen. Voorbeelden zijn er in de Verenigde Staten en Latijns-Amerika. De British Encyclopedia noemt ter illustratie de verzekeringen voor het ziekenhuispersoneel van 1921 in Argentinië, de arrangementen voor scheepsbouwers in Uruguay in 1922, de matrozen op de koopvaardij in Chili in 1925 en de dokwerkers in Peru in 1934 (Britannica Online Encyclopedia, 2009). Daarnaast waren er de op racistische basis georganiseerde Medical Schemes in Zuid-Afrika. Ook binnen de context van de arbeidsverhoudingen vind je wereldwijd treffende overeenkomsten in het beoogde effect van deze voorziening. De ziekenkas van het bedrijf bood mensen niet alleen een verzekering aan. Het was ook een manier om mensen, al dan niet in combinatie met een pensioenvoorziening, te werven en aan te bedrijf te binden.

DE EERSTE TWEE NATIONALE ZORGSTELSELS
De eerste nationale sociale verzekering: het Bismarcksysteem

Dit gezondheidszorgsysteem krijgen we voor het eerst in 1883 in Duitsland te zien. Dan voert Bismarck zijn ziektekostenverzekering (Krankenversicherung) in. Deze werd in 1884 gevolgd door de ongevallenverzekering (Unfallversicherung). Daarna kwam er in 1889 een ouderdoms- en invaliditeitsverzekering (Alters- und Invaliditätsversicherung). In 1891 werd deze reeks afgesloten met een wettelijke pensioenvoorziening (Gesetzliche Rentenversicherung). Essentieel aan dit systeem was dat mensen verzekerd waren op grond van hun formele positie als werknemer, en dat werkgevers en werknemers beiden een financiële bijdrage dienden te leveren. De kosten van de ongevallenverzekering waren zelfs geheel voor rekening van de werkgevers.

Deze ingreep in de maatschappelijke verhoudingen van overheidswege was ongekend. Bismarck had er zijn redenen voor. Hij wilde de arbeidersbeweging breken en tegelijkertijd de arbeiders in de fabrieken politiek en moreel aan zich binden. Daartoe moest dit groots opgezette pakket van sociale wetgeving dienen. Zijn bedoelingen heeft hij daarbij niet kunnen realiseren. Voor onze uiteenzetting is van belang dat Bismarck de naamgever is geworden van een zorgsysteem dat tot in de huidige tijd zijn sporen in het maatschappelijk bestel heeft achtergelaten.

Het Nieuwe Jeruzalem van William Beveridge. Het Nationale Gezondheidszorgsysteem van Engeland

Het concept dat tot op de dag van vandaag concurreert met Bismarck, is dat van William Beveridge[4]. Het werd in 1948 ingevoerd. Beveridge was geen autoritaire en conservatieve Reichskanzler die de oproerige arbeidersklasse weleens klein zou krijgen. Hij was rijksambtenaar. Dat stond bevlogenheid niet in de weg. Hij presenteerde zijn plan als het Nieuwe Jeruzalem. Dat mocht de nodige kritiek echter niet in de weg staan. Artsen die vreesden onder het nieuwe stelsel hun zelfstandigheid te verliezen, gingen het plan in de voorbereidingfase te lijf met verwijzingen naar het communisme en het fascisme, en zelfs naar het nationaalsocialisme (British Journal, 23-11-1946). De discussies over de plannen van Barack Obama in 2009 hebben dus hun voorgeschiedenis. Wat hielden de plannen van Beveridge in? Hij beloofde de Britten een systeem waarbij iedereen, werkend of niet werkend, rijk of arm, man of vrouw en ongeacht de leeftijd recht had op gezondheidszorg wanneer zij die nodig zouden hebben. Die aanspraak zou op niets minder worden gefundeerd dan op hun burgerschap. Het ging hier om een universeel en dus voor allen geldend recht. Daarom was het ook geen aalmoes dat deze of gene je, zonder het leveren van enige tegenprestatie, in de handen drukt. Er zou voor betaald moeten worden, maar in de vorm van de betaling die geldt als burgerplicht: de belasting.

De vrijblijvendheid van voorheen, met vele onverzekerden als belangrijkste neveneffect, was daarmee van de baan. Voor het eerst kwamen de principes van universaliteit en solidariteit ten grondslag te liggen aan een nationaal geldend arrangement voor de gezondheidszorg.

De Beveridgewet had echter zijn eigen neveneffect. Vrijwel op de dag van invoering leek het of iedereen naar de tandarts wilde. Het was *Dash for denture*, dat we kunnen vertalen met *Instuif bij de tandarts*. Waarom? Gezondheidszorg was opeens gratis. Men bleek de rekening van de tandarts altijd meer te hebben gevreesd dan zijn boor (Cunningham, 2007).

Internationale parallellen voor het ontstaan van het Bismarck- en Beveridgesysteem

De invoering van deze twee eerste zorgsystemen kenmerkt zich door markant overheidsoptreden met de steun van krachtige maatschappelijke stromingen. Even voor de invoering ervan had Bismarck de Duitse eenwording bewerkstelligd. Het Verenigd Koninkrijk zeilde voor de

---

4 Het Beveridgesysteem wordt ook weleens het Bevansysteem genoemd, naar de minister die verantwoordelijk was voor de invoering.

wind van de sociale hervormingsbewegingen en een gewonnen oorlog. Op het internationale toneel zie je dit verschijnsel opvallend vaak. In Frankrijk werd het zorgstelsel vlak na de oorlog ingevoerd. De belangrijkste motor was de nationale verzetsbeweging, die het invoeren van een nationaal stelsel op de agenda had staan. Even na het verdwijnen van een militaire junta in Brazilië werd het recht op gezondheid voor iedereen in de grondwet vastgelegd en uitgevoerd. Hetzelfde geldt voor Spanje na de dood van Franco. Het is jammer dat de situatie in Nederland wat contrasteert. Hier voerden de nationaalsocialisten tijdens de bezetting een op Bismarckiaanse leest geschoeid stelsel in. Veelal hebben besluitvaardigheid en politieke creativiteit de collectieve stress van een nationale uitdaging nodig om de notoire traagheid inzake de implementering van zorgstelsels te doorbreken.

EEN KORTE TYPERING VAN BISMARCK EN BEVERIDGE

We sluiten dit gedeelte af met een korte typering van de beide stelsels. Tot op heden functioneren ze als oriëntatiepunten in de internationale discussies; wij zullen er bij onze beschrijving van de zorgstelsels gebruik van maken. Hoelang beide stelsels nog te beschouwen zijn als uitersten op een continuüm voor een globale classificering van bestaande zorgstelsels, begint overigens ter discussie te staan; wij komen daarop in de slotparagraaf terug. We merken nog op dat deze beschrijving ideaaltypisch is. Geen enkel zorgsysteem beantwoordt precies aan een dergelijk ideaaltype. Meestal hebben de bestaande stelsels elementen van beide geïncorporeerd, maar overheersen de kenmerken van ofwel het Bismarck- ofwel het Beveridgesysteem. In de literatuur is soms sprake van vier systemen: naast Bismarck en Beveridge staat het Semashko van het voormalige Sovjetblok en het liberale, gedifferentieerde stelsel van zeer onderscheiden en nauwelijks gecoördineerde zorgsysteempjes, zoals we dat kennen in de VS. De Semashkosystemen bestaan niet meer, maar waren met hun universele dekking en hun staatsverantwoordelijkheid te vergelijken met het Beveridgesysteem.

Gemengde zorgsystemen kunnen op drie wijzen ontstaan:
1 Zij kunnen het resultaat zijn van een ongestuurde ontwikkeling dankzij een terughoudende overheid. We zullen dat zien bij de bespreking van de Verenigde Staten.
2 Door tekortschieten van de overheid ontstaat er een vacuüm dat door particulier initiatief van allerlei aard wordt opgevuld; we zullen dat zien bij de bespreking van India.
3 Doordat de gevestigde verzekeringsarrangementen in een Sociaal Verzekeringssysteem slechts een klein segment van de bevolking

bedient, worden ter compensatie van overheidswege evenwaardige systemen in het leven geroepen. We zullen dat zien bij de bespreking van sommige Latijns-Amerikaanse landen.

Tabel 6.1 Het Bismarck of Sociaal Verzekeringssysteem en het Beveridge of Nationaal Gezondheidszorgsysteem.

	Bismarck of Sociaal Verzekeringssysteem	Beveridge of Nationaal Gezondheidszorgsysteem
heffing van bijdragen	In principe door premies van werkgevers en werknemers.	In principe door belastinggelden.
specificatie van bijdragen	De bijdragen zijn in principe geoormerkt (voor de gezondheidszorg).	Niet geoormerkt, maar beïnvloedbaar door politieke besluitvorming.
rol van de overheid	Regulering op afstand.	Directe verantwoordelijkheid.
rol van de gezondheidsinstituties	Zelfregulering op basis van relatieve autonomie.	Directe verantwoordelijkheid aan de overheid.
uitgangspunt	Solidariteit van mensen in loondienst (later geëxtensiveerd naar alle groepen in de maatschappij).	Rechtvaardigheid en billijkheid (gezondheidszorg voor iedereen).
belangrijkste nadeel	Negatieve utilitaire neveneffecten.	Bureaucratische neveneffecten.

Bismarcksystemen worden in de internationale literatuur met Sociale Verzekeringssystemen aangeduid en Beveridgesystemen worden ook wel Nationale Gezondheidssystemen of Belastingsystemen genoemd.

We zeggen in het kort nog iets over het belangrijke punt van de nadelen van beide systemen. Met *negatieve utilitaire neveneffecten* bedoelen wij mogelijke uitsluiting van mensen buiten het industriële arbeidsproces bij sommige Bismarcksystemen. De Bismarcksystemen waren oorspronkelijk bedoeld om mannen in loondienst en hun gezinsleden tegen de risico's van ziekte en oude dag te beschermen. Invoering van dit systeem betekende dus niet per definitie ziektekostendekking voor iedereen. Werkelozen, kleine zelfstandigen al dan niet werkend op het platteland, mensen zonder formeel arbeidscontract en werkenden met een flexibel contract zijn in dit systeem altijd kwetsbaar. We zullen dat bijvoorbeeld nog zien in Latijns-Amerika. De eerste stap van de invoering van een Bismarckstelsel naar een ziektekostensysteem voor iedereen, verlangt flankerende en aanvullende overheidsmaatregelen. Dat er tussen die eerste stap en de laatste heel wat jaren kunnen zitten, toonden Carrin en James aan. In Duitsland, dat het stelsel als eerste invoerde, duurde dat maar liefst 127 jaar. In Costa Rica duurde het daarentegen slechts twintig jaar (Carrin & James, 2005).

Met de bij het Beveridgesysteem genoemde term *bureaucratisch neveneffect* doelen we op organisatorische verstarring en inefficiëntie, zoals te lange wachtlijsten. Het nadeel van de niet-geoormerkte belastinggelden bij het Beveridgesysteem kan met name opspelen in landen met een snelle afwisseling van regeringen en bij dictatoriale vormen van bestuur. De voormalige Oostbloklanden hebben zich waarschijnlijk door dergelijke overwegingen laten leiden bij hun keuze voor het Bismarcksysteem.

Gezondheidszorg is een zogeheten *dissatisfier*. Publiciteit en publieke opinie komen pas in het geweer wanneer de dingen slecht gaan. De klacht over wachtlijsten is daarom vrij algemeen. In een onderzoek van de Organisatie voor Economische Samenwerking en Ontwikkeling (OESO) naar de problematiek met wachtlijsten onder de lidstaten, bleek echter een duidelijk onderscheid in dezen tussen de Bismarck- en de Beveridgesystemen. Landen van waaruit betrekkelijk weinig problemen op dit punt werden gemeld, waren Oostenrijk, België, Frankrijk, Duitsland, Japan, Luxemburg, Zwitserland en de Verenigde Staten. Met uitzondering van de Verenigde Staten hebben al deze landen een Bismarckstelsel. Grote problemen waren er in Australië, Canada, Denemarken, Finland, Ierland, Italië, Nederland, Nieuw Zeeland, Noorwegen, Spanje, Zweden en Groot-Brittannië. Met uitzondering van Nederland zijn dit allemaal landen met de kenmerken van een Nationaal Gezondheidszorgsysteem (Siciliani & Hurst, 2004).

6.5 Enkele landen wereldwijd: profiel en achtergrond

We geven nu beschrijvingen van enkele gezondheidszorgsystemen. Daaraan voorafgaand geven we een korte uiteenzetting van de manier en systematiek van beschrijven. Achtereenvolgens geven we een profielschets van een land en zetten dat tegen de achtergrond van enige vergelijkbare landen. Het stelsel van:

1 Frankrijk plaatsen we tegen de achtergrond van de Bismarckstelsels in West-Europa;
2 Zweden plaatsen we tegen de achtergrond van de Beveridgestelsels van West-Europa;
3 Polen plaatsen we tegen de achtergrond van het Oost-Europa van na de val van de muur;
4 de Verenigde Staten vergelijken we met dat van Canada;
5 Brazilië vergelijken we met de stand van zaken in enkele omringende landen in Zuid-Amerika;

6 India vergelijken we met dat van buurland en concurrent op de moderniseringsmarkt China;
7 Zuid-Afrika vergelijken we met de stand der dingen in enkele omringende landen.

Deze systematiek is niet zo volledig als wellicht gewenst. Wereldwijd is nog niet hetzelfde als wereldomvattend. Dat heeft in de eerste plaats te maken met het beschikbare materiaal, de statistische blinde vlekken en ook met de omvang van dit hoofdstuk. Natuurlijk moeten we hier landen onbesproken laten. Een oriëntatieroute als deze langs een diversiteit aan zorgstelsels zal, naar wij hopen, het observatievermogen van de lezer aanscherpen.

1 FRANKRIJK EN DE BISMARCKLANDEN IN WEST-EUROPA
Historie en context
In de Franse krant *Le Monde* van 25 november 2009 was te lezen dat de individuele kosten voor gezondheidszorg sinds 2001 met 40% gestegen zijn en dat het ziektekostensysteem voor 2010 voor een historisch tekort dreigt te komen staan van 30 miljard euro (*Le Monde*, 25-11-2009). Als er een thema is dat in de geschiedenis van de Franse gezondheidszorg domineert, dan is het dit. Verder staan de Fransen bekend als grootverbruikers van geneesmiddelen (Palier, 2009, p. 44). Onze beschrijving begint bij het jaar dat het Franse zorgsysteem zoals we het nu kennen, werd ingevoerd. Dat was in 1945 met een wet die mensen in loondienst en hun families de mogelijkheid gaf zich te verzekeren. Ook hier trad een negatief utilitair effect op ten aanzien van hen die niet aan dit criterium voldeden. De wet was voorbereid door een comité van de nationale verzetsbeweging (*Conseil National de la Résistance*), die de invoering van zorgverzekering op haar naoorlogs program had staan. De opheffing van het utilitair effect wordt pas bewerkstelligd in 2000. Toen werd de Universele Risicodekking tegen Ziektekosten (*Couverture Maladie Universelle*) ingevoerd. Voor dat jaar verklaart de WHO het Franse zorgstelsel als het beste ter wereld.

Hoe ziet het Franse zorgarrangement eruit?
Frankrijk heeft drie fondsen waarbij mensen zich kunnen laten verzekeren. Van deze drie is de *Caisse Nationale de l'Assurance Maladie des Travailleurs Salariés* (CNAMTS) de grootste. Deze organisatie was er oorspronkelijk voor werknemers in handel en bedrijf inclusief hun familieleden, maar heeft zich geëxtensiveerd naar allen die zich elders niet konden verzekeren. Zij beheren 84,6% van de gelden. Dan is er nog het fonds voor de agrariërs, dat 6,5% voor zijn rekening neemt. De fondsen voor zelfstandigen gaan over 4,9% van de gelden. Het

kleine aantal fondsen en de zeer belangrijke positie van het CNAMTS wijst al op een sterk centralistische structuur (Majnoni d'Intignano, 2009, p. 107).

Van alle Bismarckstelsels neigt het Franse systeem, waar het CNAMTS het karakter van een staatskas heeft, het meest naar het Beveridgemodel. Decentrale overblijfsels uit de verleden tijd zijn er ook. Zo wijst Van Kemenade op het fonds van dokwerkers in de haven van Bordeaux en de handschoenenmakers in Milau (Van Kemenade, 2007). De premies komen van werkgevers en werknemers. Verder komt 10% van de betalingen uit eigen broekzak.

Opvallend aan Frankrijk is de cultuur van eigen bijdragen. Iedereen is verplicht verzekerd, maar het bedrag aan eigen bijdrage per verrichting is zo groot dat men zich daarvoor aanvullend dient te verzekeren wil men, in geval van ziekte, niet in financiële problemen komen.

Sinds de hervormingen van Juppé in 1996 stemt het parlement ieder jaar over de maximaal toegestane stijging van de kosten. Dat is de *Objectif National de Dépenses de l'Assurance Maladie* (ONDAM).

De hervormingen van Juppé worden in 2004 gevolgd door die van Douste-Blazy. Kern daarvan is een centralisatie van de toch al gecentraliseerde structuur van slechts drie grote ziekenfondsen onder de koepel van het *Union Nationale des Caisses d' Assurance Maladie* (UNAM). Verder kwam er een instituut dat ongewenste kostenstijgingen vroegtijdig dient te signaleren (*comité d'alerte*).

Het Franse zorgsysteem was Bismarckiaans, maar krijgt zoals gezegd gaandeweg steeds meer trekken van een Beveridgesysteem. De invloed van het parlement is groter geworden. Een gedeelte van de werknemerspremie wordt sinds enige tijd via de belasting geheven als *Contribution Sociale Généralisée* (CSG).

De kenmerken en problemen van de Franse gezondheidszorg zijn samen te vatten door te wijzen op de paradox van een vrij centrale aansturing enerzijds, met daartegenover een groot respect voor de professionele vrijheid van artsen en voor de keuzevrijheid van de patiënt voor geneesmiddel en arts.

Opmerkingen

1 Frankrijk kampt met stijgende uitgaven voor de gezondheidszorg. In 2006 is dat 11% van het Bruto Nationaal Product (BNP), dat het hoogste cijfer in Europa was. Het door het parlement geaccepteerde uitgavenplafond wordt trouwens ieder jaar overschreden, zij het de laatste vijf jaar in mindere mate. In 2008 slechts met 0,5%.
2 De combinatie van een aanvullende verzekering en de terughoudendheid van mensen om die af te sluiten, kan een nieuwe vorm

van broekzakgeldbetalingen veroorzaken. Van de Franse bevolking heeft 8% geen aanvullende verzekering (Palier, 2009, p. 36 en 117).
3 Zoals gezegd is de medicijnconsumptie in Frankrijk beduidend hoger dan in andere landen. Men gebruikt drie keer zoveel antibiotica als in Duitsland en twee keer zoveel anticholesterolmedicamenten als in Engeland. Van de bevolking slikt 5-7% kalmerende middelen. De combinatie van prijsstelling van medicamenten met een liberaal beleid ten aanzien van het voorschrijfgedrag van artsen is één van de oorzaken hiervan.

Frankrijk tegen de achtergrond van de andere Bismarcksystemen in West-Europa

De overige landen met een sociaal verzekeringssysteem dat door overheidswetgeving bekrachtigd is, zijn Oostenrijk, België, Frankrijk, Duitsland, Luxemburg, Nederland en Zwitserland.
1 Kostenbeheersing is het grote probleem van bijna alle Bismarcksystemen in West-Europa. Vooral Frankrijk, Zwitserland en Duitsland besteden (in 2006) een hoog percentage van hun BNP aan gezondheidszorg (respectievelijk 11%, 10,8% en 10,6% in 2006). Uitzonderlijk laag scoort hier Luxemburg (7,3%). (Cijfers WHO).
2 Wat het aantal financiers (verzekeringsfondsen) betreft: hier zijn Frankrijk en Duitsland elkaars grote tegenspelers. Frankrijk kent drie grote ziekenfondsen, waarvan er één domineert. In Duitsland is het aantal ziekenfondsen van 1991 tot 2002 teruggegaan van 1200 naar 235. Daarnaast heeft men in Duitsland een centraal fonds ingesteld (*Gesundheitsfonds*) om de afzonderlijke ziekenfondsen te compenseren voor aangenomen cliënten met hogere risico's (*Der Spiegel*, 5-10-2009). In landen met een betrekkelijk groot aantal ziekenfondsen, zoals Zwitserland (93), België en Nederland, loopt het aantal terug. In Oostenrijk, Luxemburg en Frankrijk blijft het constant (Busse et al., 2002).
3 De mate van keuzevrijheid van de cliënt is binnen de West-Europese Bismarcksystemen variabel. In Frankrijk, Oostenrijk en Luxemburg bestaat die niet. Dit hangt samen met de exclusieve bediening door een fonds van een regio of arbeidssector. In België, Duitsland en Nederland bestaat die wel. Er is hier ruimte voor een gereguleerde marktwerking (Busse et al., 2002). In Frankrijk kan men zich wel aanvullend verzekeren bij afzonderlijke fondsen, waardoor er in dit opzicht een gereguleerde marktwerking en dus ook keuzevrijheid is ontstaan.
4 De Fransen zijn grootverbruikers van geneesmiddelen, terwijl volgens een recent artikel in de Lancet de Duitsers graag een bezoek

afleggen aan de dokter. Volgens hetzelfde artikel wil de komende coalitie in Duitsland dat verminderen (Loewenberg, 2009).

2 ZWEDEN EN DE BEVERIDGELANDEN IN WEST-EUROPA

Geschiedenis en context

De historische ontwikkeling wijkt op een essentieel punt al vroeg af van die in andere landen. We gaan dus iets verder terug in de geschiedenis. Het opvallende van de gezondheidszorg in Zweden is de gedecentraliseerde structuur ervan. De tijd dat de lagere overheden artsen in dienst hadden, dateert al van de zeventiende eeuw, en in de achttiende eeuw mochten gemeenten belasting heffen om ziekenhuizen te bouwen. De basis van het huidige Zweedse gezondheidszorgsysteem werd verder gelegd toen in de negentiende eeuw de provincies belast werden met de organisatie van de gezondheidszorg.

De wet voor een nationale verzekering werd in 1946 aangenomen en in 1955 ingevoerd. De gezondheidszorg ontwikkelde zich verder tot een rondom de ziekenhuiszorg geconcentreerd geheel, dat onder supervisie van de provincies valt (Duriez & Lequet-Slama, 1998).

Hoe zit het Zweedse zorgarrangement in elkaar?

Het Zweedse systeem heeft de kenmerken van het Beveridgemodel. Het biedt al haar burgers gratis zorg op het moment dat die geleverd moet worden. Het kenmerkt zich echter door een decentrale structuur. Deze is diep in de traditie en de geschiedenis van het land verankerd. Het Zweedse systeem is een systeem waar de overheid de inzameling, het beheer en de toewijzing van de gelden grotendeels zelf organiseert. De belangrijkste rol hierin vervullen de 21 provincies (eigenlijk gaat het hier om achttien provincies, twee regio's en een stad), die het geld inzamelen via de inkomstenbelasting. De provincieraden bestaan uit gekozen leden.

Aan het consulteren van een dokter of paramedicus, of aan een verblijf in een ziekenhuis zit een eigen bijdrage vast. Deze is echter gebonden aan een maximum van 100 euro per jaar.

Weinigen zijn particulier verzekerd. Van het geringe percentage particuliere financieringen bestaat 87,9% uit broekzakgeld. Er bestaat een Sociaal Verzekeringsfonds, dat grotendeels gefinancierd wordt door werkgevers.

De overheid financiert nagenoeg de totale som aan kosten die de gezondheidszorg nationaal met zich meebrengt (81,7%).

Drie in het oog lopende problemen waar het Zweedse systeem mee te kampen kreeg, waren de kostengroei, het ontbreken van iedere marktwerking en wachtlijsten.

Het kostenprobleem ging men te lijf met een flinke beddenreductie in de jaren 1990 van maar liefst 45%. Parallel daaraan gebeurde er iets wat in de laatste halve eeuw in Europa nauwelijks te zien is geweest. Er was een tijdelijke daling in de uitgavenstatistiek. In 1980 was het geld dat aan de gezondheidszorg werd besteed 8,8% van het Bruto Nationaal Product. In 1990 werd dit 8,2%. In 2000 kwam het weer op 8,4% en in 2006 is het 9,2% (cijfers OESO 2008). Deze daling van 8,8% naar 8,2 % en de daaropvolgende geringe groei, met slechts 0,2% naar 8,4, is tamelijk uitzonderlijk.

Opmerkingen

1 In tegenstelling tot de meeste West-Europese landen bleek Zweden in staat tot een tijdelijke stabilisering van het uitgavenpatroon.
2 Om de marktwerking te stimuleren, zijn stappen gezet om te komen tot een interne markt binnen het nationale systeem. Dat betekent functionele opsplitsing van de voorheen samenvallende rollen van zorginkoper en zorgaanbieder (Van Kemenade, 1997 p. 146).
3 De wachtlijstproblematiek werd aangepakt door een regeling waarin maximale wachttijden werden afgesproken.
4 Ook op nationaal niveau werd geprobeerd de wachtlijstproblematiek klein te krijgen. Een website werd geopend met een soort verkeersinformatiedienst over wachtlijsten. Hierop konden mensen zien hoe groot de wachtlijsten waren voor een bepaalde diagnose in de landelijke ziekenhuizen (Coulter & Magee, 2003).

Zweden en andere Beveridgelanden

1 De Beveridgelanden, ofwel de landen waarin de gezondheidszorg door belastinggelden wordt gefinancierd, waren tot voor 1975 het Verenigd Koninkrijk, Noorwegen, Zweden en Denemarken. Later voegden Italië, Portugal, Griekenland en Spanje zich hieraan toe.
2 Om de bureaucratische neveneffecten te corrigeren, wordt evenals in Zweden in andere Beveridgelanden marktwerking nagestreefd. Een belangrijk instrument is de genoemde politiek van *purchaser-provider split* (de politiek die zorgt voor scheiding van de functie van zorgfinancier en zorgaanbieder).
3 Het beteugelen van de kosten is in de landen met een belastingsysteem minder problematisch. Het hoogste percentage uitgaven in termen van het Bruto Nationaal Product heeft in 2006 Denemarken (9,5%). Het laagste is dat van Spanje (8,5%).
4 Sprekende voorbeelden van effectief optreden van de overheid was de bezuinigingsoperatie van Zweden. Datzelfde kan gezegd worden van de politieke ingreep van Blair in 2000. De politiek van *purcha-*

ser-provider split van Thatcher van 1991 was voor het wegwerken van de wachtlijsten in Engeland tot dan toe niet erg effectief gebleken. Blair lanceerde ter bestrijding van dit beruchte bureaucratische neveneffect een plan ter vergroting van het aanbod in de zorg en verhoogde daartoe de belastingen. Daardoor ontstond er tussen 2000 en 2005 een verdubbeling van het National Health System (NHS)budget (Palier, 2009, p. 81). Sturing en bijsturing in welke richting dan ook blijkt in een Nationaal Gezondheidszorgsysteem dus beter te lukken.

3 POLEN EN DE TRANSFORMATIE VAN DE SEMASHKO STELSELS IN HET VOORMALIGE OOST-EUROPA

Historie en context

In Polen worden na de Eerste Wereldoorlog de eerste stappen gezet in de richting van een gezondheidszorgsysteem. Het was bedoeld voor mensen in loondienst. In aanzet zou het de structuur van een Sociaal Verzekeringsstelsel krijgen (Bismarck). Dit verzekeringssysteem bediende 7% van de bevolking (Karski & Koronkiewicz, 1999). De machtsovername van het communisme betekende nationalisatie en centralisatie. Dat gold ook voor de gezondheidszorg.

Centraal beheer en gecentraliseerde planning waren de belangrijkste instrumenten tot inzameling, sturing en toedeling van gelden. Deze toedeling vond plaats op basis van capaciteitscriteria. De centrale parameter was het aantal bedden, en het aantal medici en verpleegkundigen dat naar rato van deze beddencapaciteit noodzakelijk geacht werd. Andere parameters voor het vaststellen van de zorgvraag en van efficiency waren minder van belang. Een en ander heeft tot gevolg gehad dat in Polen, en ook in de andere landen van het Semashkoregime, een systeem kon ontstaan dat zich kenmerkte door overcapaciteit en medicalisering. Opvallend was daarbij de zeer geringe salariëring van de artsen.

Het veld van ambulante zorg kon nauwelijks tot ontwikkeling komen. De meeste direct toegankelijke zorg werd geleverd in poliklinieken door een team. Belangrijke disciplines in een dergelijk team waren de kinderarts, de internist en de gynaecoloog. De gezondheidszorg werd op drie niveaus georganiseerd. Dat wil zeggen centrale planning en organisatie op het niveau van de overheid. Op regionaal niveau daaronder vormden de Voivodschappen en op een nog kleinschaliger niveau de zogenaamde *Zespol Opieki Zdrowotnej's* (ZOZ) de bestuurlijke basis voor zorgvoorziening. Het Poolse zorgsysteem heeft zich na de val van het communisme in de richting van een Bismarcksysteem bewogen.

Tien jaar na de val van het communisme krijgt Polen officieel een Sociaal Verzekeringssysteem en in 2003 een nationaal ziekenfonds.

Hoe ziet het zorgarrangement in Polen eruit?
In het Poolse systeem zijn de resten van het Semashko nog aanwezig. Dat betekent gedeeltelijke overheidsfinanciering en overheidssturing. De vernieuwingen in Polen kwamen wat later op gang dan in bijvoorbeeld Hongarije.
In 1999 is er echter een voor ieder verplicht Sociaal Verzekeringssysteem ingevoerd, dat in 2006 58% van de uitgaven aan gezondheidszorg voor zijn rekening nam. Dit systeem kent een structuur van regionale decentralisatie naar zeventien ziekenfondsen. In 2003 krijgt Polen daarnaast een nationaal ziekenfonds. Via de overheid vloeien er nog steeds gelden naar voorzieningen in de randvoorwaardelijke sfeer, zoals scholing, apparatuur, onderhoud enzovoort. Op de totale som aan betalingsverrichtingen in ruil voor medische en verpleegkundige diensten is 24,4% broekzakgeld.
De organisatie van het Sociale Verzekeringssysteem heeft in Polen terrein gewonnen. Aansturing en allocatie gebeurt nu meer op grond van efficiency en zorgbehoefte dan op capaciteit. Op twee punten wordt daarbij met het verleden gebroken. Er wordt daarbij gebruikgemaakt van marktprikkels. De loskoppeling van zorgfinanciering en zorgaanbod is ook in Polen ingevoerd (*purchaser-provider split*). Dit gebeurde in 1995. Zorgaanbieders krijgen dan de mogelijkheid hun instelling zelfstandig te beheren en te besturen. Zij kunnen daarnaast zelfstandig contracten afsluiten met hun financiers (Karski & Koronkiewicz, 1999). Verder worden zorgaanbieders aangespoord financieel zelfstandig te opereren. Daarmee stimuleert men hen tot de rol van zelfstandig contractant, die goed past in de politiek van *purchaser-provider split*.

Opmerkingen
1 Het systeem in Polen is wel voor iedereen toegankelijk, maar biedt niet alles aan.
2 In Polen is op decentraal niveau marktwerking geïntroduceerd tussen ziekenfondsen en zorgaanbieders. Het verzorgingsgebied van de ziekenfondsen is aan de zeventien regio's van Polen gebonden. Concurrentie tussen de ziekenfondsen, zoals in sommige West-Europese systemen, bestaat hierdoor in Polen niet.
3 Binnen het kader van de politiek van *purchaser-provider split* is een systeem van contracteren tussen financier en aanbieder op basis van prestatiecriteria mogelijk geworden.

4 Het hoge percentage broekzakbetalingen maakt het vooralsnog moeilijk om van een volwaardig zorgsysteem te spreken.

De ontwikkeling in andere Oostbloklanden

1 Zo goed als alle landen met een Semashkoverleden zetten koers in de richting van een Sociaal Verzekeringsmodel. Dit is opmerkelijk. Wetenschappelijk uitsluitsel over welk systeem in de gegeven omstandigheden beter zou zijn, is er niet. Afkeer van de overheidsmacht heeft in dezen waarschijnlijk de doorslag gegeven. Een opmerkelijke verschuiving in het zorgaanbod is de introductie van de huisarts en het grotere accent op primaire zorgvoorziening (Rechel & McKee, 2009).
2 Preker en collega's onderscheiden echter verschillende snelheden in die ontwikkelingen (Preker et al., 2003). Zij onderscheiden drie categorieën. Er zijn landen met een snelle start, waaronder Slovenië en Hongarije. Daarnaast zijn er landen waarin de veranderingen later op gang kwamen. Daaronder vallen Polen en Roemenië. In een laatste groep van landen, deel uitmakend van de voormalige Sovjet-Unie, waaronder Georgië en Azerbeidzjan, trad door een wankele economie stagnatie op in de ontwikkeling van de gezondheidszorg.
3 In alle landen van het voormalige Oostblok was het percentage broekzakbetalingen de eerste acht jaar na de omwenteling hoog. Waar de veranderingen het snelst van start gingen, was dit cijfer het minst ongunstig. Dat wil zeggen dat in Slovenië en Hongarije het percentage lager was dan in Polen en Roemenië. In Georgië en Azerbeidzjan was het het hoogst (Preker et al., 2003).

4 DE VERENIGDE STATEN EN CANADA
Geschiedenis en context

'*I am not the first President to take up this cause. But I am determined to be the last.*' Dat is een zinsnede uit de speech die Barack Obama onlangs hield voor het Amerikaanse congres over de ziektekostenverzekering. Het jaartal dat er een nationaal ziektekostensysteem in de Verenigde Staten tot stand kwam, kunnen we hier dus nog niet geven. Er bestaat een redelijk aantal los van elkaar functionerende zorgsystemen. Allereerst volgt hier in het kort de voorgeschiedenis.

De crisis van 1929 was volgens De Swaan de grote aanjager voor het initiatief om een Sociaal Zekerheidsstelsel tot stand te brengen (De Swaan, 1989). Hij verbindt daaraan de naam van Roosevelt. Een geschiedenis van gespreide en zeer gevarieerde acties en bemoeienissen, daterend van eind negentiende eeuw, ging daaraan vooraf. De wisseling van argumenten in die discussie was fel en zij is dat tot de dag van vandaag gebleven. Het nationale stelsel kwam er niet, de overheid blijft op grote afstand. In het geliberaliseerde maatschappelijk spanningsveld van menselijke kwetsbaarheid en economisch belang gaan de ontwikkelingen verder.

Als na de Tweede Wereldoorlog de economie te maken krijgt met een overspannen arbeidsmarkt, werven de bedrijven met concurrerende arbeidsvoorwaarden om nieuw personeel. In dat kader bood men ziektekostenverzekeringen aan. Doordat de bijdragen van werkgevers niet tot het belastbaar inkomen van de werknemers werden gerekend, kreeg dit systeem van ziektekostenverzekering een flinke fiscale duw in de rug.

Daarnaast zijn er de door de overheid geregelde vangnetconstructies. In 1956 voerde President Johnson *Medicare* in. Deze voorziening is voor ouderen bestemd. Van Johnson is eveneens het voor de armen bedoelde verzekeringsplan *Medicaid* (Krugman &Wells, 2006).

Op zoek naar ideeën ter bestrijding van de crisis in de gezondheidszorg komt Nixon het idee van *Health Maintenance Organizions* (HMO) ter ore (Kingdon, 2003). Dit zijn organisaties met financiële fondsen en zorgaanbieders onder een dak. De wet op de *Health Maintenance Organizations* het jaar daarop is het directe gevolg.

In 1993 deed Clinton een poging tot de invoering van een stelsel dat grotendeels op werkgeversarrangementen stoelde. Zijn poging had geen succes.

Op dit moment ligt het Obama-plan voor. De belangrijkste ingrediënten zijn: kostendekking voor ieder ongeacht het risicoprofiel en een door de overheid gereguleerde afstemming van de basiselementen van het particuliere zorgsysteem en *Medicaid*.

We mogen in verband met de voorlaatste paragraaf over de prioriteit van gezondheidszorgsystemen dit gedeelte niet beëindigen zonder te wijzen op het historisch fenomeen dat in het land van burgerrechtbeweging en succesvolle pressiegroepen het probleem van rond de 15% onverzekerden kan blijven bestaan (Hoffman, 2003).

Hoe ziet het zorgarrangement in de Verenigde Staten eruit?

Van de totale uitgaven voor de gezondheidszorg zijn in 2006 de kosten van de overheid 45,8% van het totaal. De particuliere sector neemt dus 54,2% voor zijn rekening. Van dit laatste percentage bestaat wederom 23,5% uit broekzakgeld.

In de Verenigde Staten is er geen nationaal zorgarrangement. Een korte typering kan wel gegeven worden. De kernactiviteit van het verzekeren vindt plaats in de particuliere sector. In 2006 is het percentage van de mensen met één of andere vorm van particuliere verzekering

67,9%. Hierbij valt het grote percentage mensen op dat een door de werkgever gearrangeerd verzekeringspakket heeft. Dat is 59,7% van de bevolking.

In het particuliere verzekeringscircuit heeft het concept *managed care* zijn intrede gedaan. Dit is een verzekeringsconcept waarbij de kring van verzekerden zorg aangeboden krijgt van eigen zorgaanbieders. Deze zijn door de organisatie geselecteerd op kosteneffectiviteit. De twee belangrijkste vormen van *managed care* zijn: *Health Maintenance Organization* en *Preferred Provider Organizations*.

De overheid zorgt met de programma's *Medicare* en *Medicaid* voor een vangnet. *Medicare* is een programma voor de ouderen. *Medicaid* is er ten behoeve van de armen. *Medicaid* en *Medicare* bedienen respectievelijk 13,6% en 12,9% van de bevolking. Dan is er nog een afzonderlijk, eveneens door de overheid georganiseerd, segment voor militairen dat een percentage van 3,6% verzekert. Er zit een overlap tussen deze categorieën (DeNavas-Walt et al., 2007).

Opmerkingen

Het stelsel in de Verenigde Staten kent vele problemen.

1 De gezondheidszorg in de Verenigde de Staten is het duurste in de gehele wereld. In 2006 is dat 15,3% van het bruto nationaal product. Daarnaast scoort de gezondheidszorg in de Verenigde Staten laag op de criteria betaalbaarheid, toegankelijkheid en billijkheid.
2 De gezondheidszorg is inefficiënt. Dat probleem komt hierop neer: de kosten zijn de hoogste in de westerse wereld, terwijl de gezondheidswinst in termen van levensverwachting en kindersterfte beneden het westerse gemiddelde liggen.
3 Een percentage van 15,8% aan niet-verzekerden in combinatie met broekzakgeld van 23,5% op het totaal aan privébetalingen staat op gespannen voet met internationale standaarden.
4 Gevreesd wordt dat door de stijging van de kosten de belasting van het particuliere verzekeringscircuit te zwaar zal worden en dat veel patiënten aangewezen zullen zijn op het vangnet van de overheid.
5 Dit neemt niet weg dat veel in de VS gegenereerde concepten hun weg in de circulatie van ideeën en praktijken over de wereld hebben gevonden. Het is één van de paradoxen van de gezondheidszorg. Het land dat veel uitbranders krijgt voor de inefficiëntie van zijn systeem op macroniveau, levert het meest succesvolle instrument op meso-niveau. Het concept van *Diagnose Gerelateerde Behandeling Combinaties*, dat in 1983 in *Medicare* ingevoerd werd, vond zijn weg in alle stelsels over de gehele wereld.

Vergelijking met Canada

Canada grenst aan de Verenigde Staten. In de discussie over de toekomst van gezondheidszorgstelsels zijn beide ook ideologische buurlanden. In de discussie over de plannen van Clinton voor een verzekeringsstelsel, vormde Canada al naar gelang de positie van de zich fel teweer stellende discussianten een positief of een negatief referentiesysteem.

Hier is een gezondheidszorgsysteem dat in meerdere opzichte tegengesteld is aan het Amerikaanse:

1. Canada heeft een nationaal verzekeringssysteem dat iedereen verzekert van een basispakket. Anders dan in de Verenigde Staten ligt de basisactiviteit bij de overheid. De overheid nam in 2006 70,4% van de totale uitgaven voor de gezondheidszorg voor haar rekening.
2. In het segment van particuliere bestedingen (29,6% van de uitgaven) wordt de totale som in 2006 opgedeeld tussen broekzakbetalingen (49%) en aanvullende verzekeringen (51%). Het broekzakgeld vindt hier plaats in de marge van wat door het basispakket aan iedereen geleverd wordt.
3. Het systeem van Canada is gedecentraliseerd. Gedecentraliseerde bestuurseenheden zijn verantwoordelijk voor de financiering en het niveau van verrichtingen in de gezondheidszorg.

5 BRAZILIË TEGEN DE ACHTERGROND VAN DE LATIJNS-AMERIKAANSE PROBLEMATIEK

Geschiedenis en context

Brazilië werd in 1822 onafhankelijk van Portugal. Dat was het begin van een nieuwe periode. De erfenis van de voorafgaande tijd namen ze mee en die bestond uit armoede, ongelijkheid en een autoritaire gezagsstructuur. Tussen de twee wereldoorlogen ontstonden er bedrijfsfondsen naar het model van Bismarck die werknemers met een formeel arbeidscontract verzekerden. Ook hier was er dus aanvankelijk een systeem met een exclusieve kostendekking voor mensen met een officiële werknemersstatus en dat anderen uitsluit.

Tussen 1964 en 1984 stond Brazilië onder het bewind van een militaire junta. Dat betekende een institutionele centralisatie van de fondsenstructuur. De dictatuur zag ook het belang van uitbreiding van de kring van verzekerden.

Vier jaar na de val van de junta krijgt Brazilië een nieuwe grondwet. Het land kent verder een federale staatsvorm. Brazilië bestaat uit 26 staten en een federaal district met de hoofdstad Brasilia. Deze bestuurlijke structuur zal in Brazilië mede als inbedding voor het zeer gedecentraliseerde zorgsysteem dienen. Het recht op gezondheidszorg voor iedereen was in de grondwet vastgelegd en vormde de basis voor een nieuw nationaal zorgsysteem: het *Sistema Unico de Saúde* (SUS). In beginsel betekende dit systeem, dat in principe niemand uitsluit, een breuk met het hieraan voorafgaande Bismarckontwerp.

Hoe ziet het Braziliaans zorgarrangement eruit?

Het zorgsysteem van Brazilië kun je een staatssysteem noemen. Sommigen noemen het een gemengd systeem, omdat in de jaren 1980 de private sector aanzienlijk is geworden en zich ten dele met de publieke sector heeft gemengd.

In 2006 wordt 7,5% van het BNP aan gezondheidszorg besteed. Hiervan neemt de overheid 47,9% voor haar rekening. Deze gelden worden grotendeels centraal maar ook decentraal geïnd. Er is op dit punt dus een parallel met het Zweedse systeem.

Het overige deel van de financiering komt uit particuliere bronnen. In 2006 is dat dus 52,1%, waarvan 63,8% broekzakgeld is en 33,8% voor de rekening van particuliere verzekeringsondernemingen komt. Ook hier is de mogelijkheid tot lidmaatschap afhankelijk van het hebben van werk.

Wat de toedeling van middelen door de overheid betreft: een groot gedeelte van de centrale overheidsgelden gaat naar de lagere overheden. Zij hebben de verantwoordelijkheid voor de organisatie van met name de basiszorg en van preventie op lager niveau. Lagere overheden zijn hier verantwoordelijk voor de toegankelijkheid en participatie van de bevolking. De door de overheid gefinancierde zorg wordt gratis gegeven.

Wat de ziekenhuiszorg betreft: het grootste percentage van de ziekenhuiscapaciteit is in particuliere handen (65% van de ziekenhuizen in 2002). De overheid heeft dus een deel van de ziekenhuizen in bezit en sluit daarnaast op decentraal niveau met particuliere ziekenhuizen contracten af (Giovanella & Souza Porto, 2004). Iedereen heeft, wettelijk gezien, recht op toegang tot deze instellingen.

Ook in de jaren 1990 heeft in Brazilië een terugtredende overheid en een politiek van liberalisering ruimte gegeven aan het particuliere initiatief in de gezondheidszorg. Aldus ontstond een nieuw segment met een eigen marktwerking. In Brazilië, zoals in andere landen (India en China), betekent dit een ondermijning van het principe van gelijkheid van behandeling. Geld, professionele expertise en behandelcapaciteit komt dankzij de versterkte markpositie van particuliere verzekeraars weer meer ten goede aan de welgestelden.

Opmerkingen

1 De belangrijkste verworvenheid van de Braziliaanse gezondheidszorg is de erkenning van het recht op gezondheidszorg en de beleidsinspanningen die daartoe geleverd zijn.
2 Een terugtredende overheid schept ruimte voor het particulier initiatief, met het nadelig effect dat het principe van gelijke behandeling onder druk staat.
3 In de laagste inkomensgroepen betaalt men het meeste broekzakgeld (6,8% van het gezinsbudget). Van dit geld wordt, wederom in de laagste inkomensgroepen, 82,5% aan medicijnen besteed (Ugá & Santos, 2007).
4 Op het niveau van de primaire gezondheidszorg is gelijke toegang en vooral gelijke behandeling beter gerealiseerd dan op het niveau van de ziekenhuiszorg.
5 De decentralisering is op positieve wijze van invloed geweest op de bestrijding van aids.
6 Verder kent ook Brazilië een geografie van gezondheid en ongezondheid. De kansen op goede zorg verschillen per deelstaat.

Vergelijking met overige landen in Latijns-Amerika

1 Met Brazilië behoorden Argentinië, Chili, Costa Rica, Cuba en Uruguay tot de eerste landen die in de jaren dertig van de vorige eeuw een Sociaal Verzekeringssysteem introduceerden. Tussen 1940 en 1950 volgden Bolivia, Colombia, Ecuador, Mexico, Panama, Peru en Venezuela.
2 Met uitzondering van Brazilië, Cuba en de Caraïben kun je de zorgsystemen in Latijns-Amerika in aanzet als Bismarcksysteem typeren. In een Bismarcksysteem is er echter het probleem hoe de kring van verzekerden van in loondienst werkenden uit te breiden naar iedereen. In Latijns-Amerika is dat probleem bijzonder groot.
3 Carmelo Mesa-Lago schreef een studie van wat er de laatste vijftien jaar in Latijns-Amerika op het gebied van verzekering tegen ziektekosten en van oudedagsvoorzieningen plaatsvond (Mesa-Lago, 2008). Uit deze studie blijkt een duidelijke relatie tussen steeds meer in omvang toenemende informele arbeidsparticipatie en een geringer wordende verzekerbaarheid in Latijns-Amerika.
4 Een aantal landen boekt resultaten bij hun pogingen om de risicodekking naar zo veel mogelijk mensen uit te breiden. Colombia ondersteunt met een project van *empowerment* de keuze van zorgverzekeraars (Plaza et al., 2001). Chili en Costa Rica hebben een hoge risicodekking weten te realiseren (90% en 80%). Ook de gunstige

cijfers van de gezondheidszorg in Cuba, politiek omstreden als het is, trekken de aandacht[5] (Vos & Van der Stuyft, 2009).

6 PROFIEL VAN INDIA IN VERGELIJKING MET BUURLAND CHINA

Geschiedenis en context

Een blik op India laat tegelijkertijd grote armoede en rijkdom zien. Er is medisch-technologische topkwaliteit beschikbaar voor diegenen uit binnen- en buitenland die het betalen kunnen. Maar er is ook het schrijnend onvermogen van velen om zich te organiseren tegen de rampzalige coalitie van armoede en ziekte.

Het begon echter allemaal anders. De dag van de onafhankelijkheid, 15 augustus 1947, betekende voor India een nieuwe periode van opbouw. Het in 1946 van regeringswege uitgebrachte rapport van de Bhore-commissie sprak duidelijke taal over de toekomst van de gezondheidszorg. Het recht op gezondheidszorg voor iedereen werd erkend. Preventie en de bestrijding van besmettelijke ziekten zouden alle aandacht moeten krijgen. *Primary care* en toegankelijke zorg voor iedereen stonden bovenaan de agenda.

Van overheidswege werd een gezondheidszorgsysteem opgezet, bestaande uit drie niveaus, met aan de basis een groot netwerk aan *Primary Health Centers* (PHC's). Daarboven centra voor de maatschappelijke gezondheidszorg en daar weer boven ziekenhuizen.

De jaren 1980 en 1990 betekenden ook in India, onder invloed van de Wereldbank en het Internationaal Monetaire Fonds, een ommekeer. In India verslechterde de zorg in de overheidsinstellingen door onderfinanciering. Terwijl financiering en zorg in de private sector een enorme vlucht namen. Overheidsinstellingen gaat men vanwege de slechte zorgkwaliteit mijden. Tegelijkertijd vindt 70% van alle betalingen als broekzakgeldplaats in een omgeving waar 70% van particuliere ziekenhuizen de dienst uitmaken en waar artsen per verrichting worden betaald (Ma & Sood, 2008). Epidemisch is de situatie hoogst complex. Ziekten van vroeger, zoals de cholera, zijn terug van weggeweest. Daarnaast vormen, evenals in Afrika, aids en de groeiende prevalentie van niet-overdraagbare ziekten een nieuwe bedreiging.

In een land dat zich als medisch toeristengebied heeft kunnen ontwikkelen en waarin hoogwaardige gezondheidszorg ten goede komt aan zeer weinigen, is het grote aantal mensen dat de noodzakelijke zorg

---

5 President James Wolfensohn Monday van de World Bank. 'Cuba has done a great job on education and health. They have done a good job, and it does not embarrass me to admit it.'

met grote financiële gevolgen moet bekopen één van de meest in het oog springende problemen. Ten gevolge van de hoge kosten zou 24% van de mensen die in het ziekenhuis werden opgenomen onder de armoedegrens terechtgekomen zijn (Devadason 2004). Daarbij zou het ieder jaar om zo'n twintig miljoen mensen gaan. Het belangrijkste symptoom van de economische epidemie vormen de betalingen uit eigen broekzak.

Hoe ziet het zorgarrangement in India eruit?

In 2006 wordt 3,6% van het Bruto Nationaal Product aan de gezondheidszorg besteed. Dit is minder dan in 2000, waarin het 4,3% was. Hiervan neemt de overheid 25,0% voor haar rekening. De particuliere bestedingen beslaan dus 75% van de totale uigaven. Van de particuliere bestedingen is 91,4% broekzakgeld. Slechts een zeer klein percentage hiervan komt voor rekening van particuliere verzekeringssystemen. Gezien hun inkomen kunnen zich daartoe slechts weinigen toegang verschaffen.

De grootste geldstroom in de richting van zorgaanbieders wordt dus gevormd door betalingen uit eigen broekzak. De schattingen van het percentage van deze uitgaven lopen uiteen, maar geen enkele schatting zit onder de 68%.

Naast de grote problemen zijn er ook de perspectieven van *Best Practices* op kleine schaal. Daaronder mogen vooralsnog de projecten *Regionale Ziektekostenverzekering* (*Community Health Insurance*) gerekend worden. In een studie over *Regionale Ziektekostenverzekering* wordt ook wat betreft India gewezen op de verwantschap tussen dit verzekeringsarrangement en de Onderlinges uit de tijd van de Industriële Revolutie, waarover we eerder al spraken (paragraaf 6.4). Bij *Regionale Ziektekostenverzekering* gaat het over risicodeling en fondsvorming op kleine schaal. Doelstellingen zijn de toegang tot de zorgvoorzieningen te verbeteren en mensen te beschermen tegen financiële rampspoed ten gevolge van kostbare medische ingrepen.

Opmerkingen

1 Van fondsvorming op basis van risicodeling en risicodekking is in India in geringe mate sprake. Vanuit de gezichtshoek van ziektekostenverzekering voor iedereen heeft de marktwerking een contraproductief karakter. Aan de vraagzijde staat het ontelbaar aantal mensen dat uit eigen zak betaalt. Aan de aanbodzijde staat een capaciteit die grotendeels in particuliere handen is en waar de betaling op basis van verrichtingen geschiedt.

2 Dit heeft twee nadelen. In eerste plaats vindt er veel te weinig risicodeling en risicodekking plaats. Er is geen ruimte voor fondsvorming. Verder kan er geen sprake zijn van aansturing, allocatie en toetsing op kwaliteit en efficiëntie. De zorgvoorzieningen bewegen zich zodoende binnen de smalle marge van een eenzijdig op het curatieve gerichte zorgpraktijk en van aansturing op efficiency is geen sprake.
3 Het is gerechtvaardigd *Regionale Ziektekostenverzekeringen* als *Best Practices* te beschouwen en als zodanig te ondersteunen (Devadasan, 2004 en 2006). Niet alleen de ervaringen in India maar ook de in Afrika opgedane ervaringen ondersteunen dit. In de paragraaf over Zuid-Afrika komen we daarop terug.

India en China
India is het land met de langstdurende, ononderbroken reeks van eerlijke vrije verkiezingen in de derde wereld; China is het land met de oudste en langst voortdurende dictatuur (Hobsbawm, 2009). Ondanks de grote tegenstellingen is een vergelijking van de gezondheidsstelsels van deze landen zeer wel mogelijk.
1 Soms is een verwijzing naar het demografisch profiel van belang. China is met zijn 1,3 miljard inwoners het land met de meeste inwoners. India komt met iets meer dan 1 miljard inwoners op de tweede plaats. Met nadruk profileren beide landen zich op de moderniseringsmarkt.
2 Evenals in India bracht de centrale overheid in China een redelijk functionerend arrangement van gezondheidszorgvoorzieningen op de been, met als resultaat een aantoonbare verbetering van de algehele gezondheid. Vanaf de jaren 1980 werd er, onder weliswaar strikte voorwaarden, een abrupte vorm van privatisering ingezet. De bijdrage van de overheid nam af en het percentage broekzakbetalingen steeg naar 56%. Vast salaris werd omgezet in betaling per verrichting (Blumenthal & Hsiao, 2005). Een prijsbeperking voor geneesmiddelen veroorzaakte een toename van geneesmiddelen, die voor een belangrijk gedeelte op de zwarte markt verhandeld werden (Ma & Sood, 2008).
3 In 2006 besteedde China 4,5% van zijn BNP aan gezondheidszorg. Daarvan is 40,7% overheidsuitgaven en 59,3% particulier. Van dat laatste percentage komt 83,1% uit eigen broekzak. Deze cijfers zijn gunstiger dan die van India. Een verschil met India is dat ziekenhuizen in overheidshanden zijn. Slechts een klein gedeelte van de professionals is voor eigen rekening gaan werken. De perspectieven op aansturing lijken hier beter dan in India. Ook China is toe aan

een wederopbouw van zijn gezondheidszorgsysteem (Hu, Shanlian et al., 2008).
4 Grotere overheidsinvloed en financiële ruimte om de recente stijging van het aantal verzekerden door te zetten en de perverse marktwerking van broekzakgeld op basis van *betaling per verrichting* te corrigeren, kunnen in China perspectief bieden.

Over de overige Aziatische landen is in zijn algemeenheid weinig te zeggen. Het beeld is daarvoor te divers. Op het punt van risicodekking voor allen is het tegenover India gelegen Sri Lanka een succesverhaal. Datzelfde geldt voor Taiwan. Bijzonder aandacht verdient Japan, dat met Engeland een van de goedkoopste systemen heeft. Tegelijkertijd scoort het hoog wat de algemene gezondheidstoestand van de bevolking betreft.

7 VERZOENING EN HERSTELWERKZAAMHEDEN: ZUID-AFRIKA TEGEN DE ACHTERGROND VAN DE ONTWIKKELINGEN IN AFRIKA

De voorgeschiedenis van apartheid

De laatste bespreking in deze reeks van gezondheidssystemen gaat over Zuid-Afrika. De opzet is iets anders dan bij de overige gezondheidssystemen. Evenals in de Verenigde Staten wordt in Zuid-Afrika de politieke discussie over het toekomstige zorgsysteem intensief gevoerd. In 1944 deed de commissie Gluckman het voorstel voor een op belastingen stoelend Nationaal Gezondheidszorgsysteem voor:

> ... alle bevolkingsgroepen van dit land in overeenstemming met hun behoeftes en in overeenstemming met hun financiële middelen.
>
> Kautzky & Tollman, 2008.

Het voorstel zou geen genade vinden bij het apartheidssysteem dat vier jaar later aan de macht komt.
Inzicht in apartheid is nodig om de discussie over de opbouw van het toekomstige gezondheidszorgsysteem in Afrika te begrijpen. Aan een goed gezondheidszorgsysteem ligt de fundamentele notie van rechtvaardigheid ten grondslag. De meest expliciete en fundamentele tegenhanger hiervan was nu juist de apartheid; die had ook zijn impact op de gezondheidszorg. De zeer specifieke opvattingen over *Public Health* in Zuid-Afrika leverden het organisatorisch model voor raciale segregatie. Vandaar deze iets andere en uitgebreidere beschrijving.

Kortheid en bondigheid enerzijds, en precisie anderzijds zijn daarbij het devies. In de woorden van Nelson Mandela ging het bij apartheid om een nieuw woord, maar tevens om een oud idee (Mandela, 2009, p. 127).

De voorgeschiedenis begint als in 1647 de Verenigde Oost-Indische Compagnie onder leiding van Jan van Riebeeck voet aan wal zet op de Kaap. De bedoeling was de organisatie van een pleisterplaats te voorzien op de lange route van Amsterdam naar Batavia. Na vijf jaar werden mensen in dienst van de VOC vrijgesteld voor het boerenbedrijf in het Kaapgebied. Dit om de post van de VOC beter te kunnen bevoorraden. Deze boeren kregen van de VOC toestemming om slaven te houden. Deze werden aangevoerd uit overige delen van Afrika en Azië, maar ook de autochtone bevolking werd aan slavendienst onderworpen. Aan de boerenbevolking voegden zich uit Frankrijk verdreven en naar Nederland gevluchte Hugenoten en Duitsers toe, die in dienst van de VOC traden. Tot een van de nazaten van de tweede groep behoorde Paul Kruger, de naamgever van de huidige munteenheid en van het nationale park. Wat al deze groepen ging binden, was een calvinistische ideologie. In haar zeer specifieke vorm kreeg deze grote invloed op de ontwikkelingen in Zuid-Afrika. De boeren ontwikkelden ook een eigen taal: het aan het Nederlands verwante Zuid-Afrikaans. Het onheilspellende woord apartheid vond in deze taal zijn oorsprong. In 1976 was de verplichte invoering van deze taal de aanleiding voor de Soweto-opstand.

In de periode van 1795 tot 1814 veroverden de Engelsen ten tijde van de napoleontische oorlogen, toen Nederland aan de zijde stond van de Fransen, de Kaap. Met de VOC was het toen al gebeurd, maar de door hen aangestelde boeren hadden op de Kaap een bestaan opgebouwd. Voor dit betoog is het van belang dat de Engelsen een slechte verhouding ontwikkelden met de boeren. De boeren verweten hen bemoeizucht. Het was volgens Meredith met name de afschaffing van de slavernij in 1834 waarmee zij de boeren tegen zich in het harnas joegen. Het plaatsen op voet van gelijkheid van de zwarte bevolking met blanke christenen beschouwden ze *contrary to the laws of God and the natural distinction of race and religion* (Meredith, 2007 p. 4). De boeren of trekboeren, zoals ze toen al genoemd werden, hadden de blik al naar elders gewend en maakten zich op voor wat in Zuid-Afrika *De Grote trek* genoemd is. Zij werden een volk met een voorbestemming, roeping en uiteindelijk ook een beloofde land. Hun tocht is in hun herinnering blijven hangen als een Exodus met een letterlijk transcendent karakter. Het eindpunt was immers Transvaal: een gebied dat zijn naam aan de oversteek van de rivier de Vaal te danken had. Men trok naar het Westen. Men trok naar het Noorden. Voortdurend bedreigd door de autochtone zwarte bevolking, meende men de afloop aan de tussenkomst van God te danken te hebben. De dag van de gewonnen slag in 1838 tegen de Zoeloes bij de Bloedrivier werd een nationale herdenkingsdag: de Nationale Geloftedag. Het beloofde en verkregen land mocht men nooit meer prijsgeven. Dat zou de zwarte bevolking tot haar grote schade en de witte bevolking tot haar grote schande ondervinden: een belangrijk ideologisch fundament voor de latere apartheid werd hier gelegd. Meteen na de afschaffing van de apartheid werd de Nationale Geloftedag trouwens omgedoopt tot Nationale Verzoendag.

Terug naar de Kaap en de Engelsen. Slavernij en exclusieve religieuze uitverkorenheid leverden de mentale bouwstenen voor apartheid. Het organisatorische schema voor de uitvoering had een andere origine. Dat was de retoriek over besmettelijke ziekten die zich vanaf 1870 in Zuid-Afrika ontwikkelde. Gelijkstelling van armoede, ziekte en ras stond daarin centraal. De angst voor cholera, pokken en pest gaf voedsel aan de eerste pogingen tot raciale isolering. Swanson noemt Transvaal, Durban en Natal. Besmettelijke ziekten hebben Zuid-Afrika gedurende zijn hele geschiedenis geteisterd en epidemieën voedden angsten en collectieve fantasieën. In de Engelse Kaapkolonie had dit op het einde van de negentiende en het begin van de twintigste eeuw een politiek ten gevolge die raciale segregatie in het belang van een wel zeer specifieke opvatting van *Public Health* of openbare gezondheid rechtvaardigde. Centraal daarin stond de raciale interpretatie van epidemieën. Het fenomeen werd door Swanson het *Sanitation Syndrome* genoemd (Swanson, 1977). De maatregel die erop werd gebaseerd, was die van het *cordon sanitaire*. Dat betekende dat de mogelijke dragers van besmetting collectief in quarantaine werden gezet. Gezien de gelijkstelling van ras en besmettingshaard werden de zwarte bevolkingsdelen van deze politiek het slachtoffer. De pokkenepidemie was voor de Engelsen in 1883 in de Kaapkolonie aanleiding voor de invoering van de *Public Health Act*. Deze maakte maatregelen mogelijk. Tijdens de periode van de builenpest in 1901 werden deze ook metterdaad ingevoerd. Dat betekende de verplaatsing van 7000 mensen van de zwarte bevolking naar het buiten de stad gelegen Uitvlugt. Dit was de programmatische stap in de richting van het programma apartheid. Wetgeving in heel Zuid-Afrika die daarop volgde, toont ondanks grote diversiteit een welhaast uniform onderliggend patroon: zwarte of gekleurde mensen worden enkel op grond van hun ras als potentiële besmettingsbron uit hun woonomgeving gehaald en elders in een raciaal *cordon sanitaire* ondergebracht. Als vooralsnog bruikbare arbeidskrachten krijgen zij via een pasjessysteem toegang tot sectoren van ongezonde arbeid. Dit was het organisatiesjabloon van apartheid. Als organisatieprincipe voor de *Townships* en de *Homelands* na afkondiging van de apartheid bleef het duidelijk herkenbaar. De raciale *Public Health* redenering werd daarbij met algemene overwegingen van raciale superioriteit aangevuld.

Ondertussen bleek op het moment dat de opening van het Suezkanaal in 1869 de Kaap noodlottig dreigde te worden, Zuid-Afrika schatrijk te zijn. In 1867 ontdekte men bij Kimberley diamant en in 1886 bij Witwaterstrand in het territorium van de boeren goud. De gevolgen waren ongekend. Het zwaartepunt van de economische bedrijvigheid van banken, transport en voedselproductie richtte zich op de bereikbaarheid van de mijnstreek als investeringsobject en afzetgebied. In twee bloedige oorlogen, die de Engelsen uiteindelijk wonnen, betwistten de Engelsen en de boeren elkaar de opeens zeer kostbare grondgebieden van af te graven delfstoffen. In deze tumultueuze omgeving van voortwoedende koloniale rivaliteit en toenemende raciale spanningen, werd in het middelpuntzoekende krachtenveld van de diamant- en goudkoorts in 1886 tussen de twee Boerenoorlogen de stad gesticht die met meer dan vijf miljoen inwoners, inclusief de voorsteden, in ruim een eeuw tot de grootste van Zuid-Afrika zou worden: Johannesburg (Meredith, 2007, p. 176 tot 184). Johannesburg is de stad waaraan de namen verbonden zijn van het niet ver daarvan gelegen Sharpeville en het stadsdeel Soweto (South Western Townships). Namen die de wereld rond gegaan zijn. Sharpeville vanwege het bloedig neergeslagen protest tegen de Pasjesregeling (1960) en Soweto (1976) vanwege de opstand tegen het verplichte Afrikaans op scholen.

In 1931 werd Zuid Afrika met het statuut van Westminster onafhankelijk. De sectoren van economische bedrijvigheid waren redelijk geïntegreerd. Sociaal gezien was het omgekeerde het geval. Goedkope krachten in de mijnbouw moesten de economie op peil houden, maar wie werkte in de mijn, leefde kort en ongezond. Dat is een ervaringsgegeven dat wereldwijd opgeld doet. Het beeld van die tijd is dat van ongezonde arbeidsomstandigheden, slechte huisvesting en hygiëne, afgedwongen ruimtelijke raciale segregatie en uitsluiting; hetgeen de bron vormde voor ziekte en besmetting. De combinatie van de ruimtelijke verplaatsingen op grote afstand tussen woon- en werkterrein droeg bij aan de verspreiding daarvan: syfilis, malaria en tuberculose waren het meest gevreesd. In Transkei en Ciskei zou eind jaren 1920 90% van de volwassen bevolking aan tbc geleden hebben (Hoosen, 2009). Zoals overal elders ontstond met de industrialisatie het verzekeringswezen. De eerste organisatie dateert van 1889. Het waren particuliere verzekeringen voor witte mijnwerkers (*medical schemes*), die het karakter hadden van bedrijfsfondsen, waarin werkgevers en werknemers hun bijdragen stortten (Coovadia et al. 2009). Daartegenover staat het gebrek aan zorg voor hen die dat het meeste nodig hebben.

Apartheid

Apartheid werd in 1948 ingevoerd toen de Nationale Partij aan de macht kwam. Oorsprong en ideologische basis van de partij waren de voormalige boeren of voortrekkers. Daarna noemden zij zich Afrikaners. Programmatisch betekende apartheid de verplaatsing van 72% van de Zuid-Afrikaanse bevolking naar 13% van de Afrikaanse grond (Tursen, 1986). Dat waren de zogenaamde *independent* Homelands of *Bantustans*, waarvan er tien waren. Werk was er weinig en feitelijk vormden deze gebieden, zoals gezegd, permanente arbeidsreserves, waaruit geput kon worden voor ongezond en vuil werk elders. Daar vestigden mensen zich voor kortere of langere tijd al naar gelang de duur van het arbeidscontract. Bewegingsvrijheid van huis naar werk en omgekeerd werd door het pasjessysteem gereguleerd. In de Bantustans was de gezondheidstoestand slecht. Zorgorganisaties kampten met gebrek aan personeel en grote financiële tekorten (Tursen, 1986 en Coovadia et al., 2009).

Omwille van macrobudgettaire redenen en verlichting van de fiscale lasten van het witte electoraat, werd privatisering gesteund. Impliciet betekende dit meer steun aan de curatieve zorg in de stedelijke gebieden (en dus minder geld voor *Public Health* op het platteland en de thuislanden). Het zwak geprofileerde particuliere op arbeidsparticipatie stoelende verzekeringssysteem kwam met name de witte bevolking ten goede. Ook hier lopen de cijfers wat uiteen, maar rond 1985 kwam er een schatting van een percentage van 86,8% van de witte bevolking dat verzekerd was ten opzicht van een percentage van 7,6% van de zwarte bevolking (Naylor. 1988. p. 1159). De vrije verkiezingen van 1994 betekenden het einde van de politiek van apartheid. Zoals te verwachten, zouden de gevolgen voor de volksgezondheid van de institutionele onrechtvaardigheid van dit regime echter nog lang zichtbaar blijven. Apartheid verdween, maar de strijd tegen de ongelijkheid zou langer duren.

Hoe ziet het zorgarrangement in Zuid-Afrika eruit?

In Zuid-Afrika wordt 8% van het BNP besteed aan gezondheidszorg. Hiervan komt 37,7% voor rekening van de overheid. De particuliere bestedingen komen op 62,3%. Van dit percentage bestaat 17,5% uit broekzakbetalingen.

Het overheidsgeld dat uitgegeven wordt, is gedeeltelijk afkomstig uit belastinginkomsten. De aanslagen worden progressief geheven op de inkomens van burgers. Daarnaast betalen ook bedrijven mee aan de belasting. De aldus verzamelde gelden worden doorgesluisd naar regionale overheden, waarna ze hun weg vinden naar de hulpverleners in dezelfde bestuurlijke eenheid. *Primary Care* wordt hier vaak gratis geleverd en in de ziekenhuizen zijn de armen vrijgesteld van financiële bijbetalingen.

In de particuliere sector zijn er de *medical schemes*. Het aantal daarvan schommelt rond de 130. In ieder geval is het aantal dalende. Risicodekking is hier grotendeels afhankelijk van geld en inkomen. Mensen betalen niet naar rato van inkomen, maar naar rato van het verzekeringspakket.

Het overige geld bestaat uit broekzakgeld. Dat bestaat voor een gedeelte uit *eigen bijdragen* voor te leveren diensten. Ook wordt broekzakgeld gebruikt voor de levering van diensten buiten het verzekerde pakket aan de grote groep van *bijna armen* (McIntyre et al., 2008).

Van al het geld dat naar de gezondheidszorg toestroomt, wordt 40% besteed ten behoeve van 80% van de bevolking. Gezondheidszorg van de overheid wordt uit belastinggeld gefinancierd en aan regionale eenheden toebedeeld. Deze vorm van decentralisatie zorgt voor willekeurige prioriteiten. De percentages die je tegenkomt, schommelen wat. Het is echter duidelijk dat de meerderheid van het geld naar 20% van de mensen gaat. Dat heeft een aantal gevolgen.

Evaluatie en perspectieven
1 Zuid-Afrika kent, evenals andere landen met een gefragmenteerde structuur van financiering en toedeling van middelen, het probleem van onderlinge risicodeling op kleine schaal. Een nationaal stelsel van inzameling van gelden en fondsvorming met een voor iedereen geldend basispakket voor risicodekking bestaat er nog niet.
2 De huidige kleinere systemen van financiering en risicodekking tenderen naar een tweedeling (Botha & Hendricks, 2008). Verzekeringsorganisaties zoals de *Medical Schemes* accepteren de lage risico's en de hoge inkomens.
3 Er gaat meer geld naar de stedelijke voorzieningen dan naar voorzieningen op het platteland.
4 Een onevenredig deel van de gelden wordt aan ziekenhuiszorg besteed (80%) en maar weinig aan *Primary Care* (11%).
5 Slecht management en slechte arbeidsomstandigheden vormen een constante bedreiging voor een braindrain van de publieke sector naar de particuliere sector.

6 De overheid ondersteunt de mensen met lagere inkomens, die ook de grotere risico's lopen. Er is sprake van een steeds zwaarder belaste publieke sector. Als de belangrijkste oorzaken worden genoemd de stijgende kosten, de moeilijke toegankelijkheid in de private sector en de belasting van de publieke sector door in omvang toenemende besmettelijke en niet-besmettelijke ziekten (Mayosi, 2009). Kritiek is er in dit verband ook op het falend leiderschap van de overheid.

Aspiraties om de in de grondwet verankerde gelijkheid te bewerkstelligen zijn er ook (Botha & Hendricks). De blauwdrukken liggen klaar. Er dient een gezondheidszorgsysteem te komen voor allen. Dat beginsel staat in de grondwet en op het ANC-plan wordt voorgebouwd. Mogelijke ingrediënten voor een plan voor de toekomst zijn:
1 Een nationaal systeem van sociale verzekering dat gefaseerd zal worden ingevoerd.
2 Betere afstemming tussen de particuliere sector en de overheidssector, bij wijze van een eerste stap in de richting van een nationaal verzekeringsstelsel. Het organisatorische netwerk van particuliere verzekeringen zou hiervoor gebruikt kunnen worden.
3 Verbetering van de allocatietechnologie, waardoor de spreiding, bereikbaarheid en toegang voor ieder zullen verbeteren en de functie van *Primary Care* zal worden versterkt.

Zoals gezegd, is de discussie hierover gaande. Het onderwerp staat al sinds de afschaffing van apartheid op de agenda. Tegenstand is er ook. Terugkerende thema's zijn hier de twijfel aan de betaalbaarheid, de angst voor belastingverhoging en natuurlijk ook het verwijt van communisme en fascisme.

Zuid-Afrika tegen de achtergrond van andere Afrikaanse landen
1 Eén van de gemaakte afspraken bij de *Abuja Declaration*, waar alle leiders van de Afrikaanse Unie aan deelnamen, luidde dat in de toekomst 15% van het overheidsbudget aan gezondheidszorg besteed zou worden. In 60% van de landen ligt het onder de 10%. In de meeste Afrikaanse landen is het bedrag aan overheidsgelden voor de gezondheidszorg laag.
2 Het percentage financiële donaties is in Afrika relatief hoog. In de meeste landen is dat volgens de WHO in 2002 tussen de 10 en 31%.
3 Een relatief grote hoeveelheid geld dat de gezondheidszorg in Afrika ten goede komt, is afkomstig uit particuliere verzekeringsfondsen. Voorbeelden zijn Zuid-Afrika, Zimbabwe en Namibië. Het

gevaar van selectie en uitsluiting op risico en inkomen is hier zonder adequate overheidregulering reëel aanwezig.
4 Van het totaalbedrag aan kosten voor de gezondheidszorg is in driekwart van de Afrikaanse landen beneden de Sahara meer dan 25% broekzakgeld (McIntyre, 2005).
5 *Regionale Ziektekostenverzekering (Community based health insurance practice)* vindt evenals in Zuid-Afrika erkenning als mogelijke vorm van *best practice*. Voorbeelden zijn: Congo, Ghana, Burundi en Tanzania. In het algemeen kun je zeggen dat door dit verzekeringsconcept de gezondheidszorg voor de relatief arme bevolkingsgroepen betaalbaar en bereikbaar wordt. Zonder regulering bestaat ook hier het risico van afgrenzing en uitsluiting van mensen die in nog grotere armoede met nog grotere risico's voor hun gezondheid leven.
6 Nationale gezondheidszorgsystemen worden geïmplementeerd in Ghana en Tanzania.

6.6 Zorgsystemen en epidemieën

In het voorgaande is besproken wat gezondheidssystemen zijn. Een redelijk aantal hiervan is de revue gepasseerd. Op dit punt is het goed om even stil te staan bij de beperkingen van deze gezondheidssystemen.

Epidemieën laten de zwakke plek van gezondheidssystemen als instrument voor collectieve risicodekking zien. Soms hebben ongeluk en ziekte die ons, vaak tegen hoge kosten, in de veilige hand van de zorg doen belanden, een zeer merkwaardige eigenschap: zij treffen een kleine minderheid van de bevolking. Het gehele systeem van ziektekostenverzekering dankt zijn bestaan aan dit gegeven. Rampen en epidemieën missen die eigenschap. Zij treffen hele bevolkingsgroepen tegelijkertijd. Dat verstoort de balans in het systeem. De mate waarin aids de belastbaarheid van gezondheidszorgsystemen in heel Afrika op de proef stelt, is hiervan het grote, maar lang niet enige, actuele voorbeeld.

Dat leidt tot de vraag naar de zin van nationale verzekeringssystemen op die plekken in de wereld waar preventie en bestrijding van grote epidemieën de hoogste urgentie heeft. In het, in onze inleiding aangehaalde, artikel *Coverage for all* wordt gewezen op het gevaar van de traditionele voorstelling van zaken dat het hier om twee alternatieve

opties zou gaan. Integendeel, de opbouw van zorgsystemen enerzijds en de Disease specific approaches[6] anderzijd shoren elkaar aan te vullen[7].
De huidige inzet van de WHO is daarmee in overeenstemming. Haar eerste belangrijkste resultaten boekte zij op het terrein van Primary Health en Health Promotion. Haar volgende prioriteit was de ondersteuning van Disease specific approaches (op specifieke ziekten gerichte benaderingen). Op mondiaal niveau hebben we het hier over epidemiebestrijding.
Nu staat de interactie en wederzijdse ondersteuning van nationale gezondheidszorgsystemen enerzijds en internationale campagnes tegen afzonderlijke ziekten anderzijds boven op de agenda (Reich et al., 2008).
Hieronder volgen inzichten die dit gegeven kunnen onderbouwen. Dan volgt een verwijzing naar onderzoek naar de interactie tussen gezondheidssystemen en op afzonderlijke ziekten gerichte benaderingen. We ronden dit onderdeel af met een korte blik in de toekomst (zie hoofdstuk 7 voor verdere discussie).

De campagnes ter bestrijding van epidemieën kunnen niet zonder de infrastructuur van een zorgsysteem. Ter toelichting: bij de bestrijding van epidemieën zijn er twee gunstige uitkomsten denkbaar. De eerste en natuurlijk beste variant is dat de epidemie niet alleen ophoudt, maar tevens definitief uitgeroeid wordt. De tweede variant is dat de epidemie weliswaar ophoudt, maar dat het risico blijft bestaan dat zij terugkomt. Het geloof in de eerste variant dateert uit de tijd van het grenzeloze optimisme op dit gebied. Met de uitroeiing van de pokken dacht men in 1980 dat het weldra ook gedaan zou zijn met alle andere epidemieën.
De ervaring met daaropvolgende epidemieën dwong de internationale gemeenschap ernstig rekening te houden met de tweede mogelijkheid. Regio's met een minimaal uitgerust of uit balans geraakt gezondheids-

---

6 De naam Disease specific approaches dekt de realiteit niet helemaal. Een organisatie als de Global Alliance for Vaccines and immunization kan beter een single issue benadering genoemd worden.
7 Zie de uitspraak van Margeret Chan van de WHO in het aangehaalde artikel van L. Gareth: 'I think we can now let a long-standing and divisive debate die down. This is the debate that pits single-disease initiatives against the agenda for strengthening health systems.' Chan continued in her address in June, 2009, 'As I have stated since taking office, the two approaches are not mutually exclusive. They are not in conflict. They do not represent a set of either-or options. It is the opposite. They can and should be mutually reinforcing. We need both.'

zorgsysteem lopen hier het hoogste risico (Coker et al., 2008). De les die uit diverse studies over dit onderwerp getrokken mag worden, is dat verminderde waakzaamheid en gebrek aan organisatorische inspanningen de gunstige voorwaarde zijn voor de komst, levensduur en terugkeer, zij het soms in gewijzigde vorm, van besmettelijke aandoeningen. Voorbeelden hiervan zijn er over de hele wereld. Beperking van interventies tot de termijn van een vanuit de internationale donorgemeenschap opgezette intensieve campagne is onverantwoord. Anderzijds hebben gezondheidszorgsystemen van hun kant de op specifieke en moeilijk verzekerbare ziekten gerichte campagnes nodig. Het verschijnsel van de onverzekerbare risico's heeft de geschiedenis van de risicodekking vanaf het begin vergezeld. De Swaan (1989) wijst al op het probleem van verzekeringsarrangementen in de negentiende eeuw. Hun leden kwamen vaak uit dezelfde beroepsgroep of wijk, waardoor zij blootstonden aan dezelfde risico's en besmetting. Op zeer kleinschalig niveau ontstond hierdoor hetzelfde probleem van onverzekerbaarheid dat wij hierboven op grotere schaal reeds schetsten (De Swaan, 1989).

Voor dat probleem bestonden er van oudsher twee oplossingsrichtingen. De eerste oplossing van de onverzekerbaarheid bestond eruit om de overheid te belasten met preventie, signalering en bestrijding van epidemieën. In het geval of onder de mogelijke dreiging van een epidemische of pandemische bedreiging, dienden collectief georganiseerde interventies van de overheid de genoemde begrenzingen van wettelijke verzekeringssystemen aan te vullen tot een sluitend systeem van zorg. De tweede oplossing was het systeem van risicodeling en verzekeren op grotere schaal te organiseren. De onverzekerbaarheid van risico's op beperkt regionaal of bedrijfsniveau werd opgeheven door de kring van verzekerden over meerdere regio's of bedrijfstakken uit te breiden. De Swaan (1989) laat in zijn boek ook zien dat de geschiedenis van de verzorgingsarrangementen zich feitelijk ook langs deze lijnen ontwikkeld heeft. Wat op wijk- en bedrijfsniveau begon, eindigde als nationaal gereguleerd zorgarrangement. Op nog grotere schaal hebben zich weliswaar geen verzekeringsarrangementen ontwikkeld, maar zijn er wel internationale organisaties ontstaan zoals het *Global Fund to Fight AIDS, Tuberculosis and Malaria*, het *World Bank Multi-country AIDS Program, Global Alliance for Vaccines and Immunization* (WHO Maximizing Positive Synergies Collaborative Group, 2009). Deze organisaties vullen de nationale zorgsystemen aan waar deze op hun beperkingen stuiten.

Een constructief samenspel is dus vereist. Het perspectief en de daarvan afgeleide resultaatscriteria dienen niet vrijblijvend te zijn. Deze moeten uiteindelijk gericht zijn op een bijdrage aan een duurzame infrastructuur van gezondheidszorg, met een zo veel mogelijk op krachten van de eigen gemeenschap functionerend financieringssysteem als garantie voor de houdbaarheid ervan.

Op de huidige stand van zaken bestaan er de nodige visies. We zetten de twee meest extreme daarvan naast elkaar.

1 De internationale gezondheidscampagnes verstoren het evenwicht in de nationale gezondheidszorgsystemen. De financiële hulp van buiten treedt in de plaats van de interne financiële verantwoordelijkheid voor het verzamelen en toedelen van gelden.
2 De internationale gezondheidscampagnes hebben als belangrijk effect een verbetering van de billijkheid, toegankelijkheid, kwaliteit en betaalbaarheid van het gehele gezondheidszorgsysteem.

Hoe staat het met de feiten? De *WHO Maximizing Positive Synergies Collaborative Group* deed een onderzoek. Tot belangrijke bevestigingen of ontkenningen van de twee genoemde opvattingen en alles wat daar tussen ligt kwam het niet. Dit kan ten dele toegeschreven worden aan het explorerende karakter van een onderzoek over iets wat pas sinds tien jaar tot volle ontwikkeling is gekomen. In het kader van ons betoog wijzen wij echter op een zeer belangrijk punt in het rapport. Internationale campagnes dringen het aantal broekzakgeldbetalingen terug. Voorbeelden zijn de projecten in Zambia, Rwanda en Tanzania ten behoeve van mensen die leven met hiv en aids, waar sprake was van spectaculaire dalingen in broekzakgeldbetalingen. Onmiddellijk daarna volgt de vraag naar de duurzaamheid van dit effect. Bij wijze van antwoord kan men verwijzen naar de hulp van het *Global Fund to Fight AIDS, Tuberculosis and Malaria* aan Rwanda. Deze wordt gegeven onder de conditie dat een beleid voor de opzet van een systeem van risicodekking voor iedereen ontwikkeld wordt[8].

Gaat het hier om een uitzondering of om een voorbeeld van *best practices* voor de toekomst? Gezien het karakter van de recente internationale inzet mag men hopen op het laatste.

---

8 Het Proposal dat Rwanda bij het Global Fund indiende, is inderdaad zeer interessant vanuit de optiek van het ontwikkelen van een verzekeringssysteem. Het is te vinden op: http://www.theglobalfund.org/grantdocuments/3RWNM_712_248_RCCProposal.pdf

6.7 Ter afsluiting

Dit hoofdstuk ging van start met een beschrijving van de wereldwijde toename van gezondheidsrisico's. Het recht en de mondiale noodzaak van een georganiseerde risicodekking werd daartegenover gesteld. De organisatorische vorm daarvan omschreven we als een voor iedereen toegankelijk en op collectieve bijdragen berustend arrangement, dat de overheid direct of indirect reguleert en sanctioneert.

Hoe het daarmee staat op belangrijke plekken in de wereld, beschreven we in dit hoofdstuk. In onze schets lag de nadruk op de organisatie van het verzekeren en de wijze waarop deze bijdraagt tot maximale risicodekking. Onze observaties waren daarbij gericht op de regeling van institutionele relaties tussen zorgvrager, hulpverlener en de zorgfinancier enerzijds, en anderzijds de invloed van de overheid op genoemde relaties binnen dat arrangement.

Voordat we onze bevindingen summier samenvatten, wijzen we op het belangrijke feit van de wereldwijde erkenning van het recht op verzekerbare en verzekerde zorg. De wereldwijde pogingen dit te realiseren zijn het levende bewijs dat dit recht serieus genomen wordt.

Nu volgt een korte samenvatting van de belangrijkste door ons waargenomen tendensen.

OVERDADIGE OVERHEIDSSTURING EN DE ANTIBUREAUCRATISCHE TEGENTENDENSEN

We kwamen in het voorgaande de categorie zorgsystemen tegen die het gehele logistieke schema van financiële heffingen, fondsvorming en toedeling van middelen onder het dak van een geïntegreerde overheidsplanning brengen. Niemand wordt uitgesloten en de bijdragen geschieden naar rato van inkomen. De belangrijkste voorbeelden zijn de Beveridgesystemen in Europa en het oude Semashkosysteem van Oost-Europa en de Sovjet-Unie. De markt wordt daarbij geheel of ten dele weggeorganiseerd. Een zo elementair principe laat zich echter niet totaal elimineren zonder ernstige bureaucratische bijeffecten. Correctie vindt plaats door de introductie van het principe van een *interne markt* (*purchaser-provider split*). Dit proces wordt vaak ondersteund door invoering of gebruikmaking van bestuurlijke en organisatorische decentralisatie. In deze omstandigheden betekent uitbouw van de particuliere sector opheffing van de bureaucratische druk.

Deze dynamiek was zichtbaar in landen met het Semashkosysteem op het moment dat zij daarmee braken. We hebben het ook gezien in Engeland en Zweden. Een heel bijzondere dynamiek kende dit proces in China. Door deregulering en decentralisatie kan een ten dele geprivatiseerde sector de maatschappelijke dynamiek naar haar hand gaan zetten, met een ontwrichtende werking op het gehele systeem. De concurrentie tussen staatsregulering en particulier gestuurde ontwikkelingen zijn ook te vinden in Brazilië en wellicht ook in India, hoewel je daar moeilijk van een systeem in balans kunt spreken.

DE GEREGULEERDE VRIJHEID VAN NATIONALE ZORGVERZEKERINGSSYSTEMEN EN DE OVERHEIDSCORRECTIE OP HET NEGATIEVE UTILITAIRE NEVENEFFECT

De wereldwijd aanwezige basis en hoeksteen van een totaal ander zorgsysteem was de eerste collectieve spaarbuidel: de ziekenkas. De ziekenkassen in alle maten en soorten groeiden uit tot regionale communautaire verzekeringssystemen en bedrijfsfondsen. Deze vormden of vormen de infrastructuur voor de nationaal georganiseerde sociale verzekeringssystemen van de vorige eeuw, zoals het Bismarcksysteem, maar ook voor de in ontwikkeling zijnde zorgsystemen van nu. Voorbeelden van deze laatste trend zijn er te over. We wijzen op Zuid-Afrika, Ghana, de Verenigde Staten en een groot aantal landen in Zuid-Amerika. Het allergrootste en op wereldschaal manifeste nadeel van de ziekenkasstructuur is de uitsluiting van mensen. We noemden dat het negatieve utilitaire neveneffect. Als mogelijke gedupeerden noemden we flexibiliteitswerkers, kleine zelfstandigen, agrariërs en werkelozen. De combinatie van hoog risico en laag inkomen versterkt daarbij de uitsluitingstendens.

Uit de wereldwijde praktijk blijkt dat het principe van rechtvaardigheid en risicodekking voor iedereen door een krachtige overheid op dit systeem moet worden afgedwongen. De conclusies van Mesa-Lago over de situatie van twintig Zuid-Amerikaanse landen vormen een sprekend voorbeeld van die actualiteit (Mesa-Lago, 2008). Uit de historie kan de ontwikkeling van de Bismarckstelsels als voorbeeld dienen. Gereguleerde vrijheid en het grote uitsluitingsrisico vraagt om het tegenwicht van een alerte en actieve overheid.

ONGEREGULEERDE MARKTEN

De ongereguleerde markt kenmerkt zich door de afzijdigheid of minimale participatie van de overheid. Soms ligt hieraan, zoals in de VS, een geharnast principe ten grondslag. In India heeft de situatie zich binnen het internationale klimaat van economisch liberalisme in het vrijgelaten spel van maatschappelijke machten en krachten op willekeurige wijze ontwikkeld. In het postkoloniale Afrika was sprake van de grote versnippering als restant van de koloniale overheersing.

De situatie waarin het ongereguleerde marktsysteem floreert, kun je op nationaal niveau typeren als een eilandenrijk van zorgsysteempjes. Je treft dan vaak alle denkbare vormen aan: de particuliere verzekering, de bedrijfsfondsen, de overheid en een te groot percentage betalingen in broekzakgeld.

De nadelen zijn duidelijk. Fondsvorming op kleine schaal betekent beperkte risicodeling en risicodekking. Gebrek aan controle betekent risicoselectie en uitsluiting van armen. Een te groot percentage broekzakgeld betekent regressie naar een oud betalingssysteem. Al deze factoren leiden ertoe dat de overheid hooguit een vangnet kan creëren. De fiscale ruimte daartoe wordt echter weer beperkt door de verliezen die de overheid lijdt door belastingvrijstellingen op premies van welgestelde contribuanten aan hun dure verzekeringen.

Naast de geschetste problemen is er ook perspectief. De discussie in de VS is op het moment van schrijven van dit hoofdstuk in volle gang. Veel landen in Afrika staan op het punt de postkoloniale versnippering van zorgsysteempjes achter zich te laten en werken aan een nationaal zorgsysteem. In India zagen we hoe men begint met de opbouw van een infrastructuur van communautaire verzekeringssystemen.

TEN SLOTTE

Zieken en gezonden, rijken en armen bezegelen in de gemeenschap van verzekerden een merkwaardig solidariteitspact. We verwijzen hierbij naar Ewalds en Rawls. Een op solidariteit en rechtvaardigheid gebaseerd verzekeringssysteem heeft het karakter van een loterij waar de winnaar verliest en de verliezer wint. De tot aan hun dood toe kerngezonde betaalt voor het recht van de zieke op zorg. Dat verwijst naar de basis van een fundamenteel mensenrecht. Dat stoelt op het beginsel dat mensen zich in de positie van de willekeurige ander weten te verplaatsen en bereid zijn daar consequenties aan te verbinden. Als de stenen van het noodlot anders gevallen waren, had de kerngezonde in het vorige statement de levenslange zieke kunnen zijn. In dit licht hebben wij van de wereldwijde inspanningen op dit terrein een indruk trachten te geven.

6.8 Vragen en opdrachten voor de lezer

TER INLEIDING

Er zijn twee opdrachten. De eerste opdracht kan ieder voor zichzelf maken, maar hij leent zich ook voor het werken in themagroepen of projecten. De tweede opdracht is een discussiestelling. Een discussiestelling werkt natuurlijk het best door een stellingenspel in een groep, maar individueel is het mogelijk om bijvoorbeeld drie argumenten voor en drie argumenten tegen de stelling te formuleren.

OPDRACHT 1

De bedoeling is om de zorgsystemen in twee landen met elkaar te vergelijken, bijvoorbeeld het eigen land en een land naar keuze. In geval van een buitenlandse stage of ambities voor een werkplek in het buitenland, kan het toekomstige (buiten)land worden gekozen. Eigen interesse mag ook een rol spelen. Het kiezen van een land dat in dit hoofdstuk besproken wordt, is geen bezwaar. Het is altijd mogelijk om informatie te specificeren en te actualiseren. In dat geval is het mogelijk een aspect van de gezondheidszorg te kiezen en te bestuderen in hoeverre een zorgsysteem op dit punt het adequate antwoord financieren en organiseren kan. Voorbeelden van zulke thema's zijn: zorg voor ouderen, zorg voor psychiatrische patiënten, financiering van een adequaat aanbod van medicijnen enzovoort. Het zal niet moeilijk zijn de vragen in de richting van dergelijke thema's te specificeren of om te buigen.

Overleg zo nodig met docent of begeleider zodat niemand dubbel werk doet.

Het is ook mogelijk om in een groep en zelfs in projectvorm aan deze opdracht te werken.

De volgorde van de vragen in de opdracht volgen de lijn en de inhoud van het in dit hoofdstuk naar voren gebrachte betoog. De opdracht is in drie blokken onderverdeeld:

1 Wat het begrip risico betreft

In het begin van het hoofdstuk worden de schrijvers Ewald en Beck aangehaald (paragraaf 6.2). Beiden beweren dat we leven in een risicomaatschappij. Dat is een algemeen begrip. Beantwoord de volgende vragen om dit begrip voor jezelf te concretiseren:
1 Wat zijn de drie grootste gezondheidsrisico's in je eigen land? Licht je antwoord toe.
2 Wat zijn de drie grootste gezondheidsrisico's in het land waar je belangrijkste interesse naar uitgaat? Licht je antwoord toe.

2 Wat het begrip zorgsysteem betreft

Een verzekeringssysteem bestaat uit drie componenten (paragraaf 6.3). In een gezondheidszorgsysteem zijn drie relaties die men collectief kan of moet regelen. Dat zijn:
1 de relatie tussen zorggebruikers en zorgfinanciers;
2 de relatie tussen financiers en hulpverleners;
3 de relatie tussen zorggebruikers en hulpverleners.

Opdracht: Maak een beschrijving van het zorgsysteem in je eigen land en het land waar je belangrijkste interesse naar uitgaat.
1 Besteed daarbij met name in algemene zin aandacht aan de wijze waarop de bovengenoemde drie relaties op institutioneel niveau functioneren. Het gaat dus niet om de beschrijving van een individuele persoon met zijn huisarts.
2 Geef daarbij aan in hoeverre deze relaties al dan niet door markt en/of overheid worden gestuurd en/of bepaald.

Als het goed is, moet je beschouwing het antwoord geven op de volgende vraag:
– Op basis van welk contract of rechtsgrond en na welke vorm van betaling (premie of belasting) hebben mensen recht op gepaste zorg waarvan de kosten door de verzekeraar of overheid als derde betalende worden vergoed aan de hulpverlener?

3 De beoordelingscriteria
Er zijn vier criteria om een zorgsysteem te beoordelen (zie paragraaf 6.3)
1 gelijkheid: toegankelijkheid van behandeling voor ieder;
2 kwaliteit: een gezondheidszorg die de toets van een internationaal aanvaardbaar waarderingssysteem kan doorstaan;
3 vrijheid van keuze: de gebruiker heeft het recht zijn keuze op zorg zelf te bepalen;
4 betaalbaarheid.

Maak op basis de bovengenoemde vier criteria een sterkte-zwakteanalyse van het zorgsysteem in je eigen land en het land waar je belangrijkste interesse naar uitgaat.

Tot slot
Maak op basis van de beschrijving bij wijze van slotbeschouwing een korte vergelijking en geef beargumenteerd aan waar in elk van de twee landen de topprioriteit zou moeten liggen voor de verbetering of instandhouding van het zorgsysteem.

OPDRACHT 2 VOOR DISCUSSIE IN DE GROEP
Ondersteun of verdedig de volgende stellingen:
1 Gezien de kostenstijging in de gezondheidszorg door de medische technologie, vergrijzing en hogere verwachtingen en eisen van de patiënt, zal het onmogelijk worden een zorgsysteem op basis van solidariteit in stand te houden.

2 Gezondheidszorg is geen product zoals alle anderen. Dat mag je niet aan particulier initiatief overlaten. Om die reden is het door de overheid beheerde en gestuurde systeem zoals het Beveridgesysteem het beste ter wereld.
3 Zorgsystemen zijn een westerse uitvinding. Je mag de gezondheidszorg in een ander land en zeker in een niet-westers land nooit beoordelen naar de mate waarin het er al dan niet in slaagt of geslaagd is een systeem van zorgverzekering voor iedereen te introduceren of te implementeren.

Bij de discussie over deze laatste stelling is het wellicht interessant om de discussie over het zorgsysteem in de Verenigde Staten of Zuid Afrika als uitgangspunt te nemen.

7 Disease, sickness en illness in de context van cultuur – verschillende perspectieven op ziekte en gezondheid

Andrea Kuckert en Philip Esterhuizen

7.1 Introductie

Het spel mikado is bekend als een spel voor mensen met veel geduld, goede visie, een rustige hand en, in bepaalde mate, creativiteit. Probeert de speler er een stokje uit te halen, nadat hij met een hand de stokjes heeft vastgehouden en op een platte ondergrond heeft laten vallen, dan kunnen één of meerdere stokjes van positie veranderen. Op dat moment is de volgende speler aan de beurt. De kunst is dus om de stokjes één voor één te verwijderen zonder de anderen te bewegen.

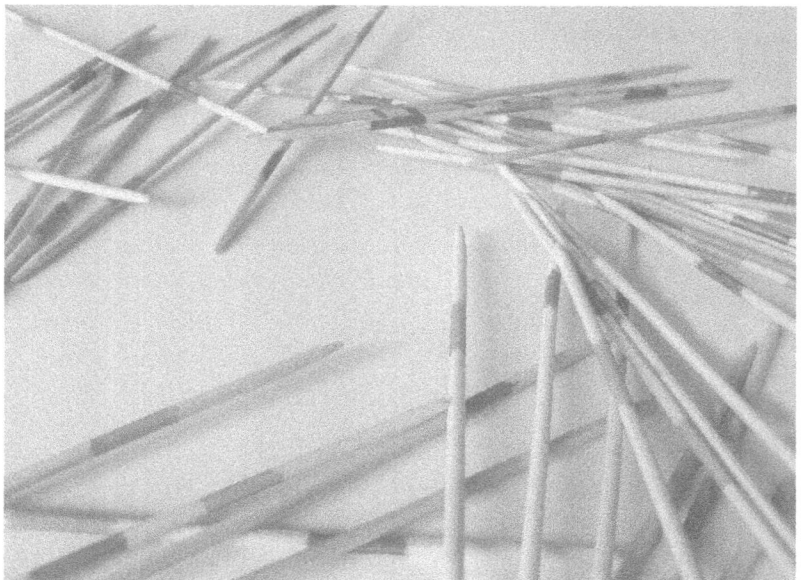

Figuur 7.1 Het spel mikado

Het gezondheidszorgsysteem in een land is in grote lijnen vergelijkbaar met mikado. Het samenwerken van verschillende instellingen in het gezondheidszorgsysteem (zorgaanbieders, zorgverzekeraars, ministerie voor volksgezondheid, zorggebruikers), de communicatie tussen de betrokkenen partijen, het zoeken naar de best mogelijke therapie zowel in het perspectief van de cliënt als van de zorgaanbieders – vaak in de persoon van de arts – en de zorgverzekeraars, verlopen dan 'rustig' als er geen sprake is van irritaties of onbekende variabelen die het hele systeem kunnen beïnvloeden. Echter, als er iets verandert, dan kan de invloed op andere factoren wel groot zijn. Mikado wordt dan vervangen door een domino-effect waarbij het gehele gezondheidszorgsysteem kan omvallen als de verandering niet goed begeleid wordt.

Dit hoofdstuk geeft eerst een overzicht van factoren die van invloed zijn op gezondheid, en de wisselwerking tussen cultuur en gezondheid. Daarna wordt verder ingegaan op het concept cultuur en de verschillende modellen die gebruikt kunnen worden om naar gezondheid en ziekte te kijken.

7.2 Cultuur en gezondheid – een eerste benadering

Culturele invloeden op gezondheid gaan veelal over diverse opvattingen. Het is daarom wenselijk om discussie ten aanzien van cultuur en gezondheid binnen een kader en begrip van mondiale gezondheid te plaatsen. De World Health Organisation (WHO) biedt inzicht in de achtergronden en geschiedenis van de definities van concepten die wereldwijd gebruikt worden. Er moet wél rekening gehouden worden met het feit dat deze definities van, en doelstellingen voor, gezondheid tijdgebonden zijn en geleid worden door ontwikkelde landen die vanuit een welvaartspositie spreken en door het idealisme van zogenaamde 'onwikkelende' of 'derde wereld' landen die een verbeterde kwaliteit van leven nastreven. Hier zit een potentieel spanningsveld, omdat mondiale afspraken ten aanzien van gezondheid als opgelegd ervaren kunnen worden door landen die andere gezondheidsprioriteiten stellen. In dit opzicht kunnen cultuur en gezondheid niet los van elkaar worden gezien en kan 'gezondheid' grotendeels rondom drie aspecten gedefinieerd worden: ten eerste wordt het concept – de perceptie van gezondheid – bekeken als een subjectief of een objectief fenomeen en gerelateerd aan het directe lichamelijke domein. Het tweede aspect heeft te maken met manieren om gezondheid te verbeteren en te handhaven. Het derde aspect gaat om de waarde en doelstelling toegekend aan gezondheid, en hoe het individu functioneert. Deze drie aspecten worden teruggevonden in huidige, mondiale definities van 'gezondheid'.

WHO – MONDIALE GEZONDHEID

In 1948 definieerden de oprichters van de World Health Organisation (WHO) 'gezondheid' als:

> ... a state of complete physical, mental and social well-being and not merely the absence of disease or infirmity.

Inmiddels is de definitie verder uitgebreid tot vier punten (WHO, 2007):

1 Health is a state of complete physical, mental and social well-being and not merely the absence of disease or infirmity (WHO Constitution).
2 The extent to which an individual or a group is able to realize aspirations and satisfy needs, and to change or cope with the environment. Health is a resource for everyday life, not the objective of living; it is a positive concept, emphasizing social and personal resources as well as physical capabilities.
3 A state characterized by anatomic, physiologic and psychological integrity; ability to perform personally valued family, work and community roles; ability to deal with physical, biologic, psychological and social stress; a feeling of well-being; and freedom from the risk of disease and untimely death.
4 A state of equilibrium between humans and the physical, biologic and social environment, compatible with full functional activity.

Hoewel de 193 lidstaten van de WHO (2009) gezamenlijk de definities en doelstellingen formuleren, bestaan er verschillen in beleid, invoering, hantering en prioriteiten ten aanzien van gezondheid en gezondheidszorg tussen de deelnemende landen. Dit kan verklaard worden doordat gezondheidsonderwerpen in verschillende landen een directe band met de betreffende cultuur en specifieke omstandigheden hebben. Tevens worden door de input van de lidstaten prioriteiten voor mondiale gezondheid vastgesteld. Dit is goed te zien in de Millennium

Development Goals, die rond de eeuwwisseling werden vastgesteld (WHO, 1999) (zie ook hoofdstuk 6 voor verdere discussie):
1 Het uitroeien van extreme armoede en honger.
2 Het bereiken van universeel onderwijs.
3 Het promoten van gelijkheid tussen mannen en vrouwen, en de emancipatie van vrouwen.
4 Het verminderen van kindersterfte.
5 Het verbeteren van gezondheid voor moeders.
6 Het bestrijven van hiv/aids, malaria en andere ziekten.
7 Het garanderen van een duurzaam gezond milieu.
8 Het ontwikkelen van een mondiale ontwikkelingssamenwerking.

Uiteindelijk ging de WHO in 2007 verder door over het hoogst mogelijke niveau van gezondheid in termen van een fundamenteel mensenrecht te bespreken. Uitgangspunten ten aanzien van gezondheid als mensenrecht zijn opgenomen in verschillende documenten[1] en omvatten het recht op adequaat voedsel, water, kleding, huisvesting, gezondheidszorg, onderwijs en ondersteuning bij werkeloosheid, ziekte, handicap, hoge leeftijd of onvermogen om te kunnen werken door omstandigheden.

Zo kan er worden gezien dat gezondheid als mensenrecht een breed begrip is en de verantwoordelijkheid bij regeringen ligt om voorwaarden te creëren om te waarborgen dat de bevolking een optimale gezondheid heeft. Deze voorwaarden omvatten beschikbare gezondheidszorg, gezonde en veilige werkomstandigheden, adequate huisvesting en voedzaam eten. De WHO beoogt als organisatie hierbij het recht op gezondheid en niet het recht om gezond te zijn.

Het korte overzicht van de WHO-ontwikkelingen laat de aanname zien dat gezondheid in grote lijnen een universeel karakter heeft. Maar de ontwikkelingen laten ook zien hoe de opvattingen over gezondheid veranderd zijn van generiek naar specifiek en van idealisme naar mensenrechten. Zoals eerder is aangegeven moeten deze definities en kaders binnen een tijdsperspectief worden gezien. Voor de hulpverlener kunnen deze kaders verwarring en tegenstrijdigheden veroorzaken

---

1 International Covenant on Economic, Social and Cultural Rights (ICESCR), 1966; Convention on the Elimination of All Forms of Discrimination Against Women (CEDAW), 1979; Convention on the Rights of the Child (CRC), 1989; European Social Charter, 1961; African Charter on Human and Peoples' Rights, 1981; Additional Protocol to the American Convention on Human Rights in the Area of Economic, Social and Cultural Rights (the Protocol of San Salvador), 1988.

als individuen 'andere' percepties van 'gezondheid' hebben vanuit een individualistische opvatting, of vanuit een collectieve culturele benadering van ziekte of gezondheid (zie ook hoofdstuk 5 voor verdere discussie).

NATIONALE GEZONDHEID

Hoewel er internationale afspraken zijn en afstemming is vanuit de WHO, zijn er verschillende variabelen die invloed hebben op de gezondheid in een land (zie ook hoofdstuk 6 voor verdere discussie).
Ten eerste: de organisatie van de gezondheidszorg zelf; hoe een gezondheidszorgsysteem is opgebouwd en welke instanties een maatschappij heeft gekozen om de best mogelijke zorg te kunnen bieden aan de bewoners van een land. Een voorbeeld hiervan is politieke beslissingen rond de opzet, structuur en activiteiten van een gezondheidszorgsysteem, die mensen binnen en buiten het systeem laten vallen. Zo zijn in de VS 48 miljoen mensen (16%) niet verzekerd tegen ziektekosten, tegenover 170.000 in Nederland (1,0%) of 300.000 in Duitsland (0,37%). Over het aantal illegalen in de VS is niets bekend – zij hebben meestal geen toegang tot het gezondheidszorgsysteem (Minima Eindhoven 2010).
Ten tweede: de economische factor; hoeveel geld wordt geïnvesteerd in het gezondheidszorgsysteem en wat is de bijdrage van de individuele bewoner.
De World Bank publiceert jaarlijkse cijfers waardoor de economische investering per land of per gebied goed vergeleken kan worden. In tabellen 7.1, 7.2 en 7.3 worden de cijfers voor 2009 weergeven. Behalve de verschillen in uitgave, is het ook interessant om op te merken dat bij landen met een laag inkomen ondervoeding wordt weergegeven, maar dat er geen cijfers bekend zijn ten aanzien van het aantal ziekenhuisbedden of artsen (World Bank, 2009).
Ten derde: de visie ten aanzien van gezondheid en ziekte bepaalt welke prioriteit gesteld wordt bij het genezen van ziekten (secondary

Tabel 7.1 Low income landen (zie bijlage 7.1).		
Health		
	Year	Latest data
Health expenditure per capita (current US$)	2006	22
Health expenditure, total (% of GDP)	2006	5.3
Immunization, measles (% of children ages 12-23 months)	2007	77.6
Malnutrition prevalence, weight for age (% of children under 5)	2007	27.8

Tabel 7.2 High income landen (zie bijlage 7.1)

Health	Year	Latest data
Health expenditure per capita (current US$)	2006	3998
Health expenditure, total (% of GDP)	2006	11.2
Hospital beds (per 1,000 people)	2006	6
Immunization, measles (% of children ages 12-23 months)	2007	92.7
Physicians (per 1,000 people)	2002	3

Tabel 7.3 Landen binnen het Euro gebied (zie bijlage 7.2)

Health	Year	Latest data
Health expenditure per capita (current US$)	2006	3234
Health expenditure, total (% of GDP)	2006	9.8
Hospital beds (per 1,000 people)	2006	6
Immunization, measles (% of children ages 12-23 months)	2007	91.1
Physicians (per 1,000 people)	2006	4

health care), het voorkomen van ziekten (primary health care) of een combinatie van beide. In 2008 heeft de WHO landen opgeroepen om opnieuw meer aandacht te geven aan preventieve zorg (primary health care) (WHO, 2008b). Tussen 1978 en 2008 is er veel aandacht en geld aan curatieve zorg (secondary health care) gegeven. Dit heeft geleid tot grote ongelijkheden tussen rijke en arme landen, maar ook tussen rijken en armen binnen een land. Als voorbeeld geven zij aan dat in Nairobi (Kenia) het mortaliteitscijfer voor kinderen jonger dan vijf jaar vijftien per duizend is onder de rijke inwoners, terwijl onder de armen in dezelfde stad het mortaliteitscijfer 254 per duizend is.

Preventieve zorg kan oplossingen bieden voor de gezondheidsproblemen van de 21^e eeuw: ongezonde levenswijzen, ongestructureerde en ongeplande uitbreiding van steden, en de toenemende vergrijzing. Deze ontwikkelingen veroorzaken sociale problemen, maar ook chronische aandoeningen die langdurige professionele en informele zorg nodig hebben. Een brede benadering ten aanzien van preventie van ziekten, zoals hart- en vaatziekten, kanker, diabetes, hiv/aids of astma, is noodzakelijk omdat de oorzaken van deze aandoeningen zich vaak buiten het curatieve zorgstelsel bevinden.

De keuze om preventieve zorg en/of curatieve zorg in te zetten, heeft ten dele te maken met de visie en prioriteiten van het land. Maar heeft ook direct te maken met de beschikbare middelen en de interne beleidsprocedures van het land. Ook externe belangen beïnvloeden de mogelijkheden voor preventieve en curatieve zorg – vooral in ontwikkelende landen. Financiële belangen vanuit de farmaceutische industrie spelen een niet te onderschatten rol in het verspreiden van bepaalde medicijnen, bijvoorbeeld op het gebied van hiv/aids-bestrijding (Jette, 2003). Als reactie op het potentiële risico van een pandemie van Mexicaanse griep (H1N1) is in 2009 een artikel online gepubliceerd (Medical News, 2009) waarin een plan wordt voorgesteld om vaccins onder 10% van ontwikkelingslanden te verspreiden – dit om het risico van een ontwrichting van de wereldwijde stabiliteit te voorkomen, en niet uit morele overwegingen om een griepepidemie in ontwikkelende landen te voorkomen.

Ten vierde: de verantwoordelijkheid van het individu ten aanzien van gezondheid, gezond blijven en het voorkomen van ziekte. Dit wordt vaak uitgedrukt in termen van persoonlijke bereidheid om hiervoor te betalen of tijd en energie in te investeren. Eckersley (2006) bespreekt de gevaren van de westerse maatschappij op de gezondheid van het individu, waarin individualisme en materialisme problemen veroorzaken voor geestelijke en lichamelijke gezondheid. Dit wordt voornamelijk veroorzaakt door het loslaten van oeroude, collectivistisch bepaalde culturele normen en waarden, waardoor het individu onvoldoende morele houvast heeft. Verder geeft Eckersley aan dat depressie in westerse landen regelmatig te maken heeft met het verlies van controle over het leven. Dit is duidelijk anders dan depressie in India, waar deze aandoening meer te maken heeft met geloofsopvattingen en karma (Rao, 2009).

Nilchaikovit, Hill en Holland (1993) maken een duidelijke vergelijking tussen Amerikaanse en Aziatische culturen ten aanzien van individualisme (zie ook de begrippen individualisme en collectivisme in de index achterin dit boek). Dit werk illustreert dat in westerse landen weinig sturing door sociale controle plaatsvindt, waardoor het individu niet verplicht is om verantwoordelijkheid te nemen voor persoonlijke gezondheid. Dit vormt een contrast met individuen in Aziatische landen die zich vanuit collectivisme aan maatschappelijke normen houden.

Vanuit een geheel ander perspectief bespreekt Davis (1996) dakloosheid in Amerika als een gevolg van maatschappelijke omstandigheden en beschrijft deze bevolkingsgroep als een cultuur op zich. Dit geeft een indicatie van grensverlegging in westerse landen ten aanzien van de acceptatie van individualisme, waar de verantwoordelijkheid voor de keuze van een levenswijze niet meer bij het individu ligt, maar bij maatschappelijke belangen. Een complexe hybride van individualisme en maatschappelijk collectivisme.

Ten vijfde: de levenswijze en leefstijl van de bevolking zijn niet alleen gerelateerd aan persoonlijke keuze, zoals hiervoor is aangegeven, maar ook aan beschikbare middelen (zoals voeding), milieu (zoals lucht en watervervuiling), omgevingsfactoren (zoals industrie), commercie en landbouw, en arbeidsomstandigheden (zoals veiligheid). Klimaatverandering heeft invloed op het leefmilieu en kan een verbetering van gezondheid, maar ook een toename of terugkeer van gezondheidsproblemen betekenen (WHO, 2005). Verhoging van temperaturen kan voor sommige bevolkingsgroepen minder extreme temperaturen betekenen, met milde winters en dus ook de mogelijkheid om landbouw te ontwikkelen. Voor andere bevolkingsgroepen kan het extreme warmte betekenen, met de nodige gezondheidsrisico's en problemen voor de ecologische balans. Toename van warmte en woestijnvorming leidt tot een vermindering van landbouw, met als gevolg een ongeplande migratie van het platteland naar steden. Het dominoeffect hiervan is een schaarste – en vaak onveiligheid – in arbeidsmogelijkheden, een tekort aan voorzieningen, toename van armoede en uiteindelijk gezondheidsproblemen.

Aan de andere kant van het spectrum is (internationaal) reizen voor een groot percentage van de wereldbevolking alledaags geworden. Met deze vergrote mobiliteit, waarbij lange afstanden in een korte tijd afgelegd worden, worden ziekten veel efficiënter en effectiever verspreid. In het afgelopen decennium zijn er meerdere ziekten, bijvoorbeeld verschillende vormen van griep, steeds sneller verspreid dan eigenlijk was verwacht. Bevolkingsgroepen die al te kampen hebben met armoede en ondervoeding, lopen hiermee gezondheidsrisico's die niet te overzien zijn.

Dit overzicht van factoren die gezondheid beïnvloeden laat de complexiteit en contextgebondenheid van gezondheid zien. Dit zijn belangrijke aspecten om te overwegen als je een discussie ten aanzien van cultuur wilt aangaan.

7.3 Cultuur

Lifestyle, ziekte en de mate van verzekerd zijn tegen ziekte, zijn maar een paar voorbeelden die laten zien hoe nauw cultuur en gezondheid met elkaar verweven zijn.

Vaak wordt beredeneerd dat het gezicht van een land in belangrijke mate bepaald wordt door zijn cultuur. Dit is zichtbaar voor mensen die voor het eerst in een ander land zijn; zij nemen dingen van buitenaf waar, dingen die zij zelf niet kennen. Als een 'nieuwkomer' in een land voor het eerst aankomt, wijkt alles af van het eigen leven, alles lijkt vreemd te zijn of is anders dan hij gewend is. Alles valt op. De manier waarop mensen met elkaar communiceren, hoe zij tegen bepaalde dingen aankijken, dingen die zij positief of negatief beleven en hoe zij omgaan met emoties, rationaliteit, familie en vrienden. Dit zijn waardeoordelen, gezien vanuit het etnocentrisme van de nieuwkomer. De nieuwkomer bepaalt of iets 'vreemd' is; de 'vreemdheid' wordt mede bepaald door de cultuur waarin de persoon is opgegroeid en de mate waarin het individu zich thuis voelt in de nieuwe omgeving.

Cultuur kan, volgens Helman (2007), worden gezien als een:

> ...set of guidelines (both implicit and explicit) that individuals inherit as members of a particular society, and that tell them how to view the world, how to experience it emotionally, and how to behave in it in relation to other people, to supernatural forces or gods and to natural environment.
>
> Helman, 2007, p.2.

Cultuur is ook vergelijkbaar met een 'inherited lens' (Helman 2007, p. 3), waarmee het individu de wereld waarneemt en begrijpt, en strategieën ontwikkelt om in zijn omgeving (naar zijn opvatting) goed te kunnen leven. Dit is een belangrijke nuancering die Helman maakt, omdat hij duidelijk maakt dat het 'goede leven' subjectief en contextgebonden is.

Maar cultuur heeft ook een emotionele kant. Als je de cultuurdefinitie van Marcus (1995) volgt, dan is cultuur niet gebonden aan een vaste plek, maar is het te begrijpen als een cognitieve en emotionele bron, onafhankelijk van de geografische plaats. De cultuur van een individu kan in nieuwe contexten worden ingebed. Door deze benadering krijgt 'cultuur' betekenis als een cognitieve en emotionele bron, maar is afhankelijk van de context waarin het individu zich beweegt (Appadurai,

1991). Dit komt overeen met de definitie van Carrithers (1992) waarin hij stelt dat:

> ...human beings ... do not just live in relationships, they produce relationships in order to live.
>
> Carrithers, 1992, p. 30

Door cultuur als een 'inherited lens' en als een 'bron van cognities en emoties' te definiëren, biedt de maatschappij de mogelijkheid om op ontwikkelingen in de context van globalisering te reageren; voornamelijk omdat mensen in hun hedendaagse leven in meer dan één cultuur verenigd zijn. Bijvoorbeeld de culturen van familie, werk, geloofsgemeenschap, etnische afkomst, geslacht, seksuele oriëntatie en leeftijd kunnen naast elkaar bestaan en elkaar beïnvloeden. Afhankelijk van de context en de tijd waarin het individu zich beweegt, wordt cultuur minder vast geïnterpreteerd. Daarbij worden vanuit de verschillende culturen de verschillende symbolen van verschillende intensiteit aan anderen getoond. Het zal duidelijk zijn dat culturen niet als in zichzelf gesloten complexen gezien kunnen worden, maar dat ze elkaar overlappen en beïnvloeden. Zij ontwikkelen zich verder en scheppen nieuwe subculturen, die misschien voor een tijd in een bepaalde groep aanwezig zijn, dan verdwijnen en ruimte scheppen voor nieuwe groepen. Dit vraagt flexibiliteit en openheid van 'anderen', 'buitenstaanders', die minder bij dit proces betrokken zijn (zie ook hoofdstuk 2 voor verdere discussie).

Een docent op het instituut verpleegkunde van een Nederlandse hogeschool was verbaasd over het feit dat een jonge vrouw van wie de ouders afkomstig zijn uit Turkije en die zelf traditionele kleding[2] droeg, wel altijd met een mobieltje belde en met veel plezier naar de liedjes op haar mp3-speler luisterde (Kuckert 2006). Voor de student was deze activiteit vanzelfsprekend en normaal. Zij keek selectief naar symbolen die in andere subculturen werden gehanteerd en gebruikte deze – waar passend voor haar – op eenzelfde manier als haar leeftijdgenoten. Bhabha (2000, p. 178) spreekt hier van de 'third space' (figuur 7.2). Dit wil zeggen dat de gearticuleerde tegenwoordige tijd gekenmerkt wordt door communicatie over en weer tussen individuen van verschillende afkomst. Uiteindelijk verandert er in deze actie veel meer dan je eigenlijk in een interactie tussen twee verschillend handelende personen zou kunnen vermoeden. Er wordt namelijk een nieuwe en gemeen-

---

2 Met 'traditioneel' bedoelde de docent een lange jurk en een hoofddoek.

schappelijke ruimte gevormd waarbinnen de handelende personen elkaar (kunnen) vinden.

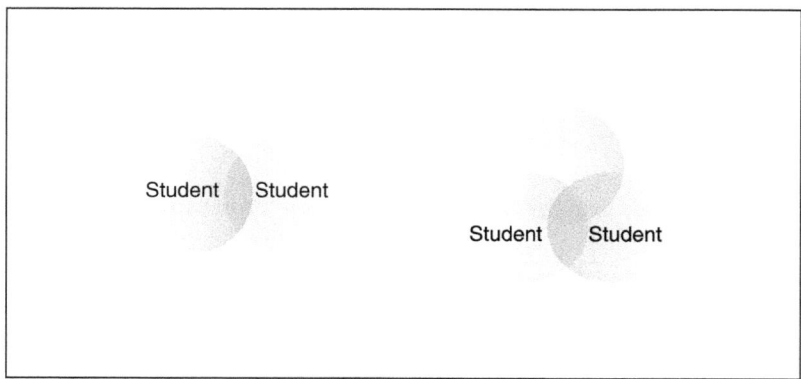

Figuur 7.2 *Het creëren van de 'third space'*

Het ontstaan van deze 'third space' schept, met andere woorden, een nieuwe basis waar de betrokken partijen de aanwezige verschillen kunnen waarnemen, bekijken, bespreken en, afhankelijk van de situatie, samen verder kunnen onderhandelen in plaats van onverzoenlijke afwijkingen waar te nemen. De 'third space' is de ruimte van de diversiteit, de vermenging van kenmerken, opvattingen, tradities en symbolen. Het dialectische concept vraagt dan niet meer om de weigering van bepaalde eigenschappen, ofwel de onverenigbaarheid van verschillenden symbolen (mobieltje, hoofddoek), maar de onderhandeling als een mogelijke weg om de wereld te veranderen en iets nieuws te scheppen.

In deze context zijn ook de overwegingen van Bhabha (2000) ten aanzien van de termen 'diversity' en 'difference' van belang. In een continue dialoog tussen mensen van verschillende afkomst geeft Bhabha zijn voorkeur aan het begrip 'cultural difference' ten opzichte van 'cultural diversity'. Terwijl 'cultural diversity' meestal verwijst naar etnische en andere classificerende kenmerken, omschrijft 'cultural difference' een proces dat continu plaatsvindt en waarbinnen de betrokkenen zich met culturele codes bezighouden. Culturele codes worden hier gezien als ongeschreven gedragsnormen, waaraan de leden van een maatschappij zich kunnen oriënteren. Het proces van deconstructie en reconstructie van betekenissen in de 'third space' wijst ook naar de heterogeniteit van culturele gemeenschappen en groepen die gekenmerkt zijn door 'verschillen'. Hierdoor komt het concept van naast elkaar bestaande culturen in een vorm van scherp afgebakende groepen te vervallen. Er ontstaat een beeld van elkaar doorkruisende en overlappende culturele betrokkenheden.[3] (Zie ook hoofdstuk 1 voor verdere discussie).

Tot zover kan cultuur dus worden beschreven als 'inherited lens', als 'bron van cognities en emoties', en als 'third space' in de context van 'cultural difference'. Dit wekt de suggestie dat cultuur iets tastbaars is; iets wat men kan objectiveren en omschrijven; een aanname dat bewoners van een land, stad of dorp over dezelfde culturele kennis beschikken als mensen van een ander land of stad of dorp. Dit is geen kloppende aanname. Cultuur is geen objectieve, meetbare variabele, die van invloed is op het individuele gedrag of de individuele beleving van gezondheid en ziekte, maar is een complexiteit van symbolen die continu verandert en evolueert.

Vanuit de dagelijkse verpleegkundige praktijk worden vaak opmerkingen geplaatst als 'Turken gedragen zich...'. Zulke uitspraken suggereert dat cultuur daadwerkelijk de oorzaak is van een bepaalde houding of attitude. Maar de oorzaak van de houding van het individu moet uiteindelijk worden gezocht in de dynamiek van het gezin, de opvoeding, eerdere ervaringen, de invloed van het sociale netwerk enzovoort. Het lijkt eenvoudig om bij problemen of miscommunicatie een cultureel label op een situatie te plakken om vervolgens voor geschikte oplossingen te kiezen; maar dat is té simplistisch. Groepen mensen delen niet altijd dezelfde opvattingen en ideeën. Zo stellen Verheggen & Voestermaas (2009) de vraag of mensen die zich op een bepaald tijdstip op een publieke plaats bevinden een groep vormen. Verheggen & Voestermaas menen van niet. Alleen vanwege het feit dat deze mensen toevallig op eenzelfde plaats aanwezig zijn, wil niet zeggen dat zij met elkaar communiceren, dezelfde regels hanteren of dezelfde normen en waarden delen – zij hebben verder ook niets met elkaar gemeen. Dit geldt ook voor mensen die 'toevallig' in hetzelfde land wonen – zij hoeven niet per se alle gemeenschappelijkheden te delen.

Anders is het bij een sportteam (een intrinsieke sociale groep met een specifieke en gedeelde identiteit), dat op hetzelfde moment in dezelfde

---

[3] Bhabha blijft het antwoord schuldig op de vraag naar een bewijs van 'identiteitsconstitutieve bindingen' (Strecker 2002, p. 98) vanuit het perspectief van de betrokkenen. Je kan alleen van een culturele groep spreken zolang zij te onderscheiden zijn van het perspectief van het individu. Op het moment dat de ander niet meer eenduidig kan bepalen tot welke groep hij uiteindelijk behoort, kan er ook geen sprake zijn van elkaar overlappende of doorkruisende identiteiten.

kleding (een cultureel symbool) een wedstrijd speelt met het doel om te winnen (gedeelde waarden- en normenstelsel). Degene die als buitenstaander deze groep observeert, construeert één groep en plakt er een label aan vast (vanuit zijn persoonlijke kader en achtergrond) zonder rekening te houden of zijn interpretatie daadwerkelijk overeenkomt met de interpretatie van het team (de groepsleden). Het wordt nog problematischer als er door de constructie van bepaalde groepen (door een buitenstaander) van een bepaalde gedrag wordt uitgegaan (stereotypering), waardoor de leden van deze geconstrueerde groep dan ook daadwerkelijk het gedrag moeten laten zien (adaptive self-regulating behaviour) (Liu, 2006).

Vooral in de gezondheidszorg vindt de constructie van groepen plaats als het gaat over het willen begrijpen van gedrag, opvattingen en meningen van 'vreemden', die voor de observant 'anders' zijn. In deze situaties wordt met een 'cultureel label' gesignaleerd dat er een bepaalde culturele kennis nodig is om zorg op maat te kunnen leveren, terwijl het onmogelijk is om cultuur te generaliseren of als een bestaand en tastbaar iets aan te wijzen. Hoe cultuur en gezondheid nu met elkaar verbonden zijn, is het onderwerp van de volgende paragraaf.

7.4 Gezondheid en gezond zijn – ziekte en ziek-zijn

Zoals aan het begin van dit hoofdstuk is aangegeven, definieert de WHO (1948) 'gezondheid' als:

> ... a state of complete physical, mental and social well-being and not merely the absence of disease or infirmity.

Gezondheid wordt volgens Durch et al (1997) niet alleen gezien als een fysiek, mentaal of sociaal welzijn, maar ook als de mogelijkheid om aan het dagelijkse leven deel te nemen – in het gezin, de gemeenschap en op het werk. Daarnaast speelt ook de verwachting dat het individu in staat is om persoonlijke en sociale bronnen zodanig in te zetten dat hij in staat is om zich aan te passen aan veranderende omstandigheden.

Voor sommige mensen betekent 'gezond zijn' zich gewoon 'goed voelen', voor anderen 'niet ziek worden', en voor weer anderen heeft ziekte, het ziek worden, een moralistische connotatie: 'Ik heb me niet goed gedragen, daarom ben ik ziek geworden'. De manier waarop gezondheid wordt waargenomen, kan per land, per stad, per gemeenschap en ook per zorgvrager en zorgaanbieder verschillen. Dit komt omdat de visie op gezondheid en ziekte voornamelijk beïnvloed wordt door de eigen biografie, opleiding, eerdere ervaringen met het gezondheidszorgsysteem, de economische status van het individu, en de visie van de biomedische geneeskunde op ziekte en gezondheid. Met de laatste ligt de klemtoon meer op detectie – een diagnose stellen en therapiekeuze – en minder op de gezondheidsbeleving.

Dat iemand gezond is of zich uit zijn persoonlijk perspectief gezond voelt, wordt dus medebepaald door een aantal factoren (Helman 2007):

- individuele factoren (leeftijd, sekse, lengte, uiterlijk, personaliteit, intelligentie, ervaring, fysieke status, emotionele status);
- opvoeding (formeel en informeel);
- socio-economische factoren (armoede, sociale klasse, economische status, werk, werkloosheid, discriminatie, racisme, netwerken, ondersteuning door derden);
- omgevingsfactoren (weer, populatie, milieuverontreiniging, infrastructuur, gebouwen, straten, bruggen, openbaar vervoer, gezondheidsinstellingen).

Gebaseerd op deze door Helman genoemde factoren zullen mensen die bijvoorbeeld regelmatig sporten, gezond eten of verbonden zijn aan een sociaal netwerk, in het geval van een griep zich misschien minder ziek voelen en wellicht ook sneller herstellen van ziekte dan iemand die sinds een paar maanden werkloos is en, vanwege een lagere economische status, minder gezond eet. De culturele achtergrond blijkt dus in dit voorbeeld van ondergeschikte betekenis te zijn aan de omgevingsfactoren. Een manier om naar deze sociale omstandigheden te kijken, is met behulp van het LaLonde model (1981) (figuur 7.3). Dit model biedt handvatten om het niveau en de ontwikkeling van het lokale gezondheidsbeleid in kaart te brengen. In dit model wordt de gezondheidstoestand opgevat als de uitkomst van een proces waarop meerdere oorzaken, uit vijf groepen determinanten, van invloed zijn. Deze determinanten hebben te maken met de fysieke omgeving, gezondheidszorg, sociale omgeving, leefstijl en gedrag, en biologische en erfelijke factoren.

Via dit model kan ook gesteld worden dat als mensen vanwege hun cultuur bepaalde eetgewoontes hebben, in een te klein huis wonen, niet naar de arts gaan als zij ziek-zijn of omdat zij in armoede leven, er nieuw licht geworpen kan worden op het stellen van een diagnose in geval van niet gezond zijn. Mensen kunnen in hun alledaagse leven bang zijn omdat zij vaker slachtoffer zijn geworden van discriminatie, racisme of onbegrip en niet vanwege hun cultuur. Cultuur kan dus nooit als de enige factor worden gezien in een complex en diverse mix

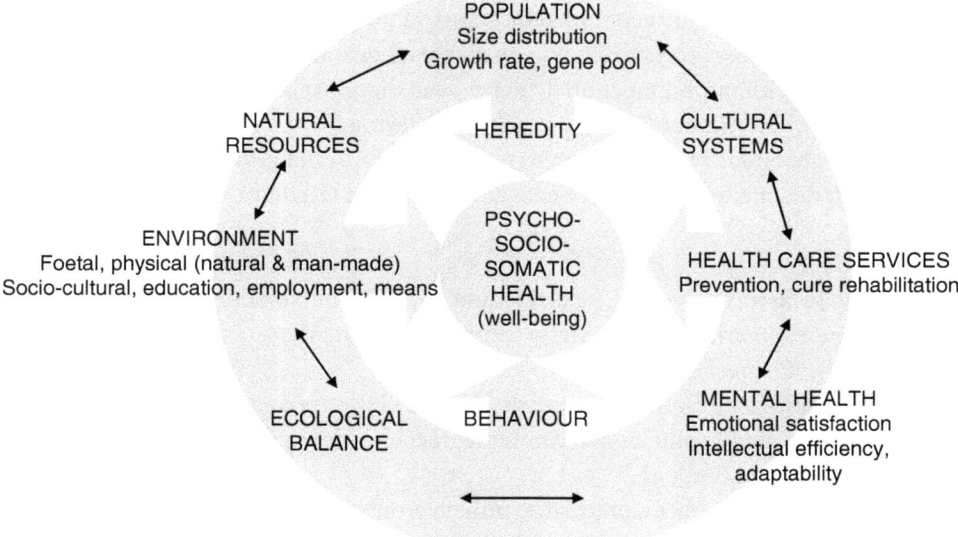

Figuur 7.3 LaLonde Model (1981)

van invloeden op wat mensen geloven, op welke manier zij leven en/of op hoe zij gezondheid of ziekte beleven.

Wie bepaalt met een zo sterke wisselwerking tussen individu en omgeving wanneer iemand ziek is of wanneer iemand die zich ziek voelt ook daadwerkelijk ziek is? Ziek-zijn wordt in veel maatschappijen gezien als een afwijking van het gewone, het normale, van wat het individu zelf als gezond beleeft. Maar binnen een gemedicaliseerde opvatting over ziekte, die kenmerkend is voor geïndustrialiseerde landen, leeft de vraag of elke ziekte die door de arts wordt geconstateerd ook daadwerkelijk wetenschappelijk kan worden bewezen. Daarentegen is het de vraag of dat gebrek aan bewijs een reden is om niet van een ziekte te spreken.

Ziek worden kan volgens Lux (2003) twee kanten op gaan. Iemand kan bijvoorbeeld een ziekte hebben zonder zich ziek te voelen of symptomen te tonen. Daarentegen kan iemand die zich ziek voelt zonder een aantoonbare ziekte als hypochonder betiteld worden. Bekeken vanuit het LaLonde model kan deze etikettering maatschappelijke gevolgen hebben voor het individu.

Maar wat gebeurt er als iemand zich niet op een zodanige manier voelt als hij gewend is? Om dit voorbeeld verder te illustreren, moet de beleving van het individu verder centraal gesteld worden.

BETEKENIS GEVEN AAN ZIEKTE EN ZIEK-ZIJN

Ziek-zijn of de reactie op een ziekte hoeft niet per se een afspiegeling van de ziekte te zijn, vastgesteld door de objectieve metingen van medisch of paramedisch personeel. Ziekte kan ook geconstrueerd worden door ideeënsystemen die al aanwezig zijn. Onderdeel hiervan zijn ook algemene ideeën over het genezen. Mensen beleven zichzelf als ziek, nemen deze ziekte waar en – gebaseerd op eerdere ervaringen – geven zij de ziekte een label, een naam of vaak al een diagnose. We proberen zelf te verklaren wat er eigenlijk aan de hand is. Zo probeert het individu betekenis te geven aan een situatie. Kleinman (1980, p. 105) beschrijft het verklaren van een ziekte in zijn *Explanatory Model*, dat als volgt wordt gedefinieerd:

> ... notions about an episode of sickness and its treatment that are employed by all those engaged in the clinical process.

Lees het volgende verhaal *Rugpijn* door.

Rugpijn

Stel: je wordt op een zaterdagochtend wakker van rugpijn. Nooit eerder heb je last van je rug gehad. Je sport regelmatig, zit niet uren achter het bureau en hebt ook geen last van overgewicht. Nu ineens is er een pijn die je nog nooit eerder hebt gevoeld.

Je probeert je te herinneren wanneer je voor het laatst je bed niet uitkwam. Dat is al een tijdje terug. Je had griep met hoge koorts en je voelde je té zwak om 's ochtends uit bed te komen – maar dat was een heel ander gevoel. De zwakheid van toen voelde anders dan die stekende pijn die je nu in je rug hebt. Dié zwakheid had meer te maken met het feit dat je geen kracht had, geen energie. Elke handeling was er een teveel. Van je rug had je nog nooit eerder last.

Gisteren heb je nog met een aantal vrienden hardgelopen, heerlijk even langs het strand. Toen je thuiskwam, had je nog een leuk gesprek met een vriendin aan de telefoon. Na een uurtje televisie ging je naar bed. En nu, vanochtend, werd je wakker van deze afschuwelijke pijn. Je probeert je voorzichtig te draaien – dat lukt je met moeite.

Deze rugpijn kan je nou echt niet hebben! Je hebt veel plannen voor dit weekend. Je wilt nog een paar dingen voor je studie afronden voordat je maandag weer naar je werk gaat. Je hebt met

vrienden afgesproken om vanavond te gaan dansen en dan wil je ook nog het huis schoonmaken.
Je wordt een beetje treurig van het idee dat het weekend zo voorbij zal gaan zonder dat je echt iets kan doen – behalve medicijnen slikken.
Onlangs had je je moeder aan de telefoon. Die vertelde over een buurvrouw die ook op een dag wakker werd met rugklachten. Zij kwam in het ziekenhuis terecht omdat een hartaanval werd vermoed. Maar dat is onwaarschijnlijk! Daarvoor ben je nog te jong. Misschien heb je gewoon een verkeerde beweging gemaakt of was de verhuizing van een paar weken terug te zwaar. Of misschien heb je gewoon te veel hooi op je vork genomen en het te druk gehad. De rugklachten zijn in dat geval te wijten aan overbelasting.

In het verhaal *Rugpijn* probeert het individu de ziekte te verklaren. Stel je voor dat jij deze persoon bent. Om de situatie te begrijpen probeer je een oorzaak vast te stellen en de situatie te verklaren. Je overweegt of je een verkeerde beweging hebt gemaakt, te zwaar tijdens een verhuizing hebt getild of dat je met te veel dingen tegelijkertijd bezig bent geweest. Als individu is het belangrijk om betekenis te geven aan een situatie en deze binnen de context van het leven te plaatsen. Voordat iemand een beslissing neemt ten aanzien van mogelijke interventies, moeten de symptomen als 'buiten het gewone' worden geclassificeerd zodat er aanleiding is om de situatie als 'niet normaal' te beschrijven. Pas dan kan er een label worden gegeven.
Er is een impliciete, en vaak expliciete, verwachting vanuit de maatschappij dat een individu zelfstandig – of met hulp – ziekte overwint. In deze context moet ook worden verwezen naar de constructie van de uiteenlopende werkelijkheden in een maatschappij en dit kan conflicten veroorzaken. Enerzijds staat de keuzevrijheid van het individu centraal, maar anderzijds beleven mensen die werkzaam zijn in het biomedische gezondheidszorgsysteem het medische systeem, met zijn diagnose- en therapiemogelijkheden, als een vaste constante die weinig ruimte laat voor andere zienswijzen en interpretaties.
Vanuit het perspectief van de hulpverlener laat deze geïnternaliseerde werkelijkheid dan weinig ruimte voor individuele cliëntinterpretaties, opinies en meningen over het lichaam of een ziekte. Vooral als deze opvattingen niet overeenkomen met de 'wetenschappelijke' waarneming van de hulpverlener, worden zij bestempeld als 'vreemd', 'anders' en 'niet goed voor de persoon zelf'. Dat wat niet met behulp van

technische apparatuur kan worden bewezen, bestaat dan in principe ook niet. Hoe het perspectief van de zorgvrager vaak tegenover dat van de hulpverlener staat, wordt in de volgende paragraaf besproken.

DISEASE, SICKNESS EN ILLNESS

De manier waarop het individu tegen een ziekte aankijkt en dit voor zichzelf interpreteert, wordt met het begrip 'illness' omschreven (Kleinman,1980). 'Illness' omschrijft het ziek-zijn op zich, de beleving van de ziekte. In deze context is het ziek-zijn het kruispunt van zowel interne als externe factoren van de ziekte. Dit is een construct van het individu om zijn realiteit tastbaar te maken en een label te kunnen geven aan zijn beleving. Vaak is een dergelijke label voor een 'illness' niet medisch onderbouwd en niet beschreven in medische termen, maar bevindt het zich op het niveau van persoonlijke begripssystemen. Bijvoorbeeld: 'Ik heb het erg druk', 'Ik kan het niet meer aan!', 'Ik heb spit', 'Ik heb het een beetje in mijn rug', enzovoort. Met deze labels wordt er vervolgens hulp gezocht bij verschillende sectoren binnen het gezondheidszorgsysteem.

Symptomen die vaker in een maatschappij voorkomen en door mensen op een vergelijkbare manier worden geclusterd en gelabeld, kunnen worden samengevat als 'folk-illnesses'; deze 'folk-illnesses' hebben het kenmerk om zich binnen een specifieke groep te herhalen. Hoe het individu tegen een ziekte aankijkt, hoeft niet overeen te komen met de algemene maatschappelijke opvattingen over een bepaalde ziekte. Cultuur en personaliteit spelen een belangrijke rol. Mensen die op een gegeven moment vaststellen dat er met hun iets aan de hand is – iets dat afwijkt van het normale of gewone – stellen zichzelf een aantal vragen totdat zij uiteindelijk tot een besluit kunnen komen (Helman, 2007). De opvattingen van Kleinman (1978) komen overeen met het werk van Helman (2007, p. 129), in zoverre dat er meerdere stappen gezet moeten worden in de analyse van verschillende aspecten van ziekte om tot een label van 'illness' of 'folk-illness' te komen:

- *Tijdelijke symptomen.* Wat is er eigenlijk gebeurd? De verschillende waargenomen symptomen worden zodanig georganiseerd dat er een naam of identiteit aan de beleving gegeven kan worden.
- *De etiologie of oorzaak van een ziekte.* Wat is de oorzaak? Er zijn bepaalde dingen die het verschijnen van de symptomen kunnen verklaren.
- *Het daarmee verbonden pathofysiologisch proces.* De vraag naar het waarom. Er is een aantal factoren dat het ontstaan van de ziekte beïnvloedt, zoals voeding, beweging, personaliteit, gedrag enzovoort.

- *De vraag naar de tijd.* Symptomen kunnen pas op een later moment worden waargenomen, maar bestaan vaak veel langer zonder ze te identificeren als mogelijke symptomen van een ziekte.
- *De vraag naar de consequenties.* Niet alleen de berekening van het effect van de therapie staat hier centraal, maar ook de vraag naar de correlatie van therapie, uitkomsten en de invloed op de kwaliteit van het leven.
- *De geschiedenis en de ernst van de ziekte.* De vraag naar de invloed van de aandoening op het sociale netwerk. Ziekte en de daarmee verbonden consequenties kunnen van invloed zijn op zowel een relatie alsook de vriendenkring.
- *De geschikte therapieën voor deze situatie.* De vraag naar verbetering en herstel. Hierin komen gedachten en overwegingen naar voren die het genezingsproces kunnen beïnvloeden en/of bevorderen. Hulp kan worden gezocht op eigen initiatief (bijvoorbeeld in de vorm van medicijnen of gedragsveranderingen), advies kan bij anderen geïnd worden, of via de consultatie van een medische specialist.

Met het term 'folk-illness' kan in grote lijnen alles worden beschreven wat niet past in het eigen begrip van ziekte:

> *Syndromes from which members of a particular group claim to suffer and for which their culture provides etiology, diagnosis, preventive measures and regimes of healing.*
>
> *Rubel 1977, p. 120.*

In de westerse gezondheidszorgsystemen werken overwegend mensen met een biomedische achtergrond. Zoals eerder is aangegeven, kunnen zij een andere benadering van het fenomeen 'ziekte' hebben dan de cliënt. Het Engelstalige begrip 'disease' verwijst naar een biomedische definitie van ziekte (tabel 7.4) en kan een dichotomie veroorzaken tussen hulpverlener en hulpvrager.

Tabel 7.4 Arts en cliënt – Visies op ziekte (Lux, 2003).	
Arts	Cliënt
het eigen	de vreemde
rationeel	irrationeel
logisch	onlogisch
natuurlijk	bovennatuurlijk
empirisch	bijgelovig

Arts	Cliënt
op ervaring gebaseerd	op geloof gebaseerd
wetenschappelijk	prewetenschappelijk
ontwikkeld	primitief
modern	traditioneel

Vanuit het gezondheidszorgsysteem wordt 'disease' omschreven op het niveau van medische begripssystemen. Bij rugklachten bijvoorbeeld kan er sprake zijn van aspecifieke lage rugpijn (anamneses en eenvoudig lichamelijk onderzoek), een scoliose (een meestal zichtbare verbuiging van de wervelkolom op de röntgenfoto) of een tumor (computertomografie). De resultaten van onderzoeken zijn objectief en herhaalbaar. Een tweede arts zal met gebruik van dezelfde onderzoekstechnieken tot dezelfde onderzoeksresultaten kunnen komen. Vanuit het individu gezien echter is 'disease' (ziekte) een aandoening: iets gebeurd met mij, met mijn lichaam, met mijn geest, wat voor mij tot nu toe niet bekend was en wat mij beïnvloedt in het dagelijkse leven. Door de subjectieve beleving van de situatie is het individu niet in staat om een onderscheid te maken tussen de theoretische omschrijvingen van 'illness' en 'disease'.

Tot nu hebben wij over 'illness' en 'disease' gesproken. Maar 'sickness' moet er ook nog aan de lijst toegevoegd worden. Hofman (2002) verwijst naar Twaddle (1994) die de volgende definitie geeft:

> Sickness is a social identity. It is the poor health or the health problem(s) of an individual defined by others with reference to the social activity of that individual.

Uitgaand van de begrippen 'disease' (objectieve criteria van een afwijking), 'illness' (symptomen en beleving van de cliënt) en 'sickness' (verwijst naar de plaats toegekend aan ziekte binnen de maatschappij), hebben cliënten en hulpverleners een eigen interpretatie van ziekte, de betekenis ervan in de samenleving en de toegang tot behandelmethoden. Bovendien is degene die de ziekte heeft vaak niet in staat om de door derden geanalyseerde ziekte op dezelfde manier waar te nemen. Als gevolg van dit spanningsveld kan de correcte interpretatie van de ziekte – die gebaseerd zou moeten zijn op wetenschappelijke redenering in combinatie met de interpretaties, ideeën en belevingen van de cliënt over de ziekte – ontbreken. Doordat de professionele interpretatie van de ziekte niet herkenbaar is voor de cliënt, houdt het individu zich aan bekende ideeën. Dit kan resulteren in het falen van een gekozen therapie (therapieontrouw) en kan beïnvloed worden door de waarde en status toegekend aan 'het ziek-zijn' binnen de maatschappij.

SECTOREN BINNEN HET GEZONDHEIDSZORGSYSTEEM

Het individu zoekt vanuit zijn perspectief op ziekte hulp binnen een zorgcontext die bij hem past. Het ziekteproces kan behalve via het conventionele gezondheidszorgsysteem ook via alternatieve, complementaire of traditionele geneeswijzen gemanaged worden (figuur 7.4). Net als in het verhaal *Rugpijn* wordt aan het begin een afwijking van het normale, het gewone vastgesteld. Dit proces wordt beïnvloed door de biografie van de betreffende persoon, zijn eerdere ervaringen en concepten van ziekte die binnen een maatschappij of groep mensen bestaat. In het vervolg wordt het niet-normale als ziekte waargenomen en geprobeerd er een label aan te plakken. Ook hier spelen eerder gemaakte ervaringen een rol. Met dit label of een al bekende naam van een ziekte wordt voor een bepaalde sector binnen het gezondheidszorgsysteem gekozen. Volgens Kleinman (1980) is er sprake van drie verschillende sectoren binnen elk systeem: 'professional', 'popular' en 'folk'.

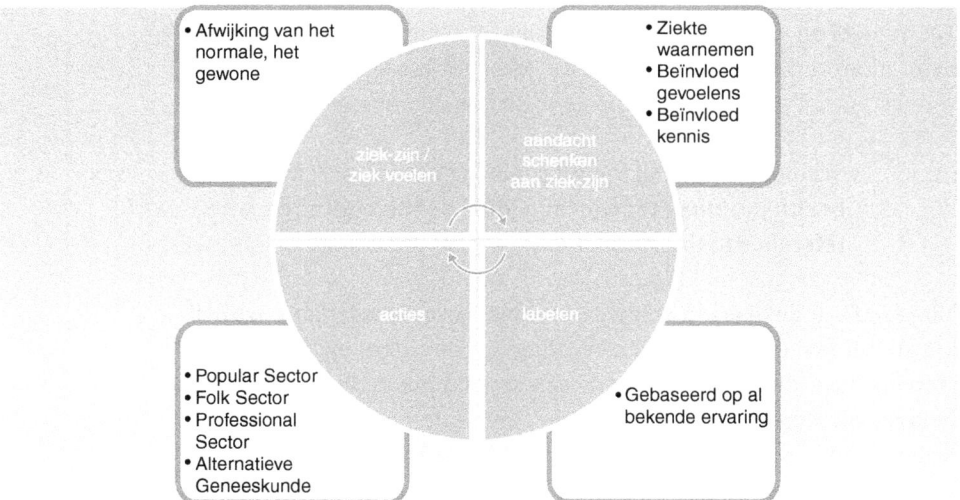

Figuur 7.4 Management van het ziekteproces

'Popular'-sector

Binnen de 'popular'-sector vinden de meeste therapieën plaats (70-90%) (Kleinman 1980). Mensen behandelen zichzelf of bepalen welke medicijnen zouden kunnen helpen. Zij vragen hierbij adviezen van derden (vrienden, familie, buren, collega's op het werk) en hulp wordt ingeschakeld van zelf georganiseerde groepen of van cliënten met vergelijkbare ziekten of ervaringen. Opvallend is dat mensen die om hulp worden gevraagd vaak:

– veel ervaring hebben rond een bepaalde ziekte of therapieën, bijvoorbeeld bij emotionele problemen (Milne et al, 1992), huishoudelijk geweld (Wilcox, 2000) of bepaalde levensmomenten, zoals ondersteuning na een bevalling (Keams et al, 2000);
– als paramedici in de gezondheidszorg werken;
– mensen zijn met veel publieke contacten, bijvoorbeeld medewerkers van een bank of een kapper;
– oprichter zijn van zelfhulpgroepen of kerkelijke diensten.

De gemeenschappelijkheid tussen de cliënt en de verschillende groepen mensen die hij raadpleegt, ligt op het niveau van hun (vertrouwens)relatie en hun gedeelde perspectieven van het ziek-zijn. Deze overeenkomsten worden gekarakteriseerd door vergelijkbare ideeën en vooronderstellingen over ziekte en gezondheid.

'Folk'-sector

De 'folk'-sector – ook de traditionele gezondheidszorgsector genoemd – omvat de niet-professionele, niet-georganiseerde gezondheidssector. Volgens Kleinman (1980) zijn deze praktijken terug te vinden in zowel seculaire als geloofsgemeenschappen. De grenzen van de 'folk'-sector zijn soepel en de mensen die hier werkzaam zijn, kunnen ook als mediatoren worden beschouwd tussen de populaire en professionele sectoren. Vertegenwoordigd in de 'folk'-sector zijn individuen die als herbalist, charismatisch genezer en masseur werkzaam zijn. Het inschakelen van hulp via de 'folk'-sector heeft een aantal voordelen (Helman 2007). Net als in de populaire sector is er sprake van een vertrouwensrelatie tussen cliënt en genezer, die meestal ook een vergelijkbare visie op gezondheid en ziekte hanteert. Het genezingsproces zelf vindt plaats in familiekring. Centraal staan niet alleen de cliënt, maar ook reacties van familie en derden op de ziekte. Er is weinig verschil tussen de betrokkenen partijen ten aanzien van sociale klasse, economische status, educatie of culturele achtergrond. Dit zorgt voor minimale communicatieproblemen.

Hoewel de typische praktijken binnen de 'folk'-sector – zoals sjamanisme en rituelen, herbalisme en bepaalde traditionele chirurgische en manipulatieve behandelingen, verschillende oefeningen en exorcisme – niet altijd volledig op waarde wordt geschat door de conventionele geneeskunst, worden stappen in sommige landen gezet om geneeskundige benaderingen vanuit de 'folk'-sector te integreren in conventionele geneeskunde. Dit is het meest zichtbaar in ontwikkelende landen waar een specifieke etnische achtergrond naast een westerse benadering bestaat. Zulke ontwikkelingen zijn duidelijk te zien in Zuid-Afrika, waar traditionele geneeskunst een wettelijke positie heeft gekregen naast de conventionele geneeskunde (South Africa, Department of Health, 2007). De winst voor de bevolking wordt beargumenteerd door het promoten van wederzijdse kennis en kunde (Brown et al, 2007; Struthers & Eschiti, 2005; Mulaudzi, 2001), en deze ontwikkelingen worden ondersteund door de WHO (2002).

'Professional'-sector
Binnen de 'professional'-sector staat de biomedische geneeskunde, ook etnogeneeskunde genoemd, centraal. Etnogeneeskunde is gebaseerd op traditionele vormen van geneeskunde die over meerdere eeuwen onderzocht en beschreven zijn. Sinds een aantal jaren is vooral in Europa en Amerika een toename van alternatieve en complementaire geneeskunde (*complementary and alternative medicine*, CAM) waar te nemen. Zij overlappen de 'folk'- en 'professional'-sector, en omvatten de volgende concepten: chiropraxie, acupunctuur, homeopathie, antroposofie, natuuropathie en massage. Binnen de Europese Unie zijn deze beroepsbeelden niet helder geregeld. De medische verantwoordelijkheden variëren nogal eens van land tot land, evenals de status: in het ene land mag een homeopaat zich wel therapeut noemen en in een ander land niet. Ook is er weinig duidelijkheid over de manier van opleiden binnen de sector alternatieve geneeswijzen.
De complexiteit ten aanzien van het herkennen en interpreteren van ziekte en behandeling is duidelijk. Vanuit meerdere kanten wordt de keuzevrijheid beargumenteerd en ondersteund. Maar wat betekent dit voor de verantwoordelijkheid van het individu?

KLINISCH REDENEREN

Belevingsgerichte zorg richt zich daarentegen op de ervaringsdeskundigheid van de zorgvrager ten aanzien van het ziek-zijn. Persoonlijke ervaring levert ook kennis over en inzicht in de ziekte en behandelmogelijkheden, en maakt deel uit van het actuele discours over ziekte en ziek-zijn tussen cliënt en hulpverlener. Deze kennis kan niet los worden gezien van de cultuur waarin het individu opgroeit, maar niet ook van de context waarin iemand leeft.

De verschillende perspectieven op ziekte (zie het verhaal Rugpijn) en de sectoren binnen het gezondheidszorgsysteem hebben invloed op het omgaan met de symptomen die het individu als afwijkend van het normale heeft vastgesteld. Aspecifieke lage rugklachten worden, afhankelijk van de betrokken instelling of instantie, op verschillende manieren geanalyseerd. In alle gevallen is het principe van het Explanatory Model de basis voor verschillende therapiemogelijkheden, waarbij klinisch redeneren ten grondslag ligt aan dit denkproces (figuur 7.5).

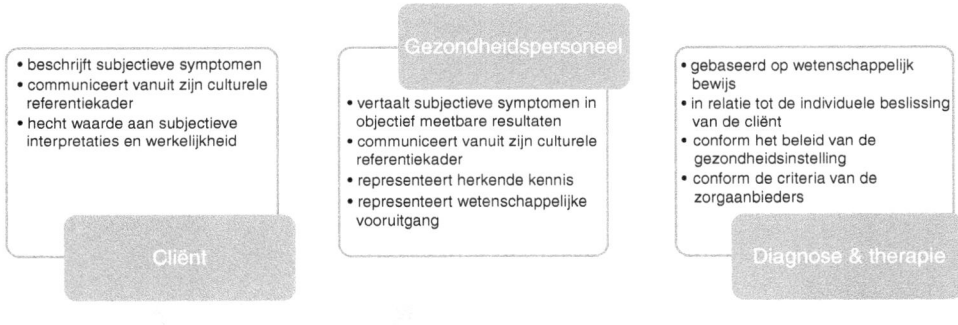

Figuur 7.5 *Factoren in het proces van een diagnosevinding*

Afhankelijk van de oorzaak van de ziekte en het verklaren van het ontstaan, zal de behandelaar een oplossing kiezen (figuur 7.5). Zo stelt bijvoorbeeld het Kwaliteitsinstituut voor de Gezondheidszorg (CBO, 2003) in een richtlijn dat de diagnose 'aspecifieke lage rugklachten' kan worden gehanteerd als op basis van uitsluiting van een lichamelijke afwijking die de rugklachten verklaart geen andere diagnose gesteld kan worden. Het advies aan de cliënt is dan te blijven bewegen en sporten, en zo nodig pijnstillers in te nemen.

Behandelmogelijkheden voor rugklachten kunnen ook geleid worden door de werklast en tijdsinvestering van de hulpverlener en een psychologische benadering van de zorgvrager. De Nederlandse Vereniging voor arbeids- en bedrijfsgeneeskunde (2006) adviseert bedrijfsartsen om werknemers met rugklachten niet te vroeg voor een gesprek uit te nodigen en raadt een afspraak tussen de tweede en vierde week van het ziekteverzuim aan. Dit beleid is gebaseerd op onderzoek waaruit blijkt dat de helft van de werknemers die zich ziek gemeld hadden wegens rugklachten, het werk na zes dagen hervatte. Op deze manier wordt een verzuimverlenging op grond van een te vroege uitnodiging op het spreekuur voorkomen.

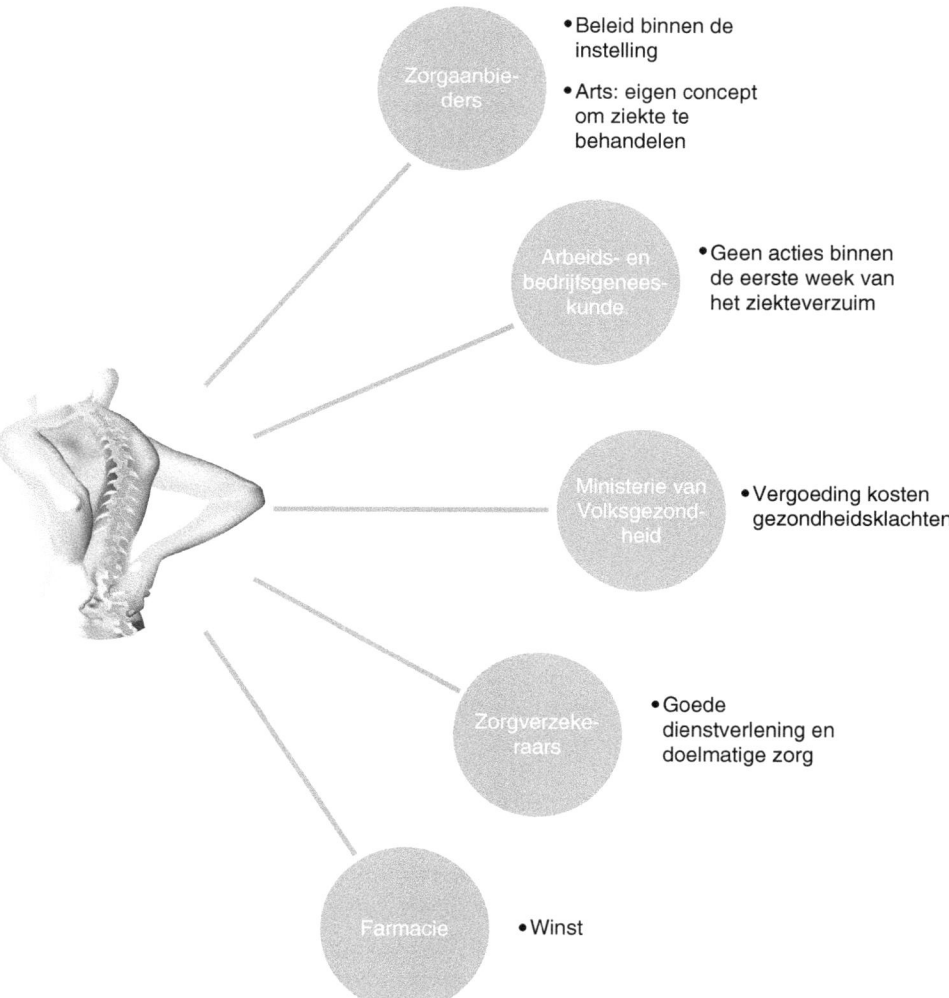

Figuur 7.6 *Perspectieven op de ziekte rugklachten*

Het is duidelijk dat er niet alleen een verschil kan zijn in opvattingen over ziekte tussen zorgvrager en hulpverlener, maar ook tussen hulpverleners onderling ten aanzien van de behandeling. In het huidige klimaat van individualisering waar, vooral in westerse landen, interpretatie van ziekte en keuzevrijheid van verschillende behandelmethoden gerespecteerd worden, kan verwarring en conflict tussen de partijen ontstaan (zie figuur 7.6).

LEVENSWIJZE EN LEEFSTIJL

De WHO (2008a) publiceert jaarlijks een overzicht van de meest voorkomende doodsoorzaken. In het overzicht van doodsoorzaken wereldwijd (tabel 7.5) is te zien dat een hoog aantal doodsoorzaken veroorzaakt wordt door levenswijze en leefstijl, terwijl in ontwikkelde landen er nóg meer doodsoorzaken gerelateerd lijken te kunnen worden aan levenswijze en leefstijl (tabel 7.6) (zie ook hoofdstuk 6 voor verdere discussie).

Tabel 7.5 Top 10 doodsoorzaken wereldwijd (WHO, 2008a).

World	Deaths in millions	% of deaths
coronary heart disease	7.20	12.2
stroke and other cerebrovascular diseases	5.71	9.7
lower respiratory infections	4.18	7.1
chronic obstructive pulmonary disease	3.02	5.1
diarrhoeal diseases	2.16	3.7
hiv/aids	2.04	3.5
tuberculosis	1.46	2.5
trachea, bronchus, lung cancers	1.32	2.3
road traffic accidents	1.27	2.2
prematurity and low birth weight	1.18	2.0

Tabel 7.6 Top 10 doodsoorzaken in ontwikkelde landen (WHO, 2008a).

High-income countries	Deaths in millions	% of deaths
coronary heart disease	1.33	16.3
stroke and other cerebrovascular diseases	0.76	9.3
trachea, bronchus, lung cancers	0.48	5.9
lower respiratory infections	0.31	3.8
chronic obstructive pulmonary disease	0.29	3.5
Alzheimer and other dementias	0.28	3.4
colon and rectum cancers	0.27	3.3
diabetes mellitus	0.22	2.8
breast cancer	0.16	2.0
stomach cancer	0.14	1.8

Om de breedheid van dit probleem te illustreren, laten onderzoekers van het Center for Disease Control (CDC, 2007) en NHANES (2003) zien dat minderheden in de Verenigde Staten van Amerika ook met obesitas kampen (tabel 7.7).

Tabel 7.7 Overgewicht bij minderheden in de Verenigde Staten van Amerika.					
	%		%		%
American Indian females	38	American Indian males	40		
African American females	38	African American males	27	African American children	22
Hispanic females	28	Hispanic males	27	Hispanic children	22

Duidelijk is te zien dat in westerse landen mensen kunnen overlijden vanwege hun levenswijze en leefstijl, maar in hoeverre voeding in Amerika en Europa een rol speelt bij het ontstaan van ziekten, zoals hart- en vaatziekte, diabetes en bepaalde vormen van kanker, is uiteindelijk moeilijk te bewijzen. Het feit is dat er steeds meer mensen zijn die te veel vet eten en zich te weinig bewegen.

De oorsprong van deze cijfers voor volwassenen ligt veel vroeger in hun leven. Overgewicht onder kinderen in ontwikkelde landen is een wereldwijd gezondheidsrisico. Het aantal kinderen bij wie overgewicht is geconstateerd, is in de afgelopen jaren in Nederland gestegen. Op dit moment heeft – afhankelijk van de definitie[4] – 13% van de kinderen tussen vijf en zestien jaar in Nederland overgewicht (Universiteit Maastricht, 2009). De prevalentie van overgewicht bij kinderen steeg de afgelopen 25 jaar in Nederland met 50%, terwijl in de VS en Duitsland bij 10-20% van de kinderen overgewicht wordt vastgesteld. In Engeland, menen Saxton et al (2009), zijn kinderen niet in staat om hun gewicht accuraat in te schatten. Ze schatten zichzelf te laag, met andere woorden de Engelse kinderen erkennen niet hun probleem van obesitas. Sommige Amerikaanse en Europese onderzoekers spreken

---

4 Voor volwassenen heeft de WHO vaste waarden vastgelegd voor het bepalen van overgewicht. Dit is voor kinderen nauwelijks mogelijk. Toch moet hier rekening worden gehouden met leeftijds- en geslachtsspecifieke veranderingen. De basis vormt net als voor volwassenen de BMI (gewicht/lengte^2), maar is afhankelijk van geslachtsspecifieke leeftijdspercentielen (Deutsche Gesellschaft für Ernährung 2009).

van een overgewicht (obesity) epidemie bij kinderen (Wang & Lobstein 2006).

OMGAAN MET DISEASE VANUIT EEN POLITIEKE BENADERING

Deze gezondheidsproblemen worden aangepakt door regeringen, maar de manier van aanpak kan verschillen van land tot land, afhankelijk van de middelen en prioriteiten. De Nederlandse overheid bijvoorbeeld, in de vorm van het ministerie voor Volksgezondheid, Welzijn en Sport (ministerie VWS), heeft de missie mensen tot gezond gedrag te stimuleren. De indicatoren die hieraan zijn gekoppeld omvatten beweging (voldoende), voeding (gezond eten), matiging van alcoholgebruik, seksualiteit (veilig vrijen) en afzien van roken. Iedereen in Nederland die gezondheidsklachten ervaart, moet volgens het ministerie tijdig een beroep kunnen doen op de huisarts, het ziekenhuis of een andere vorm van gezondheidszorg. Het recht op deze zorg wordt gerealiseerd door een systeem van zorgverzekeringen (zie ook hoofdstuk 6 voor verdere discussie). De inhoud van het basispakket, voor iedereen wettelijk verplicht, wordt door de overheid vastgesteld (ministerie VWS, 2009) en wordt afhankelijk van het kabinet aangepast. Echter, de verantwoordelijkheid voor het voorkomen van een gezondheidsverandering ligt bij de verzekerde zelf en maakt meestal geen deel uit van het basispakket. De rol van de zorgverzekeraars wordt ook geregeld door de overheid, maar zorgverzekeraars zijn de schakel tussen verzekerden en zorgaanbieders, en zorgen ervoor dat tijdige en goede zorg beschikbaar is. Zorgverzekeraars sluiten contracten af om de best mogelijke zorg aan hun klanten te kunnen bieden; hierdoor wordt het mogelijk voor de zorgverzekeraars eisen te stellen aan de zorgaanbieders. Op dit moment zijn zorgverzekeraars verplicht iedereen voor het basispakket aan te nemen en niet te selecteren op 'dure' klanten, zoals cliënten met een chronische ziekte of handicap, óf op risico's. Hierdoor worden de zorgverzekeraars geprikkeld de best mogelijke zorg voor een lage prijs in te kopen en hun dienstverlening af te stemmen op de klant.

7.5 Conclusie

De discussie over ziekte en gezondheid in relatie tot cultuur is complex en kent veel variabelen. In dit hoofdstuk is duidelijk geworden dat opvattingen over ziekte en gezondheid, en keuzes ten aanzien van behandelmogelijkheden beïnvloed worden op verschillende manieren.

In dit hoofdstuk is het concept 'third space' besproken. De beschrijvingen zijn ontstaan vanuit ons persoonlijk perspectief en kunnen niet zonder meer toegepast worden op willekeurige individuen en groepen. Niet alleen moeten wij rekening houden met een wat persoonlijk gekleurde interpretatie van een 'werkelijkheid' aangaande ziekte en/of gezondheid, wij moeten ons ook realiseren dat ons beeld gebonden is aan tijd en plaats. Dit geldt voor cliënt en hulpverlener. In feite is dit hoofdstuk – dit hele boek – een vorm van 'third space', waarin wij ons bewust worden van het bestaan van een meer genuanceerde interpretatie van de werkelijkheid en waar wij zoeken naar mogelijkheden om nieuwe denkruimte te creëren (zie ook hoofdstuk 2 voor verdere discussie).

Dat wij ons in een nieuwe 'third space' van denken bevinden, zet vraagtekens bij hoe wij tegen 'cultuur' aankijken en dit definiëren. Door de toename van mobiliteit van mensen worden wij tastbaar en zichtbaar geconfronteerd met 'de ander'. Ook door de individualistische invulling van gewoonten en gedragingen vervagen de culturele kenmerken in onze 'eigen cultuur'. 'Cultuur' is hierdoor een complex, maar fluïde geheel geworden. Iets wat continu in beweging is; iets wat continu evolueert. Wij zoeken naar definities en meetbare criteria om 'cultuur' te omschrijven, maar misschien is cultuur op zichzelf een 'third space'. Misschien is daarom 'cultuur' zo moeilijk te meten en te verankeren – herkenbare symbolen veranderen, verdwijnen en worden vervangen zonder dat er vastomlijnde regels voor zijn. Voor de mens – die zo afhankelijk is van zekerheid – veroorzaken deze verschuivingen veel onzekerheid en verwarring. De omgevingsfactoren die het leven bepalen veroorzaken veranderingen in onze lifestyle. Hoe wij tegen gezondheid aankijken; hoe het individu ziekte verklaart; hoe het individu ziekte, het leven en de dood wil beheersen – deze opvattingen hebben consequenties voor het gezondheidszorgsysteem, de kosten en de ongelijkheden tussen groepen.

Niet alleen hebben deze veranderingen in individuele lifestyle consequenties voor het beeld van ziekte en gezondheid, het heeft ook een duidelijke impact op de rol, autoriteit en invloed van hulpverleners. De cliënt-hulpverlenerrelatie neemt toe in complexiteit als de cliënt als 'vreemde' wordt gezien. Na dit gezegd te hebben en enige momenten van bezinning, realiseren wij ons dat door de vergevorderde individualisering van de mens wij niet meer van een 'doorsnee' Nederlander kunnen spreken. Laat staan een 'doorsnee' iemand van een 'cultuur' die wij niet – of minder goed – kennen. Waar staan wij nu met onze simplistische uitleg over culturen?

Misschien is nu de tijd gekomen om minder dogmatisch vast te houden aan 'culturele bepaaldheden' van anderen en meer te kijken naar de cultuur in onszelf als individu, zodat we ons ervan bewust worden dat mensen veel met elkaar delen: angst voor het onbekende, pijn, verdriet, geluk, begrepen willen worden, mens-zijn.

Als hulpverlener hebben wij de bevoorrechte positie om die dingen gewoon te kunnen en te mogen vragen aan onze medemens, en niet om ervan uit te gaan dat wij deze intieme dingen van elkaar weten, begrijpen en voelen.

7.6 Vragen en oefeningen

1. Er is een aantal factoren medebepalend voor het zich gezond voelen. Als je je eigen leven bekijkt, beschrijf je jezelf dan als gezond? Welke factoren zijn hiervoor verantwoordelijk?
2. Volgens de Toeareg in Mali behoren heel erg jong of oud zijn, doofheid, lelijkheid en onwettige geboorte ook tot een handicap. Waarom wordt dit als een probleem binnen een groep beschouwd? Welke ziekten of problemen kun je rekenen tot de groep waartoe je behoort?
3. Als je kijkt naar de laatste keer dat je ziek bent geweest, welke verklaringen had je daarvoor? Welke stappen heb je toen ondernomen en naar welke sector van het gezondheidszorgsysteem ben je toen gegaan?
4. De therapie die je toen (zie vraag 3) werd aangeboden, sloot die aan bij je eigen interpretatie van de ziekte?
5. Welke ervaringen heb je met de verschillende verklaringsmodellen voor een ziekte in je gezondheidszorginstelling?
6. Welke gevoelens hebben de verschillende verklaringsmodellen bij je opgeroepen en hoe ben je hiermee omgegaan?
7. Wat vind je ervan om van een 'doorsnee' Nederlander te spreken? Kunnen wij dan over een 'doorsnee' iemand van een 'andere' cultuur spreken? Wat is jouw mening ten aanzien van een simplistische uitleg over 'cultuur'?
8. Doe de oefening *Caleidoscopia* op www.caleidoscopia.nl.

Bijlage 7.1

World Bank Country Categories by Income

LOW

Afghanistan	Cote d'Ivoire	Kyrgyz Republic	Niger	Tajikistan
Bangladesh	Eritrea	Lao PDR	Nigeria	Tanzania
Benin	Ethiopia	Liberia	Pakistan	Timor-Leste
Bhutan	Gambia	Madagascar	Papua New Guinea	Togo
Burkina Faso	Ghana	Malawi	Rwanda	Uganda
Burundi	Guinea	Mali	Sao Tome & Principe	Uzbekistan
Cambodia	Guinea-Bissau	Mauritania	Senegal	Vietnam
Central African Rep.	Haiti	Mongolia	Sierra Leone	Yemen, Rep.
Chad	India	Mozambique	Solomon Islands	Zambia
Comoros	Kenya	Myanmar	Somalia	Zimbabwe
Congo, Dem. Rep.	Korea (DPRK)	Nepal	Sudan	

MIDDLE

Albania	Congo, Rep.	Hungary	Micronesia	South Africa
Algeria	Costa Rica	Indonesia	Moldova	Sri Lanka
American Samoa	Croatia	Iran	Morocco	St. Kitts & Nevis
Angola	Cuba	Iraq	Namibia	St. Lucia
Argentina	Czech Republic	Jamaica	Nicaragua	St. Vincent & the Grenadines

Armenia	Djibouti	Jordan	Northern Mariana Islands	Suriname
Azerbeidzjan	Dominica	Kazakhstan	Oman	Swaziland
Barbados	Dominican Republic	Kiribati	Palau	Syrian Arab Republic
Belarus	Ecuador	Latvia	Panama	Thailand
Belize	Egypt, Arab. Rep.	Lebanon	Paraguay	Tonga
Bolivia	El Salvador	Lesotho	Peru	Trinidad & Tobago
Bosnia & Herzegovina	Equatorial Guinea	Libya	Philippines	Tunisia
Botswana	Estonia	Lithuania	Poland	Turkey
Brazil	Fiji	Macedonia, FYR	Romania	Turkmenistan
Bulgaria	Gabon	Malaysia	Russian Federation	Ukraine
Cameroon	Georgia	Maldives	Samoa	Uruguay
Cape Verde	Grenada	Marshall Islands	Serbia & Montenegro	Vanuatu
Chile	Guatemala	Mauritius	Seychelles	Venezuela, RB
China	Guyana	Mayotte	Slovak Republic	West Bank & Gaza
Colombia	Honduras	Mexico		

HIGH

Andorra	Channel Islands	Iceland	Monaco	Slovenia
Antigua & Barbuda	Cyprus	Ireland	Netherlands	Spain
Aruba	Denmark	Isle of Man	Netherlands Antilles	Sweden
Australia	Faeroe Islands	Israel	New Caledonia	Switzerland
Austria	Finland	Italy	New Zealand	Taiwan
Bahamas	France	Japan	Norway	United Arab Emirates
Bahrain	French Polynesia	Korea, Rep.	Portugal	United Kingdom
Belgium	Germany	Kuwait	Puerto Rico	United States

Bermuda	Greece	Liechtenstein	Qatar	Virgin Islands
Brunei Darussalam	Greenland	Luxembourg	San Marino	
Canada	Guam	Macao, China	Saudi Arabia	
Cayman Islands	Hong Kong, China	Malta	Singapore	

Bijlage 7.2

Eurogebied 1999 - 2009

Zestien lidstaten van de Europees Unie gebruiken de euro als munt.

Belgium	Spain	Luxembourg	Portugal
Germany	France	Malta	Slovenia
Ireland	Italy	The Netherlands	Slovakia
Greece	Cyprus	Austria	Finland

De EU lidstaten Bulgarije, Tsjechische Republiek, Denemarken, Estland, Litouwen, Letland, Hongarije, Polen, Roemenië, Zweden en Groot-Brittannië gebruiken de euro niet als munt.

Sickness: Narrative moments 8

Dawn Freshwater en Jane Cahill

8.1 Introductie

Ons dagelijks leven is rijk gevuld met *narratives* of verhalen. Het is een algemeen geaccepteerd idee dat wij verhalenvertellers zijn. We interpreteren de wereld om ons heen en definiëren onszelf aan de hand van de verschillende verhalen die we vertellen. De definities voor het woord *narrative* zijn divers, misschien niet verrassend gezien al de verschillende ervaringen die we opdoen in het leven zelf. *Narrative* betekent in de menswetenschappen in haar eenvoudigste vorm: 'het vertellen van een geschiedenis' ofwel het herscheppen van gebeurtenissen door mensen zelf of anderen (Holloway & Freshwater, 2007; Frid et al., 2000; Riessman, 2008). *Narratives* geven betekenis aan ervaringen en gebeurtenissen die mensen in de loop van hun leven meemaken. Door het vertellen van een verhaal verlenen mensen zin aan datgene wat hen is overkomen (zie ook hoofdstuk 3 voor verdere discussie). Volgens Holloway en Freshwater (2007) is verhalen vertellen voor mensen een natuurlijke manier om op een unieke en levendige wijze aan anderen over te brengen wat ze meemaken, denken, voelen en vinden. Zij delen deze mening met andere *narrative* onderzoekers.

In dit hoofdstuk zijn *narratives* de beschouwingen van, door en over mensen. Zij gaan over gebeurtenissen en verwijzen naar het eigen gedrag en dat van anderen, de motieven en gevoelens, en de interpretaties van de handelingen van anderen. Het zijn verhalen die gevarieerd zijn, en ook het wezen en de context van deze diversiteit weergeven. In deze verhalen zijn de identiteit van de deelnemers en hun cultuur terug te vinden, dat wil zeggen de verhalen zijn tot op zekere hoogte cultureel en persoonlijk bepaald, maar er zijn ook universele patronen te ontdekken doordat wij de ervaring van het mens-zijn met elkaar delen. Dit hoofdstuk besteedt specifieke aandacht aan verhalen over ziekte en kwetsbaarheid, ook wel ziekteverhalen genoemd. Ziekteverhalen worden al eeuwen verteld. Verpleegkundigen en andere professionals in de gezondheidszorg luisteren naar die verhalen om hun patiënten te kunnen helpen. In die verhalen wordt ziekte gezien als een 'biografische verstoring' (Holloway & Freshwater, 2007) en niet alleen maar als een belangrijke levensgebeurtenis. De verteller ziet de ziekte als iets dat de eigen identiteit kan veranderen, terwijl hij of zij liever het zelf van vroeger terugkrijgt en zo terug kan keren naar de normale gang van zaken. Deze verteller vertelt een zogenoemd 'herstelverhaal'. Redman (2005) onderzocht het verband tussen identiteitsvorming en het vertellen van *narratives*. Hij twijfelt over de mate waarin individuele identiteiten opgebouwd worden door en in *narratives*. Het is volgens hem ook mogelijk dat eigen capaciteiten er al zijn voordat iemand door middel van verhalen een identiteit opbouwt. In de literatuur zijn uiteenlopende theorieën te vinden over de relatie tussen *narratives* en identiteitsvorming. Tijdens het schrijven van dit hoofdstuk hebben deze theorieën een cruciale rol gespeeld. In dit hoofdstuk komt de relatie tussen *narrative* en *sickness* voornamelijk aan bod. Specifieke aandacht is er voor de identiteitsvorming via *narratives* die worden gevoed door de ervaring van een psychiatrische aandoening, maternale gezondheid, chronische ziekte en palliatieve zorg. Wij gaan ervan uit dat deze vier ervaringen grote uitdagingen vormen voor iemands bestaande levensverhaal en de opgebouwde identiteit. Maar belangrijk is dat dit tevens raakt aan de menselijke behoefte om tegelijkertijd anders dan én gelijk aan anderen te zijn. Het basale verlangen om erbij te horen botst en komt in conflict met het verlangen naar individuatie en de behoefte om anders te zijn. Wij beschouwen dit als een fundamenteel principe van diversiteit.

Dit hoofdstuk is als volgt opgebouwd: allereerst doen we een kort onderzoek naar het verband tussen het begrip diversiteit en het verhaal, en naar het begrip diversiteit vanuit een postmodern perspectief op politiek, macht, verschil en *agency*. Vervolgens bekijken we meer in detail het idee van een samengesteld zelf en brengen we dit in verband met het dynamische en opwindende concept identiteit en differentiatie. Het begrip diversiteit werken we verder uit, evenals de begrippen identiteit en zelfverhalen, in de context van een psychiatrische aandoening, maternale gezondheid, chronische ziekte en palliatieve zorg. We doen dit aan de hand van praktische voorbeelden over de ervaring van diversiteit in deze ziekteverhalen. Het doel hiervan is de ervaring van diversiteit te belichten als verschil én overeenkomst. Met andere woorden: diversiteit kan evenzeer gelijkheid stimuleren als de ervaring van verschil zijn.

8.2 Diversiteit, narrative en agency

Diversiteit wordt, net als gemeenschappelijkheid en gelijkheid, over het algemeen als iets positiefs gezien. Het impliceert variatie en dat is, zo wordt ons verteld, de smaakmaker van het leven, het wijkt af van de saaie routine (Rolfe, 2002). Sinds kort vertellen ecologen ons dat biodiversiteit en een uitgebreide genenpool wijzen op een gezonde biosfeer, terwijl sociologen en sociale wetenschappers beweren dat raciale en culturele diversiteit wijzen op een gezonde samenleving. Volgens psychologen, die het individu in zijn dagelijks leven bestuderen, willen we allemaal onze individualiteit bevestigen, ofwel dat we als het ware afwijken van de norm. Ieder van ons wenst zich en leeft een eigen verhaal (zie ook hoofdstuk 1 voor verdere discussie).

Op één terrein echter is diversiteit meestal niet welkom: de politiek in de breedste zin van het woord. Het is bijvoorbeeld veel eenvoudiger om een eenvormige groep te besturen of te controleren; een groep die op dezelfde wijze hetzelfde denkt, in dezelfde waarden gelooft, dezelfde god(en) vereert en zelfs dezelfde kleding draagt. In dit verband past een citaat uit het provocerende en ideeënrijke artikel van Rolfe:

> *Waarom zouden groepen als soldaten en scholieren anders een uniform dragen?*
>
> *Rolfe, Faking a difference, 2002, p. 4.*

Ditzelfde geldt trouwens ook voor veel professionals uit de gezondheidszorg (zie ook hoofdstuk 4 voor verdere discussie). Diversiteit wordt dus ook sterk gekoppeld aan begrippen als macht, *agency* en controle en – dit is van belang voor het hoofdstuk – manieren waarop macht, controle en *agency* in de context van ervaringen met ziekte in verhalen worden vormgegeven. Politiek heeft, zoals het geval is met alle dominante verhalen, invloed op de constructie van het zelf en de mate van diversiteit in persoonlijke en professionele identiteiten (voor meer hierover: zie hoofdstuk 3). Het is voor een *agent* moeilijk om te laveren en bemiddelen tussen de eigen interne wereld en de buitenwereld, en het dilemma dat ontstaat door het verlangen om deel uit te maken van een bredere gemeenschap of groep en tegelijkertijd een unieke en individuele stem te behouden. Binnen ruimere en machtiger arena's is aanpassen vaak gemakkelijker, een verschijnsel dat door Freshwater (2002) is beschreven als verborgen vrijheid, dat zij koppelde aan onderdrukking. In het vervolg word dit diversiteit genoemd (zie ook hoofdstuk 3 voor verdere discussie). Diversiteit wordt niet alleen betwijfeld in het politieke discours, en daarin vaak gezien als een holle frase, ze wordt ook bedreigd en ondermijnd doordat we in onze samenleving op allerlei verschillende manieren in de gaten worden gehouden. Een discours over diversiteit waarin – al is het maar impliciet – persoonlijke autonomie wordt omarmd, wordt ironisch genoeg dus gecontroleerd, aangestuurd, gereguleerd en gedefinieerd door politieke en maatschappelijke discoursen!

Stilstaan bij politiek en macht lijkt een uitstapje dat niets te maken heeft met het doel en onderwerp van dit hoofdstuk. Toch vinden wij het van essentieel belang erop te wijzen dat verhaal- en ziektemomenten deel uitmaken van verschillende discoursen, waaronder die over diversiteit en *agency*. Daarnaast willen we de lezer eraan herinneren dat diversiteit en *agency* worden beïnvloed en samengesteld door machtiger, en tot op zekere hoogte ook controlerende, discoursen over voorschriften en toezicht. Je zou kunnen beweren dat autonomie een mythe is! Dit debat kan met een subtiele druk tot eenvormigheid heel eenvoudig worden aangepast, zodat verschil eruitziet als en een air uitstraalt van liberalisme; zelfs accepteren dat er behoefte is aan verschillende meningen is een daad van overeenstemming! We willen dus laten zien dat achter de liberale façade van diversiteit en het bevorderen van verschil er, zelfs in dit boek, een kernwaarde ligt van convergerend conformisme, dat individualiteit inperkt en creativiteit verstikt.

Een opmerking over het belang en begrip van het discours is hier op zijn plaats. Discoursen zijn te vergelijken met wat Kuhn (1996) paradigma's noemde. Ze regelen zaken als: welke onderzoeksmethodologie is het meest geschikt om in een bepaald vakgebied kennis te vergaren, hoe wordt die kennis verspreid en onderwezen, wat voor soort projecten worden gefinancierd en op wat voor kennis moeten die projecten gebaseerd zijn (Rolfe, 2002; Freshwater & Rolfe, 2004). In de verpleegkunde bijvoorbeeld omvatten de concurrerende discoursen het medisch praktijkmodel, holisme, de reflectieve praktijk en evidence based practice. Deze discoursen overlappen elkaar natuurlijk, maar elk heeft eigen methoden, ideologieën en criteria waaraan wordt afgemeten of er sprake is van good practice. Wie zich aansluit bij het dominante discours kan rekenen op bepaalde voordelen, zoals macht, geld en roem.
Maar zoals we al eerder hebben opgemerkt, wordt het dominante discours geacht diversiteit aan te moedigen, zelfs al leidt die diversiteit onvermijdelijk tot het verzwakken van macht, gezag en dominantie van dit discours. Wij zien daarom:

> ... holle frasen van tolerantie, samen delen en – het bedrieglijkst van allemaal – aanpassing, waarin aanhangers van het dominante medische model met tegenzin erkennen dat concurrerende discoursen de medische wetenschap misschien wel iets kunnen opleveren, terwijl ze tegelijkertijd de bijdrage van deze discoursen een ondergeschikte rol toekennen.
>
> Rolfe, 2002, p. 4.

Dominante discoursen worden er dus van beschuldigd diversiteit te regelen door concurrerende discoursen aan te passen. Het lijkt daarbij of diverse ervaringen, standpunten, ideeën en manieren van zijn opgenomen worden, maar tegelijkertijd worden ze gekleineerd en onder andere afgedaan als blinde verzinsels, dogmatische rituelen of persoonlijke intuïtie (Blomfield & Hardy, 2000). Verontrustend genoeg ligt onder die retoriek over methodologische diversiteit een nauwelijks verborgen gehouden minachting voor tegenstrijdigheid en verschil. Het is dan ook geen wonder dat veel individuen en groepen een separatistische benadering kiezen. Zich afgescheiden voelen kan ook het gevoel geven ongelijk te hebben. Dit wordt verderop in dit hoofdstuk beschreven bij de *narratives* over ervaringen van psychiatrische aandoening, maternale gezondheid, chronische ziekte en palliatieve zorg. Het gevoel ongelijk te hebben, kan tot twijfel leiden en vervolgens tot een gevoel van machteloosheid, het gevoel weinig invloed te hebben, niet geaccepteerd en gemarginaliseerd te worden. Hierdoor kan een individu ervoor kiezen zich te conformeren. Hij verliest daarmee het contact met het zelf, de eigen kernwaarden en overtuigingen die met elkaar de kernidentiteit vormen.

Verschil is niet hetzelfde als diversiteit, maar het is net zo ingewikkeld en moeilijk te beschrijven. Wil een beroepsgroep, persoon, gezin, gemeenschap of ras gezond zijn, dan heeft het een strategie voor diversiteit nodig die leidt tot verschil en niet tot een aanpassen aan of opgenomen worden in een strijd door het overheersende discours. Echte diversiteit kan volgens Rolfe (2002) niet floreren in een strijdcultuur waarin de regels worden vastgesteld door de speler met de meeste macht. Hij vervolgt:

> ... om verschil te genereren en te behouden hebben we een strategie nodig van différance (Derrida, 1982) en niet van aanpassen/opnemen in.
>
> Rolfe, 2002, p. 11.

Différance werd oorspronkelijk door Derrida (1982) geformuleerd toen hij zich afvroeg hoe je tegenstrijdige discoursen kunt accepteren zonder in hun twistgesprek terecht te komen. Rolfe stelt voor:

> Als je een twistgesprek met een différance-houding benadert, dan accepteer je de verschillen tussen de twee partijen en stel je elke poging om een keuze te maken tussen die twee voor onbepaalde tijd uit, zodat je boven de lijnrecht tegenover elkaar staande partijen staat. Om die reden bevordert différance diversiteit op een manier die de regels van het dominante model nooit zouden toestaan.
>
> Rolfe, 2002, p. 11.

In de volgende paragraaf werken we het idee van het zelf en identiteit uit met betrekking tot *narratives* en diversiteit.

8.3 Het zelf, eigenheid en verhaalidentiteit

In de literatuur over *narratives* kom je vaak de bewering tegen dat mensen met de verhalen die ze over zichzelf vertellen op een bepaalde manier hun eigen identiteit samenstellen. Dit soort beweringen zijn niet onomstreden; in feite is het onderscheid tussen het vertellende subject en het subject van het verhaal onderwerp van een complex ontologisch debat dat nog steeds gaande is (Redman, 2005; Butler, 1993; Rose, 1996; Cohan & Shires, 1998). Welk standpunt dan ook wordt ingenomen, identiteit en kennis worden gezien als onlosmakelijk en naadloos verbonden aan sociale en persoonlijke praktijken; identiteit wordt ook gekoppeld aan het idee van eigenheid, *agency* en macht.

In zijn onderzoek naar het verband tussen identiteitsvorming en *narratives*, vraagt Redman (2005) zich af in welke mate individuele identiteiten worden opgebouwd door en in *narratives*. Het is volgens hem mogelijk dat eigen capaciteiten er al zijn voordat iemand door middel van *narratives* een identiteit opbouwt. De literatuur laat strijdige theoretische benaderingen zien over de relatie tussen *narratives* en identiteitsvorming. Aan de ene kant onderzoeken schrijvers de mate waarin mensen via *narratives* worden besproken (ofwel geschapen door en in *narratives*) en aan de andere kant kijken zij naar de mate waarin wij als individuen *narratives* zelf uitspreken. Anders gezegd: wij worden uitgevonden door onze sociale context of wij verzinnen onze sociale context zelf. Natuurlijk hoeft het niet zo te zijn dat *of* over ons wordt verteld *of* dat wij zelf vertellen; in feite kunnen we beide doen en we doen dat ook. Beide standpunten hebben enige aantrekkingskracht en zijn verleidelijk. Ze dragen de kans op 'suture' in zich, een begrip dat op pagina 336 diepgaander wordt besproken. In het volgende deel van dit hoofdstuk onderzoeken we kort de ingewikkelde ontologische begrippen van het zelf, sociale constructie, identiteit en identiteitsvorming, in relatie tot *narratives*, het vertellende subject en het subject van de *narrative*. We beginnen met het veelbesproken begrip van het zelf.

EIGENHEID EN DE ZOEKTOCHT NAAR IDENTITEIT

Wat nu precies het zelf is en of het zelf überhaupt bestaat, is een onderwerp waarover al vele filosofische en theoretische debatten zijn gevoerd. Freshwater (2002, p. 1) merkt op dat het idee van het zelf op verschillende manieren is beschreven in psychologische, modernistische, spirituele, sociologische en tegenwoordig ook postmoderne termen. Deze recente debatten stellen niet alleen de onveranderlijkheid van een zelf aan de kaak, maar ook of er zoiets als een zelfaanwezigheid is. Deze theoretische discussies kunnen grofweg in twee kampen worden verdeeld: discussies vanuit de egotheorieën en die vanuit bundeltheorieën (zie voor een omvattende bespreking van deze perspectieven: Freshwater, 2002; Gallagher & Shear, 1999; Blackmore, 2001). Aanhangers van de egotheorie geloven in het bestaan van een onveranderlijk zelf. Bundeltheoretici ontkennen dat er zoiets als een onveranderlijk zelf bestaat; zij zien – en dat is vergelijkbaar met het postmoderne standpunt – het schijnbaar verenigde zelf als een verzameling veranderende ervaringen (bundels) bij elkaar gehouden door een aantal betekenissen, waaronder de *narrative*. Dus de dominante modernistische visie van het zelf als rationeel, begrensd, zelfgemotiveerd en voorspelbaar in tijd en contexten, wordt in de recentere constructivistische literatuur vergeleken met een gespreksbron waarin het zelf wordt beschouwd als een verhaal dat we onszelf en anderen vertellen. Elliott (2005) bijvoorbeeld verwijst naar dit onderscheid als het verschil tussen een zelf met een stabiel geheel van kenmerken en neigingen, en een reflexief zelf. Vanuit deze laatste invalshoek is het zelf gelijk aan:

> ... een ononderbroken constructie van zelfverhalen, met als doel te zorgen voor een gevoel van historische continuïteit, gerichtheid en samenhang tussen wat zich vaak voordoet als losjes onderling verbonden 'zelven' die afhankelijk van de omstandigheden verschillend lijken te handelen.
>
> Androutsopolou, 2001, p. 282.

Hierdoor wordt het verschil benadrukt tussen een open, situationele en onsamenhangende, gevoelige, menselijke subjectiviteit, en een subjectiviteit die is gebaseerd op dieptepsychologische kwesties afhankelijk van de vroege identificatie en ego-ontwikkeling.

Het zelf dusdanig problematiseren als zich herhalend, interactief en afhankelijk van de context, heeft ongetwijfeld niet alleen implicaties voor identiteitsvorming, maar ook – en dat is belangrijk in de context van dit boek – voor ons begrip en de toepassing van narrative onderzoek, vooral omdat het overduidelijke overtuigingen bestrijdt dat het zelf geobserveerd, gediagnosticeerd en verbeterd kan worden. Een dynamische en reflexieve identiteit kan immers nooit op een werkelijke en 'waarheidsgetrouwe' manier worden gekend (zie ook hoofdstuk 3 en 9 voor verdere discussie). Zoals Elliott (2005) opmerkt:

> Individuen hebben geen vaststaande identiteit die ontologisch voorafgaat aan hun positie in de maatschappij. Identiteit moet niet gezocht worden in een persoon (zoals een kern in een notendop), maar is eerder relationeel en eigen aan de interacties die iemand heeft met de anderen.
>
> Elliott, 2005.

Cobley (2004) beschouwt het zelf als de sleutel van verhaalkwesties die naar zijn mening samenhangen met identiteit. Verwijzend naar Gergen en Gergen (1989, p. 37) merkt hij op:

> Het is in de moderne wereld welbekend dat sociale omstandigheden en het bestaan van het zelf binnen deze omstandigheden, voor een groot deel sociaal geconstrueerd zijn door teksten en de narratives die zij vaak bevatten.
>
> Cobley, 2004.

Cobley (2004, p. 234) definieert identiteit als:

> De gewaarwording en het gevoel bij een bepaalde groep te horen door gemeenschappelijke ervaringen, status en het fysieke bestaan.

(Zie ook hoofdstuk 4 voor verdere discussie.) Dergelijke overeenkomsten kunnen volgens hem:

> ... draaien om sociale klasse, gender, seksualiteit, klasse, leeftijd, beroep, etniciteit, nationaliteit enzovoort. Identiteit kan ook voortkomen uit ervaringen met nabijere fenomenen, zoals individuele of familieomstandigheden.
>
> Cobley, 2004.

In zijn publicaties geeft Cobley (2004) vele voorbeelden van hoe het zelf en identiteit het belangrijkst zijn om zich in te spannen voor de *narrative*. Hij omschrijft één van de prachtigste *narratives* van onze tijd – de Odyssee – als een verhaal over identiteit en de reis naar het zelf. De term identiteit kan op een aantal verschillende manieren worden begrepen. Elliott (2005) noemt er twee, beide afkomstig uit het Latijn: identiteit kan zijn afgeleid van 'idem', dat identiek, hetzelfde of continuïteit betekent, of van 'ipse' dat blijvend in de tijd betekent zonder hetzelfde te zijn of hetzelfde zelf (beide zijn natuurlijk verbonden met temporaliteit, maar hebben een andere relatie met hetzelfde).
Net als de meeste auteurs vermijden we graag een polarisatie tussen essentialistische en constructionistische visies van het zelf. We laten deze naast elkaar bestaan en onze levenservaring becommentariëren. Net als Gergen en Gergen geloven wij dat het zelf zowel stabiel als dynamisch is en dat de werking van tegengestelde krachten tot verandering en continuïteit leidt. Volgens Bruner (2004) is het zelf de gemeenschappelijke munt in ons taalgebruik. Volgens hem is er niet zoiets als een zelf dat onthuld of ontdekt moet worden, een zelf stelt zichzelf eerder steeds opnieuw samen en is met betrekking tot de context dynamisch en doorgaand. Het zelf samenstellen is volgens Bruner dan ook een vertelkunst, een activiteit die zich zowel innerlijk als in de buitenwereld afspeelt en vooral een middel is om onze uniciteit vast te leggen. Het is echter ingewikkelder om anderen over jezelf te vertellen dan gewoon een verhaal over jezelf te verzinnen en dit aan anderen te vertellen. Bruner merkt op dat het afhangt van wat:

> Wij denken (ik denk) dat zij denken (ik denk) hoe we zouden (ik zou) moeten zijn of wat een zelf in het algemeen zou moeten zijn.
>
> Bruner, 2004, p. 84.

Wie vertelt er dan echt het verhaal, welk aspect van het zelf, als dit bestaat, staat op de voorgrond? In de psychoanalytische en psychologische literatuur wordt al tientallen jaren geworsteld met deze vraagstukken in een poging ware en valse zelfsystemen, ideeën van het zelf, het samenhangende en verdeelde zelf, persona's[1] en maskerdragers vast te stellen.

Een gezichtsuitdrukking aannemen of een masker opzetten, is verbonden met *narratives*, vooral als het gaat om de hardheid en betrouwbaarheid van de gegevens, ofwel: worden de gegevens verzonnen? Bij geïmproviseerde *narratives*, dat volgens Holstein en Gubrium (1995):

> ... aspecten als ervaring, emotie, mening en verwachting combineert en niet vergelijkbare delen verbindt tot een samenhangend betekenisvol geheel, 'verzint' de respondent niet 'zomaar wat' in de zin dat hij of zij 'levensecht' is – trouw aan de subjectief betekenisvolle ervaring – zelfs als het creatief en spontaan is gemaakt.
>
> Holstein en Gubrium, 1995, p. 28.

In de woorden van Elliott (2005):

> 'Postmoderne scepsis over het bestaan van een onproblematisch, samengebundeld en samenhangend zelf heeft ook nieuwe mogelijkheden opgeleverd voor kwalitatief onderzoek om zich te concentreren op de normale gang van zaken waarin mensen voortdurend het bewust zijn van individuele identiteit opbouwen en herzien.
>
> Elliott, 2005, p. 124.

Dus hedendaagse visies op het zelf, de identiteit en identiteitsvorming betekenen voor *narrative* onderzoekers niet alleen een kans om nieuw, creatief en dynamisch onderzoek te verrichten, maar ook dat de opvatting over het zelf in de loop van de jaren veranderd is door de ontwikkeling van het verhaal.

Wij zien *narratives* als een interactief proces waarin het zelf wordt opgebouwd, afgebroken en herzien door het vertellen van het verhaal. Niettemin is ondanks nauwkeurig onderzoek van het zelf het eindresultaat geen vaststaande identiteit; het is eerder het nieuwe beginpunt.

---

1   Noot vertaler: Persona is dat deel van het ik dat je aan de buitenwereld toont, hoe je jezelf laat zien. Het uit zich in gelaatsuitdrukking, uiterlijk, kleding, intonatie en taalgebruik, de inrichting van je huis en dergelijke.

De zoektocht naar een gepast identiteitsbesef is een sterk geladen, emotioneel en mogelijk gedreven proces (Freshwater & Robertson, 2002). De *narrative* onthult geen universele kenmerken van de mens, maar kan worden gebruikt om culturele verschillen en hybriditeit weer te geven (Cobley, 2004). Hybriditeit slaat hier op de manier waarop culturen (en individuen binnen culturen) *narratives* over zichzelf samenstellen, waarbij ze vreemde kenmerken van andere culturen (subculturen/individuen) weglaten en zo zichzelf door verschillen en overeenkomsten een plaats geven in relatie tot anderen (zie ook hoofdstuk 7 voor verdere discussie).

De termen opbouwen, afbreken en sociale constructie hebben we gebruikt in verband met het wel of niet bestaan van een vertellend zelf. Misschien is het nuttig om nu helderheid te verschaffen over wat we bedoelen met de term sociale constructie en daaraan verwante termen. Sociaal constructionisme houdt zich in de eerste plaats bezig met het verklaren van de invloeden en processen waardoor mensen de wereld waarin ze leven gaan beschrijven, verklaren en verantwoorden (Daymon & Holloway, 2002). Het probeert algemene vormen van begrip te benoemen zoals die er nu zijn, in het verleden waren en zich in de toekomst zouden kunnen ontwikkelen, zodat verleden, heden en toekomst door temporaliteit met elkaar verbonden worden (zie Gergen & Gergen, 2003). Het sociaal-constructionistisch onderzoek concentreert zich daarom op werkelijkheden die op verschillende manieren begrepen kunnen worden, en op relaties tussen verleden en toekomst, de eigen interne wereld en de buitenwereld, het 'ik' en het 'wij' (Gritten, 2005). In het constructionistisch onderzoek staat de reconstructie van de verhalen rondom ervaringen centraal (Gergen & Gergen, 2003).

HET ACTIEVE ZELF: DE IDENTITEIT IN EEN BREDERE CONTEXT

De *narrative* neemt, terwijl het zich concentreert op de subjectieve ervaring van de vertellers, ook het grotere plaatje in aanmerking door bredere maatschappelijke en culturele ervaringen te onderzoeken. De *narrative* is eigenlijk een sociale activiteit, een product van interactie tussen culturele discoursen, materiële omstandigheden en ervaring. Het is niet alleen nauw verbonden met de individuele identiteitsvorming, maar staat ook in verband met grootschalige identiteiten, zoals verschillende naties, culturen en subculturen. Interessant genoeg is de *narrative* een gemeenschappelijk vehikel voor het overbrengen van die gemeenschappelijke identiteiten op andere naties, culturen en subculturen. Anderson (1991) komt met de aardige suggestie dat de narrative individuen in een natie helpt zich te binden met het idee van een 'ondertussen'. Echter, culturele bronnen kunnen richtlijnen geven om individuen te helpen verhalen na te vertellen, maar ze kunnen de inhoud van iedere individuele narrative niet bepalen. Eerder is het zo dat:

> De constructionistische uitnodiging eerst de deur openzet voor meerdere tradities, elk met hun eigen specifieke visie op kennis en methodologie.
>
> Gergen en Gergen, 2003, p. 60.

De nogal extreme mening van Porter Abbott (2006, p. 10) luidt niet alleen dat narratives een manier zijn om onszelf te kennen, maar dat we onszelf slechts kunnen kennen voor zover we in een narrative zijn gegoten:

> ... door narratives kennen we onszelf als actieve wezens die opereren in de tijd.
>
> Porter Abbott, 2006, p. 123.

Veel auteurs beschouwen personage en handeling als de voornaamste component van een verhaal. Cobley (2004) bijvoorbeeld wijst erop dat een narrative basiskenmerken heeft, namelijk personages en situaties. Maar hoewel veel auteurs het hiermee eens zijn, is enige reserve op zijn plaats, omdat kenmerken die algemene overeenstemming hebben soms ertoe kunnen verleiden om een proces te standaardiseren of universeel te maken. Diversiteit gaat zeker niet over standaardisatie. Zoals al eerder gezegd beschikken personages over agency; ze kunnen dingen laten gebeuren. Bovendien verraden personages al handelend wie ze zijn en wat hun motieven en sterke punten zijn.

Het idee van personages is van belang voor onze bespreking van identiteit en zelf in de narrative. Om terug te komen op onze eerdere opmerkingen over ego- en bundeltheorieën: misschien ontstaat er enig begrip voor de invloed van het uitgangspunt van de onderzoeker (ofwel zijn of haar opvattingen en waarden ten aanzien van het zelf) en voor de manier waarop een zelf in relatie staat tot het grotere geheel. Met andere woorden: de lens waardoor we het idee van het zelf en identiteit begrijpen, zal een gecompliceerde laag toevoegen aan de manier waarop personages in de tekst worden geanalyseerd en gesitueerd. Forster (2005) bijvoorbeeld beschrijft in zijn gezaghebbende *The aspects of the novel* de zogenoemde *flat* en *round characters*[2]. Flat characters hebben volgens hem geen verborgen complexiteit of diepte en zijn tamelijk voorspelbaar, ze ontberen mysterie. Round characters daarentegen zijn complexer, minder gemakkelijk in woorden te vatten en verleiden de lezer om de ontbrekende stukjes zelf in te vullen.

VERANDERENDE IDENTITEIT: NARRATIVES ALS EEN AANPASSING OF BEVRIJDING VAN HET ZELF

In de diverse cycli van zelfontwikkeling en identiteitsvorming worden zaken als autonomie en verantwoordelijkheid, intimiteit en eenzaamheid, en de ontwikkeling van vertrouwen in het zelf van vitaal belang. Rowan (2000) plaatst deze discussie in een bredere maatschappelijke context. Hij spreekt zich duidelijk uit over het verschil tussen een benadering die ernaar streeft de patiënt door middel van de *narrative* te helpen bij diens aanpassing, gericht op het verdwijnen van de symptomen, zodat de patiënt weer 'normaal' kan worden (wat een herstelverhaal genoemd zou kunnen worden), en *narratives* die bevrijden. Terwijl een aanpassingsverhaal patiënten mogelijk in staat stelt de context van hun leven te accepteren en zich te begeven in de huidige gang van zaken, ondermijnen bevrijdingsverhalen de onveranderlijke overtuigingen en emoties die ten grondslag liggen aan problematische gevoelens; mensen worden uitgedaagd hun blik op hun omgeving te veranderen. Dat wil zeggen: te diversifiëren.

Redman (2005) richt zich vooral op enkele verwante ideeën, die volgens hem zeer relevant zijn voor het debat rondom de *narrative* en de opbouw van de identiteit. Het zijn performativiteit[3]; 'suture'; personen en beheersing van de *narrative*. De beheersing van de *narrative*, voor het eerst genoemd in Dawsons (1994) culturele analyse van het avonturengenre, heeft een directe relatie met de identiteitsvorming door middel van de *narrative*. 'Suture' verwijst naar de:

---

2 Noot vertaler: Een *flat character* is een personage met een simpel, vereenvoudigd karakter, in tegenstelling tot een *round character* dat een personage met een complex karakter is.

3 Noot vertaler: Performativiteit is een veelomvattend begrip, waarover boeken vol zijn geschreven. Grofweg zou je kunnen zeggen dat performativiteit daadkracht is: iets wat gezegd of uitgedrukt wordt, betekent niet alleen iets, het brengt ook wat teweeg.

> ... betekenissen waarmee van het 'subject' wordt gezegd dat het
> 'verschijnt in' of 'verbonden is aan' taal.
>
> Redman, 2005, p. 31.

Redman noemt het voorbeeld van een jongeman die verliefd is (Mills en Boon narrative), van wie we zouden kunnen zeggen dat hij zowel in een proces van aanpassing als van bevrijding verkeert.

> Door zichzelf los te vertellen van de posities van zowel het verhalende subject als het subject van het verhaal is Nick (al is het maar voor even) in staat een moment van 'suture' met een verleidelijke diepte te beleven.
>
> De positie van het verhalende subject levert een schijnbaar stabiele rustplaats op voor de identiteit, een punt van vastigheid en samenhang van waaruit betekenis wordt gecreëerd.
>
> Redman, 2005, p. 32.

Cohan en Shires gebruikten in 1988 uitgebreid dit idee in hun onderzoek naar de manier waarop de persoon ertoe komt de identiteitsposities in te nemen die beschikbaar zijn gekomen in geschreven narratives.
De narrative en de identiteit zijn verbonden door de diversiteit van taal. Klein wijst op het belang van taal in vertelprocessen en zegt:

> Het bewustzijn speelt een belangrijke rol bij het onderscheiden en integreren van gebieden van het zelf. Anders gezegd: ons vermogen om taal te gebruiken is belangrijk.
>
> We praten in onszelf in woorden, we kunnen een beschouwing aan onszelf geven van onze wereld of onze plaats daarin – we zijn bewust, we zijn ons bewust van onszelf. We kunnen verbale versies construeren van onze ervaringen.
>
> Klein, 1987, p. 185.

Een verbale versie van onszelf kan sommige dingen die we echt ervaren overslaan en dingen bevatten die niet ervaren zijn, bijvoorbeeld bepaalde behoeften en emoties. Het gebruik van taal en woorden is van essentieel belang voor de integratie van onze zelfervaring; het is ook relevant voor het gebruik van ruimte binnen de therapeutische relatie. Archakis en Tzanne (2005) tonen in hun *narrative* onderzoek bij jonge mensen aan hoe linguïstische en gesprekskeuzes gezien kunnen worden als identiteitshandelingen waarin individuen niet alleen zichzelf neerzetten, maar zichzelf ook plaatsen met betrekking tot andere subculturen, wat door de *narrative* kan worden gerechtvaardigd of juist zijn rechtvaardiging kan verliezen.

Macht, gezag en identiteit
Macht en gezag zijn niet alleen verbonden met de ontwikkeling van het persoonlijke zelf via relaties: een besef 'een stem te hebben' zit ook in culturele (geschied)verhalen. Sommige culturen bijvoorbeeld hebben zich ontwikkeld met als norm ondergeschiktheid en systematische onderdrukking, waardoor zij zijn aangezet een gevoel van persoonlijk en cultureel onvermogen te internaliseren. Okri (1997) behandelt in zijn boek *A way of being free* de kwestie van culturele verhalen met welsprekendheid en hartstocht. Hij staat vooral stil bij het verlies van verbeeldingskracht en creativiteit, dat vaak het gevolg is van onderdrukking. Dit verlies kan ervaren worden als doodgaan. Freshwater stelt dat:

> ... er vele manieren zijn om te sterven en die hebben niet allemaal te maken met het uitdoven van het leven. Veel manieren hebben juist te maken met leven ... het leven dat je wordt opgelegd.
>
> Freshwater, 2000, p. 483.

Je zou je kunnen afvragen waar dit proces van opleggen precies ontstaat, intrapsychisch, interpersoonlijk, cultureel, of – het meest waarschijnlijk – bij alle drie tegelijk.

GENDER, CULTUUR EN COLLECTIEVE IDENTITEIT
Wanneer we het hebben over het zelf en identiteit, ontwikkeld in en via relaties en diverse sociale contexten, hebben we het niet alleen over persoonlijke identiteit, maar ook over collectieve identiteit, gevormd in de loop van de tijd in culturen en samenlevingen. Culturele identiteit is natuurlijk belangrijk en wordt bekrachtigd door verhalen en de praktijk van vertellen van een geschiedenis. Barton (2004, p. 519) schrijft bijvoorbeeld over de rol van *narrative*-onderzoek in de zich ontwikkelende cultureel competente wetenschap. Zij definieert het als een geschikte methodologie om gezamenlijke deelname en waardering voor de culturele context op waarde te schatten. Ze merkt op:

> Narrative onderzoek is gebaseerd op het uitwisselen van gezichtspunten en maakt daarmee de weg vrij om al experimenterend nieuwe vormen van kennis te creëren ...

Barton, 2004.

In haar narrative onderzoek van inheemse volken stelt Barton (2004):

> Narrative onderzoek als methodologie sluit aan bij de epistemologie van de Aboriginals. Als zodanig kan het gaan over het getuige zijn van een sterk opkomende drang van de Aboriginals om het vertrouwen in hun identiteit te herwinnen, in de politiek hun stem weer te laten horen en te herstellen van het onrecht uit de koloniale periode. Het gaat over een volledig leven.

Barton, 2004, p. 525.

Voor het zelf is cultuur een belangrijk begrip, voor gender geldt dat ook. Het zelf en gender hebben daarnaast specifieke betekenis bij het narrative onderzoek. Overcash (2006, p. 16) voert aan dat het organiseren van ideeën rond een centraal onderwerp een meer vrouwelijke manier is om een verhaal te vertellen. Meer mannelijke verhalen volgen over het algemeen een rechtlijnig verloop van opeenvolgende gebeurtenissen. Overcash nuanceert deze bewering wel, door te zeggen dat dit onderscheid niet letterlijk moet worden genomen en dat communicatiestijlen niet seksespecifiek zijn. De maatschappij is een invloedrijke docent bij het samenstellen van het sociale zelf als het gaat om welke emoties 'redelijk' zijn om te uiten en welke niet. Je zou kunnen stellen dat de narrative een sociaal en politiek geëngageerd hulpmiddel is dat de maatschappij iets leert over de manier waarop persoonlijkheid wordt samengesteld en hoe relaties worden gevormd. En inderdaad, je kunt je afvragen wat en hoe de narrative bijdraagt aan de constructie van het sociale zelf en de maatschappij.

We gaan diversiteit, zoals het is besproken, in verband brengen met identiteit geconstrueerd via narratives van het zelf. Dit zal worden besproken in de context van psychiatrische ziekte, chronische ziekte, maternale gezondheid en palliatieve zorg, aan de hand van praktische voorbeelden van hoe diversiteit ervaren en geuit wordt in deze ziekteverhalen, waarbij we waar nodig het gelijktijdige verlangen om anders te zijn en de behoefte om erbij te horen uitleggen. Wij hebben zorgvuldig de vraag onderzocht waarom mensen verhalen vertellen, hoe dit zowel een gevoel van anders-zijn als erbij horen teweegbrengt, wat weer verbonden is met het universele en het persoonlijke.

8.4 Diversiteit laten zien door middel van de narrative

Narratives in gesproken of geschreven vorm worden al generaties lang gebruikt in autobiografieën, levensverhalen of geschiedschrijving gebaseerd op mondelinge overlevering. Zelfs tijdens de antieke oudheid vertelden de mensen narratives over gebeurtenissen en incidenten die hen waren overkomen. Narratives geven betekenis aan ervaringen en levensloopgebeurtenissen, en door middel van narratives geven mensen betekenis aan wat hen is overkomen. Holloway en Freshwater (2007) delen de overtuiging van andere narrative onderzoekers dat verhalen vertellen een natuurlijke manier van communiceren is tussen mensen die op anderen willen overbrengen wat ze beleven, denken en voelen. Bruner (2004) ziet:

> ... geen andere manier om 'geleefde tijd' te beschrijven dan in de vorm van een narrative.
>
> Bruner, 2004, p. 692.

Zoals we al eerder aangaven, zijn narratives de beschouwingen van mensen, door mensen en over mensen. Ze gaan over gebeurtenissen en verwijzen naar het gedrag van mensen zelf en anderen, hun motieven en gevoelens, en hun interpretaties van de daden van anderen. Het zijn samenhangende en reflectieve narratives; de identiteit van zowel de deelnemers als hun cultuur ligt in deze narratives ingebed, dat wil zeggen de narratives zijn tot op zekere hoogte cultureel en persoonlijk specifiek, hoewel universele patronen te ontdekken zijn in de beschouwingen van diegenen die de ervaring van het mens-zijn met elkaar delen.

Narrative onderzoek in de zorgende beroepen maakt meestal gebruik van ziekteverhalen – de narratives die zieke mensen vertellen (hoewel de narratives van professionals en studenten ook zijn geanalyseerd). Het bekendste boek over ziekteverhalen is waarschijnlijk dat van Kleinman (1988). Naast dit gezaghebbende boek hebben ook Mattingly, Garro en collega's (2000), Brody (2003) en vele anderen geschreven over ziekteverhalen. Onder redactie van Hurwitz, Skultans en Greenhalgh (2004) verscheen een boek over *narrative* onderzoek bij gezondheid en ziekte. Daarnaast publiceerden deze auteurs hun eigen teksten over verhalen.

Zoals eerder werd opgemerkt, vertellen mensen verhalen met gewoonlijk een begin, een midden en een einde. De verhalen kunnen vele vormen aannemen, meestal de mondelinge of geschreven vorm, en bevatten een plot, acteurs en een probleem dat opgelost moet worden. Een verhaal moet interessant zijn voor de luisteraar, anders wordt er niet naar geluisterd. Centraal in een verhaal staan 'emplottment'[4] en temporaliteit (Ricoeur, 1991). De opeenvolging in de tijd en het verband tussen gebeurtenissen zorgt voor continuïteit: 'dit gebeurde en toen ...', de plot omvat causaliteit: '*waarom* dit gebeurde, *hoe* het gebeurde'. Alles wordt bekeken in relatie tot al het andere. Holloway en Freshwater (2007, p. 12) stellen dat de *narrative* een reis door de tijd is waarin de vertellers hun ervaringen delen, hun handelen rechtvaardigen en verbanden leggen tussen heden, verleden en toekomst. Het verhaal gaat over een groep personages die handelen of de handelingen van anderen ervaren. Verhalenvertellers vertellen zowel persoonlijke als sociale/culturele verhalen. Dit betekent dat die verhalen niet alleen uniek zijn voor de deelnemers, maar ook de culturele context weergeven waarbinnen ze zich afspelen en zo overeenkomsten vertonen binnen een bepaalde context.

Van centraal belang voor de opbouw en ontwikkeling van een verhaal is 'emplottment'; het is de structuur die betekenis geeft aan de gebeurtenissen en de manier waarop alles is verbonden (Czarniawska, 2004; Freshwater & Rolfe, 2004). Volgens Ryan (1993) zijn dat wat in het verhaal gebeurt (de kroniek) en hoe het verhaal wordt beschreven (de mimesis) belangrijke aspecten voor de opbouw van een verhaal, maar vormt 'emplottment' de werkelijke uitdaging en – zoals wij het opvatten – het ambacht: te weten verbanden leggen tussen gebeurtenissen tot een betekenisvolle reeks en structuur. Het is natuurlijk begrijpelijk dat het publiek, wie zij ook zijn, een eigen 'emplottment' wil creëren. De plot is dus een hulpmiddel voor *narratives*. Ondanks de nadruk die Ricoeur en anderen leggen op tijd en ruimte in *narratives*, herinnert Czarniawska (2004, p. 125) ons eraan dat tijds- en ruimteverbanden niet voldoende zijn om als plot te dienen. Zij zegt hierover:

---

4   Noot vertaler: *Emplottment* is een moeilijk te vertalen woord. Het komt uit de literatuurwetenschap en betekent: een reeks gebeurtenissen tot een lopend en zinvol geheel maken. De gebeurtenissen krijgen samenhang, bijvoorbeeld in de vorm van begin, einde, plot, kern, intrige, verhaallijn.

> *Om een verhaal met een plot te krijgen moeten de elementen of episodes ook verbonden zijn door transformatie.*
>
> *Czarniawska, 2004.*

Dit kan verband houden met wat Freshwater en Rolfe (2004) doen in *The event of a narrative*. Zij verbinden in dat artikel de narrative, plot, autoriteit en reflexiviteit. Dit verwijst niet expliciet naar transformatie, het benadrukt eerder het idee van macht en vrijheid dat de narrative oplevert om beperkingen van oude betekenissen en oude plots bloot te leggen.

Volgens Greenhalgh en Hurwitz (1998, p. 4) is er een verschil tussen een eenvoudig verhaal en een plot. Ze ontlenen deze suggestie aan de verklaring van E.M. Forster dat een simpel verhaal vasthoudt aan een chronologie van 'en toen ... en toen ...', terwijl in een plot ook een 'waarom' wordt gesuggereerd. Zoals we al opperden, is de plot het opeenvolgende element en de essentiële structuur van een narrative (Cortazzi, 1993). Plotlijnen zijn echter niet altijd lineair; ze kunnen circulair of herhalend zijn en kunnen herzien of 'geredigeerd' worden bij het navertellen. Voor verhalenvertellers is het vrij gebruikelijk om heen en weer te springen in de tijd, maar zij laten de luisteraar toch achter met de essentiële kenmerken van het verhaal.

Zoals hiervoor al werd gezegd, beschrijft de term 'emplottment' de manier waarop een verhaal is georganiseerd. Cortazzi beschrijft drie belangrijke elementen in een plot, waarvan Ricoeur er enkele ook noemt:

– temporaliteit;
– causaliteit;
– menselijke belangstelling.

Temporaliteit

Temporaliteit houdt in dat een verhaal een min of meer chronologisch verloop heeft (al kan hierover wel worden gediscussieerd). Het betekent dat er drie verbonden episoden zijn: wanneer het verhaal begint en zich opent naar de toekomst (het begin); wanneer het verhaal zich ontvouwt (het midden); wanneer het verhaal wordt beëindigd (het einde). De luisteraar beluistert samenhang in het verhaal doordat de verteller verleden, heden en toekomst met elkaar verbindt. Zelfs in een dramatisch en chaotisch verhaal kan de luisteraar een plot en samenhang ontdekken, hoewel Freeman (2003) oppert dat narratives chaotischer zijn dan soms wordt aangenomen, omdat het leven zelf niet noodzakelijkerwijs samenhangend en gestructureerd is.

Causaliteit

Een verhaal bevat vaak causale relaties, die de luisteraars en lezers meestal waarnemen, ook al wordt het vaak door hen verondersteld. Het is mensen eigen om voortdurend op zoek te gaan naar de oorzaken van dingen. Een verhaal, en de inherente rechtlijnigheid ervan, levert een krachtige ervaring van causaliteit die voorziet in deze basale behoefte. Porter Abbott (2002) zegt hierover:

> *De narrative zelf geeft vaak de indruk van een opeenvolging van oorzaak en gevolg, simpelweg door de manier waarop het gebeurtenissen ordelijk en opeenvolgend rangschikt.*
>
> Porter Abbott, 2002, p. 37.

Forster (2005) geeft in zijn gezaghebbende werk *Aspects of the novel* enkele praktische voorbeelden van hoe lezers het niet altijd nodig hebben dat causaliteit duidelijk in een tekst aanwezig is om toch causaal te denken. Met andere woorden: mensen hebben een neiging tot een verhaallogica waarin dingen die volgen op andere dingen veroorzaakt worden door die andere dingen.

Menselijke belangstelling

Menselijke belangstelling is een ander element in het verhaal. Als niemand in het verhaal is geïnteresseerd, is er geen luisteraar en geen *narrative*. In feite bestaan we dan niet. Een ervaringsverhaal bevat vaak crises en keerpunten, evenals een rechtvaardiging voor de handelingen en het gedrag van de verteller die een reactie vormt op de interpretatie van de ervaring. Yovchelovitch en Bauer (2000) bespreken ook de dimensies van verhalen: de chronologische – die tijd en opeenvolging met zich meebrengt – en de niet-chronologische, waarin onderzoekers een plot in elkaar zetten dat is samengesteld uit afzonderlijke gebeurtenissen die een samenhangend geheel vormen.

Te overwegen valt dat mensen niet alleen verhalen ontwikkelen om met anderen te communiceren, maar ook om zin te verlenen aan hun eigen leven, en dan vooral aan problematische en tragische omstandigheden. Er zijn dus overeenkomsten voor de culturele context (en inderdaad overeenkomsten in menselijke ervaring in het algemeen) en verschillen tussen de diverse vertellers.
Zoals al even aangestipt, zijn er vele redenen om verhalen te vertellen, onder andere:

- mensen proberen hun ervaring te interpreteren en er betekenis aan te verlenen;
- ze communiceren met anderen via verhalen;
- ze organiseren gebeurtenissen door middel van *narratives*;
- ze rechtvaardigen hun eigen daden en gevoelens;
- ze schrijven goed- en afkeuring toe aan anderen en zichzelf (zie ook Holloway en Freshwater, 2007, p. 21).

Wij zouden hieraan willen toevoegen dat één van de belangrijke en fundamentele drijfveren voor het vertellen van verhalen is om verschillen en overeenkomsten tussen onszelf en anderen te beschrijven en definiëren. Dit is een interessant punt om over na te denken als we het specifiek betrekken op de ervaring van ziekte en de manieren waarop kwetsbare mensen hun verhalen vertellen, en de ziekte-ervaring integreren in hun dynamisch opgebouwde identiteit. Er is een aantal redenen waarom vooral kwetsbare mensen hun verhalen willen vertellen. Gemeenschappelijk hieraan is het idee dat verhalen vertellen de verteller voorziet van een bepaalde afstand tot de (vaak bedreigende) ervaring van kwetsbaarheid. Met andere woorden: het vertellen van verhalen kan nuttig zijn als copingstrategie voor kwetsbare personen, zodat zij beter met de psychosociale en emotionele aspecten van hun moeilijke situatie kunnen omgaan. Bovendien geeft het verhaal de verteller tijdens het vertellen de kans om vanuit een andere invalshoek naar de ervaring te kijken. Verhalen kunnen daarom voor mensen een nuttige manier zijn om in het reine te komen met hun kwetsbaarheid, hun leven zin te verlenen, en hun eigen versie van werkelijkheid en identiteit te creëren via het sociale gesprek.

ZIEKTEVERHALEN OF VERHALEN OVER ZIEKTE

We hebben het al even gehad over de redenen waarom kwetsbare mensen zich kunnen bezighouden met verhalen vertellen. In deze paragraaf besteden we aandacht aan de verhalen over ziekte en kwetsbaarheid, ook wel ziekteverhalen genoemd (zie ook hoofdstuk 9 voor verdere discussie). Ziekteverhalen worden al eeuwen verteld; verpleegkundigen hebben naar deze verhalen geluisterd om hun patiënten te kunnen helpen (zie ook hoofdstuk 3 voor verdere discussie). Pas de laatste decennia zijn ziekteverhalen onderwerp van onderzoek geworden. In deze verhalen wordt ziekte begrepen als een 'biografische verstoring' (Bury, 1982) en niet alleen maar als een belangrijke levensgebeurtenis. De verteller ziet de ziekte als iets dat de eigen identiteit kan veranderen, terwijl hij of zij liever het zelf van vroeger terugkrijgt en zo terug kan keren naar de normale gang van zaken (zie het herstelverhaal). Frank (1995) bespreekt ziekteverhalen in zijn klassieker *The wounded storyteller*. We hebben al eerder de drie voornaamste typen ziekteverhalen genoemd. De drie typen *narratives* die Frank voorstelt zijn het 'herstelverhaal', 'chaosverhaal' en 'zoektochtverhaal'. Volgens hem passen deze drie typen bij de verhalen die mensen vertellen, hoewel ze elkaar vaak overlappen.

Het meest voorkomende verhaaltype is het *herstelverhaal*, waarbij de plot een toekomst schetst van normalisering en het terugwinnen van de oude identiteit. Het herstelverhaal is niet alleen favoriet bij patiënten, maar ook bij professionals in de gezondheidszorg. Bij acute ziekte is dit vaak het geval als patiënten zien dat ze hun gezondheid en hun vroegere zelf terugkrijgen, maar ook chronisch zieken verlangen ernaar op zijn minst iets van normaliteit te herwinnen. De plot van het chaosverhaal gaat over niet-beter worden. Verhalen over terminale kanker zijn chaosverhalen, maar ook sommige verhalen over chronische ziekte met toe- en afnemende pijn kunnen wanorde, verstoring en chaos bevatten. Verpleegkundigen en artsen voelen zich machteloos als ze worden geconfronteerd met mensen die dit soort verhalen vertellen. Wij kwamen erachter dat chaosverhalen het minst welkom zijn en dat er minder onderzoek naar wordt gedaan. Zoektochtverhalen bevatten het zendingskarakter van de verteller, die de ziekte aanvaardt, gebruikt en onder ogen ziet om er iets van te leren. Vaak wil deze verteller een model of voorbeeld zijn voor anderen. Volgens Frank worden zoektochtverhalen het vaakst met een publiek gedeeld. Volgens hem zijn ze vaak een oproep tot sociale actie: we kennen allemaal de verhalen uit de media waarin vertellers hun ervaringen met de gezondheidszorg gebruiken om duidelijk te maken dat 'dit niet nog een keer mag gebeuren' en mensen hun littekens tonen als bewijs voor het leed dat zij hebben doorstaan. In de plot zijn onverstoorbaarheid en heldendom te vinden. In een artikel over gehandicapte sportlieden geven Smith en Parkes (2004) voorbeelden van dit type *narrative*. Ze laten zien op welke manieren individuen metaforen gebruiken om hun ervaring te illustreren. De handicap wordt bijvoorbeeld vergeleken met een veldslag, of de stadia ervan met een reis.

Mensen hebben sterk de neiging gebeurtenissen in een verhaalvorm te denken, of dit nou culturele gewoonte is of een psychologische impuls. Wij hebben enkele vraagstukken geschetst over het bestaan van een verhalend zelf en het verband hiervan met het onderwerp van de *narrative*. De *narrative* is niet alleen maar verbonden met individuele identiteit, het is ook zeer zeker gekoppeld aan diverse gemeenschappen, culturen en naties. Gender, macht en gezag oefenen eveneens invloed uit op de diverse verhalen die mensen vertellen.

Binnen de context van de individuele psychologie gaan we nu kijken naar het proces van creëren van en leven met een *narrative*, ofwel een leidende fictie. We doen dit aan de hand van vier belangrijke terreinen van gezondheid waarin *narratives* een belangrijke rol spelen: 1) chronische ziekte; 2) palliatieve zorg; 3) maternale gezondheid; 4) geestelijke gezondheid. Binnen elk van deze domeinen zullen we bekijken hoe de eerder genoemde drie belangrijkste verhaaltypen werken om ervaringen van ziekte en lijden over te brengen en betekenis te geven. Deze paragrafen zijn gebaseerd op een door de auteurs bekeken selectie van *narrative* onderzoek, waarbij we publicaties uitlichten die wij beschouwen als belangrijk en oorspronkelijk op dit onderzoeksterrein. We beginnen met chronische ziekte.

CHRONISCHE ZIEKTE

Het is misschien nuttig om enkele aspecten van chronische ziekte te noemen die, als het gaat om hun invloed op de patiënt-hulpverlenerrelatie, duidelijk anders zijn dan bij acute zorg (waar het in dit hoofdstuk niet over gaat). Behandelbeslissingen bijvoorbeeld vereisen waarschijnlijk in de zorg bij chronisch zieken, meer dan bij beslissingen in de acute zorg, een actievere rol bij de uitvoering ervan en meer ruimte om beslissingen te nemen, bij te stellen en te herroepen zonder dat dit grote negatieve gevolgen heeft. Beslissingen in de acute zorg vereisen waarschijnlijk een minimaal aandeel van de patiënt, moeten vaak snel genomen worden en kunnen onomkeerbaar zijn. Zulke verschillen hebben niet alleen invloed op de patiënt-hulpverlenerrelatie, maar ook op de samenstelling van *narratives* rondom de ziekte. In dit hoofdstuk beperken we ons tot niet-terminale chronische ziekten en onderscheiden het van de palliatieve zorg, dat verderop wordt besproken.

Bailey (2001), en Bailey en Tilley (2002) gebruikten *narrative* onderzoek om te bestuderen hoe patiënten en hulpverleners chronic obstructive pulmonary disease (COPD) ervaren en keken daarbij specifiek naar momenten van acute verergering van de ziekte. Een gemeenschappelijk thema in de verhalen van patiënten en hulpverleners waren bijna-doodervaringen en het gevoel te leven in de schaduw van de dood. Het belangrijkste uitgangspunt van Bailey is dat *narrative* onderzoek individuen in staat stelt zin te geven aan hun wereld door verhalen te reconstrueren en door de suggestie dat de eigenheid in de verhalen die mensen aan en over zichzelf vertellen construeert wie zij zijn. Toen de bijna-doodervaringen onder de loep werden genomen, bleek dat patiënten deze hadden ervaren als iets 'waardoor hun leven veranderd was' (Bailey, 2001; Bailey & Tilley, 2002); patiënten en hulpverleners die een dergelijke ervaring meemaakten, werden zich hierdoor scherp bewust van de grenzen van de ziekte. Deze verhalen kunnen worden gezien als illustratief voor een chaosverhaal, in die zin dat de verhalen van patiënten uiting gaven aan hun onzekerheid, hulpeloosheid en doodsangst. Echter, door aandacht te schenken aan dergelijke verhalen, halen auteurs het belang van geconstrueerde betekenis naar voren in plaats van een eenvoudige waarheid die verwijst naar iets in de werkelijkheid of de historische waarheid. Dat wil zeggen: de patiënten overdrijven in deze verhalen hun symptomen om hun eigen interpretatie van de ervaring over te brengen namelijk doodsangst tijdens een acute verergering van COPD-klachten. De reflexiviteit van de onderzoeker die aandacht heeft voor het belang van de geconstrueerde betekenis, zal van grote invloed zijn op het vastleggen van de diversiteit die de patiënt verwoordt en kan daardoor, paradoxaal genoeg gezien de aard van het chaosverhaal, versterkend zijn.

Herstelverhalen spelen een opvallende rol in de literatuur over chronische ziekte. Een heldere verklaring voor het herstelverhaal zoals verwoord door de hulpverlener is te vinden bij Tse, Palaikiko en collega's (2005). Zij onderzochten *narratives* over strategieën van werkers in de gezondheidszorg om met kinderen met astma in een multiculturele en collectivistische populatie om te gaan. Het herstelverhaal dat werd overgebracht als 'beter maken van de astma' bleek inperkend, in die zin dat deze hulpverleners vaak beperkingen ondervonden bij het omgaan met de familie. Deze *narrative* is ook illustratief voor de paternalistische, vaderlijke benadering die in de geneeskunde enigszins de boventoon voert. Hierbij bestaat de informatiestroom uit eenrichtingsverkeer van de hulpverlener naar de patiënt; de hulpverlener is de enige die beslissingen neemt en de patiënt heeft weinig in te brengen. Hoewel de andere *narrative* over 'verbinding aangaan' – ook illustratief voor het herstelverhaal – meer openstond voor de mogelijkheid een zekere mate van normaliteit te bereiken door samen problemen op te lossen in plaats van 'beter maken', creëerde dat een afstand tussen de hulpverlener en de patiënt/verzorger. Dus de gevestigde orde van 'normaliteit' weer 'herstellen' wordt misschien paradoxaal genoeg bereikt door de grotere onzekerheid over relationele activiteit en veranderlijke grenzen, en niet door de afstand en duidelijk afgebakende rollen die horen bij het traditionele paternalistische model van relaties tussen patiënten en hulpverleners. Dit thema over het aangaan van verbindingen in de behandeling van astma is opgepikt door Fiese en Wamboldt (2002). In hun onderzoek vonden zij een positief verband tussen een goed contact met de interviewer en het probleemoplossend vermogen van het gezin en communicatie. Het relationele aspect van het creëren van betekenis en veranderlijkheid van grenzen, in dit geval tussen onderzoeker en respondent, bleek ook hier versterkend en voordelig te zijn voor de behandeling van de chronische ziekte.

Gray's *narrative analyse* van autisme (2001) kan worden gezien als illustratief voor herstel door op de morele kwaliteit van ziekteverhalen te focussen. Die morele kwaliteit fungeert niet alleen als een simpel tegengif tegen chaosverhalen. Het levert in zekere zin ook 'herstel' op, doordat gezinnen met een autistisch kind hun *narratives* gebruiken om vanuit de ontregelende en chaotische effecten van autisme samenhang te creëren en om een zekere mate van normaliteit te bewerkstelligen. Net als bij Bailey (2001), en Bailey en Tilley (2002) wordt de nadruk gelegd op hoe het voor de vertellers mogelijk is om in deze *narratives* over autisme de realiteit van de stoornis van hun kind en die van de waarheid die verwijst naar iets in de werkelijkheid te overstijgen, om samenhang uit de chaos te construeren. Om dit te kunnen doen, reageren ouders conformistisch (aanpassingsverhalen) en non-conformistisch (weerstandverhalen en overstijgende verhalen) op het officiële, algemeen aanvaarde verhaal over autisme. Hoewel het de weerstand- en overstijgende verhalen zijn die duidelijk het dominante biomedische discours over autisme en de in het vakgebied heersende ideologieën over aanpassing afwijzen, kan worden beweerd dat alle *narratives* een performatieve handeling zijn waarin de verteller opkomt voor het vermogen om de eigen ervaring met autisme te reconstrueren. In die zin kan worden gezegd dat dergelijke *narratives* de tweedeling conformisme/non-conformisme overstijgen.

In zijn onderzoek naar betekenisverlening in het leven met hiv/aids herkent Baumgartner (2002) zowel aspecten van herstel- als van zoektochtverhalen. De betekenisschema's in de *narratives* van de patiënten, zoals een groter inzicht in de menselijk toestand en een breder perspectief op intimiteit, wijzen op het opeisen van een bepaalde vorm van normaliteit via relaties en relationele activiteit. Dat leren leven met aids als 'transformerend' werd beschouwd, wijst op een zoektochtverhaal: patiënten hebben het gevoel dat hun ziekte – hoewel die hun sterfelijkheid bevestigt – paradoxaal genoeg ook het leven heeft geschonken aan een onthullende ervaring, een positieve spirituele winst, waardoor de tweedeling dood/geboorte; sterfelijk/onsterfelijk minder scherp is geworden.

PALLIATIEVE ZORG

Narratives in de 'palliatieve zorg' kunnen worden vergeleken met verhalen van 'chronische ziekte', in die zin dat de vertellers doorlopend bezig zijn met het omgaan met hun ziekte. Palliatieve zorg heeft echter betrekking op terminale ziekte, wat betekent dat vertellers van beide typen narratives kwalitatief verschillende posities innemen ten opzichte van de levenseindefase. In de besproken artikelen gaat het vooral over de methodologische benaderingen van narrative onderzoek over en de hulpverlener-patiëntrelatie in de palliatieve zorg.

Bingley en Thomas (2008) beschrijven hun overkoepelende methodologische benadering van narrative onderzoek, bedoelt om het begrip te vergroten voor de ervaring van patiënten, mantelzorgers en professionals in de gezondheidszorg. Thomas en Reeve (2009) benadrukken dat een analytische blik op het naturalistische vertellen van een geschiedenis licht kan werpen op en nieuwe betekenis kan verlenen aan de waargenomen ziektebeelden van patiënten en symptomen die aangeven dat het einde van het leven nadert, een betekenis die niet is gebaseerd op historische, referentiële waarheden (zie Bailey, 2001; Bailey & Tilley, 2002). Beide artikelen handelen over de epistemologie van betekenissen die patiënten geven tijdens het levenseinde, een epistemologie die gebaseerd is op de gezamenlijke betekenisconstructie van verteller en onderzoeker.

Een aantal auteurs besteedt aandacht aan de hulpverlener-patiëntrelatie in de palliatieve zorg. Frank (2002) belicht kwesties over grenzen tussen de klinisch specialist en patiënt in de palliatieve zorg. Hij voert aan dat, hoewel afstand en nabijheid grenskwesties zijn met ethische implicaties, de klinische ontmoeting zelf de waarneming van grenzen door de klinisch specialist construeert. Dit betekent dat het samenstellen van grenzen niet iets vaststaands is. Wat weer betekent dat beslissingen over grenzen niet alleen procedurele kwesties betreffen, maar ook een middel zijn waarmee klinisch specialisten zichzelf in relatie tot anderen creëren en construeren. McIlfatrick en Sullivan (2006) onderzoeken hoe verpleegkundigen een evenwicht proberen te vinden tussen klinische taken (het geven van chemotherapie) en hun betrokkenheid bij het belang van de hulpverlener-patiëntrelatie. Robichaux en Clark (2006) onderzochten de hulpverlener-patiëntrelatie vanuit het perspectief van de verpleegkundige en beschrijven drie verhaaltypen: 1) de patiënt beschermen en voor deze het woord voeren; 2) een realistisch beeld geven; 3) het ervaren van frustratie en berusting. De eerste twee narratives bevatten aspecten van 'herstel', wat betreft de pogingen om voor de patiënt een realistisch gevoel van normaliteit te behouden. In de laatste narrative nemen aspecten van het chaosverhaal een belangrijke plaats in, wat betreft geuite frustratie en hulpeloosheid van de hulpverleners over hun onvermogen om een positieve invloed te hebben op de zorg voor hun patiënt. Het is echter het blootleggen van *narratives* over frustratie en berusting, *narratives* die misschien naar de marges zijn verdrongen, dat de spanningen belicht die inherent zijn aan de hulpverlener-patiëntrelatie en daarmee mogelijk de diversiteit van de ervaring van verpleegkundigen weergeeft.

Een onderzoek dat zich richt op de verhouding die patiënten hebben tot de ziekte kanker (Little et al., 1998), beschrijft drie observaties:

1 impact van de diagnose kanker en blijvende identificatie met de rol van kankerpatiënt;
2 toestand van wisselende vervreemding van de sociale omgeving als gevolg van het onvermogen van de patiënt om te praten over hoe het allemaal voor hen voelt;
3 toestand van gebondenheid en een besef van grenzen aan ruimte, empowerment en beschikbare tijd.

Hoewel deze drie observaties allemaal uitingen zijn van het chaosverhaal, in die zin dat ze uitingen zijn van het thema van de patiënt die niet-beter wordt, weerspiegelen ze daarnaast volgens de auteurs ervaringen van patiënten in een overgangsfase. De eerste fasen van dit proces beginnen op het moment dat de kanker zich voor het eerst manifesteert, en worden gemarkeerd door controleverlies, desoriëntatie en onzekerheid (chaosverhaal). Vervolgens is er een adaptieve fase met een uitgestelde overgangsfase, waarin de patiënt betekenissen voor zijn ervaringen bedenkt en opnieuw uitdenkt door middel van de *narrative*. Tijdens de handeling van het reconstrueren van betekenis bewijst de patiënt zichzelf als *agent* en bereikt hij een zekere mate van herstel.

MATERNALE GEZONDHEID

De door ons bekeken *narratives* over maternale gezondheid gaan over moederlijke identiteit die door het moederschap is opgebouwd, gebruik van de vertelpraktijk als klinisch instrument om zorgpraktijken te informeren, of vragen over rolintegratie (zie ook hoofdstuk 4 voor verdere discussie). Het gebruik van *narrative analyse* als instrument om de moeder- en kindzorg te informeren, is geïllustreerd door Seng, Sparbel en collega's (2002). De auteurs interviewden respondenten die meldden dat zij als kind seksueel misbruikt waren en leden aan de daarmee samenhangende posttraumatische stressstoornis tijdens de jaren dat zij kinderen kregen. De bevindingen van de *narrative* analyse werden gebruikt om de moeder- en kindzorg te informeren over overlevers van misbruik. Drie groepen vrouwen werden gekarakteriseerd naar hun niveau van adaptatie/herstel:

1 vergevorderd herstel;
2 onveilig/niet betrouwbaar;
3 ontkenning.

Deze indeling werd vervolgens gebruikt om de moeder- en kindzorg te informeren bij het nemen van beslissingen. Al naar gelang de mate van herstel bij moeders met een misbruikverleden varieerden deze beslissingen van meer directief tot gelijkwaardiger.
Reissman (2002) haalt methodologische kwesties in de *narrative* analyse naar voren over het verband tussen *narratives* van de 'deskundige' met de constructie van 'persoonlijke *narratives*' over bemoederd worden. Volgens de auteur kan de *narrative* van de 'deskundige' worden ondermijnd en bestreden door de vertellers als zij hun *narratives* in sociale en politieke contexten plaatsen. Deze aanpak kan ook worden gebruikt door de onderzoeker die het *narrative* onderzoek uitvoert, om zo door betrokkenheid bij de sociale en historische context van narrative onderzoek het vakgebied van grotere diversiteit te voorzien.
Shelton en Johnson (2006) gebruikten *narrative* analyse om te komen tot een helder inzicht in en een scherper perspectief op de geleefde ervaring van het latere moederschap. De *narrative* analyse werd uitgevoerd op persoonlijk, interpersoonlijk en maatschappelijk niveau. Uit de analyse kwam een spanning naar voren die speelde bij het vertellen van de verhalen van de vrouwen: de spanning tussen dominante representaties (van de moederschapsideologie) en de actieve constructies van vrouwen van hun werkelijke ervaring als moeder. Maar juist binnen die spanning floreert diversiteit: door de dynamische strijd in de *narratives* zijn nieuwe constructies van moederlijke persoonlijkheid mogelijk.

GEESTELIJKE GEZONDHEID

Misschien hebben *narratives* over geestelijke gezondheid wel een groter scala aan functies dan de andere drie typen *narratives*. Deze *narratives* worden gebruikt:

1 als basis voor interventies in de therapiepraktijk;
2 om vast te stellen of er sprake is van een verhoogd risico op problemen met de geestelijke gezondheid/psychische stoornissen;
3 om te onderzoeken hoe het begrip geestelijke gezondheid wordt geconstrueerd.

De studies die in deze paragraaf volgen, voeren op verschillende manieren aan hoe het *narratives* ten goede komt als ze kritisch en met reflectie gelezen worden voor het ontwikkelen van therapieën en interventies die bij de cultuur passen. Hsiao, Klimdis en collega's (2006) gebruiken *narrative* analyse om cultureel doorslaggevende elementen en constructies van geestelijke gezondheid te belichten. De auteurs stellen dat welzijn in China is gebaseerd op harmonieuze relaties met anderen in de familie/sociale en culturele context. Dus een psychotherapeutische benadering die hecht aan individuatie en autonomie kan voor Chinese mensen een contra-indicatie zijn (zie ook hoofdstuk 4 voor verdere discussie). Wat dit onderzoek laat zien, is het gevaar van waardering voor discoursen die oppervlakkig bezien diversiteit (bijv. autonomie) lijken te ondersteunen, maar die geen rekening houden met belangrijke culturele doorslaggevende elementen. Een dergelijke benadering zou leiden tot een generatie therapieën waarin diversiteit van culturele idealen eenvoudig opgenomen wordt in het westerse concept van geestelijk welbevinden (zie ook hoofdstuk 1 voor verdere discussie). Deze kwestie benadrukt dat culturele gevoeligheid essentieel is bij het ontwikkelen van therapieën/interventies om een dergelijke hegemonie te vermijden. Miller, Worthington en collega's (2002) bespreken vergelijkbare thema's met betrekking tot sociale verbondenheid in hun *narrative* onderzoek naar de stressoren bij ballingschap. De door hun gevonden voornaamste oorzaken van leed waren thema's als sociale isolatie, verlies van de gemeenschap, separatie en verlies van sociale rollen (die als voorbeelden van chaosverhalen kunnen worden beschouwd). De auteurs onderstrepen het belang van aandacht voor sociale verbondenheid bij de ontwikkeling van interventies voor deze populatie. Berman, Mulcahy en collega's (2009) gebruikten *narrative* analyse op vergelijkbare wijze om het effect van ontworteling op de geestelijke gezondheid te onderzoeken. Uit de *narratives* kwamen ervaringen naar voren over verbroken relaties en het creëren van gevaarlijke ruimten, ontstaan door belemmeringen bij het herstellen of opbouwen van relaties. Deze kunnen als voorbeelden van het chaosverhaal worden gezien: wat hier verstoord wordt, is sociale verbondenheid, het gevoel erbij te horen. Deze *narratives* ondersteunen diversiteit in die zin dat ze suggesties opleveren voor het ontwikkelen van sekse- en cultuurspecifieke interventies. Daarnaast vertellen de *narratives* echter ook over het vinden van nieuwe ruimten. Hiermee benadrukken ze het potentieel om nieuwe plekken van hoop en betrokkenheid te creëren door een verhaal te vertellen. Het vertellen van het verhaal kan dus op zichzelf als een therapeutische daad worden gezien.

Ook Mirsky (2008) richt zich op het gebruik van narratives op een technisch niveau: in dit onderzoek werden verhaaltechnieken gebruikt ter versterking van de multiculturele training van professionals in de geestelijke gezondheidszorg. Het gebruik van verhaaltechnieken werd gecombineerd met een psychoanalytisch georiënteerd onderzoek van groepsprocessen om daarmee de onderzoeksgroep te laten fungeren als klankbordgroep, zodat de narratives van immigranten in de ontmoeting met de reacties van luisteraars een gedeelde betekenis creëerden. Belangrijk bij deze conceptualisering is dat de narratives op dynamische wijze inwerken op de luisteraars (de onderzoeksgroep) bij het construeren van betekenis.

Hoe geestelijke gezondheid wordt geconstrueerd
De volgende groep onderzoeken laat zien hoe geestelijke gezondheid/ziekte geconstrueerd kan worden aan de hand van narratives en de handeling van het vertellen. Adler en Poulin (2009) betwisten dat betekenis verlenen aan negatieve ervaringen na het meemaken van tegenslag op zichzelf een daad van bevestiging is. De narratives van volwassenen over de terroristische aanslagen van 11 september 2001 werden onderzocht. In de narratives waren drie thema's te herkennen: afsluiting, verlossing en besmetting. Deze thema's kunnen respectievelijk worden ingedeeld als passend bij herstelverhalen, verlossingsverhalen en chaosverhalen. De auteurs beweren dat analyse van verhaalstijlen belangrijke implicaties kan hebben voor het inzicht in de psychologische reacties van mensen op nationale geweldstragedies. Boschma (2007) gebruikte narrative analyse van mondelinge geschiedenisverslagen om aan te geven dat psychiatrische ziekte niet zozeer een vaststaande toestand is die beschreven moet worden, maar eerder een door dominante discoursen geconstrueerd fenomeen is. In dit onderzoek werden mondelinge geschiedenisverhalen geanalyseerd van familieleden die zelf of binnen hun familie een psychiatrische ziekte hadden meegemaakt. Het theoretische model van de auteurs, waarin wordt uitgelegd hoe psychiatrische ziekte is geconstrueerd, opent ook mogelijkheden voor beweging: de familie wordt voorgesteld als een bemiddelende context die het verhalen vertellen gebruikt om te onderhandelen en betekenissen te construeren van psychiatrische ziekte. In het dynamische en botsende samenspel van narratives met dominante discoursen kunnen nieuwe constructies en reconstructies van geestelijke gezondheid worden ontdekt. Je zou kunnen stellen dat in dit opzicht de mogelijkheden voor een constructie van een dynamische, steeds veranderende geestelijke gezondheid, in staat om gecreëerd te worden door dominante discoursen ter discussie te stellen, ware diversiteit weergeven.

8.5 Samenvatting

In dit hoofdstuk hebben we geprobeerd het complexe karakter te illustreren van de ervaring van diversiteit in relatie tot gezondheid en ziekte. We hebben de *narrative* gekozen als de fundamentele methode om dit te doen. Diversiteit zal, zoals we hebben beargumenteerd, evengoed gelijkheid stimuleren als een ervaring van verschil zijn. Het zou zelfs als een verenigend principe kunnen worden gezien. We stelden dat ons dagelijks leven rijk gevuld is met verhalen en dat wij allen verhalenvertellers zijn die de wereld interpreteren. Dat geldt natuurlijk ook voor ons, de auteurs van dit hoofdstuk. Ook wij hebben, in een eenvoudige verhaalvorm, een *narrative* over onszelf verteld; over onze manier van denken, en over de manier waarop die kan verschillen van en overeenkomen met die van de andere auteurs, net zoals mensen doen die een biografische verstoring ervaren in de vorm van een aanslag op hun gezondheid.

De verhalen die mensen vertellen zijn divers en weerspiegelen de aard en de context van de diversiteit. De identiteiten van de deelnemers en hun cultuur liggen in die verhalen ingebed, terwijl ook universele patronen ontdekt kunnen worden in de verhalen van hen die de ervaring van het mens-zijn met elkaar delen. In de door ons besproken literatuur wordt tegenstrijdige theorievorming gepresenteerd over de relatie tussen de *narrative* en identiteitsvorming. Deze theorievorming vormde een centraal onderdeel van dit hoofdstuk, waarin het ging over de relatie tussen *narrative* en ziekte, en in het bijzonder over verhaalidentiteiten zoals die worden geconstrueerd door de ervaring van psychiatrische ziekte, maternale gezondheid, chronische ziekte en palliatieve zorg.

8.6 Anita Ham: reflectie op Freshwater en Cahill

Diversiteit in dit hoofdstuk wordt geëxploreerd in de context van *narratives* en vanuit het perspectief van het postmodernisme in de context van politiek, macht, verschil en *agency*. Het doel van dit hoofdstuk is om gelijkheid te stimuleren door ervaringen van verschil. Wij kunnen leren van verhalen en etnografische passages. Hieronder volgt een voorbeeld uit de dagelijkse zorgpraktijk.

Meneer Mo tijdens het MDO

"Meneer Mo is de volgende die we gaan bespreken, kom, schiet op, we moeten door, we hebben vandaag twaalf patiënten die we moeten bespreken", zegt de arts en ze kijkt op haar horloge.
Meneer Mo wordt besproken. Hij is sinds vier weken op de afdeling.
"Hij heeft hier al eens eerder op de afdeling gelegen", zegt Maaike.
Meneer Mo spreekt geen Nederlands. Hij heeft een CVA gehad.
"Er was een geheugentest bij hem gedaan. Hij kwam niet goed uit de test", zegt de logopedist.
"Hij wil met proefontslag, maar zijn woning is niet goed", zegt de ergotherapeut, "overal ligt vloerbedekking en er zijn geen beugels geplaatst."
"Tja", zegt de arts, "dan kan hij dus niet naar huis, dat is te veel risico op vallen".
"Hij wil wel graag naar huis en de familie wil het ook", zegt de ergotherapeut.
"Ach, ze begrijpen er niets van. Er is helemaal geen ziekte-inzicht bij die familie", zucht de arts. "Meneer Mo mag niet zo veel lopen, zijn conditie laat dat niet toe, maar de familie doet het toch, de familie laat hem rustig lopend naar huis gaan ... tja, wat moeten wij hiermee?"
"De familie heeft een brief", zegt de zorgconsulente die nu ook aan tafel was geschoven. "In deze brief staat dat ze binnen zes weken een aangepaste woning krijgen. Ik heb deze brief zelf echter niet gezien."
"Hij is anders vorige week ook al op proefverlof geweest, dit was ook tegen ons advies in", zegt de arts nu. "Op de afdeling kon hij niets, maar na zijn proefverlof opeens wel. We stonden wel in ons hemd. Dus laat hem maar gaan, we hebben toch geen ingang bij hem, dan is het op eigen initiatief en zijn verantwoordelijkheid, ze zoeken het maar uit."
Maaike en ik lopen terug naar de afdeling.
"Je moet wel een harde huid hebben, want het zijn altijd de verzorgenden die de zondebok zijn", zegt ze. "Maar dat heb ik in de loop van de jaren wel geleerd. Er moet een patiëntgesprek met de patiënt en de familie worden gepland voor Meneer Mo. Maar die brief, die is verzonnen of afgedwongen, je weet hoe dat gaat met die buitenlanders."

Wanneer we in de gang lopen, zegt ze geïrriteerd: "Onze arts in opleiding die moet het MDO leiden, maar hij kan het echt niet, hij werkt hier zes maanden, het is een Pool en dat merk je, want wanneer je opschrijft, stemstoornis of stemmingsstoornis, dan heb je het echt niet begrepen, want dat is toch een groot verschil."

8.7 Vragen

1 Wat is de meerwaarde van het voorbeeld van meneer Mo en wat kun je hieruit leren?
2 Welke factoren en variabelen spelen wel/geen rol?
3 Hoe plaats je het voorbeeld van meneer Mo in de theorie van Freshwater?
4 Hoe en op welke manier kun je het voorbeeld van meneer Mo analyseren?
5 Hoe ga je hiermee om in de praktijk?
6 Wat zijn mogelijke alternatieven/oplossingen/interventies?

9 Het patiëntverhaal – een narratief van 'illness' en hoop

Philip Esterhuizen

9.1 Introductie

De voorafgaande hoofdstukken van dit boek bespreken verschillende facetten van de patiëntervaring aangaande 'health', 'sickness' en 'illness' (zie ook hoofdstuk 2). Kuckert en Esterhuizen (hoofdstuk 7) geven definities van deze concepten en laten zien dat 'ziekte' gedefinieerd kan worden vanuit drie verschillende perspectieven – de beleving van de ziekte (*illness*), de medische definitie (*disease*) en de sociale identiteit door anderen gedefinieerd (*sickness*). Dit zijn belangrijke onderscheidingen die je kunt maken als de individuele patiënt zijn verhaal vertelt (zie ook hoofdstuk 8); maar dit geldt ook voor de hulpverlener (zie ook hoofdstuk 3). Het verhaal van de patiënt biedt een mogelijkheid dat het individu een 'werkelijkheid' creëert voor zijn ervaring en de situatie 'begrijpt' binnen de context van zijn leven; soms komt de patiënt een stap verder om de situatie (ten dele) te accepteren. Dit proces van acceptatie gebeurt altijd binnen een context – de context van de specifieke leefwereld van het individu (zie ook hoofdstuk 8) en het gezondheidszorgsysteem (zie ook hoofdstuk 5 en 6) waarvan hij deel van uitmaakt.

Alle auteurs in dit boek bespreken diversiteit aangaande gezondheidszorg vanuit hun eigen perspectief, leefwereld en persoonlijke geschiedenis. Dit kan prikkelend zijn en een meerwaarde geven voor de lezer, maar de ideeën van de auteurs blijven bij een beschrijving – een aanname – ten aanzien van het patiëntperspectief. De enige persoon die in staat is om betekenis te geven aan het leven, een situatie of een levensveranderende gebeurtenis is de patiënt zelf. Daarom staat in dit laatste hoofdstuk een eerder gepubliceerd artikel centraal. Dr. Els van Dongen, medisch antropologe, schreef dit artikel (2008) toen zij aan kanker leed en in een terminale fase van haar leven was. Haar werk illustreert meerdere punten die aan de orde zijn gesteld in de bijdragen van de auteurs in dit discours over diversiteit.

Misschien is één van de meest confronterende aspecten in het schrijven van dit hoofdstuk de ethiek van het verhaal en de verhalende weergave. Op het moment dat de auteur haar werk in de publieke arena plaatst, verliest zij de controle over haar verhaal. Dit is nog indringender in het geval van dr. Els van Dongen, omdat zij niet meer in staat is om zichzelf te verdedigen met de publicatie van een tegenreactie. Maar dit is ook waar voor de duizenden patiënten die hun verhalen vertellen aan hulpverleners – op één vlak is de anamnese noodzakelijk voor de hulpverlener om een zorg- of behandelplan te ontwikkelen, maar tegelijkertijd biedt het de patiënt de gelegenheid om haar verhaal te vertellen en om een mate van 'waarheid' en waarde te creëren ten aanzien van de situatie waarin zij zich bevindt.

Het verlies van macht en controle door het individu als haar verhaal eenmaal in de publieke arena is, heeft sterke parallellen met het verlies van controle over het leven als het individu zich in de gezondheidszorgarena bevindt. Dit resoneert met het werk van Foucault (1977) over macht, de mystiek van professionele disciplines en het onvermogen van de leek om professionele meningen tegen te spreken. Vanuit een benadering van serendipiteit vraag ik mij af in hoeverre het publiceren van dit verhaal een middel was om de controle en macht over het leven op te geven, als je kijkt naar de levensfase waarin dr. Els van Dongen zich bevond. Maar juist door de positie en waarde van het verhaal van dr. Els van Dongen in dit boek zou dit verhaal passen binnen het zoektochtverhaal zoals besproken door Freshwater en Cahill in hoofdstuk 8.

Ook interessant in dit hoofdstuk is de combinatie van ritueel en hopeloosheid; de manier waarbij mensen uit de omgeving van de patiënt hun persoonlijke copingmechanismen op de patiënt projecteren om haar te 'helpen'. Maar in feite is dit een poging om zichzelf te helpen in een situatie van extreme confrontatie met mortaliteit. Dit is een element van de universaliteit van menselijk gedrag; het niet in staat zijn om gewoon 'aanwezig te zijn' als wij geconfronteerd worden met het lijden van een ander. Toch is er een andere dimensie om 'aanwezig' te zijn. Meerdere auteurs hebben beschreven dat wij, als hulpverleners, spirituele groei doormaken dankzij ons relaties met patiënten en dat wij ons eigen lijden identificeren met dat van de patiënt. Dat wij voor onszelf zorgen door het herkennen van ons persoonlijke (potentiële) lijden in een ander (Watson 1988, Levinas, 1991; Eriksson, 1997; Ray, 1997; Nåden & Eriksson, 2000; Nåden & Eriksson, 2002, Baart & Grijpdonk, 2008).

Deze discussie over 'the mundane pragmatics in times of suffering and uncertainty', zoals aangegeven door dr. Els van Dongen in de titel van haar artikel, brengt alle elementen van dit boek over diversiteit samen. Het geeft ons, de lezers, de gelegenheid om onze gedachten te de-contextualiseren, vervolgens te re-contextualiseren, en dichterbij inzicht en begrip te komen van wat het betekent om patiënt te zijn met 'dis-ease' (ongemak, vastgesteld door de medische wereld), om bewust te zijn van 'ill-ness' (hoe de situatie beleefd wordt) en om geconfronteerd te worden met 'sick-ness' (de waardetoekenning vanuit de omgeving) binnen onze persoonlijke ruimte en plaats. Dit is een beleving van één dimensie van de 'third space'.

9.2 Keeping the feet of the gods and the saints warm: mundane pragmatics in times of suffering and uncertainty

Els van Dongen
Medical Anthropologist, University of Amsterdam, The Netherlands[1]

EDITORIAL INTRODUCTION ANTHROPOLOGY & MEDICINE

In this article the author writes about mundane pragmatics, or everyday deeds, in times of suffering and uncertainty. Such pragmatics differ from cultural practices such as biomedical therapies or individual health-seeking behaviour patterns. Medical anthropologists and others working in the field of health and illness often overlook such pragmatics. However, these actions are of great social value and express the connectedness and bonds between people. They also express our deep beliefs, hopes, powerlessness and vulnerability.
Keywords: mundane pragmatics; magic; belonging; illness.

ARTICLE DR. ELS VAN DONGEN

When it became known to my family, friends, students and colleagues that I had cancer that had metastasised, an unexpected process began to unfold. Dozens of postcards, phone calls, bouquets of flowers and visits flew into the lives of my husband, my children and me. It was not only words of encouragement, intentions, hopes or wishes for recovery that people sent or spoke. Their words also bespoke practices of

---

[1] Received November 2007; final version received 13 November 2008. Article Dongen, Els van (2008). Keeping the feet of the gods and the saints warm: mundane pragmatics in times of suffering and uncertainty. Anthropology & Medicine, 15(3), 263-269.

people who were confronted with the pervasive uncertainties of cancer and the realisation that this illness often cannot be well controlled. In such times of suffering, doctors also often feel powerless. Patients, families and friends cannot rely on medicine and willpower to become more active to 'conjure evil'. They often rely on activities that, at first sight, do not seem to belong to the health domain. These activities show 'the pragmatics of uncertainty' (Reynolds Whyte, 1997) that medical anthropology has not often described in 'western' countries.
It was the third day after my operation. I felt pretty helpless and was a little dizzy from the morphine, but I was strong enough to get out of bed and talk with the people who visited me and to read the many postcards and letters I received in the hospital. One of them had sent me 'healing angels' to sit on my shoulder in order to manipulate the course of recovery. Someone else went over my body with her hands to pass on the power that came 'from above'. Some told me they would perform magic or a ritual to influence the illness process and to chase the evil away. However, the most common practice that many of my family, colleagues and friends told me that they performed on my behalf was burning a candle, at home or in a church. People wanted to do something. Doing is a cultural practice and activities such as biomedical healing, giving advice or using hands suggest that we can control our suffering.
The pragmatics discussed here differ from other cultural practices, which are typical in times of suffering and illness, described as for example 'health-seeking behaviour patterns' or biomedical therapies and rituals. Cancer disenchants 'the myth of control' (Kleinman 2006, 7). This myth, which so strongly suggests that the vulnerability and fragility of human life can be controlled, may even suggest that life can be protected and almost endlessly extended when people use the right medicines, techniques, regimens, food, etc., in times of life- threatening illness.
In this short paper I explore the social meaning of a simple pragmatics in the times of an illness that has an uncertain prognosis and no guaranteed treatment. I do not intend to present an ethnographic paper based on research and fieldwork. I intend to explore a mundane dimension of illness and suffering that has received scant attention by medical anthropology in western countries.

Confronting uncertainty
When I received my diagnosis, simple metaphors that are so often used when someone falls seriously ill suddenly became useful and true. How to stimulate my recovery in the best way? How to live with

this illness? How to not be dominated by the disease? How to deal with my work? And, what is most important, what about social relations? Love? 'You must go for it,' many said. 'It will be an intense struggle,' others wrote. The well-known war metaphors did not make sense to me. Fight against whom or what? And if it is a fight, what kind of a struggle, swimming in a wild river, fighting in a war or, as a nurse described it, mountain climbing? Such metaphors must make sense to the suffering individual in order to do their work to support her or him. Although I have swum in rivers and climbed mountains, I felt that accepting the metaphors would make me feel lonely and disconnected from others.

Sontag (2001) has pointed out that the metaphors of empowerment that seek to enhance someone's will to resist diseases such as cancer have an accusatory aspect, because they throw someone back on (solely) her own will to survive. Sontag resists the metaphors that were, according to her, punitive and false and contribute to the (further) suffering of people. She shows that such metaphors are ones of fear, perhaps existential fear of others and the patient, the fear of losing someone, the fear of contamination or the anxiety of the unknown and uncertainty. To this author, cancer is 'just' a disease that needs proper treatment. However, is the allopathic medical model of disease, with its genes, cells and immune system in which the disease has an 'objective' cause and cure, not as metaphorical as any other model? Sontag starts her book with a metaphor; she speaks of the kingdom of the ill, a separate world mystical but nevertheless realistic. This world is like the painting by Ilja Repin, The Surgeon J.V. Pavlov in the Operation Room, a world where the patient is excluded from normal life by a circle of doctors around her or him. Did I belong to this kingdom? Or to the 'village of the sick' (Stoller, 2004)? And what would this citizenship mean to me and others?

There are other metaphors that people devise to arrange their experiences in a meaningful way. A well-known one is the universal journey metaphor often used to examine the authenticity of the patient's journey (Reisfeld and Wilson, 2004). Lakoff and Johnson (1980) argue that metaphors give direction to our thinking, experience and actions. However, it is the transformative action that is important for people in illnesses such as cancer, which are infused with uncertainty and life threats. This transformative action changes the patient into a member of a social group. The action is about pragmatic knowledge that enables the person to deal with it. Stoller (2004) shows how in the US cancer is seen as a war, while in West Africa illness is an ever-present companion, which is to be mastered through acceptance, pragmatism and patience. By using the knowledge passed on by a Songhay sorcerer, Stoller tries to deal with his cancer and the liminal and lonely position of a cancer patient. He tries to deal with this situation by rituals to maintain control. Those rituals are performed by the sick person. However, one is never sick alone. Others are involved in the process. Being ill is essentially social and others also will perform rituals.

It is not my intention to further elaborate on such metaphors of illness and on their work in people's lives. Those metaphors can direct us in ways that sometimes cause more suffering then is needed. But, as with all metaphors, they are ambiguous. They also express another dimension than accusation and punishment. One of the first experiences I had was if ever there is a kingdom or a village of the ill, it is a kingdom that is strongly intertwined with other 'kingdoms' and villages. It is a knot of social relations that are connected via the patient. For example, a hospital is not a huit clos. Artifacts and people bring the outside world and vice versa. In other words, being ill is essentially social. Being ill sets in motion all kind of social processes that are not only medical but also belong to the people's quotidian activities.

I experienced that cancer is considered to be a misfortune, a fate that blows in the face of all who are involved, and leaves us with deep uncanny feelings of uncertainty. Doctors may believe that they can never say what the course of the illness will be, how many months or years we will have to live or how we will react to the treatments. Others may believe that cancer – like other illnesses – is an illness that reveals the limits of medicine and the limits of humans in general. In such times, many of us realise that we are confronted not only with the limits of life but also with the uncontrollability of death. Uncertainty in cancer is an intrinsic and irremediable aspect of the illness.

There are many studies that deal with uncertainty and its management (see Steffen, Jenkins, and Jessen 2005). Steffen, Jenkins, and Jessen mention the classical anthropological studies of misfortune, studies of risk and uncertainty, and studies of the management of uncertainty. In their book *Managing Uncertainty*, they contribute an approach that concerns individual agency and the human capacity to deal with situations of crisis to these studies (p. 10).

Because of medical anthropology's focus on human agency and control, an important aspect may escape its attention, in particular in western countries. This is the exploration of controlessness. What if people know and feel that there is no control? That uncertainty cannot be changed into reasonable certainties or even illusions of certainty. Do people turn to gods or spirits? Do they have special rituals? Do they perform magic? We may transcend to another level where uncertainty becomes more bearable.

In the work of Reynolds Whyte (1997) but also in that of earlier anthropologists, such as Victor Turner (1967, 1968), spirits as agents of misfortune are described in African countries, while in western countries 'medical high-tech' is the focus of studies of risk and uncertainty. Reynolds Whyte (1997) argues that it is important to study such high-tech techniques in non-western countries. I want to reverse this argument and plea for an exploration of non-medical techniques of control, like religious pragmatics or magic such as the 'techniques' I described in the introduction of this paper, in western countries.

In classical anthropological theories one usually distinguishes two modes of reality: science and magic/religion (Malinowski, 1948). However, my point here is to not make this distinction. In my experience the two modes of reality exist almost unproblematically together. For example, people who believe in the powers of medicine also use magical acts such as candle burning. Thus, we have to explore questions such as those Tambiah has asked (2000, 68). 'How we are to understand man's participation in at least two modes of reality, man's readiness to shift from one context to the other, and also how we are to see them as complimentary in relationship?' These questions – also relevant in the context of the theme of this article – can partly be answered by Reynolds Whyte's concept of 'subjunctivity' (2005, p. 251). Reynolds Whyte understands subjunctivity in terms of situated concern: 'It is the mood of people who care about something in particular'. Subjunctivity 'is about the specific uncertainty that particular actors experience as they try something that matters to them – as they undertake to deal with a problem ... it is about action, and especially about interaction' (Reynolds Whyte 2005, p. 251).

Activities like candle burning and similar 'little rites' are not very similar to the constituents of a magical performance described by classical anthropological theory. They lack the dramatic expression of emotions, the objects used are not impregnated with sacred words, and during the rite people often do not use particular words (although some may recite a prayer to the saint or god they burn the candle for). In general, magic is understood as something through which people influence supernatural powers. Often magic is perceived in relation to religion, but the concept can be used in a broader sense: magic is the human control of what usually lies beyond control (Van Dongen, 2002).

In magical rites such as candle burning, the meaning of the performance lies in the performance itself. 'Through performance, meanings are formulated in a social space' (Schieffelin 1985, 707), and the rite invites the performers and others to reflect on social relationships and commitment.

Keeping the feet of the gods and the saints warm I heard this expression of one of my family members. Often the candle is burned before a statue of a saint or god. The warmth of the candles keeps feet warm ... [2] Candle lighting is a common ritual in many countries and in most religions. It has a variety of symbolic meanings, varying from the expression of hope, longing, commemoration to celebration. It may be a socially or individually performed religious ritual, or even a profane practice. People burn candles in churches, chapels and at home. Candles are used at special religious occasions such as the Jewish Hanukkah or the Catholic mass. They are used in particular periods of the year (often during winter in northwest Europe). The commonality of candle lightings is that they are used in times of physical or existential darkness. The lights may mean commemoration, inspiration, insight into our personal lives and connectedness with gods and other human beings, but they may also indicate sympathy, anger and mourning. Burning candles may express the belief that gods or saints will perform a miracle. Often, people burn candles when they have no other way to express their dread, fear and other emotions, and when they are speechless and powerless. Often, these experiences occur when fate strikes unexpectedly and hard. Many of us are familiar with the custom of burning candles at the place of a murder of a well-known person or a child. Most of us are familiar with burning a candle when a family member or friend falls ill or is enduring hardships.

In such times, people experience loss of agency and certainty. However, they still want to 'do' something. This action may very well be candle lighting, a very simple pragmatics, perhaps not worthy of being the subject of a paper. Candle burning is a simple magical act that bridges the gap between traditional meanings of the act (for example in religion) and personal meanings. Therefore, candle burning is mundane pragmatics. However, when a patient is told that a candle is lit for them, it is a powerful signal that expresses a strong connectedness and compassion. Candle burning is a ritual that gives people comfort for themselves, but it also enables the sick person and others

---

2   My colleague, Marian Tanking, told me another expression: 'You have to keep warm feet and you must not burn your wings'. It refers to the myth of Icarus. According to Marian, the expression means that we untie ourselves from rational thinking and direct ourselves to the spirits and gods, but not too much, so that we do not burn our wings and will not get cold feet.

to transcend the stigma and lonely experience of having a serious illness.

It is as Reynolds Whyte describes for Uganda (1997), but then in the Dutch way. This pragmatics shows some family resemblances to the strategies for reducing uncertainty that Reynolds Whyte describes (1997, 229). Misfortune in Uganda and in western countries is connected to relationships. In Uganda, dealing with uncertainties involves two methods. The first is mobilising kin; they stand by to help maintain confidence. The second method in Uganda, 'ritual speaking', differs from western countries. In Uganda it should clarify uncertainties. In ritual speaking, spirits may speak through a person or may be addressed. In this ritual 'control of uncertainty is attempted by making relationships and intentions sensible in words and gestures of giving' (Reynolds Whyte 1997, 229).

Candle burning and similar activities in western countries are not meant to let spirits or gods 'speak' or to search for causations, but in the case of crises and severe illness, they are meant to let the gods and saints 'work' when people cannot give a clear meaning to misfortune. It might mean: I have no power to alter the situation; you, saints and gods may control and give us certainty. It is a gentle pragmatics; gods and saints are not urged to do their work. As somebody commented: 'Keeping the feet warm'. Perhaps warm feet may result in more empathy from the saints and gods! In a certain sense, the pragmatics are not attempts to control uncertainties; they are expressions of hope. This is not the hope that needs the individual will to recover, but the hope that others (i.e. saints and gods) will let the patient recover. In the Netherlands, there is a saying – baat het niet, het schaadt ook niet (it does not hurt to try) – that people often use when they discuss these pragmatics. The verb 'baat' means to better, cure, or help. The social aspect of the meaning is clear.

Candle burning is an indexical mode (Gaines 1984, 184–5). It expresses that the social and the spiritual is part of a person, and the person is part of the social and spiritual. Gaines relates the indexical mode to the 'Latin Great Tradition'. He attempts to break through the comparison we often tend to make between 'the West and the rest'. But we may even break down differences within cultures, especially when it comes to threatening events, dark times and 'unmakings of the world'. Persons with different cultural or religious backgrounds burn candles; pragmatics reach over such boundaries.

Although the lighting of a candle often seems an individual act, because many people do this at home or alone in a church, it connects the lighter of the candle to the gods or saints and the person who is ill.

People may not know each other, but they are related through the patient. Of course, candle burning is not the only mundane but magical deed worth studying; I have experienced many actions, varying from private magic, prayers or sending powers to heal. Such pragmatics are expressions of an 'experience of misfortune affecting both the individual and the group, giving rise to practices, which go well beyond anything that may be regarded as belonging to the strictly medical field' (Fainzang 2000, p. 1). They relate bodies, religious or spiritual feelings and social relationships in a way that is an expression of connectedness and support, not only for the patient but also for others. It changes us from individuals into social beings.

Candle burning and other everyday rituals show that the disenchantment of the 'western world' is a myth (Gijswijt-Hofstra, Marland, and De Waardt, 1997). We have to approach the idea of elimination of magic with caution (Van Dongen, 2002). 'Science' and 'religion' are not opposed but intertwined in explanation and activities. They both belong in the repertoires of suffering.

Medical anthropology and the mundane

The pragmatics of this paper are not spectacular, nor are they exotic. They belong to mundane activities in human life of European countries such as the Netherlands so strongly that many of us take them for granted. Because of their taken-for-grantedness they reveal – when studied – our deep beliefs, hope, vulnerability, powerlessness and commitment to each other and the world.

As I have written before, medical anthropologists tend to overlook these activities.

When doing research in their own country, anthropologists may often focus on 'the west versus the rest' and elaborate on the distinction between biomedicine and other healing activities. They may even pit the two against each other, arguing that they are different realities: the land of the sick and the land of the healthy in which people do different things and without reckoning that both are intertwined in a complicated way.

Another issue with medical anthropology as it is now practiced is that the anthropologists' perspective is too much on the patient, who is then placed in the centre of the research. The patient's experiences, actions and reflections are important to understand, of course. But when we reverse the perspective and look at what others around the patient experience and do, we might better understand what illness is about: social relationships and the uncertainties of (social) life. Defining sickness, uncertainty and lack of control in only biomedical terms or in terms of the patient may lead to overlooking other aspects of the situation. It will probably ignore the pragmatics about which people do not talk so easily. Anthropologists should follow the mundane actions taken by all people involved. Candle burning and other little magics belong to daily lives and they reveal – when studied – our deep beliefs, hope, vulnerabilities, powerlessness and commitment to each other and the world. They give us a hold on and – perhaps – a feeling that we control or influence even the worst situations.

I have not presented an analysis of the cultural models of or the logic beyond such practices. With this small paper I want to draw attention to mundane pragmatics and practices that belong to 'social illness behaviour' and present the patients and others around him or her as social beings who express their desire to belong. Although the practices might sometimes seem ritualistic, they are essential and important, both for those who practice and for those who suffer.

ACKNOWLEDGEMENTS

With special thanks and friendship to the 'meiden in Leiden', Marian Tankink and Annemiek Richters, who commented so graciously on the first version of this paper.

Literatuur

Aab Cultural Awareness: 58 Factsheets. (2006). Retrieved 30 June, 2010 from http://www.fas.org/irp/agency/army/arabculture.pdf

Abel-Smith, B. (1960). A history of the nursing profession. London: Heinemann.

Acda, T., & Munnick, P. de (1998). Geraadpleegd op 13 mei 2010, van http://staff.science.uva.nl/~jellekok/lyrics/naar_huis.html.

Adler, J.M., & Poulin, M.J. (2009). The political is personal: narrating 9/11 and psychological well-being. *Journal of Personality*, 77(4), 903-932.

Alarcón, R.D. et al. (2009). The role of culture in psychiatric diagnosis. *Journal of Nervous and Mental Disease*, 197(8), 559-561.

Alavi, C., & Cattoni, J. (1995). Good nurse bad nurse.... *Journal of Advanced Nursing*, 21, 344-349.

Alexander, G. (2008). Cultural competence models in nursing. *Critical Care Nursing Clinics of North America*, 20(4), 415-421.

Allen, M., Frasure-Smith, N., & Gottlieg, L. (1982). What makes a good nurse? *The Canadian Nurse*, September, 42-45.

Al-Shahri, M.Z. (2002). Culturally sensitive care for Saudi patients. *Journal of Transcultural Nursing*, 13(2), 133-138.

Anderson, J. (1991). Reflexivity in field work: Toward a feminist epistemology. *Image: Journal of Nursing Scholarship*, 23(2), 115-118.

Anderson, L. (2006). Analytic autoethnography. *Journal of Contemporary Ethnography*, 35(4), 373-395.

Andrews, M., & Boyle, J. (1999). *Transcultural concepts in nursing care*. (Third edition). Philadelphia: Lippincott.

Androutsopoulou, A. (2001). Fiction as an aid to therapy: a narrative and family rationale for practice. *Journal of Family Therapy*, 23, 278-295.

Appadurai, A. (1991). Global Ethnoscapes: Notes and Queries for a Transnational Anthropology. In R.G. Fox (Ed.) *Recapturing Anthropology* (pp. 191-200). Santa Fe: School of American Research Press.

Archakis, A., & Tzanne, A. (2005). Narrative positioning and the construction of situated identities: Evidence from conversations of a group of young people in Greece. *Narrative Inquiry* 15(2), 267-291.

Ashton, K. (1984). A little lower than the angels. *Nursing Times*, May 2, 34-5.

Aswad, B. (1999). Arabs in America: Building a new future. In M.W. Suleiman (Ed.) *Attitudes of Arab immigrants towards welfare* (pp. 177-191). Philadelphia: Temple University Press.

Auden, W.H. (1967, Oct.). *A short defense of poetry. Address given at a round-table conference on Tradition and innovation in contemporary literature*. Budapest: The International PEN Conference.

Baart, A. (2005). *Aandacht: etudes in presentie*. Utrecht, Lemma.

Baart, A., & Grypdonck, M. (2008). *Verpleegkunde en presentie: Een zoektocht in dialoog naar de betekenis van presentie voor verpleegkundige zorg.* Den Haag: Lemma.
Bailey, P.H. (2001). Death stories: acute exacerbations of chronic obstructive pulmonary disease. *Qualitative Health Research*, 11(3), 322-338.
Bailey, P.H., & Tilley, S. (2002). Storytelling and the interpretation of meaning in qualitative research. *Journal of Advanced Nursing*, 38(6), 574-583.
Baker Miller, J. (1988). *Toward a New Psychology of Women.* Harmondsworth: Penguin.
Barker, P., Reynolds, B., Whitehill, I., & Novak, V. (1996). Working with mental distress. *Nursing Times*, January 10th, 92(2), 25-27.
Barnes, M. (1995). Partnerships in Research: Working with Groups. In G. Wilson (Ed.) *Community Care: Asking the Users.* London: Chapman & Hall.
Bartels, E. (2002). Interculturele hulpverlening: het concept cultuur. *Sociale Interventie*, 11(1), 14-22.
Barth, M. (2009, Nov. 26). *Discussiebijdrage conferentie Karavanserai aan de Maas. Culturele en etnische diversiteit in de GGZ.* Rotterdam.
Barton, S.S. (2004). Narrative inquiry: locating aboriginal epistemology in a relational methodology. *Journal of Advanced Nursing*, 45(5), 519-26.
Baumann, G. (1996). *Contesting culture. Discourses of identity in multi-etnic London.* Cambridge: University of Cambridge Press.
Baumgartner, L.M. (2002). Living and learning with HIV/AIDS: Transformational tales continued. *Adult Education Quarterly*, 53(1), 44-59.
Beauchamp, TL., & Childress, JF. (1989). *Principles of biomedical ethics.* (Third Edition). Oxford: Oxford University Press.
Beck, U. (1986). *Risikogesellschaft – Auf dem Weg in eine andere Moderne.* Frankfurt: Suhrkamp.
Beitowitz, Y.A. (2006). *Brain death controversy in Jewish Law.* Retrieved Feb. 4, 2007, from http://www.jlaw.com/Articles/brain.html.
Belenky, M., Clinchy, B., Goldberger, N., & Tarule, J. (1986). *Women's ways of knowing: The development of self, voice and mind.* New York: Basic Books.
Bellaby, P., & Oribabor, P. (1980). The history of the present – contradiction and struggle in nursing. In C. Davies (Ed). *Rewriting Nursing History.* London: Croom Helm.
Benner, P. (1984). *From novice to expert – excellence and power in clinical nursing practice.* Menlo Park, California Addison Wesley Publishing Co.
Benner, P., & Tanner, C. (1987). How expert nurses use intuition. *American Journal of Nursing*, 87(1), 23-31.
Berger, P., Berger, B., & Kellner, H. (1974). *The homeless mind.* Harmondsworth: Penquin.
Berman, H., Mulcahy, G.A., Forchuk, C., Edmunds, K.A., Haldenby, A., & Lopez, R. (2009). Uprooted and displaced: A critical narrative study of homeless, aboriginal, and newcomer girls in Canada. *Issues in Mental Health Nursing*, 30(7), 418-430.
Best of the Philippines. (2008). Available at http://www.forkpress.com/culture-and-values/.
Bhabha, H. (2000). *Verortung der Kultur.* Tübingen: Stauffenburg Verlag.
Bie, A.C. de (2008). *Wet BIG: Tekst en toelichting.* (Tweede herziene druk). Den Haag: Sdu Uitgevers.
Bingley, A.F., Thomas, C., Brown, J., Reeve, J., & Payne, S. (2008). Developing narrative research in supportive and palliative care: the focus on illness narratives. *Palliative Medicine*, 22(5), 653-658.
Birnbaum, J. et al. (2009). Sceptical optimism: a new take on global health data. *The Lancet*, 174, 1730-1731.
Blackmore, S. (2001) Evolution and memes: The human brain as a selective imitation device. *Cybernetics and Systems*, 32, 225-255.

Bloemendaal, I., Kroon, S. de, & Velde, F. van der (2008). *Allochtone vrouwen in de zorg*. Den Bosch: Raad voor werk en inkomen.

Blomfield, R., & Hardy, S. (2000). Evidence Based Nursing Practice. In L. Trinder & S. Reynolds (Eds.) *Evidence Based Practice: A Critical Appraisal* (pp. 111-137). Oxford: Wiley-Blackwell.

Blum, L., Homiak, M., Housman, J., & Scheman, N. (1976). Altruism and Women's Oppression. In C. Gould & M. Wartofsky (Eds.) *Women and Philosophy*. New York: GP Putnam's Sons.

Blumenthal, D., & Hsiao, W. (2005). Privatisation and its discontents – The evolving Chinese health care system. *The New England Journal of Medicine*, 253, 1165-1170.

Borra, R., Dijk, R. van, & Rohlof, H. (2002). *Cultuur, classificatie en diagnose. Cultuursensitief werken met DSM IV*. Houten: Bohn Stafleu Van Loghum.

Boschma, G. (2007). Accommodation and resistance to the dominant cultural discourse on psychiatric mental health: Oral history accounts of family members. *Nursing Inquiry*, 14(4), 266-278.

Botha, C., & Hendricks, M. (2008). *Financing South Africa's national health system through national health insurance. Possibilities and challenges*. Cape Town: HSRC Press.

Britton, J. (1985). Good nurses bad nurses. A patients eye view. *Journal of Christian Nursing*, Spring, 12-15.

Brody, H. (2003). *Stories of Sickness*. Oxford: Oxford University Press.

Broek, L.M. van den (1987). *Hoe zit het nou met wit: Bevrijding van racisme, naar een strategie*. Amsterdam: An Dekker.

Broek, L.M. van den (2009). *De ironie van gelijkheid: over etnische diversiteit op de werkvloer*. Proefschrift, Tilburg: Universiteit van Tilburg.

Brooking, J. (1991). Doctors and nurses: a personal view. *Nursing Standard*, December 11th, 6(12), 24-28.

Brown, J., Cooper, E., Frankton, L., Steeves-Wall, M., Gillis-Ring, J., Barter, W., McCabe, A., & Fernandez, C. (2007). Complementary and alternative therapies: Survey of knowledge and attitudes of health professionals at a tertiary pediatric/women's care facility. *Complementary Therapies in Clinical Practice*, 13(3): 194-200.

Bruner, J.S. (1991). The narrative construction of reality. *Critical Inquiry*, 18, 1-21.

Bruner, J. (2004). Life as narrative. *Social Research*, 71 (3), 691-710.

Brykczynska, G. (1994). Implications of the Clothier Report: The Beverly Allit case. *Nursing Ethics*, September, 179-181.

Buckenham, J., & McGrath, G. (1983). *The social reality of nursing*. Australia: ADIS Health Science Press.

Bui, Y.N., & Turnbull, A. (2003). East meets west: Analysis of person-centred planning in the context of Asian American values. *Education and Training in Developmental Disabilities*, 38(1), 18-31.

Bury, M. (1982). Chronic illness as biographical disruption. *Sociology of Health & Illness*, 4(2), 167-182.

Busse, R. et al. (2004). Organization and financing of social health insurance systems: current status and recent policy developments. In R.B. Saltman et al. (Eds.) *Social health insurance systems in western Europe* (pp. 33-80). Maidenhead: Open University Press.

Butler, J. (1993). *Bodies That Matter: On the Discursive Limits of 'Sex'*. New York: Routledge.

Calvillo, E., Clark, L., Purnell, L., Pacquiao, D., Ballantyne, J., & Villaruel, S. (2009). Cultural competencies in health care: Emerging changes in baccalaureate nursing education. *Journal of Transcultural Nursing*, 20(2), 137-145.

Carballeira, N. (1996). The live and learn model for culturally competent family services. Latin American Health Institute, AIA Resource Center, *The Source*, 6(3).

Carpenter, M. (1980). Asylum nursing before 1914: A chapter in the history of labour. In C. Davies (Ed.) *Rewriting Nursing History*. London: Croom Helm.
Carrin, G., & James, C. (2005). Social health insurance: Key factors affecting the transition towards universal coverage. *International Social Security Review*, 58(1), 45-64.
Carrithers, M. (1992). *Why Humans have Cultures. Explaining Anthropology and Social Diversity*. (First edition). Oxford: Oxford University Press.
CBO (2003). Richtlijn a-specifieke lage rugklachten. Geraadpleegd op 7 augustus 2009, van http://www.cbo.nl/product/richtlijnen/folder20021023121843/richtlijnasl.pdf.
Centers for Disease Control and Prevention (CDC) (2007). *Defining overweight and obesity*. Georgia: Atlanta. Retrieved Dec. 28, 2009, from http://www.cdc.gov/obesity/index.html.
Centers for Disease Control and Prevention (CDC) (2009). *Nutrition Health and Nutrition Examination Survey (NHANES)*. Retrieved Dec. 28, 2009 from http://www.cdc.gov/nchs/nhanes.htm.
Chopra, D. (1989) *Quantum Healing: exploring the frontiers of mind-body medicine*. London: Bantam.
Chopra, D. (1996) *The seven spiritual laws of success*. London: Bantam.
Clothier, C. (1994). *The Allitt Inquiry*. London: HMSO.
Cobley, P. (2004). *Narrative*. London: Routledge.
Cockerell, L. (2009). Creating Leadership Magic. *Leader to Leader*. Jossey-Bass, 53, 31-36.
Cohan, S., & Shires, L.M. (1988). *Telling Stories – A Theoretical Analysis of Narrative Fiction*. London: Routledge.
Coker, R. et al. (2008). Contemporary emerging and re-emerging communicable diseases: challenges to control. In C. Coker et al. (Eds.) *Health systems and the challenges of communicable diseases. Experiences from Europe and Latin America* (pp. 1-20). Maidenhead: Open University Press.
Community Partnerships of Older Adults. (2009). Retrieved Sept. 29, 2009, from http://www.partnershipsforolderadults.org.
Condon, J., & Yousef, F. (1985). *Introduction to intercultural communication*. Upper Saddle River: NJ: Prentice Hall.
Cooper, CL., Lewis, BL., & Moores, B. (1976). Personality profiles of long serving senior nurses: implications for recruitment and selection. *International Journal of Nursing Studies*, 251-57.
Coovadia, H. et al. (2009). The health and health system of South Africa: historical roots of current public health challenges. *The Lancet*, 374, 817-834.
Cordiner, C. (1968). Personality testing of Aberdeen student nurses. *Nursing Times*, February 9th, 178-180.
Cornelissen, M. (2002). *Diversiteit in Nederland en de EU*. Amsterdam: E-Quality.
Cortazzi, M. (1993). *Narrative Analysis*. London: Falmer Press.
Council of New Zealand (2005). *Guidelines for Cultural Safety: The treaty of Waitangi and Maori Health*. Retrieved August 28, 2009 from http://www.nursingcouncil.org.nz/Cultural%20Safety.pdf.Nursing.
Cowan, J. (1999). *On becoming an innovative university teacher - reflection in action*. Buckingham: Open University Press & SRHE.
Cox, T. (2001). *Creating the multicultural organization*. San Francisco: Jossey-Bass Publishers.
Cunningham, A. (Writer, presenter/narrator). (2007, February 26). *The making of modern medicine*. London BBC Audiobooks Ltd.
Czarniawska, B. (2004). *Narratives in Social Research*. London: Sage.
Dammant, M. (1994). Community nursing: Role boundaries should be changed. *British Journal of Nursing*, 3(3) 101-2.

Davies, C. (1996). Cloaked in a tattered illusion...professionalism. *Nursing Times*, 92(45) 44-6.
Davies, N. (1994). *Murder on ward four.* London: Chatto & Windus.
Davis, R.E. (1996). Tapping Into the Culture of Homelessness. *Journal of Professional Nursing*, 12(3): 176-183.
Dawson, G. (1994). *Soldier Heroes.* London: Routledge.
Daymon, C., & Holloway, I. (2002). *Qualitative Research Methods in Public Relations and Marketing Communications.* London: Routledge.
Deacon, H. (2000). Racism and medical science in South Africa's Cape Colony in the mid- to late nineteenth century. *Osiris*, 2, 190-206.
Dean, M. & Bolton, G. (1980). The administration of poverty and the development of nursing practice in nineteenth century England. In C. Davies (Ed.) *Rewriting Nursing History.* London: Croom Helm.
Dehue, T. (2006). *De depressie-epidemie.* Amsterdam: Augustus.
DeNavas-Walt, C. et al. (2007). *Income, poverty, and health insurance coverage in the United States: 2006.* Washington, DC: US Government Printing Office.
Department of Health (1946). *National Health Service Act.* London: Dept. of Health.
Department of Health (1988). *Promoting Better Health.* London: HMSO.
Department of Health (1989). *Working for Patients.* London: HMSO.
Department of Health (1993). *Changing Childbirth. The Report of the Expert Maternity Group.* London: HMSO.
Department of Health (1993). *New World, New Opportunities: Nursing in Primary Health Care.* London: HMSO.
Department of Health (1993). *The Health of the Nation: Working together for Better Health.* London: HMSO.
Department of Health (1994). *The Challenges for Nursing and Midwifery in the 21st Century: The 'Heathrow Debate.* London: HMSO.
Department of Health (1996a). *The National Health Service: A Service with Ambitions.* London: The Stationery Office.
Department of Health (1996b). *Choice and Opportunity: Primary Care - the future.* London: The Stationery Office.
Department of Health (1996c). *Primary Care Delivering the Future.* London: The Stationery Office.
Derrida, J. (1982). *Difference . Margins of Philosophy.* New York: Harvester Wheatsheaf.
Deutsche Gesellschaft für Ernährung (2001). Leitlinien der Arbeitsgemeinschaft Adipositas im Kindes- und Jugendalter. Beraten am 11 Sept. 2009, von http://www.dge.de/modules.php?name=News&file=article&sid=300.
Devadasan, N. et al. (2004). Community health insurance in India. *Economic and Political Weekly*, 10, 3179-3183.
Devadasan, N. et al. (2006). The landscape of community health insurance in India: An overview based on 10 case studies. *Health Policy*, 78, 224-234.
DHSS (1972). *Report of the Committee on Nursing.* (Briggs Report). London: HMSO.
Dieperink, C., Dijk, R. van, & Vries, S. de (2007). Vijftien jaar GGZ gebruik door allochtonen: groei en diversiteit. *Maandblad Geestelijke volksgezondheid*, 62(9), 710-721.
Dijk, R. van (1989). Cultuur als excuus voor een falende hulpverlening. *Medische antropologie*, 1(2), 131-144.
Dijk, R. van (2004). Cultuur, een Fremdkörper in de gezondheidszorg? *CMG*, 1(1), 2-16.
Dijk, R. van, Boedjarath, I., Jong, J. de, May, R., & Wesenbeek, R. (2000). Interculturele geestelijke gezondheidszorg in de XXIe eeuw. Een manifest. *Maandblad Geestelijke volksgezondheid*, 60(2), 134-145.
Dimou, N. (1995). Illness and culture: learning differences. *Patient Education and Counseling*, 26: 153-157.

Dolan, B. (Ed.) (1993). *Project 2000: Reflections and Celebration*. London: Scutari Press.
Dongen, E. van (2002). *Walking stories. An oddnography of mad people's work with culture*. Amsterdam: Rozenberg Publishers.
Dongen, E. van (2008). Keeping the feet of the gods and the saints warm: mundane pragmatics in times of suffering and uncertainty. *Anthropology & Medicine*, 15(3), 263-269.
Donker, M. (2009, Nov. 26). Inleiding. Conferentie Karavanserai aan de Maas. Culturele en etnische diversiteit in de GGZ. Rotterdam.
Dorff, E. (1998). *Matters of life and death: A Jewish Approach to modern medical ethics*. Philadelphia: The Jewish Publication Society.
Douglas, M., et al. (2009). Standards of practice for culturally competent nursing care: A request for comments. *Journal of Transcultural Nursing*, 20(30), 257-269.
Dressler, W.W. (2004). Culture and the risk of disease. *British Medical Bulletin*, 69, 21-31.
Duffy, J. (2008). Healthcare vs. health caring. *Spirituality and Health*, September/October, 25-26.
Duriez, M., & Lequet-Slama, D. (1998). *Les systèmes de santé en Europe*. Paris: Presses Universitaires de France.
Eckersley, R. (2006). Is modern Western culture a health hazard? *International Journal of Epidemiology*, 35, 252-258.
Ehrenreich, B., & English, D. (1973). *Witches, Midwives and Nurses: A History of Women Healers, Writers and Readers*. London: Publishers Co-operative.
Elliott, J. (2005). *Using Narrative in Social Research: Qualitative and Quantitative Approaches*. London: Sage.
Ellis, K. (1993). *Squaring the circle. User and Carer participation in needs assessment*. York: Joseph Rowntree Foundation.
Ellis, R. et al. (2000). Health insurance in India. Prognosis and prospectus. *Economic and Political Weekly*, 35, 207-217.
Engebretson, J., Mahoney, J., & Carlson, E. (2008). Cultural competence in the era of evidence-based practice. *Journal of Professional Nursing*, 24(3), 172-178.
Eraut, M. (1995). Schön shock: a case for re-framing reflection-in-action. *Teachers and teaching: theory and practice*, 1(1), 9-22.
Erbil, P., Razavi, D., Farvacques, C., Bilge, N., Paesmans, M., & Van Houtte, P. (1996). Cancer patients psychological adjustment and perception of illness: cultural differences between Belgium and Turkey. *Support Care Cancer*, 4, 455-461.
Eriksson, K. (1997). Caring, spirituality and suffering. In M.S. Roach (Ed.) *Caring from the Heart: The Convergence of Caring and Spirituality* (pp.68-84). New Jersey: Paulist Press.
Essed, P. (1994). *Diversiteit. Vrouwen, kleur en cultuur*. Baarn: Ambo.
Evans, D. (1991). What is a good nurse? *Nursing*, May 9-22, 4(34), 9-10.
Ewald, F. (1986). *L'Etat providence*. Paris: Editions Grasset & Fasquelle.
Ewing, K.P. (1990). The Illusion of Wholeness; Culture, Self and the Experience of Inconsistency. *Ethos*, 18(3), 251-279.
Fealy, G. (2004). 'The good nurse': Visions and values in images of the nurse. *Journal of Advanced Nursing*, 46(6), 649-656.
Fainzang, S. (2000). *Of malady and misery. An Africanist perspective on European illness*. Amsterdam: Het Spinhuis.
Feijter, C. de (2008). De Interculturalisatie is geen vrijblijvend onderwerp meer. *Huisarts en Praktijk*, 19(4), 48-50.
Feinberg, J. (1980). *Rights Justice and the Bounds of Liberty*. New Jersey: Princeton University Press.
Ferns, T., & Chojnacka, I. (2005). Angels and Swingers, matrons and sinners: nursing stereotypes. *British Journal of Nursing*, 14(19), 1038-1032.

Fiese, B.H., & Wamboldt, F. S. (2003). Coherent accounts of coping with a chronic illness: Convergences and divergences in family measurement using a narrative analysis. *Family Process*, 42(4), 439-451.

Fisher, T.L., Burnet, D.L., Huang, E.S., Chin, T.L., & Cagney, K.A. (2007). Cultural leverage: Interventions using culture to narrow racial disparities in health care. *Medical Care Research Review*, 64(5), Suppl. 243S-82S.

Forkpress.com (2008). *Culture and Values.* Filipino Cultural Values, available at http://www.forkpress.com/culture-and-values/.

Forster, E.M. (1927) *Aspects of the Novel.* London: Penguin.

Foucault, M. (1977). *Discipline and Punish: The Birth of the Prison.* London: Penguin.

Foucault, M. (2007). *Discipline, toezicht en straf. De geboorte van de gevangenis.* Groningen: Historische uitgeverij.

Frank, A.W. (1995). *The Wounded Story Teller: Body, Illness, and Ethics.* Chicago: The University of Chicago Press.

Frank, A.W. (2002). The painter and the cameraman: boundaries in clinical relationships. *Theoretical Medicine & Bioethics*, 23(3), 219-232.

Fransella, F., & Frost, K. (1977). *Women: On Being a Woman.* London: Tavistock Publications Ltd.

Freeman, M. (2003). Identity and difference in narrative inquiry: A commentary on the articles by Erica Burman, Michele Crossley, Ian Parker, and Shelley Sclater. *Narrative Inquiry*, 13(2), 331-346.

Freshwater, D. (2002). Faking a difference; evidence based nursing and the illusion of diversity. Commentary. *Nurse Education Today*, 22. 13-14.

Freshwater, D., & Robertson, C. (2002). *Emotions and needs.* Buckinghamshire: Open University Press.

Freshwater, D., & Rolfe, G. (2004). *Deconstructing Evidence Based Practice.* London: Taylor and Francis.

Frid I., Öhlén J., & Bergbom, I. (2000). On the use of narratives in nursing research. *Journal of Advanced Nursing*, 32(3) 695-703.

Fuller, T. (1957). Exanthomatologia; A rational account of eruptive fevers. Cited in A. Austin *A history of nursing source book.* New York: Puttnam's & Sons.

Gadamer, G.H. (1975). *Truth and method.* New York: Crossroad.

Gailly, A. (2008). Cultuurgevoelige hulpverlening. Het lijkt politiek correct, maar wat is de inhoud. *Cultuur Migratie Gezondheid*, 5(3), 152-164.

Gaines, A. (1984). Cultural definitions, behavior and the person in American psychiatry. In A. Marsella & G. White (Eds.) *Cultural conceptions of mental health and therapy* (pp. 167-93). Dordrecht: Reidel Publishing Company.

Gallagher, A. (1989). Care – old style, qualities of a good nurse around 1910. *Australian Nurses Journal*, February, 18(7) 9.

Gallagher, S., & Shear, J. (Eds.). (1999). *Models of the Self.* Exeter: Imprint Academic.

Gardner, F. (2008). Culture and change management. *The International Journal of Knowledge*, 6(7), 73-80.

Garreth, L. et al. (2009). All for universal health coverage. *The Lancet*, 374, 1294-1299.

Garro, L.C. (2000) Cultural knowledge as resource in illness narratives: remembering through accounts of illness. In C. Mattingly & L.C. Garro (Eds.) *Narrative and the Cultural Construction of Illness and Healing* (70-87). Berkeley: University of California Press.

Gaze, H. (1991). Changing Images. *Nursing Times*, May 15th, 87 (20) 16-17.

Geertz, C. (1985). *The uses of diversity.* Michigan: Institute for Advanced Study. Available at http://www.tannerlectures.utah.edu/lectures/atoz.html#g.

Gemert, F. van (1998). *Ieder voor zich. Kansen, cultuur en criminaliteit van Marokkaanse jongens.* Amsterdam: Het spinhuis.

Gendlin, E.T. (1973). Experential phenomenology. In M. Natanson (Ed.) *Phenomenology and the Social Science* (pp. 281-322). Evanston, Illinois: Northwestern University Press.

General Nursing Counsil (1949). *The Nurses (Amendment) Rules, Approval Instrument 1950, No 386*. London: HMSO.

Gergen, K.J., & Gergen, M.M. (1988). Narrative and the self as relationship. In L. Berkowitz (Ed.) *Advances in experimental social psychology* (Vol. 21, pp. 17-56). New York: Academic Press.

Gergen, M.M., & Gergen, K.J. (2003). Qualitative inquiry: Tensions and transformations. In N. Denzin & Y. Lincoln (Eds.) *The landscape of qualitative research; Theories and issues* (pp. 575-610). (Second edition). Thousand Oaks, CA: Sage.

Ghorashi, H. (2006). *Paradoxen van culturele erkenning. Management van diversiteit in Nieuw Nederland.* Oratie, Amsterdam: Vrije Universiteit Amsterdam.

Giachello, A. (1995). Cultural diversity and institutional inequality. In D. Adams (Ed.) *Health issues for women of color* (pp. 5-27). Thousand Oaks: Sage.

Giger, J., Davidhizar, R., Purnell, L., Harden, J., Phillips, J., & Strickland, O. (2007a). Understanding cultural language to enhance cultural competence. *Nursing Outlook*, 55(4), 212-214.

Giger, J., Davidhizar, R., Purnell, L., Harden, J., Phillips, J., & Strickland, O. (2007b). American Academy of Nursing Expert Panel Report: Developing cultural competence to eliminate health disparities in ethnic minorities and other vulnerable populations. *Journal of Transcultural Nursing*, 18(2), 95-102.

Gijswijt-Hofstra, M., Marland, H., & Waardt, H. de (Eds.) (1997). *Illness and healing alternatives in Western Europe*. London/New York: Routledge.

Giovanella, L., & Souza Porto, M.P. (2004). *Gesundheitswesen und Gesundheitspolitik in Brasilien. Arbeitspapier Nr. 25.* Frankfurt am Main: Klinikum der Johan Goethe-Universität.

Glenngård, A.H. et al. (2005). *Health systems in transition: Sweden.* Copenhagen: WHO, European Observatory on Health Care Systems.

Global Gayz (2009). Muslims. Retrieved on August 22, 2009 from http://www.globalgayz.com.

Goodman, A. (1997). Bred in the bone. *The Sciences*, March/April, 20-25.

Graig, A. (1999). Mental health nursing and cultural diversity. *Australian and New Zealand Journal of Mental Health Nursing*, 8, 93-96.

Gray, D.E. (2001). Accommodation, resistance and transcendence: Three narratives of autism. *Social Science & Medicine*, 53(9), 1247-1257.

Greenhalgh, T., Hurwitz, B. (1998). Why study narrative? In T. Greenhalgh & B. Hurwitz (Eds.) *Narrative based medicine: dialogue and discourse in clinical practice* (pp. 3-16). London: BMJ Books.

Griner, D., & Smith, T. (2008). Cultural adapted mental health interventions: a meta-analytic review. *Psychotherapie: Theory, Research, Practice Training*, 43(4) 531-548.

Groen, S. (2008). Een nieuwe versie van het culturele interview. *Cultuur Migratie Gezondheid*, 5(2), 96-104.

Grolleau, D., Young, A., & Kirmayer, L. (2006). The McGill Illness Narrative Interview (MINI): An interview schedule to elicit meanings and modes of reasoning related to illness experience. *Transcultural Psychiatry*, 43, 4, 671-691.

Gubrium, J.F., & Holstein, J.A. (2009). *Analyzing Narrative Reality*. Thousand Oaks: Sage.

Gudykunst, W.B. (2003). *Cross-cultural and intercultural communication*. Thousand Oaks, CA: Sage Publications.

Hall, E. (1990). *The silent language*. New York: Anchor Books.

Halldorsdottir, S. (1991). Five basic modes of being with another. In D.A. Gaut & M. Leininger (Eds.) *Caring: The Compassionate Healer* (pp. 37-49). New York: National League for Nursing.

Halling, S., Leifer, M., & Rowe, J. (2006). Emergence of the dialogical approach: Forgiving another. *Qualitative Research Methods for Psychologist*. New York: Elsevier.

Ham, A. (2009). *De complexiteit van diversiteit in de dagelijkse zorgpraktijk. Een kwalitatief onderzoek op een revalidatieafdeling in een kliniek*, masterthesis, Amsterdam: Universiteit van Amsterdam.

Hardjono, T.W., & R.J.M. Bakker (2009). *Management van processen. Identificatie, besturen, beheersen en vernieuwen*. Deventer: Kuwer.

Harmsen, H. (2003). *When cultures meet in medical practice*. Academisch proefschrift, Rotterdam: Erasmus Universiteit Rotterdam.

Helman, C.G. (1985). *Culture, Health and Illness*. (1994 second edition). Oxford: Butterworth-Heinemann Ltd. .

Hill, R.(1995). *We Europeans*. Brussels: Europublications.

Hobsbawm, E. (2009). *The age of extremes*. London: Abacus.

Hockey, J. (1993). Women and Health. In D. Richardson & V. Robinson (Eds.) *Introducing Women's Studies*. Basingstoke: Macmillan.

Hoffer, C. (2009). *Psychische ziekten en problemen bij allochtone Nederlanders. Beleving en hulpzoekgedrag*. Assen: Van Gorcum.

Hoffman, B. (2003). Health care reform and social movements in the United States. *American Journal of Public Health*, 93, 75-85.

Hoffman, E. (2007). *Interculturele gespreksvoering; theorie en praktijk van het TOPOI-model*. (eerste druk, tweede oplage). Houten/Diegem: Bohn Stafleu Van Loghum.

Hofman, B. (2002). On the Triad Disease, Illness and Sickness. *Journal of Medicine and Philosophy*, 27(6): 651-673.

Hofstede, Geert (2001). *Culture's Consequences: Comparing, Values, Behaviors, Institutions, and Organizations Across Nations*. (Second edition). Thousand Oaks/London/New Delhi: Saga Publications.

Hofstede, Geert, & Hofstede, Gert Jan (2005). *Cultures and Organizations: Software of the Mind*. New York: McGraw Hill.

Hofstede, Geert, & Hofstede, Gert Jan (2008). *Allemaal andersdenkenden. Omgaan met cultuurverschillen*. (Geheel vernieuwde editie). Amsterdam/Antwerpen: Contact.

Hofstede, Gert Jan, Pedersen, P.B., & Hofstede, Geert (2002). *Exploring Culture: Exercises, Stories and Synthetic Cultures*. (First edition). Yarmouth, ME/London: Intercultural Press/Nicholas Brearley.

Hofstede, Gert Jan, Pedersen, P.B., & Hofstede, Geert (2006). *Werken met cultuurverschillen*. (Tweede druk). Amsterdam: Business Contact.

Hokanson Hawks, J. (1992). Empowerment in nursing education: concept analysis and application to philosophy, learning and instruction. *Journal of Advanced Nursing*, 17, 609-618.

Holden, P., & Littlewood, J. (Eds.) (1991). *Anthropology and Nursing*. London: Routledge.

Holloway, W. (1989). *The Media Representation of the Nurse: The implications for Nursing*. London: Routledge.

Holloway, I., & Freshwater, D. (2007). *Narrative Research in Nursing*. Oxford: Blackwell.

Holstein, J.A., & Gubrium, J.F. (1995). *The Active Interview*. Thousand Oaks: Sage.

Hornikx, J., & Joskin, F. (2002). Intercultureel management: waarom willen we er niet aan? *M&O*, 56(4), 61-68.

Houghton, M., & Whittow, M. (1965). *Practical Nursing*. London: Baillière, Tindall & Cassell.

Hsiao, F.H., Klimidis, S., Minas, H., & Tan, E.S. (2006). Cultural attribution of mental health suffering in Chinese societies: The views of Chinese patients with mental illness and their caregivers. *Journal of Clinical Nursing*, 15(8), 998-1006.
Hu, Shanlian et al. (2008). Reform of how health care is paid for in China: challenges and opportunities. *The Lancet*, 372, 1846-1853.
Huis, M. van (2007). Partnerkeuze van allochtonen. *Bevolkingstrends*, 4, 25-32.
Hurwitz, B., Greenhalgh, T., & Skultans, V. (Eds.) (2004). *Narrative Research in Health and Illness*. Oxford: Blackwell.
Hyman, R.B., & Woog, P. (1989). Flexibility, the dominant characteristic of effective helpers: A factor analytic study. *Measurement and evaluation in Counselling and Development*, 22, 151-7.
India Divine (2009). *Hindu culture and religion*. Available at http://www.indiadivine.org/.
Jackson, F. (2004). Human genetic variation and health: ethnogenetic layering as a way of detecting relevant population substructuring. *Br Med Bull*, 69, 215-235.
Jackson, F. (2008). Ethnogenetic layering (EL): an alternative to the traditional race model in human variation and health disparity studies. *Annals of Human Biology*, March-April, 35(2): 121-144.
Jaspers, K. (1957). *The great philosopher*. New York: Harcourt, Brace, and World.
Jeffreys, M. (2008). Dynamics of diversity. Becoming better nurses through diversity awareness. *NSNA Imprint*, November/December, 36-42.
Jenner, C.A. (1997). The art of nursing: a concept analysis. *Nursing Forum*, 32(4) 5-11.
Jenny, J. (1990). Self-esteem: a problem for nurses'. *The Canadian Nurse*, November, 19-21.
Jette, J. (2003). AIDS in Africa – What's the Solution? Working Knowledge, Havard Business School. Available at http://hbswk.hbs.edu/item/3395.html - 28.12.2009.
Johnson, T. (1972). *Professions and Power*. London: Macmillan.
Jolley, M., Darling, VH., & Lee, ME. (1982). General Nursing. In P. Allan & M. Jolley (Eds.) *Nursing, Midwifery and Health Visiting Since 1900*. London: Faber and Faber.
Jonkers, M. (2003). *Een miskende revolutie. Het moederschap van Marokkaanse vrouwen*. Academisch proefschrift Universiteit Utrecht. Amsterdam: Aksant.
Jovchelovitch, S., & Bauer, M.W. (2000). Narrative interviewing. In M.W. Bauer & G. Gaskell (Eds.) *Qualitative researching with text, image and sound* (pp. 57-74). London: Sage.
Kalisch, PA., & Kalisch, BJ. (1987). *The Changing image of the Nurse*. California: Addison Wesley.
Kamperman, A. (2005). *Reconstructing ethnic difference in mental health of Surinamese, Moroccan and Turkish migrants in The Netherlands*. Academisch proefschrift, Amsterdam: Vrije Universiteit Amsterdam.
Karski, J.B., & Koronkiewicz, A. (1999). *Health care systems in transition: Poland*. Copenhagen: WHO, European Observatory on Health Care Systems.
Kautzky, K., & Tollman, S.M. (2008). *A perspective on primary health care in South Africa*. Available at www.hst.org.za/uploads/files/chap2_08.pdf.
Kearns, R.A., Neuwelt, P.M., Hitchman, B., & Lennan, M. (1997). Social support and psychological distress before and after childbirth. *Health & Social Care in the Community*, 5(5), 296-308.
Keita, S., Kittles, R., Royal, C., Bonney, G., Furbert-Harris, P., Dunston, G., Rotimi, C. (2004). Conceptualizing human variation. *Nature Genetics*, 36(11), S17-S20.
Kemenade, Y. van (1997). *Health Care in Europe 1997*. Maarssen: Elsevier/De Tijdstroom.
Kemenade, Y. van (2007). *Healthcare in Europe 2007*. Maarssen: Elsevier gezondheidszorg.
Kenny, C. (1994). Nursing Intuition: can it be researched? *British Journal of Nursing*, 3(22), 1191-5.

Kingdon, J. (2003). *Alternatives and public policies*. Glenview, IL: Addison-Wesley Educational Publishers.

Klein, J. (1987). *Our Need for Others and Its Roots in Infancy*. London: Tavistock.

Kleinman, A. (1980). *Patients and healers in the context of culture : an exploration of the borderland between anthropology, medicine, and psychiatry*. California: University of California Press.

Kleinman, A. (1988). *The Illness Narratives: Suffering, Healing and the Human Condition*. New York: Basic Books.

Kleinman, A. (2005). *Culture and psychiatric diagnoses and treatment: what are the necessary therapeutic skills?* Utrecht: Trimbos-instituut.

Kleinman, A. (2006). *What really matters. Living a moral life amidst uncertainty and danger*. Oxford: Oxford University Press.

Kloos, P. (1987). *Filosofie van de antropologie*. Den Haag: Martinus Nijhoff.

Kluckhohn, C., & Murray, H. (1954). Personality formation: the determinants. In C. Kluckhohn & H. Murray (Eds.) *Personality in nature, society and culture* (pp. 53-68). (Second edition). New York: Alfred Knopf.

Kolatch, A. (2000). *The second Jewish book of why*. Middle Village, NY: Jonathan David.

Kole, J., & Ruyter, D. de (2007). *Werkzame idealen, ethische reflecties op professionaliteit*. Van Gorcum: Assen.

Kooijman, A., & Vleugels, P.M.J. (2008). *Op zoek naar evenwicht: morele vragen voor artsen en verpleegkundigen*. Dwingeloo: Kavanah.

Kortmann, F. (2006). *Transculturele psychiatrie: van praktijk naar theorie*. Assen: Van Gorcum.

Kramer, S. (2004). *Interculturele competentieprofielen*. Rotterdam: Mikado.

Krugman, P., & Wells, R. (2006). The health care crisis and what to do about it. *The New York Review, 53*(5), March 23.

Kuhn, T. (1996). *The Structure of Scientific Revolutions*. (Third Edition). Chicago: The University of Chicago Press.

Kulwicki, A. (2000). Arab women. In M. Julia (Ed.) *Constructing gender: Multicultural perspectives in working with women* (pp. 89-98). Canada: Brooks/Cole.

Kulwicki, A. (2008). People of Arab heritage. In L. Purnell & B. Paulanka (Eds.) *Transcultural health care: A culturally competent approach* (pp. 113-128). (Third edition). Philadelphia: F.A. Davis Co.

Kulwicki, A., Khalifa, R., & Moore, G. (2008). The effects of September 11 on Arab American nurses in Metropolitan Detroit. *Journal of Transcultural Nursing, 19*(2), 134-139.

Lakes, K., Lopez, S., & Garro, L. (2006). Cultural competence and psychotherapy: applying anthropologically informed conceptions of culture. *Psychotherapie: Theory, Research, Practice Training, 43*(4), 380-396.

Lakoff, G., & Johnson, M. (1980). *Metaphors we live by*. Chicago: University of Chicago Press.

Lalonde M. (1981). *A new perspective on the health of Canadians – a working document*. Ministry of National health and Welfare, Ministry of Supply and Services. Available at http://www.phac-aspc.gc.ca/ph-sp/pdf/perspect-eng.pdf.

Lamm, M. (2000). *The Jewish way in death and in mourning*. Middle Village, NY: Jonathan David.

Lampert, M., & Spangenberg, F. (2009). *De grenzeloze generatie*. Amsterdam: Nieuw Amsterdam.

Land, H. (1993). Selecting potential nurses: a review of the methods. *Nurse Education Today, 13*, 30-39.

Leininger, M. (2002). Culture care theory: A major contribution to advance transcultural nursing knowledge and practices. *Journal of Transcultural Nursing*, 13(3), 189-192.
Leininger, M., & McFarland, M. (2002). *Transcultural Nursing: Concepts, Theories, Research and Practice.* (Third Edition). Columbus: McGraw-Hill Medical Publishing Division.
Leininger, M., & McFarland, M. (2006). *Culture care diversity and universality: A worldwide nursing theory.* (Second edition). Sudbury, MA: Jones and Bartlett.
Lemaire, T. (1976). *Over de waarde van kulturen: Een inleiding in de kultuurfilosofie.* (Vierde druk). Baarn: Ambo.
Levinas, E. (1991). *Entre Nous: Thinking-of-the-other.* London: Continuum.
Lévi-Strauss, C. (1961). Today's crisis in anthropology. *Unesco Courier*, 5.
Lim, R. (Ed.) (2006). *Clinical manual of cultural psychiatry.* Arlington: American Psychiatric Publishing.
Lipsky, M. (1980). *Street Level Bureaucracy, dilemmas of the individual in public services.* London: Russell Sage Foundation.
Lipson, J.G., & Dibble, S.L (2005). *Culture and clinical care.* San Francisco: UCSF Nursing Press.
Little, M., Jordens, C.F., Paul, K., Montgomery, K., & Philipson, B. (1998). Liminality: a major category of the experience of cancer illness. *Social Science & Medicine*, 47(10), 1485-1494.
Liu, Yih-Lan (2006). Paternal/Maternal Attachment, Peer Support, Social Expectations of Peer Interaction, and Depressive Symptoms. *Adolescence*, 41(164): 705-722.
Lock, M., & Gordon, R.D. (1988). *Biomedicine examined.* Dordrecht: Kluwer Academic Publishers.
Loewenberg, S. (2009). New minister to tackle health reform in Germany. *The Lancet*, 374, 1665-1666.
Logstrup, K. (1977). *The Ethical Demand.* Notre Dame, Indiana: University of Notre Dame Press, p.18.
Lunn, J. (1994). Implications of the Allitt Inquiry. *British Journal of Nursing*, 3(5), 202-3.
Lux, T. (2003). *Kulturelle Dimensionen der Medizin. Ethnomedizin – Medizinethnologie – Medical Anthropology.* Berlin: Dietrich Reimer Verlag.
Ma, S., & Sood, N. (2008). *A Comparison of the health systems in China and India.* Santa Monica: Rand Center for Asia Pacific Policy.
Magnet, J. (2003, November 23rd). Sickened by the nurses who don't care. *The Sunday Times.*
Magnoli, A. (2002). *What do you mean? Conceptual clarity in social policy.* Washington DC: International Development Bank.
Majnoni d'Intignano, B. (2009). *Santé et économie en Europe.* Paris: Presses Universitaires de France.
Major Religions of the World. (2007). Retrieved August 20, 2009 from http://www.adherents.com/Religions_By_Adherents.html.
Malin, N., & Teasdale, K. (1991). Caring versus empowerment: considerations from nursing practice. *Journal of Advanced Nursing*, 16, 657-662.
Malinowski, B. (1948). *Magic, science and religion and other essays.* New York: Doubleday Anchor Books.
Mandela, Nelson (1995). *Long walk to freedom.* London: Abacus.
Marcus, G. (1995). Ethnography in/of the World System: The Emergence of Multi-Sited Ethnography. *Annual Review of Anthropology*, 24(S), 95-117.
Marsh, P., & Fisher, M. (1992). *Good intentions: developing partnerships in social services.* York: Joseph Rowntree Foundation.
Marks, J.(1994). Racial categories and cultural constructs masquerading as biology. *Natural History*, December, 32-35.

Marks, J. (1995). *Human biodiversity: genes, race, and history.* New York: Aldine Press.

Marsella, A. (1994). Ethnocultural diversity and international refugees: challenges for the global community. In A. Marsella, T. Borneman, S. Ekblad & J. Orley (Eds.) *Amids peril and pain* (pp. 341-365). Washington: Americal Psychological Association.

Masson, V. (1990). A good nurse. *Nursing Outlook*, January/February.

Mattingly C., & Garro L.C. (2000). *Narrative and the Cultural Construction of Illness and Healing.* London: University of California Press.

Mayosi, B.M. et al. (2009). The burden of non-communicable diseases in South Africa. *The Lancet*, 374, 934-947.

McCormack, B. (1992). Intuition: concept analysis and application to curriculum development. Part 1 Concept analysis. *Journal of Clinical Nursing*, 1, 339-344.

McIlfatrick, S., Sullivan, K., & McKenna, H. (2006). Nursing the clinic vs. nursing the patient: Nurses' experience of a day hospital chemotherapy service. *Journal of Clinical Nursing*, 15(9), 1170-1178.

McIntyre, D. et al. (2005). Promoting equitable health care financing in the African context: Current challenges and future prospects. Equinet Discussion Paper number 27, Southern Africa: Regional Network for Equity in Health.

McIntyre, D. et al. (2008). Beyond fragmentation and towards universal coverage: insights from Ghana, South Africa and the United Republic of Tanzania. *Bulletin of the World Health Organization*, 86, 871-876.

Medical News (2009). *Flu vaccine shortages in developing countries could destabilize global security, says former WHO deputy head.* Retrieved Dec. 29, 2009, from http://www.news-medical.net/news/20091210/Flu-vaccine-shortages-in-developing-countries-could-destabilize-global-security-says-former-WHO-deputy-head.aspx.

Meißner, K. (2005). *Diversity management – a proper instrument to combat discrimination in Europe.* Paper conference Burgos, Spain, April 17.

Melia, K. (1987). *Learning and working: The occupational socialisation of nurses.* London: Tavistock.

Mens-Verhulst, J. van (2009). Over het gevaar van verdamping en de beloftes van intersectionaliteit. Interculturele zorg en vrouwenhulpverlening vergeleken. In A. Sbiti & I. Boedjarath (Eds.) *Gekleurde gekte. Vijfentwintig jaar werken aan interculturele GGZ* (pp. 46-60). Rotterdam: Mikado.

Meredith, M. (2007). *Diamonds, gold and war. The making of South Africa.* London: Simon & Schuster.

Mesa-Lago, C. (2008). Social insurance (pensions and health), labour markets and coverage in Latin America. Social Policy and Development Programme, Paper Number 36, United Nations Research Institute for Social Development.

Mezzich. J. et al. (2009). Cultural formulation guidelines. *Transcultural Psychiatry*, 46, 3, 383-405.

Miller, K.E., Worthington, G.J., Muzurovic, J., Tipping, S., & Goldman, A. (2002). Bosnian refugees and the stressors of exile: A narrative study. *American Journal of Orthopsychiatry*, 72(3), 341-354.

Mills, A., & Bennet, S. (2003). Lessons on the sustainability of health care funding from low- and middle-income countries. In E. Mossialos et al. (Eds.) *Funding health care: options for Europe* (pp. 206-225). Maidenhead: Open University Press.

Milne, D., Cowie, I., Gormly, A., White, C., & Hartley, J. (1992). Social Supporters and Behaviour Therapists: Three Studies on the Form and Function of their Help. *Behavioural Psychotherapy*, 20:343-354.

Minima Eindhoven (2010). *170.000 Onverzekerden tegen ziektekosten.* Geraadpleegd op 16 januari 2010, van http://minimaeindhoven.web-log.nl/minimaeindhoven/2009/04/ruim-170-duizen.html.

Ministerie voor Volksgezondheid, Welzijn en Sport (2009). *Zorgverzekering*. Geraadpleegd op 8 augustus 2009, van http://www.minvws.nl/dossiers/zorgverzekering/default.asp.

Mirsky, J. (2008). The use of narrative analysis and psychoanalytic exploration of group processes in multicultural training. *International Journal of Applied Psychoanalytic Studies*, 5(1), 2-15.

Mol, A. (2006). *De logica van het zorgen. Actieve patiënten en de grenzen van het kiezen*. Amsterdam: Van Gennep.

Muff, J. (1982). *Women's Issues in Nursing: Socialisation, Sexism and Stereotyping*. Illinois: Waveland Press.

Mulaudzi, F.M. (2001). Synergy between indigenous knowledge, modern health care and scientific research: a challenge in the 21st century. *Rau Health/Gesondheid*, 16(4): 14-20.

Muncey, T. (1998). Selection and retention of nurses. *Journal of Advanced Nursing*, 27, 406-413.

Muncey, T. (2000). *The implications for selection and retention from an investigation of the relative importance of previous socialisation and current education of nurses*. Cranfield: Cranfield University.

Muncey, T. (2010). *Creating Autoethnographies*. London: Sage.

Nåden, D., & Eriksson, K. (2002). Encounter: A fundamental category of nursing as an art. *International Journal for Human Caring*, 6(1), 34-40.

Nåden, D., & Eriksson, K. (2002). The phenomenon of confirmation: An aspect of nursing as an art. *International Journal for Human Caring*, 4(3): 23-28.

National Health Service (1997). *Primary Care Act*. London: The Stationery Office.

National Statistics Office & Department of Health (2005). *Index of demographic and health. Philippines*. Retrieved August 23, 2009 from http://www.census.gov.ph/data/sectordata/datandhs.html.

Naylor, C.D. (1988). Private Medicine and the privatisation of health care in South Africa. *Social Science & Medicine*, 27, 1153-1170.

NCIHE (1997). *Report of the National Committee of Inquiry into Higher Education (The Dearing Report)*. Sheffield: DfEE.

Nederlandse Vereniging voor arbeids- en bedrijfsgeneeskunde (2006). *Rugklachten*. Geraadpleegd op 7 augustus 2009, van http://nvab.artsennet.nl/Artikel/Rugklachten-2.htm.

New World Encyclopedia. (2008). *Murdock, George Peter*. Retrieved August 27, 2009 from http://www.newworldencyclopedia.org/entry/George_Peter_Murdock.

Nightingale, F. (1860). *Notes on Nursing: What it is and what it is not*. London: Harrison.

Nilchaikovit, T., Hill, J.M., & Holland, J.C. (1993). The Effects of Culture on Illness Behavior and Medical Care: Asian and American Differences. *General Hospital Psychiatry*, 15, 41-50.

Oakley, A. (1993). *Essay on Women, Medicine and Health*. Edinburgh: Edinburgh University Press.

Oerlemans, W. (2009). *Ethnic diversity at work. About intercultural relations, wellbeing and performance in ethnically diverse organizations*. Academisch proefschrift. Utrecht: Universiteit Utrecht.

Ogawa, S. et al. (2003). Scaling up community health insurance: Japan's experience with the 19th century Jyorei Scheme. *Health Policy and Planning*, 18, 270-278.

Okri, B. (1997). *A way of being free*. Phoenix: London.

Orme, J. (1996). Health Promotion in General Practice – bands or boundaries. Unpublished dissertation. University of the West of England, Bristol. Cited in J. Orme & C. Wright, Health Promotion in Primary Health Care. In A. Scriven & J. Orme (Eds.) *Health Promotion: Professional Perspectives*. Basingstoke: Macmillan.

Oum'Hamed, F. (2009). *De uitverkorene.* Amsterdam: Artemis & co.
Overcash, J. (2004). Narrative research: a viable methodology for clinical nursing. *Nursing Forum,* 39(1), 108-114.
Pacquiao, D.F. (2001). Cultural incongruities of advance directives. *Bioethics Forum,* 17(1), 27-31.
Pacquiao, D.F. (2008). People of Filipino heritage. In L. Purnell & B. Paulanka (Eds.) *Transcultural health care: A culturally competent approach* (pp. 175-195). (Third edition). Philadelphia: F. A. Davis Co.
Palier, B. (2009). *La Réforme des systèmes de santé.* Paris: Presses Universitaires de France.
Parsons, M. (1999). *An exploratory study of the requisite clinical skills of newly qualified adult branch diplomats.* MSc thesis, London: University of London, King's College.
Pasco, A.C.Y., Morse, J.M., & Olson, J.K. (2004). Cross cultural relationships between nurses and Filipino Canadian patients. *Journal of Nursing Scholarship,* 36(3), 239-246.
Paterson, B. (2001).The shifting perspectives model of chronic illness. *Journal of Nursing Scholars,* 33(1):21-32.
Payne, D. (1999). The knives are out for P2000. *Nursing Times,* 95(4):14-15.
Peirce, C. (1971). *Philosophy and Human Nature.* New York: New York University Press.
Phillips, M. (1999, January 11th). Problems in the NHS. *Daily Mail,* p. 8.
Pinto, David (2004). *Interculturele communicatie en management (ICCM).* Houten/Diegem: Bohn Stafleu Van Loghum.
Pinxten, R., & Munter, K. de (2006). *De culturele eeuw.* Antwerpen: Houtekiet.
Plaza, B. et al. (2001). Managed competition for the poor or poorly managed competition? Lessons from the Columbian health reform experience. *Health Policy and Planning,* 16, 44-51.
Poole, D. (1987). Scapegoat tactics demean us all. *The Washington Nurse,* 17(5), 3.
Porter Abbott, H. (2002). *The Cambridge Introduction to Narrative.* Cambridge: Cambridge University Press.
Porter-O'Grady, T., & Malloch, K. (2007). *Quantam Leadership: A Resource for Health Care Innovation.* (Second edition). Sudbury, MA: Jones & Barlett.
Preker, A.S. et al. (2003). Health financing reforms in central and Eastern Europe and the former Soviet Union. In E. Mossialos et al. (Eds.) *Funding health care: options for Europe* (pp. 80-108). Maidenhead: Open University Press.
Purnell, L. (2001). Cultural competence in a changing healthcare environment. In N. Chaska (Ed.) *The nursing profession; Today, tomorrow, and beyond* (pp. 45-1-461). Thousand Oaks, CA: Sage Publications.
Purnell, L. (2003, March-August). *Cultural Diversity for Older Americans. Cultural Competence for the Physical Therapist Working with Clients with Alternative Lifestyles.* A monograph. American Physical Therapy Association: Author.
Purnell, L. (2008a). The Purnell model for cultural competence. In L. Purnell & B. Paulanka (Eds.) *Transcultural health care: A culturally competent approach* (pp. 19-55). (Third edition). Philadelphia: F. A. Davis Co.
Purnell, L. (2008b). People of Hindu heritage. In L. Purnell & B. Paulanka (Eds.) *Transcultural health care: A culturally competent approach.* (pp. 19-55). (Third edition). Philadelphia: F.A. Davis Company. Available at http://davisplus.fadavis.com/purnell/bonus_chapters.cfm.
Purnell, L. (2009). *Guide to culturally competent health care.* Philadelphia: F.A. Davis Company.
Purnell, L., & Paulanka, B. (2008). *Transcultural health care: A culturally competent approach.* (Third edition). Philadelphia: F.A. Davis Company.

Purnell, L., & Selekman, J. (2008). People of Jewish heritage. In L. Purnell & B. Paulanka (Eds.) *Transcultural health care: A culturally competent approach* (pp. 278-292). (Third edition). Philadelphia: F.A. Davis Company.

Purnell, L., Davidhizar, R., Giger, J., Strickland, O., Fishman, D., Allison, D. (2010, in press). Guide to culturally competent organizations. *Journal of Transcultural Nursing*.

Raad voor de Volksgezondheid en Zorg (2000). *Interculturalisatie van de gezondheidszorg*. Zoetermeer: RVZ.

Rafferty, A.M. (1995). Art, Science and social science in nursing: occupational origins and disciplinary identity. *Nursing Inquiry*, September, 2(3) 141-8.

Ranson, M.K. (2002). Reduction of catastrophic health care expenditures by a community-based health insurance scheme in Gujarat, India: current experiences and challenges. *Bulletin of the World Health Organization*, 80, 613-621.

Rao, A.V. (2009). Depressive illness and guilt in Indian culture. *Asian Journal of Psychiatry*, 2, 84-86.

Rawls, J. (1971). *A theory of justice*. Oxford: Oxford University Press.

Ray, M.A. (1997). Illuminating the meaning of caring: Unfolding the sacred art of divine love. In M.S. Roach (Ed.) *Caring from the Heart: The Convergence of Caring and Spirituality* (pp. 163-178). New Jersey: Paulist Press.

RCN (1943). *Nursing Reconstruction Committee Report*. (Horder Report). London: RCN.

RCN (1964). *A reform of Nurse Education: First Report of a special Committee on Nurse Education*. (Platt Report). RCN, London.

RCN (1985). *The Education of Nurses: a new dispensation*. (Judge Report). London: RCN.

Rechel, B., & McKee, M. (2009). Health reform in central and eastern Europe and the former Soviet Union. *The Lancet*, 374, 1186-1195.

Redman, P. (2005) The narrative formation of identity revisited: Narrative construction, agency and the unconscious. *Narrative Inquiry*, 15(1), 25-44.

Reich, M.R. et al. (2008). Global action on health systems: a proposal for the Toyako G8 summit. *The Lancet*, 371, 865-869.

Reisfeld, G., & Wilson, G. (2004). Use of metaphor in the discourse on cancer. *Journal of Clinical Oncology*, 22(19), 4024-7.

Research Center of Arab Heritage. (2009). Available at http://kanaanonline.org.

Reverby, SM. (1990). The duty or Right to care? Nursing and Womanhood in Historical Perspective. In E.K. Abel & M.K. Nelson (Eds.) *Circles of Care: Works and Identity in Women's Lives*. Albany: State University of New York Press.

Rew, L. (1989). Childhood sexual exploitation: long term effects among a group of nursing students. *Issues in Mental Health Nursing*, 10(2), 181-191.

Reynolds Whyte, S. (1997). *Questioning misfortune. The pragmatics of uncertainty in eastern Uganda*. Cambridge: Cambridge University Press.

Ricoeur, P. (1991). Life in quest of narrative. In D. Wood (Ed.) *On Paul Ricoeur: Narrative and Interpretation* (pp. 29-33). London: Routledge.

Riessman, C.K. (2002). Accidental cases: Extending the concept of positioning in narrative studies. *Narrative Inquiry*, 12(1), 37-42.

Riessman, C.K. (2008). *Narrative Methods for the Human Sciences*. Los Angeles: Sage.

Robichaux, C.M., & Clark, A.P. (2006). Practice of Expert Critical Care Nurses in Situations of Prognostic Conflict at the End of Life. *American Journal of Critical Care*, 15(5), 480-489.

Robinson, G. (2000). *Essential Judaism: A complete guide to beliefs, customs, and rituals*. New York: Pocket Books.

Robson, C. (2002). *Real World Research*. (Second edition). Oxford: Blackwell Publishing.

Rogers, R. (1993). Qualified in Caring? *Nursing Standard*, February 23, 8(22), 21-22.

Rohlof, H., Loevy, N., Stassen, L., & Helmich, S. (2002). Het culturele interview. In R. Borra, R. van Dijk & H. Rohlof (Red.) *Cultuur, classificatie en diagnose* (p. 251-261). Houten: Bohn Stafleu Van Loghum.

Rolfe, G. (1996). *Closing the Theory Practice Gap: A new paradigm for nursing*. Oxford: Butterworth Heinnemann.

Rolfe, G. (2002). Faking a difference: evidence based nursing and the illusion of diversity. *Nurse Education Today*, 22, 3-13.

Rose, J. (1996). *Sexuality in the Field of Vision*. London: Verso.

Rosen, R.H. (2008). Embracing Uncertainty and anxiety. *Leader to Leader*, 50, 34-38.

Rosenberg, C. (1979). *Florence Nightingale on contagion, the hospital as moral universe*. New York: Dawson.

Rowan, J. (2000). Back to basics: two kinds of therapy. *Counselling*, 12(2), 76-78.

Royal Commission on the National Health Service (1979). *Royal Commission on the National Health Service*. (Merrison Report). London: HMSO.

Ruijter, A. de (2000). *De multiculturele arena*. Oratie, Tilburg: Universiteit van Tilburg.

Rutledge, CM., Davies, SM., & Davies, TC. (1994). Family Dysfunction and the wellbeing of Medical Students. *Family Systems Medicine*, 12(2), 197-204.

Ryan, M.L. (1993). Narrative in Real Time: Chronicle, Mimesis and Plot in the Baseball Broadcast. *Narrative*, 1(2), 138-55.

Salvage, J. (1985). *The Politics of Nursing*. Oxford: Heinemann.

Salvage, J. (1987). *Nurses, Gender and Sexuality*. London: Heinemann Medical Books.

Salvage, J. (1990). The theory and practice of the 'new nursing'. *Nursing Times*, January 24th, 86(4), 42-5.

Salvatore, J., & Shelton, J. (2007). Cognitive costs of exposure to racial prejudice. *Association for Psychological Science*, 18(9), 810-815.

Saxton, J., Hill, C., Chadwick, P., & Wardle, J. (2009). Weight status and perceived body size in children. *Archives of Disease in Childhood*, 94, 944-949.

Sbiti, A., Goorts, I., & Tonk, F. (2009). *Onbeperkt in kleur. Aan de slag met intercultureel HRM in de gehandicaptenzorg*. Utrecht: Mikado.

Scheffer, P. (2000, 29 januari). Het multiculturele drama. *NRC*.

Schieffelin, E. (1985). Performance and the cultural construction of reality. *American Ethnologist*, 12(4), 707-24.

Schön, D. (1987). *Educating the reflective practitioner*. San Francisco: Jossey-Bass.

Schrojenstein Lantman, R. van (2007). *Levensverhalen in het ziekteproces. Over geestelijke verzorging en interdisciplinaire samenwerking*. Dwingeloo: Uitgeverij Kavanah.

Sekhri, W., & Savedoff, W. (2005). Private health insurance: implications for developing countries. *Bulletin of the World Health Organization*, 83, 127-138.

Seng, J.S., Sparbel, K.J., Low, L.K., & Killion, C. (2002). Abuse-related posttraumatic stress and desired maternity care practices: women's perspectives. *Journal of Midwifery & Women's Health*, 47(5), 360-370.

Shadid, W. (2009). *Het multiculturalismedebat en de islam in Nederland: stigmatisering, uitsluiting en retoriek*. Afscheidscollege, Tilburg: Universiteit van Tilburg.

Shapiro, D. (2009). Health and Well Being. *Harvard Business Review*, 87(11), 30.

Shelton, N., & Johnson, S. (2006). 'I Think Motherhood for me was a bit Like a Double-Edged Sword': The Narratives of Older Mothers. *Journal of Community & Applied Social Psychology*, 16(4), 316-330.

Sherwood, G., & Horton-Deutsch, S. (2008). Reflective practice: the route to transformative nursing leadership. In D. Freshwater, B. Taylor & G. Sherwood (Eds.) *International Textbook of Reflective Practice* (pp. 137-153). London: Blackwell/STTI.

Siciliani, L., & Hurst, J. (2004). Explaining waiting-time variations for elective surgery across OECD countries. *OECD Economic Studies*, 38, 95-123.

Singh, A. (1972). Personality needs of an English sample of student nurses. *Nursing Times*, March 23rd, 47-8.
Singh, A., & Smith, J. (1975). Retention and withdrawal of student nurses. *International Journal of Nursing Studies*, 43-56.
Sitzman, K., & Wright Eichlberger, L. (2004). *Understanding the work of nurse theorists: a creative beginning*. New York: Jones & Bartlett Publishers.
Sklair, L. (1999). Competing conceptions of generalization. *Journal of World-systems Research*, 5(2), 143-163.
Sluijters, B., & Biesaart, M.C.I.H. (2005). *De geneeskundige behandelingsovereenkomst*. (Tweede druk). Deventer: Kluwer.
Smaling, A. (2008). *Dialoog en empathie in de methodologie*. Amsterdam: SWP.
Smith B., & Sparkes A. (2004). Men, sport, and spinal injury: An analysis of metaphors and narrative types. *Disability and Society*, 19(6), 513-626.
Snel, E. (2003). *De vermeende kloof tussen culturen*. Oratie, Twente: Universiteit Twente.
Sociaal-Economische Raad (SER) (2009). *Diversiteit in het personeelsbestand*. Den Haag: SER.
Sontag, S. (2001). *Illness as metaphor and AIDS and its metaphors*. London: Vintage.
Soothill, K., Mackay, L., & Webb, C. (1995). *Interprofessional relations in healthcare*. London: Edward Arnold.
South Africa: Department of Health (2007). *Traditional Health Practitioners Act*. Retrieved Dec. 28, 2009, from http://www.polity.org.za/article/traditional-health-practitioners-act-no-22-of-2007-2008-01-31.
Spinks, M. (1994). The Allit Inquiry: Lessons in the management of risk. *Health Service Journal*, April 7th (Suppt.), 43-56.
Steffen, V., Jenkins, R., & Jessen, H. (Eds.) (2005). *Managing uncertainty. Ethnographic studies of illness, risk and the struggle for control*. Copenhagen: Museum Tusculanum Press.
Stevens, R. (1985). *The Experience of Being a Person, Unit 12, D 307 Social Psychology: Development, Experience and Behaviour in a Social World*. Milton Keynes: Open University Press.
Stoller, P. (2004). *Stranger in the village of the sick. A memoir of cancer, sorcery, and healing*. Boston: Beacon Press.
Strachan, G. (1995). A good nurse cannot be bought with money. *Nursing History Review*, 3, 235-56.
Strasser, S. (1969). *The idea of dialogal phenomenology*. Pittsburgh, PA: DuQuesne University Press.
Strecker, D. (2002). Multikulturalismus und Hybridität. In C. Hamann & C. Sieber (Eds.) *Räume der Hybridität – postkoloniale Konzepte in Theorie und Literatur*. Hildesheim: Georg Olms Verlag.
Struthers, R., & Eschiti, V.S. (2005). Being healed by an indigenous traditional healer: sacred healing stories of Native Americans. Part II. *Complementary Therapies in Clinical Practice*, 11(2), 78-86.
Sue, S. (1998). In search of cultural competence in psychotherapy and counselling. *American Psychologist*, 53(4), 440-448.
Swaan, A. de (1989). *Zorg en de Staat*. Amsterdam: Bert Bakker.
Swanson, K. (1999). What is known about caring in nursing research: a literary meta-analysis. In A.S. Hinshaw, S. Feetham & J. Shaver (Eds.) *Handbook of Nursing Research*. Thousand Oaks, Calif: Sage.
Swanson, M.W. (1977). The sanitation syndrome: bubonic plague and urban native policy in the Cape Colony, 1900-1909. *Journal of African History*, XVIII, 387-410.
Takat Philipino (2003). *Profile of the Philippines*. Retrieved, August 26, 2009 from http://www.philipinoheritage.com.

Tambiah, S. (2000). *Magic, science, religion, and the scope of rationality.* Cambridge: Cambridge University Press.

Teekman, B. (2000). Exploring reflective thinking in nursing practice. *Journal of Advanced Nursing,* 31, 1125-1135.

Terhune, C. (2006). 'Can we talk?' Using critical self-reflection and dialogue to build diversity and change organizational culture in nursing schools. *Journal of Cultural Diversity,* 13(3), 141-146.

Tennekes, H. (1990). *De onbekende dimensie. Over cultuur, cultuurverschillen en macht.* Leuven: Garant.

Thomas, C., Reeve, J., Bingley, A., Brown, J., Payne, S., & Lynch, T. (2009). Narrative research methods in palliative care contexts: two case studies. *Journal of Pain & Symptom Management,* 37(5), 788-796.

Thomas, W., & Thomas, D. (1928). *The child in America. Behavior problems and programs.* New York: Knopf.

Tones, BK., & Tilford, S. (1994). *Health Education: Effectiveness, efficiency and equity.* London: Chapman Hall.

Townsend, P., & Davidson, N. (Eds.) (1992). *Inequalities in Health: The Black Report and The Health Divide.* London: Penguin.

Tse, A.M., Palakiko, D.M., & Texeira, R. (2005). Contrast of pediatric asthma management approaches in a multicultural and collectivistic population. *Journal of Asthma,* 42(8), 623-631.

Turner, V. (1967). *The forest of symbols.* Ithaca: Cornell University Press.

Turner, V.W. (1968). *The drums of affliction.* Oxford: Clarendon Press.

Turshen, M. (1986). Health and human rights in a South African Bantustan. *Social Science & Medicine,* 22, 887-892.

Twaddle, A. (1994). Disease, illness and sickness revisited. In A. Twaddle & L. Nordenfelt (Eds.) *Disease, Illness and Sickness: Three Central Concepts in the Theory of Health* (pp. 1-18). Linköping: Studies on Health and Society.

UKCC (1986). *Project 2000: A New Preparation for Practice.* London: UKCC.

UKCC (1987). *Project Paper 9, Project 2000: The Final Proposals.* London: UKCC.

UKCC (1989). *A New Preparation for Practice.* (Project 2000). London: UKCC.

UKCC (1999). *Fitness for Practice.* London: UKCC.

Ugá, M.A.D., & Santos, I.S. (2007). An analysis of equity in Brazilian health system financing. *Health Affairs,* 26, 1017-1028.

Universal Declaration of Human Rights. (2001). Retrieved Sept. 29, 2009, from www.un.org/events/humanrights/udhr60.

Universiteit Maastricht (2009). *Obesitas bij kinderen.* Geraadpleegd op 11 sept. 2009, van http://www.eetonderzoek.nl/themas/obkinderen.htm.

US Department of Health and Human Services (2001). *Mental health, culture, race, and ethnicity. A supplement to mental health: a report of the surgeon general.* Washington: US Department of Health and Human Services.

Versluyen, M.C. (1980). Old wives tales? Women healers in English history. In C. Davies (Ed). *Rewriting Nursing History.* London: Croom Helm.

Vos, P. de, & Stuyft, P. van der (2009). The right to health in times of economic crisis: Cuba's way. *The Lancet,* 374, 1575-1576.

Vousden, M. (1989). Selling Nurses. *Nursing Times,* August 23rd, 85 (34) 25-9.

Wang, Y., & Lobstein, T. (2006). Worldwide trends in childhood overweight and obesity. *International Journal of Pediatric Obesity,* 1(1 Jan.), 11-25.

Waning, A. van (1999). *Multiculturele samenleving en psychoanalyse.* Assen: Van Gorcum.

Washofsky, M. (2000). *Jewish Living: A guide to contemporary reform practice.* New York: Union of American Hebrew Congregations (UAHC) Press.

Watson, J. (1988). *Nursing: Human Science and Human Care: A Theory of Nursing*. New York: National League for Nursing Press.
Watson, J. (1999). *Nursing: Human Science and Human Care*. (Third Edition). Sudbury, Mass: Jones and Bartlett.
Watson, J. (2005). *Caring Science as Sacred Science*. Philadelphia, Pa: FA Davis.
Weiss, M. et al. (1992). The Explanatory Model Interview Catalogue (EMIC). *British Journal of Psychiatry*, 160, 819-830.
Wetenschappelijke Raad voor het Regeringsbeleid (WRR) (2007). *Identificatie met Nederland*. Den Haag: WRR.
Whitlock, E. (1988). *Images of Nurses*. (Video). London: Albany Video Distribution.
WHO (1946/1948). *Preamble to the Constitution of the World Health Organization as adopted by the International Health Conference, New York, 19-22 June 1946, and entered into force on 7 April 1948*. Geneva: WHO.
WHO (1978). *Report on the International Conference on Primary Health Care, Alma Ata. September 6-12th*. Copenhagen: WHO.
WHO (1985). *Targets for Health for All*. Copenhagen: WHO.
WHO (1999). *Health in the Millennium Development Goals*. Retrieved Dec. 28, 2009, from http://www.hlfhealthmdgs.org/MDGchart%20en.pdf.
WHO (2002). *WHO traditional medicine strategy 2002-2005*. Retrieved Dec. 28, 2009, from http://whqlibdoc.who.int/hq/2002/WHO_EDM_TRM_2002.1.pdf.
WHO (2005). *Climate and health*. Retrieved Dec. 28, 2009, from http://www.who.int/globalchange/news/fsclimandhealth/en/index.html.
WHO (2006). *World Health Statistics*. Geneva: World Health Organization. Available at http://www.who.int/whosis/whostat/2009/en/index.html.
WHO (2007). *Definitions*. Retrieved Dec. 28, 2009, from http://www.who.int/hac/about/definitions/en/.
WHO (2007). *The right to health*. Retrieved Dec. 28, 2009, from http://www.who.int/mediacentre/factsheets/fs323/en/.
WHO (2008a). *The top 10 causes of death*. Retrieved Dec. 28, 2009, from http://www.who.int/mediacentre/factsheets/fs310/en.
WHO (2008b). *World Health Report calls for return to primary health care approach*. Retrieved Dec. 28, 2009, from http://www.who.int/mediacentre/news/releases/2008/pr38/en/index.html.
WHO (2009). *Countries*. Retrieved Dec. 28, 2009, from http://www.who.int/countries/en/.
WHO Maximizing Positive Synergies Collaborative Group (2009). An assessment of interactions between global health initiatives and country health systems. *The Lancet*, 373, 2137-2169.
Whyte, S.R. (2005). Uncertain undertakings: Practicing health care in the subjunctive mood. In V. Steffen, R. Jenkins & H. Jesse (Eds.) *Managing uncertainty. Ethnographic studies of illness, risk and the struggle for control* (pp.245-65). Copenhagen: Museum Tusculanum Press.
Wilcox, P. (2000). 'Me mother's bank and me nanan's, you know, support!' Women who left domestic violence in England and issues of informal support. *Women's Studies International Forum*, 23(1), 35-47.
Williams, K. (1980). From Sarah Gamp to Florence Nightingale: A critical study of hospital nursing systems from 1840 to 1897. In C. Davies (Ed.) *Rewriting Nursing History*. London: Croom-Helm.
Witte, J. de, Berkers, N., & Visser, G. (2007). *Nationale Beroepscode van Verpleegkundigen en Verzorgenden*. Hilversum: V&VN/NU'91.
World Bank (2009). Retrieved Dec. 29, 2009, from http://www.worldbank.org.

Wright, S. (1995). The role of the nurse: extended or expanded? *Nursing Standard, 9*(33), 25-9.
Yates, J.G., & McDaniel, J.L. (1994). Are you losing yourself in co-dependency? *American Journal of Nursing*, April, 32-6.
Zaman, S. (2005). *Broken limbs, broken lives. Ethnography of a Hospital Ward in Bangladesh.* Amsterdam: Spinhuis.

Register

academische graad   95
acculturatie   134
assimilatie   134
auto-etnografie   76, 80, 324, 333, 340
autonomie   327
awareness   48, 49, 133, 134, 333, 335

beleving   221, 324, 330, 333, 335, 340, 344, 349
beroepscode   95, 96, 99, 107, 110, 111, 115, 116, 121, 126, 200, 225, 349
betekenis   324, 330, 333, 335, 340, 344, 349
biomedisch   99, 105

care   70, 90, 97, 120, 125, 227
caring   70, 90, 97, 120, 125, 227
causaliteit   343
classificatiestructuur   207
collectivisme   49, 75, 136, 221, 223, 326, 331, 334, 340, 352
communicatie   50, 135, 144, 209, 340
 –, interacteren   229
 –, intercultureel   225, 231
 –, transcultureel   213
 –, Watzlawick   226
communicatiemodel
 –, Hoffman   213, 214, 224
 –, Hofstede   220, 223, 224
 –, Leininger & McFarland   227, 229, 231
 –, Pinto   215, 218
constructionisme   334
cultural difference   300
cultural diversity   300
cultural label   39, 44, 338
culture care   48, 51, 131, 134, 136, 230, 231, 352
cultureel label   302
culturele diversiteit   201

culturele identiteit   39, 44, 338
culturele ontmoeting   43, 45, 52, 57, 66, 135, 230, 299, 301
cultuur   26, 32, 38, 66, 79, 88, 130, 201, 216, 229, 296, 298, 301, 303
 –, strijd   328

difference   31, 33, 35, 37, 48, 300, 328
discours   327, 328
disease   308, 357
diversiteitsbewuste zorg   44, 48, 57, 131, 134, 136, 352
diversiteitsvertoog   26
diversity   31, 33, 35, 37, 48, 300, 328

economie   282, 294, 317
empathie   67, 117, 209
empowerment   106, 108, 115
ervaringsleren   76, 80, 94, 108
etnocentrisme   48, 134, 222
etnografie   76, 80, 324, 333, 340
evidence based practice   81, 88, 90, 92, 101, 105, 106, 114, 124, 206, 213, 230, 327, 330

familie   62, 81, 86, 121, 153, 167, 176, 204, 329, 344
folk-illness   78

gedrag   349
geïmproviseerd narrative   333
geloof   210
gender   23, 78, 84, 105, 109, 110, 111, 116, 120, 223, 339
geneeswijze, andere   77, 167, 310
generaliseren   135
geslacht   23, 78, 84, 105, 109, 110, 111, 116, 120, 223, 339
gezondheid   302

gezondheidszorgsysteem 91, 102, 197, 246, 291, 294
 –, alternatieve geneeswijze 310
 –, beperking 280
 –, Bismarck 252
 –, Brazilië 267
 –, charitatief 250
 –, complementaire geneeswijze 310
 –, economie 294
 –, Europa 250
 –, historisch perspectief 250
 –, India 270
 –, Nederland 317
 –, onverzekerbaar risico 282
 –, Polen 262
 –, sector 77, 167, 310
 –, sector folk 311
 –, sector popular 311
 –, sector professional 312
 –, traditionele geneeswijze 310
 –, VS en Canada 264
 –, West-Europa 257
 –, WHO 281, 291
 –, Zuid-Afrika 273
 –, Zweden 260
global culture approach 24
globalisering 23
grote verhalen 76

identiteit 46, 92, 93, 214, 221, 325, 326, 329, 331, 332, 336
illness 307, 324, 325, 346, 357
 –, folk- 78, 325, 346
individualisme 24, 49, 136, 223, 296, 325, 326
informed consent 105
interculturalisatie 23
intercultureel 28, 45, 59, 231
interetnische diversiteit 328
intra-etnische diversiteit 328

klinisch redeneren 115, 124, 312
kruidengeneeskunde 77

leefstijl 315
leefwereld 24, 167, 298
levenswijze 315
lifestyle 24, 167, 298, 315

maatschappij 25, 95, 104, 106, 115, 121, 153, 176, 197, 207, 326, 334

macht 84, 85, 105, 109, 110, 111, 116, 223, 326, 327, 328, 330, 338, 347
management 40, 41
Maslow, piramide van 219
mediabeelden 86
menselijke belangstelling 343
mensenrechten 200
 –, ongelijkheid behandeling 244
migrant 26, 28, 32, 43
multicultureel 28, 45, 59

narrative 324, 332, 333, 345
narrative onderzoek 333, 340
normen 95, 96, 99, 107, 110, 111, 115, 116, 121, 126, 349

omgangsgedrag 223
omgangsvorm 349
omgeving 62, 81, 86, 121, 153, 167, 176, 204, 329, 344
omgevingsfactor 297, 304, 334
onderwijs 80, 91, 92, 93, 108, 119, 126, 353
onderzoek 324, 333, 340

piramide van Maslow 219
preventieve zorg 295
primary health care 295
professionalisering, proces 206
professioneel gedrag 95, 96, 99, 107, 110, 111, 115, 116, 121, 126, 225, 349
professioneel tribalisme 75
professionele normen 202
professionele waarden 202

rechtvaardigheid 245
reflecteren 76
reflectie 80, 94, 108
relativisme 135
ritueel 176, 221
rol 46, 92, 93, 214, 221, 325, 326, 329, 331, 332, 336

sickness 309, 325, 357
sociaal netwerk 62, 81, 86, 121, 153, 167, 176, 204, 329, 344
spiritualiteit 182
stereotyperen 46, 82, 85, 88, 98, 117, 122, 134

taal   337
temporaliteit   342
temporeel   79
theoretisch model
   –, Culture Care   50
   –, Hoffman   224
   –, Hofstede   224
   –, LaLonde   303
   –, Leininger & McFarland   231
   –, Lived Experience Model   68
   –, Nightingale-model   77
   –, Pinto   218
   –, prestatiebenadering   236
   –, Purnell Model for Cultural Competence   138
   –, sunrise model   231
   –, TOPOI   225
   –, zesstappen-model   51
third space   43, 45, 52, 57, 66, 135, 230, 299, 301
tijdsperspectief   79
TOPOI-model   225
transcultureel   28, 45, 59, 231

uitsluiting   31, 84, 328
utilitarisme   244

veiligheid   135
verhaal   106, 324, 340, 344
verhaalomgeving   52
verhaaltraditie   79
verpleegkunde
   –, transcultureel   233
verpleegproces   90
vertelkunst   332
vertelmiddel   76

waarden   95, 96, 99, 107, 110, 111, 115, 116, 121, 126, 349
werkomgeving   40, 41, 80, 163, 205
wetgeving   200
WHO
World Health Organisation (WHO)   291
   –, mondiale gezondheid   292

ziekte   304, 305
ziekteverhaal   324, 340, 344, 345
zorg   70, 90, 97, 120, 125, 227

GPSR Compliance

The European Union's (EU) General Product Safety Regulation (GPSR) is a set of rules that requires consumer products to be safe and our obligations to ensure this.

If you have any concerns about our products, you can contact us on

ProductSafety@springernature.com

In case Publisher is established outside the EU, the EU authorized representative is:

Springer Nature Customer Service Center GmbH
Europaplatz 3
69115 Heidelberg, Germany

www.ingramcontent.com/pod-product-compliance
Ingram Content Group UK Ltd.
Pitfield, Milton Keynes, MK11 3LW, UK
UKHW062306230426

12049UKWH00005B/120